Stefan Nitschkoff

**Pathophysiologie des
Herz-Kreislaufsystems**

Pathophysiologie des Herz-Kreislaufsystems

von
Stefan Nitschkoff

Mit 220 Abbildungen und 67 Tabellen

Akademie-Verlag Berlin 1989

Chefarzt MR Professor, em.
Dr. sc. med. Dr. phil. Stefan Nitschkoff
Zentralinstitut für Herz-Kreislaufforschung
der Akademie der Wissenschaften der DDR
Berlin

ISBN 3-05-500317-9

Erschienen im Akademie-Verlag Berlin, Leipziger Straße 3—4, Berlin, DDR - 1086
© Akademie-Verlag Berlin 1989
Lizenznummer 202 · 100/477/88
Printed in the German Democratic Republic
Gesamtherstellung: VEB Druckhaus „Maxim Gorki", 7400 Altenburg
Lektor: Christiane Grunow
Einbandgestaltung: Wolfgang Janisch
LSV 2025
Bestellnummer: 763 694 6 (9053)
05800

Vorwort

> „Die Menschen erbitten sich ihre Gesundheit von den Göttern; daß sie aber selbst Einfluß auf ihre Gesundheit haben, wissen sie nicht."
> (DEMOKRIT, 460—370 v. u. Z.)

Innerhalb der „Ganzkörper-Autoregulation" ist der Herz-Kreislauf das wichtigste geschlossene nutritiv-kommunizierende System. Dieses kann man nicht isoliert betrachten, woraus sich die Behandlung anderer hormonal-humoraler Funktionskreise ergibt. Vergleichende Kreislaufuntersuchungen bei Säugetieren und Vögeln, aber auch ontogenetische Aspekte tragen zum Verständnis pathophysiologischer Mechanismen bei (565). Das Krankheitsgeschehen hat nicht nur objektive, sondern auch subjektive Elemente und wird zu einem psycho-physiologischen, ja philosophischen Problem. Wo liegt die Grenze zwischen gesund und krank? Die gestörte Organismus-Umwelt-Beziehung, die „Krankheit als Schicksal", der Streß, die Einstellung zu unheilbaren Krankheiten und Tod, der Genesungsprozeß und die Rehabilitation zeigen das schwierige Unterfangen, krankhafte Syndrome zu verstehen. Psychosoziale, ökologische und genetische Faktoren müssen — wenn auch in gedrängter Form — einer Betrachtung unterzogen werden. Der Akzent liegt auf den pathophysiologischen Mechanismen des Herz-Kreislaufsystems, welche jedoch vorwiegend im Experiment in der Initialphase erfaßt und analysiert werden können. Deshalb glaubt der Autor, daß die Behandlung von Modellierung und Simulierung kardiovaskulärer Krankheiten zum besseren Verständnis beitragen kann. Dabei wird lediglich auf Beispiele der Modellierung von Herz-Kreislauferkrankungen hingewiesen. Es ist nur ein Bruchteil dessen, was in den letzten 20 Jahren auf dem Gebiete geleistet wurde. Psychosomatische, psychophysiologische und psychotherapeutische Maßnahmen dürfen nicht außer acht gelassen werden. Soziokulturelle Faktoren bei Entstehung und Ablauf von Krankheiten sind heute unumstritten. Daraus resultieren gesundheitspolitische Aspekte und sozialmedizinische Theorien und Methoden, diese Wechselwirkung zwischen Mensch (Organismus) und Gesellschaft wissenschaftlich zu untersuchen.

Der Autor erlaubt sich als jahrzehntelanger Experimentator und Kliniker, auf diagnostische, therapeutische und prognostische Möglichkeiten hinzuweisen. Diese Monografie stellt keinen Anspruch auf ein Handbuch oder Nachschlagewerk einer kompletten Herz-Kreislauf-Pathophysiologie; es wird der Versuch unternommen, dem Leser grundlegende und aktuelle Kenntnisse und Informationen anzubieten und die Sicht zum Krankheitsgeschehen zu erweitern. Wenige historische Daten werden als Signata der dazugehörigen Zeitperiode angeführt. Die Pathophysiologie ist nur aus der „normalen" Physiologie abzuleiten und zu verstehen. Heute spielt in der Medizin die Technik eine bedeutende Rolle; der Lehr- und Forschungsinhalt zwischen Biologie und Technik ist die Bionik (314). Autoanalyser bewältigen eine um 20—30% jährliche Zuwachsrate chemischer Untersuchungen. Das Statussymbol des Klinischen Labors als „Check up" und „Blood Chemistry" trägt zur Perfektion der Diagnostik und Meßwerterfassung bei. Dabei darf nicht man vergessen, daß nicht die Apparatur, sondern der Mensch im Mittelpunkt stehen soll.

Der Autor ist bewußt von den üblichen Darstellungen pathophysiologischer Zustände abgewichen, welche das Krankhafte mit dem Normalen vergleichen und die psychologischen Aspekte bei der Pathokonstellation vernachlässigen, was aber beim Herz-Kreislaufsystem von besonderer Wichtigkeit ist.

Somit hofft der Autor unter Berücksichtigung multifaktorieller Ursachen, das Krankheitssyndrom als einen dynamischen Prozeß darzustellen, was zu theoretischen und klinisch-praktischen Schlußfolgerungen führt. Denn das Krankheitsgeschehen ist kein isoliertes Phänomen.

Um manche Zusammenhänge deutlicher darzustellen, sind in einigen Kapiteln kurze Wiederholungen unvermeidbar. Die Symbole der angegebenen Parameter wurden nicht immer einheitlich dem neuesten Stand angepaßt: Einmal, um die vielen zitierten Arbeiten im Original wiederzugeben, und zum anderen sind die alten Einheiten geläufiger. Eine orientierende Tabelle der alten und neuen Symbolabkürzungen ist zum Schluß der Monografie angegeben.

Für das Zustandekommen dieses Buches sei besonders Frau Carola KRUPPKE gedankt für ihr fleißiges und umsichtiges Zusammentragen von Material, Korrektur und Schreibarbeit. Der Lektorin des Akademie-Verlages, Frau Christiane GRUNOW, möchte ich danken für ihre erfahrungsreichen Ratschläge sowie Mithilfe bei der Organisation und Förderung der Herausgabe der Monografie. Dank gilt auch meinen Mitarbeitern, Frau Dr. U. GNÜCHTEL, Frau Dr. Ch. KREHER, Herrn Dr. M. LORI, Frau Dr. G. SCHÖNFELDER, Herrn Dr. sc. D. WALLRABE und Herrn Dr. sc. G. ZESCHKE, welche viele Jahre mit mir beharrlich, fleißig und kritisch auf dem Gebiete der Herz-Kreislauf-Pathophysiologie — insbesondere der arteriellen Hypertonie — gearbeitet haben. Nicht zuletzt gilt meine Anerkennung auch dem ehemaligen Direktor des Institutes, Herrn Prof. Dr. R. BAUMANN(†), der es verstanden hat, durch eigenes Vorbild und strenge Arbeitsdisziplin wissenschaftliche Arbeitsweise und Kreativität in der über zwanzigjährigen gemeinsamen Arbeit zu fördern.

Aus der Fülle des Bildmaterials in der Fachliteratur hat der Autor die anschaulichsten und didaktisch besten übernommen und bewußt auf eigene Varianten verzichtet.

Den betreffenden Autoren und Verlagen sei gedankt.

Der Verfasser

Inhaltsverzeichnis

1.	Einführung	13
1.1.	Historisches	13
1.2.	Wandel der Diagnostik	15
1.3.	Kybernetische Aspekte	16
1.4.	Ökologie und Kreislauf	18
1.5.	Gesundheit und Krankheit	22
1.5.1.	Herz- und Kreislauferkrankungen im höheren Alter	24
2.	Schmerz	27
3.	Epidemiologie	31
3.1.	Sogenannte Risikofaktoren	32
3.1.1.	Obesitas und kardiovaskuläre Folgen	35
3.2.	Früherfassung, Bekämpfungsprogramm	37
4.	Biologische Rhythmen und Kreislaufregulation	38
5.	Immunsystem, Allergie und Kreislauf	44
6.	Psychosomatik und Herz-Kreislaufsystem	48
6.1.	Streß	51
6.2.	Emotion und kardiovaskuläres System	61
6.3.	Neurosen, psychosozialer Streß und Herz-Kreislaufkrankheiten	65
7.	Möglichkeiten der Psycho- und Soziotherapie	71
8.	Genetik und Kreislauf	72
9.	Modellierung kardiovaskulärer Regulationsmechanismen und Syndrome	76
9.1.	Grundzüge und Möglichkeiten der Modellierung	76
9.2.	Modellierung von Herz- und Koronarkrankheiten	78
9.3.	Arteriosklerose	80
9.4.	Thrombose und Venenerkrankungen	82
9.5.	Hochdruckmodelle	85
9.5.1.	Das renale und perinephritische Modell	86
9.5.2.	Renopriver Hochdruck	88
9.5.3.	Kochsalzhochdruck	88
9.5.4.	Mineralkortikoid-Hochdruck	89
9.5.5.	Glukokortikoid-Hochdruck	89
9.5.6.	Katecholamin-Hochdruck	89
9.5.7.	Renin-Angiotensin-Hochdruck	90
9.5.8.	Das Thymektomie-Modell	90

9.5.9.	Der hereditäre Hochdruck an der Ratte (SHR)	90
9.5.10.	Graviditätshochdruck	91
9.5.11.	Neurogene Modelle, bioelektrische und metabolische Phänomene	92
9.6.	Streß, Konflikt und Neurose im Experiment	94
9.7.	Sogenannte mathematische Modelle	98
9.7.1.	Regelmodell nach A. C. GUYTON	99
9.8.	Das digitale Computer-Simulationsmodell nach NEUS	101
9.9.	Anwendung eines Barorezeptoranalogs bei der Kreislaufregulation über Carotissinus-Nervenreizung (Baropacing-Modell nach ZERBST)	105
10.	**Untersuchungsmethoden**	**108**
10.1.	Der arterielle Blutdruck	108
10.1.1.	Meßeinheiten für den Blutdruck	108
10.1.2.	Blutdruckmeßmethoden	109
10.1.2.1.	Gebräuchliche Blutdruckmeßgeräte	111
10.1.2.2.	Intravasale Blutdruckmessung	111
10.1.2.3.	Blutdrucktelemetrie	112
10.1.2.4.	Standardisierte Blutdruckmessung	112
10.1.2.5.	Messung am Oberschenkel	112
10.1.2.6.	Selbstmessung des Blutdruckes	113
10.1.2.7.	Fehlmessungen und Besonderheiten	113
10.1.2.8.	Druckmessung in der Mikrozirkulation	115
10.2.	Elektrokardiographie	115
10.2.1.	NEHB-EKG	120
10.2.2.	Mapping-EKG	120
10.2.3.	EKG nach FRANK	120
10.2.4.	Das Vektor-Kardiogramm (VKG)	121
10.2.5.	Oesophagus-EKG	121
10.2.6.	Das intrakardiale EKG oder Endo-EKG	121
10.2.7.	Das His-Bündel-EKG	122
10.2.8.	Elektrokardiographie unter körperlicher Belastung	122
10.2.8.1.	Belastungsprüfungen des Herzens und des Kreislaufes	122
10.2.8.2.	Langzeitspeicher-EKG	125
10.3.	Mechanokardiographie	125
10.3.1.	Phonokardiographie	125
10.3.2.	Die Apexkardiographie (Ventrikelsphygmographie)	127
10.3.3.	Die Venenpulskurve (Phlebogramm)	128
10.3.4.	Carotispulskurve	128
10.3.5.	Impedanzkardiographie	130
10.3.6.	Ultraschalldiagnostik	131
10.4.	Oszillographie	135
10.5.	Rheographie	135
10.6.	Plethysmographie	135
10.7.	Impedanzplethysmographie	135
10.8.	Strömungsmeßmethoden	135
10.9.	Röntgenologische Untersuchungen des Herzens	136
10.9.1.	Flächenkymographie	137
10.9.2.	Computer-Tomographie	137
10.10.	Nuklearmedizinische Methoden	137
10.10.1.	Szintigraphie	138
10.10.2.	Hirn-CT und Szintigraphie	139
10.10.3.	Szintigraphie der Lungen	139

10.11.	Angiographie des Herzens und der Gefäße	140
10.11.1.	Ventrikulographie	140
10.11.2.	Aortographie	140
10.11.3.	Pulmonalisangiographie	141
10.11.4.	Coronarangiographie	141
10.11.5.	Angiographie	142
10.11.6.	Phlebographie	142
10.12.	Regionale Durchblutung mit Hilfe von Tracer-Mikrosphären	142
10.13.	Intravasale und intrakardiale Meßmethoden	142
10.13.1.	Bestimmung des Herzzeitvolumens	145
10.13.2.	Hämodynamische Größen	147
10.13.3.	Blutgasanalyse	148
11.	**Strukturell-funktionelle Mechanismen des kardiovaskulären Systems (Physiologische Grundlagen)**	**149**
11.1.	Funktioneller Bauplan des Kreislaufsystems	149
11.1.1.	Interstitieller Raum	152
11.2.	Durchblutungsgrößen einzelner Stromgebiete	153
11.2.1.	Lungenkreislauf	153
11.2.2.	Skelettmuskulatur	154
11.2.3.	Hautdurchblutung	155
11.2.4.	Gastrointestinale- und Leberdurchblutung	155
11.2.5.	Knochen- und Fettgewebe	156
11.2.6.	Gehirnkreislauf	156
11.2.7.	Nierenkreislauf	156
11.3.	Physikalische Grundlagen des Kreislaufsystems	157
11.3.1.	Gefäßstruktur und Strömung	159
11.3.2.	Strömung in den Venen	163
11.3.3.	Energetische Aspekte des Kreislaufs	164
11.3.4.	Zur Hämodynamik des arteriellen Systems	164
11.3.4.1.	Windkessel und pulsierende Strömung	164
11.3.4.2.	Der Blutdruck	166
11.4.	Das Herz und seine Pumpfunktion	170
11.4.1.	Entstehung und Steuerung der Herzkraft	172
11.4.1.1.	Herzarbeit und Herzleistung	175
11.4.2.	Elektrophysiologie des Herzens	176
11.4.3.	Stoffwechsel des Myokards	177
11.5.	Koronarkreislauf	181
11.6.	Das Niederdrucksystem und der venöse Rückstrom	183
11.7.	Mikrozirkulation und Lymphsystem	185
11.8.	Wichtige Mechanismen der Kreislaufregulation	188
11.8.1.	Volumenregulation	193
11.8.2.	Rezeptoren	194
11.8.3.	Humoral-hormonale Faktoren	197
11.8.3.1.	Katecholamine-Neurotransmitter	197
11.8.3.2.	Kortikoide	200
11.8.3.3.	Renin	201
11.8.3.4.	Angiotensin	202
11.8.3.5.	Prostaglandine	204
11.8.3.6.	Das depressive Kinin-Kallikreinsystem	205
11.8.3.7.	Lokale Einflüsse auf das Gefäßsystem durch Gewebshormone	206
11.9.	Steuerungsreflexe des Herz-Kreislaufsystems	208
11.9.1.	Chemorezeptoren	209

11.9.2.	Barorezeptoren (Pressorezeptoren)	209
11.9.3.	Die nerval-zentrale Steuerung des kardiovaskulären Systems	213
11.9.4.	Neuropeptide in den kardiovaskulären Kontrollzentren	219
12.	**Rhythmusstörungen des Herzens**	**221**
12.1.	Pathomechanismen der Arrhythmien	221
12.2.	Störungen der Erregbarkeit	225
12.2.1.	Besonderheiten des Sinusrhythmus	225
12.2.2.	Sinusbradykardie	225
12.2.3.	Sinustachykardie	225
12.2.4.	Respiratorische Sinusarrhythmie	226
12.2.5.	Sinusarrhythmie	226
12.2.6.	Der Sinusknoten und seine Pathomechanismen	226
12.2.6.1.	Carotisdruckversuch	226
12.2.6.2.	Das Sinusknoten-Syndrom	227
12.2.7.	Ektope Automatien	230
12.2.7.1.	Knotenrhythmen	230
12.2.7.2.	Ersatzrhythmen	231
12.2.7.3.	Interferenzdissoziationen	232
12.2.7.4.	Parasystolie	232
12.2.7.5.	Elektrische Alternans	233
12.2.7.6.	Extrasystolen	233
12.2.7.7.	Extrasystolische Tachykardien der Vorhöfe und Kammern	237
12.2.7.8.	WPW-Syndrom	239
12.2.7.9.	Das Vorhofflimmern und Vorhofflattern	240
13.	**Störungen der Erregungsleitung**	**243**
13.1.	Adams-Stokesscher Anfall	245
13.2.	Intraventrikuläre Überleitungsstörungen	246
13.2.1.	Der Linksschenkelblock	248
13.2.2.	Der Rechtsschenkelblock	250
13.2.3.	Der Verzweigungsblock (Arborisationsblock)	251
13.2.4.	Indikationen für künstliche Herzschrittmacher und zur elektrischen Defibrillation des Herzens	251
14.	**Elektrokardiographische Syndrome**	**252**
14.1.	EKG bei Situs inversus (Dextrocardie)	252
14.2.	Digitalisveränderungen	252
14.3.	Veränderungen der Q-T-Dauer	252
15.	**Koronare Herzkrankheiten**	**254**
15.1.	Pathophysiologie des Koronarkreislaufes	254
15.2.	Die Koronararterien bei der ischämischen Herzerkrankung	258
15.3.	Koronararterienspasmus	262
15.4.	Koronarinsuffizienz	263
15.4.1.	Rheologische Ursachen der Koronarinsuffizienz (Myokardiale Mikrozirkulation)	266
15.5.	Angina pectoris	268
15.6.	Infarkt (Myokard-, Koronar-, Herzinfarkt)	273
16.	**Herzfehler (Vitien)**	**284**
16.1.	Angeborene Herzfehler	284
16.1.1.	Vorhofseptumdefekt (ASD)	287
16.1.2.	Canalis atrioventricularis communis	287

16.1.3.	LUTEMBACHER-Syndrom	288
16.1.4.	Lungenvenen-Transposition	288
16.1.5.	Kammerseptumdefekt (VSD)	288
16.1.6.	EISENMENGER-Komplex	289
16.1.7.	Pulmonalklappenstenose	290
16.1.8.	Aortenklappenstenose	290
16.1.9.	FALLOTsche Tetralogie	292
16.1.10.	Transposition der großen Gefäße	292
16.1.11.	Truncus-arteriosus communis	293
16.1.12.	Klappenatresien	293
16.1.13.	EBSTEIN-Syndrom	293
16.1.14.	Ductus BOTALLI	294
16.1.15.	Aortenisthmusstenose (Koarktion)	295
16.2.	Erworbene Klappenfehler des Herzens	296
16.2.1.	Mitralstenose	299
16.2.2.	Mitralinsuffizienz	304
16.2.3.	Aortenklappenstenose	305
16.2.4.	Aorteninsuffizienz	306
16.2.5.	Tricuspidalstenose	308
16.2.6.	Tricuspidalinsuffizienz	309
16.2.7.	Pulmonalstenose	311
16.2.8.	Pulmonalinsuffizienz	311
17.	**Kombinierte Klappenfehler**	312
18.	**Perikard**	314
19.	**Herzinsuffizienz**	317
19.1.	Klinische Ursachen der Herzinsuffizienz	317
19.2.	Herzhypertrophie und -dilatation	318
19.3.	Biochemie der Herzinsuffizienz	320
19.4.	Formen der Herzinsuffizienz	321
19.5.	Kongestive und obstruktive Kardiomyopathien	322
19.6.	Hämodynamische Besonderheiten der Herzinsuffizienz	323
19.7.	Linksinsuffizienz des Herzens	325
19.8.	Rechtsinsuffizienz des Herzens	327
19.9.	Globale Herzinsuffizienz	328
19.10.	Kardiale Ödembildung	328
19.11.	Kompensationsmöglichkeiten der Herzinsuffizienz	330
20.	**Kreislaufinsuffizienz (Schock, Kollaps)**	331
20.1.	Hypovolämischer Schock	335
20.2.	Kardiogener Schock	337
20.3.	Septischer Schock	338
20.4.	Anaphylaktischer Schock	339
21.	**Arterielle Hypertonie**	340
21.1.	Definition, Ursachen und Vorkommen	342
21.2.	Einteilung der Schweregrade	344
21.3.	Pathophysiologie des chronischen Hochdrucks	348
21.3.1.	Neurogene Faktoren-Sympathikus	349
21.3.2.	Hämodynamik	351
21.3.3.	Nebennierenrindenhormone	355

21.3.4.	Renale Faktoren	356
21.3.5.	Elektrolyte (Natrium)	360
21.3.6.	Perpetuierung der Hypertonie	362
21.4.	Morphologische Veränderungen am Herzen und Gefäßsystem	363
21.5.	Primäre (essentielle) Hypertonie	365
21.6.	Renale Hypertonie	371
21.6.1.	Renovaskuläre Formen	372
21.6.2.	Renal-parenchymatöse Formen	373
21.7.	Endokrine Hypertonie	374
21.7.1.	Adrenogenitales Syndrom	375
21.7.2.	Cushing-Syndrom	375
21.7.3.	Primärer Aldosteronismus (CONN-Syndrom)	376
21.7.4.	Phäochromozytom	376
21.8.	Kardiovaskuläre Hypertonie	377
21.8.1.	Hyperkinetisches Syndrom	378
21.8.2.	Systolische Hypertonie	379
21.9.	Schwangerschaft, Gestosen und Ovulationshemmer	382
21.10.	Neurogene Hypertonie	386
21.11.	Maligne Hypertonie	386
22.	**Pulmonale Hypertonie**	388
22.1.	Chronisches Cor pulmonale	389
22.2.	Akutes Cor pulmonale (Lungenembolie)	390
23.	**Arterielle Hypotonie**	393
23.1.	Definition, Klassifizierung und Verteilung	393
23.2.	Pathophysiologische Mechanismen	394
23.3.	Orthostatische Regulationsstörungen	396
24.	**Periphere Durchblutungsstörungen**	402
24.1.	Arterielle Durchblutungsstörungen	404
24.2.	Venöse Durchblutungsstörungen	407
25.	**Literatur**	411
26.	**Anhang:** Abkürzung gebräuchlicher hämodynamischer Größen	449
	Symbol- und Abkürzungsverzeichnis	451
	Abkürzungen in der Ultraschallkardiographie	454
	Echokardiographische Parameter und ihre Normwerte	455
27.	**Sachregister**	456

1. Einführung

1.1. Historisches

Die Deutung von Krankheitsprozessen ist einerseits abhängig von den wissenschaftlichen Erkenntnissen und zum anderen von den religiösen und philosophischen Strömungen der verschiedenen Perioden.

EMPEDOKLES von Agrigent (490—430 v. u. Z.) vertrat den Standpunkt, daß die Elemente Erde, Luft, Feuer und Wasser sowohl Gesundheit als auch Krankheit des Menschen bestimmen. Die Urkräfte sind Liebe und Haß. HIPPKRATES von Kos (460—377 v. u. Z.) postulierte in der Entstehung von Krankheiten die „vier Säfte" Blut, Schleim, schwarze und gelbe Galle. ARISTOTELES (384—322 v. u. Z.) sah in Krankheit und Gesundheit zwei unterschiedliche Qualitätskategorien.

Im Altertum, aber besonders im Mittelalter, betrieb man bereits anatomische Studien durch Zergliederung des tierischen und menschlichen Organismus, was zum Teil wegen religiöser Verbote heimlich geschah. GALEN — GALENUS — (129—199 v. u. Z.) prägte schon den Begriff „Pathologie" in der Medizin, und seine Vorstellung über den Aufbau des Kreislaufsystems (Abb. 1.1.) hatte noch bis in das Mittelalter seine Gültigkeit.

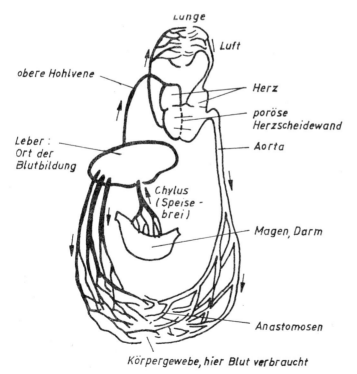

Abb. 1.1. Blutkreislauf (nach GALEN)

Im Humanismus war das klassische Werk von Jean FERMEL (1480—1558) über die Grenzen von Gesundheit und Krankheit von entscheidender Bedeutung. Er sprach als erster von „Physiologia" als der Lehre von Lebenserscheinungen beim Gesunden und von „Pathologia" als der Lehre von Krankheitserscheinungen. Der deutsch-belgische Anatom VESAL (VESALIUS) (1514—1564), Leibarzt Karls V. und Philipp II., konnte durch Sektion menschlicher Leichen exakte Kenntnisse über Bau und Funktion verschiedener Systeme erlangen. Irrtümer GALENS wurden richtig gestellt. Mit ihm begann nicht nur die moderne Anatomie, sondern auch die Physiologie und Pathophysiologie über die pathologische Anatomie. HARVEYS (1578—1657) Darstellung der Blut- und Herzbewegung ist die erste physiologische Großtat der modernen Medizin. Er beseitigte die auf GALEN zurückgehende falsche Vorstellung von dem Kreislauf; sein Werk ist noch heute in allen wesentlichen Punkten zutreffend. Er hat als erster das Lymphsystem in den Gesamtkreislauf eingebaut (s. Schutzumschlag)

Betrachtet man die Entwicklung der Interpretation von Krankheiten, so begann es ungefähr hundert Jahre vor der Zeitrechnung mit der Humoral-Solidarpathologie bzw. dem Übergang von der chemischen zur physikalischen Deutung. Von 1500 bis 1700 dauerte die Periode einer bereits modernen naturwissenschaftlichen Medizin und führte vom mechanistischen zum physiologischen Denken. Von 1750 bis 1830 bzw. bis zum Ausklang der Romantik dauerte die Periode des Vitalismus, Prinzip der Lebenskraft, die allen Organen und Geweben zukommt. Eine herausragende Persönlichkeit dieser Zeit war Albrecht VON HALLER (1708—1777), der durch experimentelle Methoden als Begründer der modernen Physiologie gilt. Von 1800 bis 1920 dauerte die zweite wissenschaftliche Periode der modernen Medizin: von der Begründung der Zellenlehre bis zur Zellularpathologie und zu Konstitutionsgedanken.

VIRCHOW (1821—1902) hat mit seinem Postulat „Omnis est ex cellulae" heute nur noch teilweise recht. Er ist der Begründer der modernen Pathologie und Histomorphologie, wirkte jedoch hemmend auf funktionelle Faktoren und auf die Betrachtung der untrennbaren Einheit von Organismus und Umwelt. Unter Einbeziehung von Chemie, Physik und Biologie entwickelte sich die Physiologie zu einer exakten Wissenschaft. Der Krankheitsbegriff wurde erweitert über die Pathomorphologie mit den Folgen einer gestörten Funktion. Die allgemeine Lehre von Krankheiten (Nosologie) beinhaltet einmal die Ursache (Ätiologie) und zum anderen die spezifischen Merkmale (Symptomatik) eines Krankheitsgeschehens.

Die Pathophysiologie des Herz-Kreislaufsystems entwickelte sich in der zweiten Hälfte des 19. Jahrhunderts vorwiegend über die Analyse von Krankheiten des Menschen. Deshalb sprach man von klinischer Physiologie und Pathologie (104, 506). Die Pathophysiologie erlaubt eine wissenschaftliche Analyse des Krankheitssyndroms und führt dadurch zu einer rationellen gezielten Therapie. Jeder Krankheitsfall ist eine einmalige ärztliche Aufgabe, den kranken Menschen als eine körperlich-seelische Einheit zu betrachten, was die Psychosomatiker als „conditio sine qua non" ansehen (1212).

In den letzten hundert Jahren ist die Methode des Experimentes ein wesentlicher Bestandteil der Pathophysiologie geworden. Der Durchbruch begann mit Claude BERNARD (1813—1878), der den Begriff „Milieu Interieur" prägte und der 1855 durch einen Einstich in den Boden des 4. Gehirnventrikels einen Diabetes provozierte und irrtümlicherweise annahm, daß ein Zuckerzentrum im Gehirn vorhanden sei. Wesentliche Beiträge für die Pathophysiologie, einschließlich für das Herz-Kreislaufsystem, leisteten PAWLOW (1852—1936) und seine Schüler. Vor PAWLOW herrschte die analytische Forschungsmethode und nicht das physiologische Experiment unter „normalen Bedingungen". In der PAWLOWschen Lehre spielt der Nervismus (zentripetal und zentrifugal) eine wesentliche Rolle und beim Menschen das „zweite Signalsystem". Dadurch kamen psychische Faktoren hinzu. RICKER (1870—1948) entwickelte die Relationsphysiologie und -pathologie und postulierte „das erste Glied in der Kette physiologischer und pathophysiologischer Vorgänge ist das durch Reize in Erregung versetzte Nervensystem". Erwähnt seien noch die kortiko-viszeralen Mechanismen nach BYKOW (188), KURZIN (186) und R. BAUMANN (68) sowie die traumatische Pathophysiologie nach VEIL und STURM (1224) 1924 und schließlich die Neuropathologie nach SPERANSKI (1068). Bei allen diesen oben erwähnten Werken wird das Herz-Kreislaufsystem mehr oder weniger ausführlich behandelt, vor allem Adaptations- und Entgleisungsmechanismen.

Hingewiesen sei auf die molekulare Biologie, welche BUTENANDT (184) als „Fundament der modernen Medizin" bezeichnet hat. Der Hauptbeitrag der Molekularbiologie liegt in den Möglichkeiten einer Vertiefung und des Verständnisses physiologischer und pathologischer Prozesse.

Man kann die Pathophysiologie des kardiovaskulären Systems in klinische und experimentelle (an Tier und Menschen) unterteilen. Die tierexperimentelle Herz-Kreislaufforschung hat in den letzten 30 Jahren wesentliche Erkenntnisse gebracht und ist kaum noch übersehbar. Bei dem Krankheitsgeschehen müssen wir unterscheiden:

1. Entstehung und Vorstadium,
2. das Krankheitssyndrom,
3. Rekonvaleszenz und Rehabilitation.

1.2. Wandel der Diagnostik

Die moderne exakte medizinische Diagnostik begann mit Leopold AUENBRUGGER (1722—1809), der 1761 seine Erfindung der Perkussion bekannt gab. Seit hippokratischer Zeit bemühten sich die Ärzte, mit ihren fünf Sinnen und empirischer Beobachtung den Krankheitszustand zu erfassen. Die Perkussion fand aber erst 1808 Anerkennung und Popularisierung. Als Ergänzung dieser einfachen und so wichtigen Methode erfand 1816 Rene Theophil Hyacinth LENNEC (1781 bis 1826) die Auskultation. In der 2. Hälfte des 19. Jahrhunderts hat SKODA (1805—1881) diese beiden Methoden charakterisiert und eine objektive physikalische Diagnostik am Krankenbett aufgebaut, welche auch analytisch belegt werden konnte. Es folgte von dem Königsberger Physiologen Hermann HELMHOLTZ (1823—1894) der Augenspiegel, danach der Kehlkopfspiegel von Ludwig TÜRCK (1810—1868), gefolgt vom Spiegelzystoskop und schließlich die Erfindung des Gastroskops von dem BILLROTH-Schüler Johann v. MIKULICZ-RADECKI (1850—1905). Damit nahm die intravitale anatomische Diagnostik einen Aufschwung und ist heutzutage technisch-elektronisch perfektioniert.

Ein Triumph der Medizin war 1895 die Entdeckung der sogenannten Röntgenstrahlen von Wilhelm Konrad RÖNTGEN (1845—1923), mit denen man nicht nur die Diagnostik wesentlich bereichert hatte, sondern die auch bald therapeutisch angewendet wurden. Heute ist das Gebiet der Radiologie ein selbständiger wissenschaftlicher Zweig mit computergesteuerter Handhabung und automatischer Auswertung.

Das 19. Jahrhundert brachte neue Erkenntnisse in der Bakteriologie, der Serologie, Hygiene u. a., so daß bis zum Ende des Jahrhunderts eine ausgedehnte und ziemlich exakte Diagnostik in der Klinik entstand. Claude BERNARD (1813—1878), Carl LUDWIG (1816—1895), Emil DU BOIS REYMOND (1818—1886) trugen zum Erkennen der „functio laesa" bei. Wilhelm Olivier von LEUBE (1842—1922) führte die Untersuchung des Magensaftes ein, der Pathologe Samuel v. BASCH (1837 bis 1905) erfand 1880 die Blutdruckmessung. Zu dieser Zeit entwickelte sich die klinische Chemie und Biochemie. 1902 kam das Saitenelektrokardiogramm von Wilhelm EINTHOVEN (1840—1927) hinzu, und von Hans BERGER (1873—1941) konnten die Aktionsströme des Gehirns durch eine EEG-Apparatur erfaßt und klassifiziert werden. Auf dieser Grundlage entwickelte sich in den letzten 50 Jahren eine subtile chemische und physikalische Diagnostik. Durch die Einführung der Computer und mathematische Methoden fand der EDV-Einsatz in der medizinischen Forschung und Praxis in den letzten Jahren eine enorme Verbreitung.

Es wurden Geräte entwickelt zur Datenerfassung, -speicherung und -übertragung, Betriebssysteme, Verfahren der mathematischen Statistik, KIS (Krankenhausinformationssystem), Dokumentation von klinischen Daten, maschinelle Textverarbeitung, Gestaltung klinischer Belege, maschinelle Verarbeitung von Krankenblättern, Meßdatenerfassung und Meßwertverarbeitung im klinischen Labor, EKG-Analyse mit Hilfe von Computern, automatische Bildanalysen, Verarbeitung nuklearmedizinischer Meßdaten, programmgesteuerte Patientenüberwachung, Diagnostik und Differentialdiagnostik mit Hilfe von Computern, biokybernetische Modelle, Erfassung von Meßdaten bei wissenschaftlichen Experimenten, Methoden zur systematischen automatischen Erstellung von Hypothesen aus biologischem Material (882, 951).

1.3. Kybernetische Aspekte

Ursprünglich wurde die Kybernetik aus der Technik im Sinne von Regelung und Steuerung auf biologische Prozesse angewandt (453). Die kybernetischen Systeme sind dynamischer Art in verschiedenen Bereichen der Wirklichkeit. Die Kybernetik ist nicht nur eine Wissenschaft für sich, sondern hat auch eigene Methoden entwickelt: Black-box-Methode, Modell-Methode und Trial-and-error-Methode. Auch einige Theorien sind daraus entstanden: Systemtheorie, Informationstheorie, Regelungstheorie, Spieltheorie, Algorithmentheorie. Ohne Mathematik ist die Kybernetik nicht denkbar. Die kybernetische Wissenschaft ist in ihrem Wesen materialistisch und dialektisch und wird heute auf allen Gebieten (von Technik bis Geisteswissenschaften) angewendet. 1948 erschien von N. WIENER das fundamentale Werk „Kybernetik oder Regelung und Nachrichtenübertragung in Lebewesen und in der Maschine".

In der Medizin haben kybernetische Analysen zur Klärung physiologischer Regelmechanismen mit ihrer Rückkopplung sowie zur Wertigkeit einzelner Stellglieder beigetragen, ihr didaktischer Gewinn ist sehr groß (259, 829, 909, 1268). Auch pathophysiologische Vorgänge lassen sich kybernetisch analysieren, aber auch simulieren. Ausgehend von der Regelungslehre in der Technik, formuliert O. RANKE (970) die Übertragung der Kybernetik auf biologische Prozesse bzw. medizinische Syndrome: „Die drei Arten von biologischen Wirkungsgefügen, Steuerung, Regelung und Circulus vitiosus sind aus einer offenen (Steuerung), geschlossenen verpolten (Regelung) oder nicht verpolten (circulus vitiosus) Kette von Steuerkörpern zusammengesetzt. Innerhalb dieser Kette (Regler) fließt die Information zunächst vom Fühler zum Meßwerk. Das Meßwerk gibt (bei der Regelung) die verarbeitete Information über Stellglied und Kraftschalter zur Regelstrecke zurück. Die zur Informationsleitung notwendige Energieübertragung ist gegenüber der Informationsübertragung nebensächlich. Die Information wird als Signalfolge übermittelt, die zur besseren Informationsleitung verschlüsselt (Codierung) und beim Empfänger wieder entschlüsselt (Decodierung) wird".

Die Abbildung 1.2. zeigt die Rolle der Kybernetik in der biologischen Forschung. Man bedient sich in den Naturwissenschaften vorwiegend dreier unterschiedlicher Arten der Verarbeitung der Eingangsgröße: P-Regler (Proportionalregler), d. h., die Ausgangsgröße ist in ihrem Zeitverhalten proportional zur Eingangsgröße, I-Regler (Integralregler), wobei eine zeitliche Integration des Eingangswertes ermittelt wird und D-Regler (Differentialregler), bei denen die Eingangsgröße differenziert werden kann, d. h., nur auf Änderungen mit der Zeit beantwortet wird.

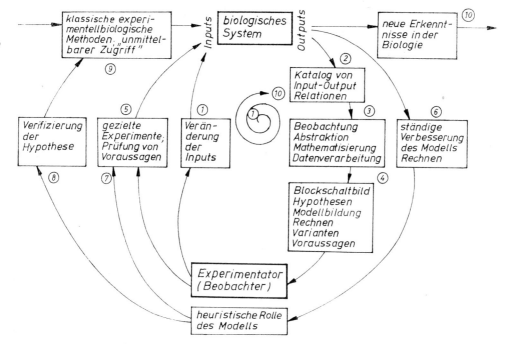

Abb. 1.2. Rolle der Kybernetik in der biologischen Forschung (nach DRISCHEL, 259)

Das technische Modell läßt sich annähernd folgendermaßen auf die einzelnen Kreislaufregulatoren übertragen: ZNS = Sollwertstelle, bulbäre Vasomotorenzentren = Meßwert, spinale Ganglien = Verstärker, Sinus caroticus und andere Rezeptoren = Fühler, glatte Muskulatur = Stellmotor (hier wird auch die Ausgangsgröße gemessen), Arteriensystem = Regel- bzw. Meßstrecke mit der Eingangsgröße.

Unter einem biologischen Regelsystem muß ein System von Differentialgleichungen verstanden werden (862). Biologische Systeme haben eine hierarchische Struktur von Regelkreisen, was auch für den Kreislauf gilt. Einen konstanten Sollwert wie in der Technik gibt es nicht; der stabile Zustand gilt als Sollwert. Ein gutes Beispiel bei der Analyse biologischer Regelsysteme und ihres sogenannten „Sollwertes" hat GUYTON (414) angegeben: Die „cardiac-output- und venous-return"-Kurven werden gleichgesetzt. Der eindeutige Schnittpunkt dieser Kurven ergibt den stabilen Zustand des Herzminutenvolumens.

MILHORN (825) hat den Unterschied zwischen technischem und biologischem Regelsystem folgendermaßen angegeben:

1. Die Relationen zwischen variablen biologischen Systemen verlaufen in der Regel nicht linear.
2. Biologische Systeme besitzen in der Regel keinen Sollwert, der stabile Zustand ist erfüllt durch gleichzeitig mehrere Gleichungen.
3. Biologische Systeme sind weitaus komplizierter als technische Systeme.

Viele Beiträge zum Herz-Kreislaufsystem liegen in Form elektronischer Analogmodelle vor, aber auch abstrakter mathematischer Modellierung physiologischer und pathophysiologischer Funktionszustände (1312). Systemstudien und biokybernetische Ansätze zu klinischen Funktionstests finden wir in der „Pathophysiologie neurovegetativer Regelungen und Rhythmen" von ZWIENER (1312). Hier werden Spontanrhythmen des Blutdruckes in Abhängigkeit von zentralnervösen Erregungsänderungen bei Gesunden und Kranken analysiert. Statistische Korrelationen bestanden zwischen einer dynamisch-labilen Blutdruckregelung und einer anormalen zerebralen Summenaktivität (EEG).

SPRENG (1070) sagt: „Unser Organismus ist servomechanistisch derart aufgebaut, daß möglichst periphere Regelungs- und Steuerungsmechanismen weitgehend selbständig Aufgaben zur Konstanthaltung bzw. Anpassung bewältigen, wodurch zentralnervöse Strukturen entlastet werden. Beispiele sind der Halteregelkreis der subspinalen Motorik, die Regelung des pH-Wertes im Magen-Darm-Bereich und auch der Renin-Angiotensin-Aldosteron-Mechanismus. Werden die übergeordneten zentralnervösen Regelungs- und Steuerungssysteme über ihre Funktion als Sollwertversteller bzw. gelegentliche Korrekturgeber hinaus permanent aktiviert, dann scheinen die peripheren Mechanismen ihre Sensibilität einzubüßen."

1.4. Ökologie und Kreislauf

Ökologie ist die Wissenschaft, die das Zusammenwirken der Organismen im Gesamthaushalt der Natur erforscht. Daraus resultiert auch ein bestimmtes Verhalten der Organismen untereinander. In der Autökologie wird der Einfluß einzelner Faktoren wie Licht, Temperatur, Feuchtigkeit, Lärm, Nahrung auf den Organismus untersucht.

Ein Vergleich der gegenwärtigen Ernährung mit der im vergangenen Jahrhundert zeigt, daß eine Zunahme des Fettverbrauches zu Ungunsten von Eiweiß und Kohlenhydraten zu beobachten ist. Während früher die Großstadternährung wesentliche Unterschiede zu der Dorf- und Landernährung zeigte, sind diese z. Z. angeglichen. Der Verbrauch von Genußmitteln liegt in den Städten nicht wesentlich höher als in den kleinen Siedelungsformen (ca. 10%) (521).

Analysen von klinischem Krankengut zeigen, daß sowohl Stoffwechselkrankheiten als auch Herz- und Kreislauferkrankungen in den Kriegsjahren 1940—1945 signifikant seltener auftraten als jenseits und diesseits dieser Periode. Nach dem Kriegsende stiegen die kardiovaskulären Krankheiten, insbesondere der Hochdruck, auffallend schnell an (521).

Umfangreiche Tierexperimente zeigten einen eindeutigen Einfluß von Ernährungsfaktoren auf Lebensdauer und Altern. So wurde auch in Experimenten nachgewiesen, daß vegetarisch ernährte Ratten im Wachstum zurückbleiben und eine kürzere Lebensdauer aufwiesen im Vergleich zum alles fressenden Versuchstier. Der Zeitpunkt der Nahrungszufuhr scheint auch eine Rolle zu spielen, wobei Nahrungsgabe mit anschließendem Fasten einen günstigen Einfluß auf die Lebenserwartung aufwies. In der frühen Hellphase gefütterte Tiere (6—10 Uhr vormittags) zeigten ein kürzeres Leben als die in der Dunkelphase (18—22 Uhr) gefütterten. Es bestehen offensichtlich Beziehungen zwischen Hell-Dunkel-Rhythmus und Nahrungsaufnahme (955).

Die Ökologie nimmt ständig an Bedeutung zu und ist mit Landschafts- und Umweltgestaltung verknüpft. Eine ökologische Begrenzung bzw. „Isolation" muß in Zusammenhang mit klimatischen und geographischen Faktoren gesehen werden. Ein komplexes Beziehungsgefüge der Lebewesen (Menschen) untereinander bezeichnet man als Ökosystem. Dieses besitzt eine physikalische Struktur der Raumgliederung und eine Funktion, die im Kreislauf der Stoffe endet, also einen Energiefluß darstellt. Ökosphäre ist die Biosphäre und Ökomorphose, die jahreszeitliche zyklische Wirkung von Umweltfaktoren. Luftverunreinigung und Lärm gehören heute zur „aktuellen Umwelthygiene". Die Umwelttoxikologie konzentriert sich auf wichtigste Stäube und Emissionen wie Schwefeloxide und Kohlenmonoxid- und Bleiverbindungen. Wenn auch hauptsächlich die Lunge betroffen ist, so wird in der letzten Zeit auch der schädigende Einfluß auf den Herz-Kreislauf und das Nervensystem betont. Es existieren Emissionsgrenzwerte (428).

Die Wirkung der Luftverunreinigung auf den Menschen ist weitgehend bekannt durch die großen Smog-Katastrophen. In Veröffentlichungen der letzten 10 Jahre werden die Herzerkrankungen bei Smog mit 7% angegeben (285). Mit der zunehmenden Technisierung und veränderter Umwelt ist mit ernsthaften Schäden am menschlichen Organismus zu rechnen. Erinnert sei z. B. an die Londoner Smog-Katastrophe im Dezember 1952, als innerhalb weniger Tage über 3500 Menschen starben, wahrscheinlich infolge des hohen Schwefeldioxidgehaltes der Atmosphäre. Umweltbedingte Anpassung und Schädigung endokriner Organe sind untersucht und beschrieben worden (1229).

Klimatische Faktoren bzw. der abschirmende Effekt der Luftverunreinigung gegenüber den UV-Strahlen müssen berücksichtigt werden. Zur Frage der Minderung der UV-Strahlungsintensität durch die Luftverunreinigung gibt es umfangreiche Abhandlungen, wobei hier die Jahreszeit ein mitbestimmender Faktor ist. Ökologisch sind nicht nur UV-Strahlen, sondern auch das sichtbare Licht wichtige Faktoren für die Bildung der Ozonschicht (285). Es sei bemerkt, daß schädigende Substanzen in der Atemluft, einschließlich Zigarettenrauch, zu Mutationen führen können (285). Beim 3. Weltkongreß „Smoking and Health" wurde unter anderem auch die schädigende Wirkung des Zigarettenrauchens auf das Herz-Kreislauf-Gefäßsystem ausführlich behandelt und Bekämpfungsprogramme ausgearbeitet (1151).

Laszt und Schaad (685) haben die direkte und indirekte Wirkung der Luftverunreinigung auf das Herz-Kreislaufsystem eingehend untersucht (731). Der Herzkranke unter abnormen Umweltbedingungen ist in der Arbeitsmedizin weitgehend beobachtet und beschrieben worden (174). Im Vordergrund stehen zwei natürliche Faktoren: Umgebungsdruck (Luftdruck) und Umgebungstemperatur (Lufttemperatur). Höhe („Bergkrankheit") ist verbunden mit Hypoxie und führt zu einer Einschränkung der körperlichen Leistungsfähigkeit, zu einer Vasokonstriktion im Lungenkreislauf, zu einer arteriellen Hypokapnie, Steigerung des Herzzeitvolumens, Erhöhung des Blutdruckes und der Pulsfrequenz. Dieses Phänomen ist in einer Höhe von über 3000 Metern ü. M. bzw. in der Luftdruckkammer simuliert zu beobachten. Höhenlagen bis zu 2000 Metern ü. M. können allen Herzkranken zugemutet werden. Wärmebelastung und Tropenaufenthalt sind mit Zunahme der Hautdurchblutung und Produktion von Schweiß verbunden, was zu einer gesteigerten Wärmeabgabe führt. Unter Kälteeinwirkung kommt es zu einer Reduktion der Hautdurchblutung und einer erhöhten Muskelkontraktion. Unter Wärmebelastung, z. B. in den Tropen, findet eine permanente Vasodilatation mit einer Zunahme des Blutvolumens statt. Dies erfolgt über eine aldosterongesteuerte Natrium- und Wasserretention. Patienten mit einer Rechtsinsuffizienz und limitiertem Herzzeitvolumen ertragen heiße Klimazonen besonders schlecht. Bei ischämischen Herzkrankheiten ist Tauchen durch die Bradykardie mit Erhöhung des Vagotonus des Herzens und Sauerstoffmangel gefährlich. Hochgebirgsaufenthalt in 2000 Metern ü. M. gibt Halhuber (432) als günstig an für Hypertoniker Stadium I—III, hypotone Kreislaufregulationsstörungen und schließlich koronare Herzkrankheit mit und ohne Reizleitungsstörungen sowie Zustand nach Herzinfarkt frühestens (je nach Schweregrad) 3—12 Monate nach dem Ereignis. Ältere Menschen sind durch Bergbahnfahrten in größeren Höhen kardiovaskulär gefährdet (536).

Schon 1946 hat Curry (223) in seiner „Bioklimatik" nach Analyse vieler meteorologischer Faktoren über deren Einfluß auf das kardiovaskuläre System berichtet. Die Hypotoniker sind — unserer Beobachtung nach — im Vergleich zu Hypertonikern empfindlicher gegenüber schneller Wetterveränderung. Mjasnikow u. Mitarb. (833) untersuchten den Blutdruck bei gesunden Matrosen innerhalb von 2 Jahren Seedienst und fanden von Dezember bis Januar Normalwerte, die ab Ende Januar bis März sowohl systolisch als auch diastolisch signifikant abfielen und ab

März bis Juni über die Ausgangslage hinaus anstiegen. ALIEV und KULAKOWA (13) beobachteten die Hypertonie und Arteriosklerose im Höhenklima über 2000 m und stellten in dieser Höhe im Sommer eine Abnahme des arteriellen Blutdruckes fest, die verknüpft war mit einer Senkung der Blutlipide. Letztere sind im allgemeinen in Höhenlagen höher als im Flachland. Wo ein Sauerstoffdefizit vorliegt, ist bei Fettbelastung im Experiment und in Kombination mit Hypertonie eine Arteriosklerose leichter hervorzurufen (13).

Die Hypertonie und die Arteriosklerose, die sowohl vereinzelt als auch kombiniert auftreten können, sind nicht nur seltener, sondern in diesen Höhen auch gutartiger. Die Autoren berichten außerdem über eine Aktivierung des Heparins sowie eine Resistenz gegen Hochdruck. WILENSKI et al. (1269) fanden am Nordpol um so höhere arterielle, insbesondere diastolische Werte, je niedriger der Barometerdruck war. Untersuchungen von LEUTHOLD (702) an 6 gesunden Bergsteigern der Schweizerischen Everest-Expedition 1946 sowie Simulierung verschiedener Höhen in der Unterdruckkammer ergaben, daß die Pulsfrequenz in Ruhe unverändert, während physischer Belastung und darauffolgender Erholung dagegen auffällig niedrig ist, und der Blutdruck sich so gut wie nicht verändert.

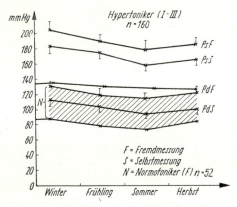

Abb. 1.3. Jahreszeitlicher Blutdruckverlauf bei Hypertonikern I–III
F = Fremdmessung   S = Selbstmessung   N = Normotoniker

Eine Statistik, aufgestellt im Laufe von 5 Jahren, zeigt nach Schneestürmen eine signifikante Zunahme der Sterblichkeit (+8%) an ischämischen Herzkrankheiten, die um 22% anstieg (363). Manche Untersuchungen zeigen in Experiment und Klinik, daß der Blutdruck durch Wärme erniedrigt und durch Kälte erhöht wird (934, 1099). Wir haben Hyper- und Hypotoniker in Fremd- und Selbstmessung zu verschiedenen Jahreszeiten untersucht (Abb. 1.3. und Abb. 1.4.). Die Hypertoniker zeigen im Sommer einen signifikanten Abfall des systolischen und diastolischen Druckes. Bei Hypotonikern liegen die tiefsten Werte im Frühling und Herbst, die höchsten im Winter. Diese Erkenntnisse beinhalten therapeutische Konsequenzen.

Wir wissen, daß das Wetter einen Einfluß auf die Abwehrlage und Mortalität des Organismus hat. Im Experiment hat man versucht, die sogenannte Abwehrlage (RES) am Tier durch den Carbonclearancetest zu ermitteln. Mit Hilfe der Klimakammer liegen zahlreiche Untersuchungen mit Überdruck, Unterdruck, Luftfeuchtigkeit und verschiedenen Temperaturen vor (biotrope Faktoren). So konnte im Tierversuch gezeigt werden, daß es in Höhen von 2000 Metern zu einer Stimulation des RES-Systems kommt; hohe Temperaturen haben eine entgegengesetzte Wirkung. Bei niedrigem Luftdruck steigt die Mortalität bei Erkrankungen der Atmungsorgane und

Apoplexien. Hohe Luftfeuchtigkeit erhöht die Mortalität an Krankheiten des Kreislaufsystems. Die „fönartige" Wetterlage beinhaltet in vielen Fällen eine psychische Komponente; ein Anstieg von tödlichen Embolien und Herzinfarkten wurde des öfteren festgestellt (643).

Der Mensch erlebt eine Gesundheitsgefährdung schon durch den Beruf bzw. seinen Arbeitsplatz. Neben Konstitution existieren noch wesentliche Faktoren wie Alter und Geschlecht, Arbeitsbereitschaft, Leistungsfähigkeit, Anpassung, Training, individuelles Arbeitstempo, gewisse Erholungsfähigkeit, Monotonietoleranz, aber auch Widerstandskraft gegen die verschiedenen spezifischen Berufsschädigungen. Die Arbeitswelt hat sich im technischen Jahrhundert gewandelt; in den Industrieländern gibt es praktisch keine Schwerarbeit mehr, dafür jedoch stärkere Nervenbelastungen, Konzentrationsintensivierung usw. Die Automatisierung zwingt dem Menschen einen unorganischen Rhythmus auf. So entsteht in der Arbeitsmedizin ein wissenschaftlich zu bearbeitendes

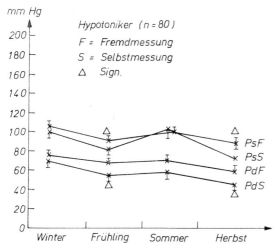

Abb. 1.4. Jahreszeitlicher Blutdruckverlauf bei Hypotonikern
F = Fremdmessung   S = Selbstmessung   Δ = Signifikanz

Komplexgeschehen von Ökologie, Arbeit und Freizeit (1243). Aufbrauch, Überforderung und Verschleiß führen zu chronischen Krankheitsbildern, einschließlich kardiovaskulären Syndromen wie ischämischen Herzkrankheiten, Hypertonie, Arteriosklerose u. a. (1243). Bei gewerblichen Vergiftungen bzw. chronischer Einwirkung von verschiedenen giftigen Substanzen auf den Körper sind vorwiegend durch Blockierung der Oxidationsvorgänge im Herz-Kreislaufsystem folgende Schädigungen bekannt: Veränderung der Herzmuskulatur, Herzrhythmusstörungen, Tachykardie, Blutdruckanstieg, Schock, angiotrope Gefäßwirkungen (469).

Luftqualitätskriterien und Emissionsgrenzwerte sind international standardisiert. Das gilt auch für Richt- und Grenzwerte für die Lärmbelastung. Die Lärmwirkungen auf das Hörsinnsystem (extraaural) — auch der indirekte Einfluß auf den Organismus — sind ein gut untersuchter akustischer Streß. Wohlbefinden, Aktiviertheit und Leistungsverhalten sind schon durch den Verkehrslärm gestört (773).

In dem biokybernetischen Organismus-Umwelt-System liegt ein polyvalentes und polymorphes Wechselspiel vor. Das Ökosystem mit seiner Amplitude, d. h. Wirkungsbreite eines Umweltfaktors, ökologische Valenz als Reaktionsbreite durch Plastizität und Potenz der Umweltfaktoren und ihr Einfluß auf das Herz-Kreislauf-System sind wenig bekannt. Auch die Reaktionsbasis im Sinne einer Konstitution, Reaktionsbereitschaft, ökologische Toleranz usw. müßten beachtet werden, weil diese Faktoren nicht überall von gleicher Valenz sind und die Populationen verschiedene Reaktionsbreiten haben. Fragen im Sinne von Individuendichte und -verteilung mit ihrem Altersaufbau und Geschlechtsverhältnissen sind heute ebenfalls von entscheidender Bedeutung (Populationsdynamik und Populationsökologie). Wie verhält sich die Psychosomatik und speziell das kardiovaskuläre System in Ballungsgebieten, industriellen Zentren usw.?

Die ökologische Toleranz als Reaktionsbreite sowie Wirkung und Gegenwirkung als ökologische Kompensation sind modellierende Faktoren, die auf das Herz-Kreislauf-System einen Einfluß haben. Man spricht pauschal von Streß als Krankheitsursache. Nun hat der Streß nicht nur hemmende, sondern auch fördernde Impulse, und Streßkompensation und -toleranz sind nicht ausreichend erforscht.

Das Abschlußdokument des wissenschaftlichen Forums der Konferenz für Sicherheit und Zusammenarbeit in Europa vom 3. 3. 1980 in Hamburg unterstreicht die Notwendigkeit einer intensiven Untersuchung der Herz- und Gefäßerkrankungen, ihre Entstehung und ihre Komplikationen. Bei der Stellungnahme zur naturwissenschaftlichen Forschung und Medizin wird darauf hingewiesen, daß dieses unter Berücksichtigung des Einflusses der sich ändernden Umwelt auf die menschliche Gesundheit geschehen muß.

1.5. Gesundheit und Krankheit

Die WHO definiert die Gesundheit als „Zustand völligen körperlichen, geistigen und sozialen Wohlbefindens und nicht nur des Freiseins von Krankheiten und Gebrechen". Nun gibt es verschiedene Grade der Gesundheit sowie einen subjektiven (Krankheitsgefühl) und objektiven Gesundheits- bzw. Krankheitszustand. Als Krankheit wird ein zwischen Krankheitsbeginn und Krankheitsende ablaufender Prozeß der Gesundheitsstörung bezeichnet. COTTIER (221) definiert Gesundheit als „ideales Mittelmaß nahekommender Harmonie der Lebensprozesse, die sich in ‚normalen' Strukturen, einem ‚regelrechten' Stoffwechsel, ungestörten Wachstums- und Erneuerungsvorgängen sowie einer uneingeschränkten Reaktions- und Regulationsfähigkeit des Organismus äußert".

In der Medizin (Medizin, lat. = Heilkunde) und speziell in der Pathologie (Pathos, griech. = Leiden) als der Lehre von Krankheitsvorgängen und Krankheitszuständen sind folgende Termini gebräuchlich: Heilung (Sanatio), Wiederherstellung (Restitutio ad integrum), Tod (exitus letalis), Nosologie (Lehre von scharf abgegrenzten Krankheiten), Ätiologie (auslösende Ursachen einer Erkrankung), Morbidität (Erkrankungsfähigkeit der gesamten Bevölkerung, z. B. auf 100000 Einwohner), Penetranz (Manifestationswahrscheinlichkeit einer Erkrankung), Mortalität (Anzahl der Gestorbenen auf Einwohnerzahl), Letalität (Anzahl der an einer bestimmten Krankheit Verstorbenen).

Unter mittlerer Lebenserwartung verstehen wir eine Zeitspanne, in der nach statistischen Erhebungen 50% unter Umständen ausgewählter Population gestorben sind. Biologisch ist der Tod ein irreversibler Zustand lebenswichtiger Funktionen. Das Sterben psychosomatisch beinhaltet Vorgänge, die dem Tod unmittelbar vorausgehen (221).

Zivil- und Strafrecht sehen Tod und Todeseintritt als festen Begriff. Weil das Großhirn empfindlicher auf Sauerstoffmangel reagiert als die übrigen Gehirnteile und Organe, versagen beim Sterben zuerst die Sinne, und zwar in der Reihenfolge: Geruch, Geschmack, Sehvermögen, Gehör. Der klinische Tod tritt ein, wenn Atmung und Kreislauf längere Zeit aussetzen (2—4 Minuten), so daß eine spontane Rückkehr zum Leben nicht mehr möglich ist. In dieser Phase kann man durch intensive therapeutische Maßnahmen die Lebensfunktionen wiedererlangen. Den klinischen Tod kann man annäherungsweise als Zustand beschreiben, bei dem das Leben auf dem Niveau der Zellen noch weitgehend erhalten bleibt, aber die koordinierenden Gesamtfunktionen des Organismus verloren gehen. Der absolute Tod schließlich erfolgt durch eine irreversible Schädigung von vitalen

Hirnzentren und ist gekennzeichnet durch die Unmöglichkeit der Rückkehr zum Leben. Der sogenannte „Scheintod" ist nichts anderes als eine verlängerte tiefe Ohnmacht.

Die Krankheit als eine Auseinandersetzung zwischen dem subjektiven Ich und der objektiven Umwelt wird geprägt auch von der sozialen Stellung des Individuums und den jeweiligen Produktionsverhältnissen. Insofern schafft eine soziale Gesellschaftsordnung günstigere Bedingungen für die Gesunderhaltung des Menschen. Es bleibt jedoch ein Problem, wie weit angeborene und biologisch-konstitutionelle Eigenschaften beeinflußbar und wie weit diese durch Erlernen von bestimmten Verhaltensmustern modifizierbar sind.

Das Sterben aus der Sicht des Patienten unterscheidet sich von der des Arztes. Wenn auch die Befunde und die Obduktion in der Mehrzahl der Fälle den Tod erklären können, bleibt eine Frage offen: Warum der Tod gerade zu jener Stunde und an jenem Tag eingetreten ist. Somit können einige psychologische und philosophische Fragen sowohl über den Gesundheitszustand als auch über Krankheit und Tod nicht beantwortet werden.

Die Abbildung 1.5. zeigt die Zusammenhänge von sanogenetischen (die Gesundheitsentwicklung betreffenden) und pathogenetischen (die Krankheitsentwicklung betreffen-

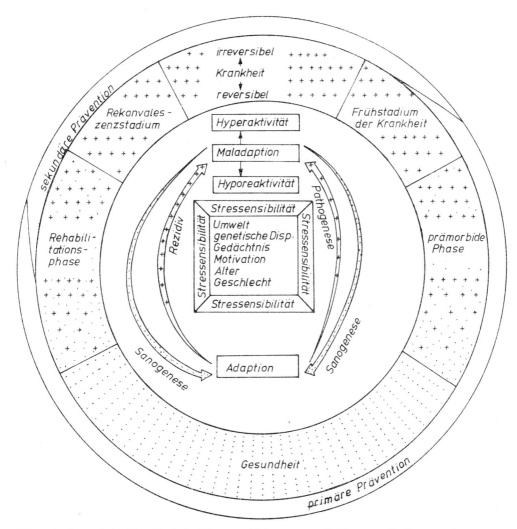

Abb. 1.5. Gesundheits-Krankheitsbeziehungen (Schema nach K. Hecht u. R. Baumann)

den) Prozessen. Wir sehen in diesem Schema alle Übergänge von Gesundheit bis Erkrankung bzw. Heilung mit präventiven Schlußfolgerungen (461). Die Langlebigkeit hat schon im Altertum die Menschen beschäftigt.

Die Lebenserwartung eines Neugeborenen zu PERIKLES (500—429 v. u. Z.) Zeiten betrug 20 Jahre, 1875 in Deutschland 35 Jahre, heute kann ein männliches Neugeborenes mit einer durchschnittlichen Lebenserwartung von 69,4 Jahren und ein weibliches Neugeborenes mit 76,1 Jahren rechnen. (697) Heute sind in den meisten europäischen Staaten knapp 20% der Einwohner älter als 60 Jahre; vor 100 Jahren waren es nur 5%, um das Jahr 2000 rechnet man mit 33%, d. h., ein Drittel der Bevölkerung wird dann älter als 60 Jahre sein. Die Zunahme der Gesamtbevölkerung in den Industrieländern erfährt zwischen 1970 und 2000 eine Steigerung um 35%, der Anteil der 60jährigen hat eine Steigerungsrate von 58%. Eine mehrdimensionale Analyse sowie Längsschnittstudien zur Langlebigkeitsforschung, inklusive der Beziehung zwischen seelisch-körperlichem Wohlbefinden und hoher Lebenserwartung, zeigen nur wenige nachweisbare Korrelationen von genetischen, physiologischen, ökologischen und psychischen Faktoren (697).

Das Altwerden bei psycho-physischem Wohlbefinden ist vorwiegend kardio-vaskulär determiniert. Christoph Wilhelm HUFELAND (1762—1836) schrieb in seinem Buch „Makrobiotik oder die Kunst, das menschliche Leben zu verlängern": „Wir sind beständig von Freunden und Feinden des Lebens umgeben. Wer es mit den Freunden des Lebens hält, wird alt; wer hingegen die Feinde vorzieht, verkürzt sein Leben." Arthur SCHOPENHAUER (1788—1860) meinte dazu: „Neun Zehntel unseres Glückes beruhen allein auf Gesundheit."

1.5.1. Herz- und Kreislauferkrankungen im höheren Alter

Das Altern ist ein komplexes Geschehen und hat seine psychosomatischen Besonderheiten. Auch die späte Lebensphase ist ein von der sozialen Umwelt abhängiger Prozeß. Es bestehen mehrere Theorien über den Alterungsvorgang, den wir als ein Komplexgeschehen ansehen müssen: Abnützungstheorie („Wear and Tear"-Theorie), Kollagentheorie, Kalzium- und endokrine-Drüsen-Theorie, Theorie der somatischen Mutation u. a. (224).

Der Bewegungsmangel und gesteigerter Konsum von Genußmitteln können für das Herz-Kreislaufsystem ungünstige Folgen haben. Die eingeschränkte Adaptationsfähigkeit begünstigt eine neurotische Fehlentwicklung. Mit der Zunahme der durchschnittlichen Lebenserwartung nehmen auch die Herz-Kreislauferkrankungen zu. Im Vordergrund stehen degenerative Gefäßerkrankungen; diese sind oft gekoppelt mit hohem Blutdruck, Übergewicht, Diabetes sowie Stoffwechselstörungen des Fett- und Harnsäurehaushaltes. Die verbreitetsten Komplikationen sind der Apoplex sowie chronische Mangeldurchblutungen einzelner Organe (Herz, Gehirn und auch Extremitäten). Patienten mit einem Bluthochdruck erkranken fünfmal mehr an zerebrovaskulären Komplikationen als Normotoniker. Daraus resultiert die umsichtige Behandlung des Hypertonus und der Herzmuskelschwäche. Die Funktionsbreite des Herzens ist wesentlich eingeschränkt. Im Myokard lassen sich atrophische Veränderungen nachweisen, die zu einer verminderten Pumpfunktion führen. Das Endokard erfährt eine Verdickung, die Herzklappen verlieren an Elastizität und zeigen Fett- und Kalkeinlagerungen, die Windkesselfunktion nimmt ab, der periphere Gefäßwiderstand erfährt eine Zunahme. Die verminderte Vitalkapazität der Lungen belastet die Herzfunktion.

Die Inzidenz von ischämischen Herzkrankheiten bei 65jährigen wird bei Männern mit 20% und bei Frauen mit 12% angegeben (608). Nicht nur die Hypertension, sondern auch die Hypotension gelten als Risikofaktoren für kardiovaskuläre Komplikationen.

Die rheumatischen Herzkrankheiten und sklerotische Veränderungen der Herzklappen nehmen zu (608). In 42% der Autopsien älterer Menschen findet man eine Amyloidose des Herzmuskels. Eine bakterielle Endocarditis kommt seltener vor und tritt subakut auf. Bei ca. 75% älterer Patienten finden sich elektrokardiographische Abnormalitäten (608).

Mit zunehmendem Alter nimmt der „Cardiac output" ab, verbunden mit einer gleichzeitigen Abnahme der Herzfrequenz (1104). Cardiomyopathien, sowohl die hypertrophische als auch die congestive, werden bei 65% nach dem 60. Lebensjahr gefunden. Alle Herzrhythmusstörungen und -blockformen nehmen mit dem Alter signifikant zu und erfordern eine gezielte kardiovaskuläre Therapie, einschließlich Schrittmacher (445). Die arteriosklerotische Obliteration und Aneurismen (peripher und zentral) sind ein häufiges Krankheitsbild mit seiner Rupturgefahr.

Trotz aller präventiven Maßnahmen lassen sich Erkrankungen des Herz-Kreislaufsystems im Alter nicht vermeiden. In den meisten Fällen sind im höheren Lebensalter die chronisch-ischämischen Herzkrankheiten die häufigste Ursache für Komplikationen und Mortalität: Akuter Herzinfarkt, Herzrhythmusstörungen, Herzinsuffizienz, Schock, plötzlicher Herztod, Herzwandruptur.

Häufig treten anfallsweise bradykarde Arrhythmien auf. So sehr die Rhythmusstörungen gefährlich sein können, sind sie für den Patienten symptomenarm. Erst Ausfälle der Herzaktionen bis zu 20 Sekunden werden vom Patienten durch verschiedene Ausfallerscheinungen wahrgenommen: Schwindelgefühl, Bewußtseinsverlust, Synkopen. Längere Asystolien führen zu Krampfphänomenen, Atemstillstand und schließlich zum Tod. Die Implantation eines Schrittmachers ist lebensrettend. Es ist nicht endgültig bewiesen, daß die Hypertonie im Alter die Mortalität und Morbidität erhöht. Die Prognose bei antihypertensiver Therapie bei Patienten über das 65. Lebensjahr hinaus wird offensichtlich kaum verbessert. HOLZGREVE (522) meint, daß der Hochdruck im Alter einen Risikoindikator, nicht jedoch einen Risikofaktor darstellt. Eine seit Jahren begonnene Therapie sollte nach FRY (338) fortgesetzt werden. „Weil eine blutdrucksenkende Behandlung bei Hypertonikern jenseits des 65. Lebensjahres einerseits die Lebenserwartung nicht erkennbar verbessert, andererseits schwere Nebenwirkungen verursachen kann, gibt es keine gewichtigen Gründe für eine spezielle antihypertensive Therapie" (338). Bei diesen Patienten ist in den meisten Fällen ein Elastizitätsverlust der Arterien durch eine Arteriosklerose anzunehmen. HOLZGREVE (522) meint, daß sich der Risikofaktor Hypertonie mit zunehmendem Alter auf die noch verbleibende Lebenserwartung absolut und prozentual immer geringer auswirkt. Eine abrupte Blutdrucksenkung muß allerdings vermieden werden. Es ist daran zu denken, daß ältere Patienten unter Antihypertensiva Depressionen bekommen können, also nicht die Höhe des Blutdruckes ist vordergründig, sondern die objektiven und subjektiven Begleiterscheinungen. Ältere Patienten mit nur systolischer Blutdruckerhöhung brauchen im allgemeinen keine Therapie. Man muß berücksichtigen, daß bei systolischen Anstiegen um 180 mm Hg und diastolischen Werten von 70—80 mm Hg der arterielle Mitteldruck sich im Normalbereich bewegt. Ältere Hypotoniker haben eine ausgeprägtere subjektive und objektive Symptomatik als die Hypertoniker. Die Hypotonie mit Arteriosklerose ist eine äußerst ungünstige Konstellation und erfordert eine intensive Therapie.

Im Alter soll es zu einer Abnahme von kardialen, peripher vaskulären und renalen beta-adrenozeptor-vermittelten Funktionen kommen (618). Histochemische Untersuchungen des Gehirns zeigen nach dem 60. Lebensjahr eine Abnahme der cyclischen AMP-abhängigen Protein-Kinase-Aktivierung. Dadurch ist die Steuerung von Neurohormonen eingeschränkt. Die vasomotorische Anpassung ist erheblich verzögert, insbesondere durch eine Abnahme der Vasokonstriktion (347).

Konstitution, Krankheit und Altern (im Sinne einer Biomorphose) zeigen statistische signifikante Korrelate. Unter Berücksichtigung der Konstitutionstypen nach KRETSCHMER (661) (Pykniker, Leptosome, Athletiker, Mischtypen) liegen signifikante Beziehungen zwischen Konstitution und Erkrankungsalter vor. Eindeutig sind die Ergebnisse in dieser Richtung über Hypertonie, Hypotonie, Diabetes, Ulcus und ischämische Herzkrankheiten (865, 1168).

Zur Therapie gehört der Versuch, eine — wenn auch minimale — soziale Reintigration zu erreichen; Vereinsamung und Isolierung sollen vermieden werden. Der Rehabilitationsprozeß ist bei älteren Patienten nach einem akuten Herz-Kreislaufgeschehen langwierig.

Über kardiovaskuläre Erkrankungen beim älteren Menschen wird ausführlich in „Geriatrics" Bd. 1 (Springer-Verlag Berlin, Heidelberg, New York 1982, Hrsg. D. PLATT) berichtet.

2. Schmerz

Schmerz ist von elementarer Wichtigkeit für das physische und psychische Verhalten des Menschen und ein Signal für nicht intakte oder erkrankte Systeme oder Einzelorgane. Die Schmerzwahrnehmung bei Mensch und Tier beruht auf der zentralnervösen Verarbeitung von Informationen, welche aus dem peripheren Nervensystem induziert werden. Diese Schmerzinformation kann durch innere und äußere Faktoren modifiziert werden, auch durch Hemmung, was man therapeutisch ausnutzt. Es gibt kein lokalisierbares Schmerzzentrum. Die Schmerzinformationen führen zur Aktivierung verschiedener zentralnervöser Strukturen. Die Teilfunktionen der einzelnen Hirnbereiche können wir bei der Integration von Schmerzwahrnehmung und Schmerzverhalten hierarchisch darstellen:

— Neokortex (Kognitive Verarbeitung)
— limbisches System (affektive Verarbeitung)
— Hypothalamus-Hypophyse (Hormonfreisetzung, Endorphine)
— Hirnstamm (Kreislauf- und Atmungsregelung, reticuläres aktivierendes System)
— Rückenmark (motorische und sympathische Reflexe).

Die Erregung des Hinterhornneurons wird moduliert durch gleichzeitig hemmende Transmitter wie 5-Hydroxytryptamin (5-Ht oder Serotonin) und Enkephalin (Enk). Diese hemmenden Synapsen findet man auch in Neuronen des Hirnstammes. Auch andere hemmende Transmitter sollen an der Verarbeitung von Schmerzinformationen im Rückenmark beteiligt sein, vor allem Noradrenalin und Gamma-Aminobuttersäure (GABA).

Der Schmerz als klinisches und psychologisches Problem hat in den letzten 10 Jahren einen starken Aufschwung erfahren („International Association of Pain" (1973)).

Für Untersuchungen an Mensch und Tier wird der Begriff Nozizeption zum Unterschied von Schmerz gebraucht, der durch pathophysiologische Vorgänge entsteht. Die neurophysiologischen Grundlagen sind auf jeden Fall bei beiden Phänomenen (Nozizeption und Schmerz) gleich. Schmerzen entstehen durch Irridation spezifischer Rezeptoren, der Nozirezeptoren oder ihrer afferenten Nervenfasern.

In einem Hautnerv zum Beispiel bestehen etwa 50% der sensiblen Fasern aus Nozizeptoren (1305). Die nozizeptiven Afferenzen verlaufen in den dünnen myelinisierten A-Deltafasern mit einer Leitungsgeschwindigkeit von ca. 15 m/sec, aber auch in den nichtmyelinisierten C-Fasern (1 m/sec) (1305). Nicht alle oben erwähnten Fasern sind nozizeptiv; unter den dünnen Afferenzen sind Wärmerezeptoren, Kälterezeptoren und Mechanorezeptoren. Die C-Fasern aller peripheren Nerven enthalten efferente Fasern des Sympathikus, die auch die glatten Muskeln der Gefäße inervieren. Die Wirkung der algetischen Substanzen (Prostaglandin E, Bradykinin u. a.) auf den Nozizeptor kann auch indirekt über die Mikrozirkulation und Gefäßpermeabilität zustande kommen. Der Tonus der glatten Muskulatur kann die Nozizeptoren in ihrer Erregbarkeit beeinflussen; dies kann auch ebenfalls über den Sympathikus ablaufen. Ausschüttung von Noradrenalin kann die Nozizeptoren direkt erregen, und zwar durch Kontraktion der glatten Muskulatur, d. h. über die Vasomotorik und Freisetzung körpereigener algetischer Substanzen. Die Erregung der

Nozizeptoren wird zeitlich und räumlich im ZNS koordiniert, und erst dadurch kommt es zu einer Schmerzwahrnehmung.

Der chronische Schmerz kommt durch eine motorische und sympathische Fehlsteuerung zustande. Die biochemischen Schmerzmediatoren sind heute bekannt (1184). Im Experiment kann eine Schmerzreaktion durch hypertone Kochsalzlösung, Kaliumchlorid, Azethylcholin, 5-Hydroxytryptamin (5-HT), Histamin und Bradykinin erzeugt werden. Man nimmt heute an, daß es sowohl mechanozeptive als auch chemozeptive Nozizeptoren gibt. Der klinische Schmerz entsteht wahrscheinlich durch die Aktivierung beider Rezeptortypen. Zentrale Regulation und Modulation des Schmerzes sind möglich. Es steht heute fest, daß diese Mechanismen durch morphinartige Peptide wie Endorphine, aber auch durch 5-HT und Noradrenalin alteriert werden. Das Modulationssystem wird insbesondere durch die Substanz P geprägt.

Die Kortikosteroide entfalten eine analgetische Wirkung durch Hemmung der Synthese der Arachidonsäure aus Phosphorlipiden. SICUTERI u. Mitarb. (1040) vertreten die Meinung, daß das 5-HT bei den vaskulären Kopfschmerzen eine wichtige Rolle spielt. Während eines Migräneanfalls sollen Patienten gegenüber 5-HT überempfindlich mit einem Gefäßspasmus reagieren. Das Nonpeptid ist eine sehr starke schmerzerzeugende Substanz und gehört zu den Kininen (33). Für die Bradykininsynthese ist das Blutgerinnungssystem der Aktivator. Eine Verletzung oder ein anderes Agens führt zur Bildung der Protease Kallikrein, welches Kinine aus deren Vorstufen freisetzt (Abb. 2.1.).

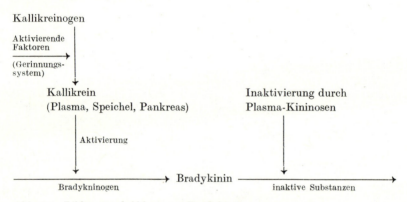

Abb. 2.1. Bildung und Abbau von Bradykinin

Der Abbau von Bradykinin und anderer Kinine erfolgt sehr rasch durch die Kininasen in Plasma und Lymphe. Kininantagonisten sind nicht bekannt, obwohl im Körper ein Gleichgewicht zwischen Aktivierung und Hemmung der Schmerzmediatoren vorliegt. Man weiß heute, daß Bradykinin Prostaglandine freisetzt und dadurch die Schmerzwirkung des Bradykinins potenziert wird (1184). Prostaglandine erzeugen an und für sich außer in großen Dosen keinen Schmerz (197).

Es spricht alles dafür, daß die Substanz P ein Transmitter der ersten afferenten Synapse der Schmerzbahnen ist. Man kann heute feststellen, daß die Substanz P ein Modulator in den Mechanismen der neuronalen Erregbarkeit darstellt (662). Eine peripher freigesetzte Substanz P führt zu einer Vasodilatation. Je nach Dosis und Verabreichung kann die Substanz P schmerzerzeugend und schmerzhemmend wirken (480). Die Schmerzübertragung durch Substanz P kann erst dann bewiesen werden, wenn ein spezifischer Antagonist vorliegt; ein solcher ist aber bis heute nicht beschrieben worden. Die Schmerzmodulation kann auch durch zentrale Mechanismen über die sogenannten Opioid-Rezeptoren funktionieren (857). Die Endorphine sind hier von besonderer Bedeutung (Enkephalin, Beta-Endorphin, Dynorphin). Die Enkephaline sind instabiler als die Endorphine. Neuere Untersuchungen haben gezeigt, daß Patienten mit chronischen Schmerzen oft einen Endorphin- und 5-HT-Mangel aufweisen. Somit sehen wir, daß der Schmerz als wichtiges Symptom auch bei kardiovaskulären Krankheiten sein neurogen-biochemisches Substrat hat.

1893 hat der englische Neurologe HEAD (1861–1940) beobachtet, daß Erkrankungen innerer Organe vom Patienten als Schmerz („referred Pains", viscero-kutane Reflexe) an verschiedenen charakteristischen Hautarealen angegeben wurden (Tab. 2.1.). Neben der Analgesie kann man dabei auch unangenehme Wahrnehmungen und Verhaltensreaktionen auslösen: Angst, Flucht, Katatonie, Dysphorie. Manches spricht dafür, daß — wie durch periphere Nervenstimulation — auch durch Akupunktur eine Schmerzhemmung über das Hirnstammsystem zu erreichen ist. Die Akupunkturanästhesie war schon vor 4000 Jahren in China bekannt. Sie ist eine von vielen Methoden, durch suggestive oder hypnotische Einflüsse symptomatische Schmerzen für den Patienten zu lindern. Möglicherweise wird das Schmerzempfinden über die HEADschen Zonen moduliert. Man kennt das Phänomen, daß bei zwei konkurrierenden Schmerzreizen der Peripherie durch Aktivierung der einen Schmerzbahn der andere Schmerzreiz nicht mehr stark zur Wirkung kommt (330, 1208). Auch Streß soll im Tierexperiment zu einer Aktivierung des Hemmungs- bzw. Analgiesystems führen.

Tabelle 2.1. Reflektorische Beziehungen der Rumpfdermatome zu den Kopfzonen (nach HEAD)

C_3	Frontonasal (rostral), Lungenspitzen, Magen, Leber, Aortenostium.
C_4	Frontonasal, Lungenspitzen, Magen, Leber, Aortenostium.
Th_2	Mittelorbital, Lunge, Herz (Ventrikel), aufsteigender Aortenbogen.
Th_3	Mittelorbital, Lunge, Herz (Ventrikel), Arcus aortae.
Th_4	Zweifelhaft, Lunge.
Th_5	Frontotemporal, Lunge, Herz (zuweilen).
Th_6	Frontotemporal, unterer Lungenlappen, Herz (Vorhöfe).
Th_7	Temporal, Lungenbasis, Herz (Vorhöfe), Magen (Cardiateil).
Th_8	Vertikal, Magen, Leber, oberer Teil des Dünndarms.
Th_9	Parietal, Magen (Pylorusende), oberer Teil des Dünndarms.
Th_{10}	Occipital, Leber, Darm, Ovarien, Hoden.
Th_{11}	Darm, Adnexe, Uterus, Blase (Kontraktion).
Th_{12}	Darm (Colon), Uterus usw.

Schon um die Jahrhundertwende hat GIBSON (359) ganz genau die Projektion der Schmerzen bei Angina pectoris auf die Körperoberfläche angegeben: Retrosternal mit beiderseitigem bogenförmigem Ausstrahlen in beide Oberarme, Hyperästhesie links vom Herzen, gleichzeitig laterale Hälfte des linken Unterarms, Herzgegend und Schmerzen des gesamten linken Armes, linken Schulterblatts bis 3querfingerbreit über der Wirbelsäule mit Ausstrahlung in die Außenseite des linken Armes, Herzenge und Schmerzprojektionen in die untere Hälfte beider Schulterblätter. Eine Schmerzhemmung kann man erreichen durch elektrische Stimulation im Mittel- und Zwischenhirn.

Es gibt pectanginöse Schmerzen ohne Erkrankung der Koronararterien, und zwar bei abnormen Hämoglobin-Oxyhämoglobin-Dissoziationskurven, Kardiomyopathie, Störungen des Metabolismus in den Herzmuskelzellen, Erkrankung der kleinen Gefäße („small vessel disease"), verminderte Koronarreserve, Koronarspasmen und Hyperventilation (570).

Wir müssen den akuten und den chronischen Schmerz unterscheiden; ersterer ist Symptom einer Krankheit, der zweite ist eine Krankheit für sich selbst (1097). Charakteristisch für den akuten Schmerz sind erhöhte Herzfrequenz, erhöhtes Schlagvolumen und erhöhter Blutdruck, Pupillenerweiterung, Hyperventilation, Hypermotalität, Handflächenschweiß, Angstzustände, dagegen sind für den chronischen Schmerz Schlafstörungen, Irritabilität, Appetenz, Constipation, Depressionszustände, psychomotorische Zurückhaltung, herabgesetzte Schmerztoleranz, soziale Zurückgezogenheit, Leidensmiene (295, 1097) typisch. Als chronisch bezeichnet man einen Schmerz, der über 3 Monate andauert; beim akuten Schmerz ist das erste Gebot, die Ursache medizinisch oder chirurgisch zu behandeln.

Der „Kopfschmerz" ist ein verbreitetes Symptom, welches den Patienten zum Arzt führt. Patienten mit vaskulären Kopfschmerzen haben niedrigere MMPI-Werte (Minnesota Multiphasic Personality Inventory) als solche, die Kopfschmerzen infolge von Muskelkontraktionen haben; es gibt auch Mischtypen (235). DALESSIO (235) beschreibt einen Adaptations-Relaxionsreflex: Dilatation der peripheren Blutgefäße der Hand und des Armes mit einer Abnahme des Blutflusses in den Schläfenpartien, dieses Biofeed-back-Training ist erlernbar und erfolgreich gegen Migräne. Meistens ist dieser conditionierte Reflex mit einer Abnahme der Herzfrequenz verbunden. Zum Beispiel sind durch Myokardinfarkt bedingte starke Schmerzen mit sympathischen Reflexmechanismen verbunden und müssen rasch und wirksam bekämpft werden. Mit dem anhaltenden Schmerz und der damit gekoppelten Sympathikusaktivität kommt es zu einer Diskrepanz zwischen dem Sauerstoffangebot und Sauerstoffbedarf im Herzmuskel, der Infarkt kann größer werden und damit das Risiko eines tödlichen Ausgangs (1294).

Den Schmerz kann man therapeutisch auf mehrere Arten beeinflussen:

1. Blockade der erregenden Transmitter (z. B. Antagonisten von Substanz P),
2. Aktivierung der hemmenden Strukturen in Rückenmark und Gehirn,
3. Zufuhr von hemmenden Transmittern oder ihrer Agonisten, z. B. Morphin,
4. Durchschneidung der vom Rückenmark zum Gehirn gehenden Axone (1305).

3. Epidemiologie

Die Epidemiologie befaßt sich mit den „Problemen der Verteilung von Krankheiten in Raum und Zeit und den Ursachen ihrer Veränderungen" (274).

Nach neuesten nationalen, internationalen und WHO-Berichten zeigt die Mortalitätsstatistik, daß bei 44—55% der Todesursachen der verstorbenen Männer und Frauen die Herz-Kreislaufkrankheiten an der Spitze stehen. Die Häufigkeit der kardio-vaskulären Krankheiten verhält sich in verschiedenen Breitengraden und Populationen unterschiedlich, abhängig von Klima, Rasse, Ernährung und Verbreitung der Risikofaktoren (Übergewicht, Nikotin, Alkohol, physische Inaktivität, Streß). Die Herz-Kreislaufkrankheiten in der Altersgruppe 45—55 Jahre zeigen folgende prozentuale Verteilung: coronare Herzkrankheiten 10,4—20,7%, Hypertonie 18,5—22,5%, periphere arterielle Durchblutungsstörungen 14,2—28,0%. Die Venenerkrankungen liegen mit 1,9—6,8% am niedrigsten (471). Bei den HKK liegt das Verhältnis Männer zu Frauen bei 3:1. Von 1952—1967 stieg in der BRD die Zuwachsrate an Infarkten bei Männern um 135%, in England um 54%, in Frankreich um 36%, in den USA um 11% (110).

In der BRD ist jeder zweite Sterbefall auf eine kardio-vaskuläre Krankheit zurückzuführen, das sind 43,2% aller Verstorbenen. Geschlechtsspezifisch betrachtet zeigen die Zahlen, daß sowohl absolut als auch relativ mehr Frauen als Männer an Kreislaufkrankheiten gestorben sind. Von der Gesamtzahl der Kreislauftoten sind 41,0% an ischämischen Herzkrankheiten verstorben. Davon sind dem Herzinfarkt mehr Männer als Frauen erlegen (+3,9%).

In der DDR beträgt die Sterblichkeit an HKK 50—60% der Gesamttodesfälle. Dabei liegt die Zahl der verstorbenen Männer mit 87% niedriger als die der Frauen mit 93,5%, wobei die Frauen älter als 65 Jahre waren. Jedoch beträgt bereits im Alter von 45—54 Jahren die Zahl der Todesfälle bei den Männern 33% der Herz-Kreislaufkranken und bei Frauen 22%; bei 55—64jährigen waren es 44% bzw. 36% (274). Nur 2% der Bevölkerung zwischen dem 20. und 65. Lebensjahr haben einen normalen Blutdruck, 10% sind Grenzfälle, 27% Hypertoniker, 61% sind Hypotoniker (!), wobei auch hier mit 20—25% „Borderline-Hypotonikern" zu rechnen ist (494, 495, 865).

Die Infarktinzidenz liegt pro Jahr in 10—18 Fällen auf 100000 Einwohner mit einer hohen Letalität zwischen 50% und 60%. Ein Drittel aller Patienten mit einem akuten Myokardinfarkt verstirbt noch vor Einlieferung in ein Krankenhaus.

11,5% der Arbeitsunfähigkeitstage in der DDR (zirka 600000 Fälle) entfallen auf die Diagnoseklasse „Krankheiten der Herz-Kreislaufsystems" (Schlüsselnummer 390—459 der IKK). 1978 kamen auf 100 Versicherte durchschnittlich 264,5 Arbeitsunfähigkeitstage wegen Krankheiten des Kreislaufsystems. In der Gesamtepidemiologie der Kreislauf-Sterblichkeit liegen Krankheiten der Arterien, Arteriolen und Kapillaren mit 40% an erster Stelle, auf dem zweiten Platz stehen die ischämischen Herzkrankheiten mit 21%, wobei Männer eine höhere Sterblichkeit aufweisen als Frauen. „Zerebrovaskuläre Krankheiten" und „sonstige Herzkrankheiten" sind mit gleichen Anteilen von je 11% an den Todesursachen beteiligt.

Hohe Arbeitsausfallzeiten finden wir bei Krankheiten der Venen- und Lymphgefäße, bei Frauen mit einem Anteil von 45,2% und bei Männern mit 29,5%. Bei Invalidenrentnern entfallen in der DDR 34,7% auf Krankheiten des Herz-Kreislaufsystems (Gesws. d. DDR, 1980). Überraschenderweise werden hypotone Kreislaufregulationsstörungen bis zu 5% (?) angegeben.

Etwa 25000 Patienten werden in der DDR jährlich wegen Bluthochdruck behandelt, und die Arbeitsausfalltage werden mit 3,5 Millionen angegeben. Jährlich versterben in der DDR 50000 Menschen an den direkten oder indirekten Folgen der Hypertonie. Eine Statistik in den USA zeigt, daß die Mortalität kardiovaskulärer Krankheiten zwischen dem 40. und 65. Lebensjahr höher liegt als die maligner Neoplasien, an 3. Stelle liegt der gewaltsame Tod (Suicid, Mord, Unfall) (514).

Die geographische Verbreitung der HKK ist unterschiedlich: Zum Beispiel spielen sie in den Entwicklungsländern eine untergeordnete Rolle. Dabei zeigt sich, daß in den Industriestaaten die primären HKK unterschiedliche Ursachen haben: Während die rheumatische Herzkrankheit in den Industrieländern selten vorkommt, ist sie z. B. in Thailand, Ägypten, Indien stark verbreitet. Die statistischen Angaben über Häufigkeit einer Krankheit anhand der Verstorbenenzahl sind nicht immer stichhaltig und beinhalten nicht die tatsächliche Verbreitung in der Bevölkerung. Trotzdem haben sich die Todesursachenstatistiken als eine wichtige Quelle erwiesen (1029).

Die arteriosklerotische Gefäßveränderung ist die wichtigste Ursache von lebensbedrohenden kardiovaskulären Krankheiten, insbesondere Herzinfarkt und Schlaganfall. Die Lokalisation der Arteriosklerose entwickelt sich in verschiedenen Ländern und Rassen unterschiedlich; z. B. haben Japaner seltener schwere arteriosklerotische Veränderungen an den Herzkranzgefäßen als Nordamerikaner.

Die ischämischen Herzkrankheiten zeigen, gemessen an der Sterberate, in den einzelnen Ländern ein unterschiedliches Verhalten; am häufigsten sind sie in Finnland, dann Nordirland, Neuseeland, USA, Dänemark, Schweden, BRD, Griechenland und Japan. Die sogenannte „Sieben-Länder-Studie", bezogen auf die ischämischen Herzkrankheiten, zeigte in Japan, Griechenland und Italien keine sehr niedrige Sterberate im Vergleich zu Finnland und den USA. In Kreta z. B. kommen die ischämischen Herzkrankheiten ganz selten vor. Die Sterberaten an Hirndurchblutungsstörungen differieren wenig zwischen den einzelnen Ländern, dagegen sind sie in Japan ungewöhnlich hoch (274). Die Verbreitung des Herzinfarkts weist große regionale Unterschiede auf: in den USA sehr hoch, in Japan sehr niedrig. Eine niedrige Erkrankungs- und Sterberate an Herzkrankheiten ist in Bulgarien und Rumänien zu verzeichnen. Eine Tendenz der Abnahme ischämischer Herzkrankheiten wird in den USA, Australien und Finnland deutlich. In der DDR und in Mitteleuropa sind die Sterberaten an Herz Kreislaufkrankheiten annähernd konstant geblieben (274). In den Ländern Europas und in Nordamerika liegt die Hypertoniehäufigkeit bei 20—30%, dabei zeigt die schwarze Rasse in den USA höhere Blutdruckwerte als die weiße. In manchen Ländern korreliert das Vorkommen des Hochdruckes mit einem erhöhten Kochsalzverbrauch. In Japan ist die Sterberate an Schlaganfällen sehr hoch, dagegen bei Personen japanischer Herkunft, die in den USA leben, relativ niedrig. Umgekehrt verhält es sich mit der ischämischen Herzkrankheit (274, 1076).

Die Prävalenz der Hypertonie im Jugendalter liegt bei 8—9% (494), beim Erwachsenen um 18%, wobei Gewichtsklassen und verschiedene Populationen berücksichtigt werden müssen. Die Inzidenzrate der Hypertonie nach STAMLER (1076) liegt bei 1—1,5%. Diese epidemiologischen Daten verdeutlichen die Kompliziertheit einer pathogenen Konstellation zur Entstehung der kardiovaskulären Erkrankungen. Dazu kommen sehr variable individuelle Unterschiede (474).

3.1. Sogenannte Risikofaktoren

Die Ergebnisse der FRAMINGHAM-Studie haben gezeigt, daß die Wahrscheinlichkeit kardiovaskulärer Katastrophen bei Koinzidenz mehrerer Risikofaktoren mit dem Hauptfaktor Hypertonie ansteigt (1267).

Die Risikodeterminatoren bestehen einmal aus den endogegen und exogenen Risikofaktoren und zum anderen aus den Risikoindikatoren (Anamnese + klinische Untersuchungen). Die Faktorenkombination mit den Risikodeterminatoren ergibt das Risikoprofil (psychosomatisch Risikopersönlichkeit).

Rangordnung der Risikofaktoren für Herzkranzgefäßerkrankungen:

1. Hoher Fettspiegel
2. Hypertonie
3. Zigarettenrauchen (Inhalation)
4. Diabetes
5. Fettsucht (Übergewicht)
6. Hoher Harnsäurespiegel
7. Streß
8. Erbliche Disposition
9. Herzbelastungsindex (Produkt aus mittlerem systolischem Druck und Herzfrequenz)
10. Alkohol (?).

Bei Früherkennung von Risikofaktoren im Kindesalter spielt der Serum-Cholesterinspiegel auch bei Verwandten 1. und 2. Grades eine Rolle. „Typ-A-Verhalten" (Aggression, Ehrgeiz u. ä.) gilt als Gefährdungsfaktor (599). STAMLER und EPSTEIN (1075) zeigen, daß die Höhe der Serum-Cholesterin-Konzentration mit der Herzinfarkthäufigkeit korreliert. Das gleiche Bild bietet ein Zusammenhang zwischen unterem Blutdruckwert und der Häufigkeit des Herzinfarktes (1076), wobei die Inzidenz eines Herzinfarktes mit plötzlichem Tod mit dem diastolischen Blutdruckwert korreliert. Je höher der Nikotinabusus pro Tag, desto größer ist die Inzidenz eines Herzinfarktes. Pfeifen- oder Zigarrenraucher liegen signifikant günstiger (1075).

Rangordnung der Risikofaktoren für Schlaganfall:

1. Hypertonie
2. Diabetes
3. Fettsucht
4. Coronarerkrankungen
5. Streß.

Rangordnung der Risikofaktoren für Arteriosklerose der Beinarterien:

1. Nikotinabusus
2. Diabetes
3. Hoher Fettspiegel
4. Herzgefäßerkrankungen
5. Bewegungsmangel.

Es ist festzustellen, daß das Übergewicht für alle kardiovaskulären Krankheiten als Risikofaktor gilt. Übergewicht als Risikofaktor beschränkt sich jedoch nicht nur auf die kardiovaskulären Krankheiten, sondern ist auch bei Stoffwechselkrankheiten mitverantwortlich. Eine gestörte Glukosetoleranz läßt sich oft durch eine Gewichtsabnahme regulieren. Die EVANS-COUNTY-Studie weist auf ein erhöhtes Schlaganfallrisiko je nach Grad des Übergewichtes hin (495). Alkohol und Kaffee zeigen keinen überzeugenden Einfluß auf das Herz-Kreislaufsystem. Der Härtegrad des Trinkwassers steht als ein Faktor bei Herz-Kreislauferkrankungen zur Diskussion — „weiches Wasser macht harte Gefäße". Als günstig werden Li, Mg, Ca, Cr und Zn angegeben. Elemente und Spurenelemente haben wahrscheinlich eine indirekte Wirkung auf den Stoffwechsel (120). Bluthochdruck, Diabetes und Gicht gelten als Zivilisationskrankheiten (121). Die Beziehung zwischen durchschnittlicher Salzaufnahme und Häufigkeit des Hochdruckes in ver-

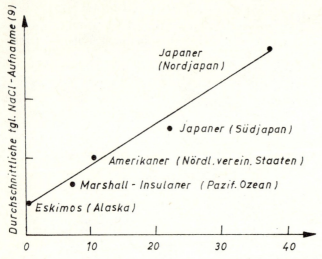

Abb. 3.1. Beziehung zwischen durchschnittlicher täglicher NaCl-Aufnahme und Häufigkeit des Hochdruckes in verschiedenen geographischen Bezirken und bei verschiedenen Rassen sowie Verteilung der Sterblichkeit in Abhängigkeit von der täglichen Salzaufnahme (DAHL)

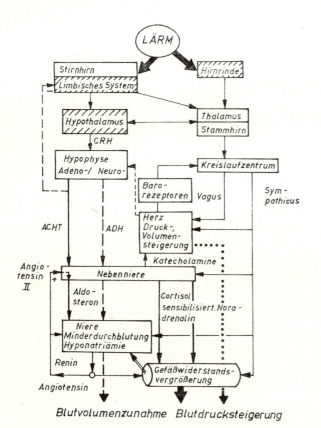

Abb. 3.2. Schematische Darstellung der Lärmwirkung auf Blutdruck- und Blutmengenregelung (nach SPRENG)

schiedenen geographischen Bezirken und bei verschiedenen Rassen hat DAHL (228) nachgewiesen (Abb. 3.1.).

Die Verteilung der Sterblichkeit in bezug auf Apoplexien in verschiedenen Gegenden Japans zeigt eine Abhängigkeit von der durchschnittlichen täglichen Salzaufnahme mit einem Nord-Süd-Gefälle: 27 g bzw. 14 g pro Tag (228).

Ökologische Risikofaktoren sind nicht eingehend untersucht worden, außer dem Risikofaktor Lärm (Abb. 3.2.). Es ist nachgewiesen, daß Flughafenanwohner öfter hohen Blutdruck haben, daß unter „Lärmarbeitern" höhere Blutdruckwerte mit einer erhöhten Natriumausscheidung und erniedrigtem Serum-Magnesium-Spiegel auftreten. Flughafenanwohner verbrauchen mehr Hypnotika, Analgetika und Tranquillizer (1070). Bekannt sind auch die lärminduzierten Schlafstörungen.

3.1.1. Obesitas und kardiovaskuläre Folgen

Bei 5—14% Übergewicht steigt die Mortalität auf 122%, bei 15—24% auf 144% und bei mehr als 25% auf 175% (1140).

Die Beziehungen zwischen Obesitas und kardiovaskulären Krankheiten sind gegeben durch:

1. die hohe Koinzidenz mit den wichtigsten Risikofaktoren der Arteriosklerose: Hypertonie, Lipid-Kohlenhydrat- und Harnsäurestoffwechselstörungen,
2. anatomische und funktionelle Veränderungen des Herzens und der Kreislauforgane mit Beeinträchtigung der Atmungsfunktion,
3. Begünstigung von Störungen des venösen Systems,
4. Einfluß auf die Blutgerinnung (Änderung der fibrinolytischen und der Prothrombinaktivität der Thrombozytenabhängigkeit und der Erythrozytenaggregation).

Eine besonders ungünstige Koinzidenz besteht zwischen Obesitas und Diabetes mellitus mit Schädigung des arteriellen Systems mit Elastizitätsverlust (1145). Eine Obesitas mit Hyperlipidämie ist die wichtigste Risikokonstellation für die Koronarsklerose und Gefäßerkrankungen. Schon in der prädiabetischen Phase ist die Glucosetoleranz gestört und die Pulswellengeschwindigkeit der Aorta erhöht (1144). Über Kohlenhydratstoffwechselstörungen und alterierte Insulinkinetik sowie Lipid-Stoffwechselstörungen berichten R. BAUMANN u. Mitarb. (66).

Anatomische und funktionelle Veränderungen des Herzens und der Kreislauforgane durch Obesitas findet man mit Fettablagerungen am Herzen bis zu destruktiven Veränderungen an den Gefäßen. Das Herz ist bei Obesitas, bezogen auf das Sollgewicht, vergrößert, die physische Belastung erschwert. Die Steigerung des Herzminutenvolumens bei körperlicher Arbeit ist infolge des relativ kleinen Schlagvolumens nur durch eine Erhöhung der Herzfrequenz möglich, wodurch eine Verringerung der Sauerstofftransportökonomie und eine Einschränkung der Leistungsreserve entsteht. So kommt es zu einem Mißverhältnis zwischen kardialem Leistungsvermögen und der geforderten Mehrbelastung (1145). Für die verschlechterte Kreislaufökonomie ist auch die erheblich geringere körperliche Aktivität Fettsüchtiger verantwortlich. Der erhöhte O_2-Verbrauch durch gesteigerte Atemarbeit benötigt ein größeres Minutenvolumen, und zwar das 2—3fache des normalen Wertes. Diese chronische Volumenbelastung führt zu einer Herzvergrößerung. Das Zusammenspiel von Druck und Volumenbelastung, der verminderte Wirkungsgrad und die herabgesetzte Koronarreserve fördern eine frühzeitige Herzinsuffizienz. (1145)

Bei der Obesitas findet man signifikant häufiger Durchblutungsstörungen (996). Desgleichen sehen wir ein Niederspannungs-EKG und in den meisten Fällen pathologische EKG-Formen: Linksdrehung der elektrischen Herzachse, Hypertrophie, Erregungsrückbildungs- und Rhythmusstörungen.

Die Klinik unterscheidet verschiedene Formen der Fettsucht, ausgehend von dem Verhältnis des Fettgewebes zur Muskulatur (adipomuskuläres Verhältnis — AMV —) und dem Gewicht. Jede Gewichtsveränderung beeinflußt die Muskulatur und das Fettgewebe, und zwar in verschiedenem Ausmaß entsprechend einem logarithmischen Verhältnis nach LORENTZ (1221).

Die Klinik unterscheidet eine endogene und eine exogene Fettsucht. Außerdem trennt man eine gleichmäßige-gewöhnliche Fettsucht von einer lipodystrophischen Form.

Bei dem Intermediär-Stoffwechsel bei Fettsucht spielen thermodynamische Überlegungen eine Rolle (Energiebilanz = Energieaufnahme — Energieabgabe).

Zu der sonstigen hormonalen Regulation der Fettgewebslipolyse beim Menschen liegen genauere wesentliche Erkenntnisse vor. Katecholamine und Prostaglandine, vielleicht auch das Insulin, haben sowohl eine stimulierende als auch eine hemmende Wirkung auf die Lipolyse. Dieser Mechanismus wird über Alpha-hemmende und Beta-stimulierende Adrenorezeptoren vermittelt.

Alle Agonisten und Antagonisten im Fettstoffwechsel wirken über das Adenylat-Zyklase/cAMP-System. In Analogie zu den Katecholaminen lassen sich stimulierende und hemmende Effekte auf die Adenylat-Zyklase-Aktivität und cAMP-Bildung nachweisen (594).

Die Hormonalregulation der Lipolyse beim Menschen ist komplex, wenn man berücksichtigt, daß das Fettgewebe 4 verschiedene Adrenorezeptor-Typen enthält. Hinzu kommen mindestens 2 antagonistisch wirksame Rezeptoren für PG. Die Alpha- und Betarezeptoren sind bei einer Überfunktion der Schilddrüse alteriert und zugunsten der lipolytisch wirksamen Beta-adrenergen Komponente verschoben.

Zusammenfassend werden als Regulatoren der Lipogenese folgende Substanzen genannt:

Insulin, Prolactin, Prostaglandin (PGE_2, PGD_2 und PGI_2), Beta-LPH, STH (?). Für die Lipolyse ist das Wirkungsspektrum sehr groß und mit vielen anderen Mechanismen gekoppelt. Folgende Substanzen seien erwähnt:

Noradrenalin, Adrenalin, Wachstumshormon, Corticotropin (ACTH), Thyreotropin (TSH), melanostimulierende Hormone (Alpha-MSH und Beta-MSH), Alpha-, Beta- und Gamma-LPH, fettmobilisierende Polypeptide (FMS, Fraktion H, Posteriorpituitray-L-M, Peptide I und Peptide II, Arginin-Vasopressin), Thyroxin, Glucagon, Glukocortikoides Corticosteron, Sexualhormone (Östrogene, Testosteron (?)).

Ernährungsgewohnheiten können eine Fettsucht herbeiführen, aber auch heilen. Es gibt starke Esser (3000 Kcal), die mager sind, und schwache (1500 Kcal), die dick sind. Der Grundumsatz ist bei der Adipositas normal; der Fettleibige vermindert instinktiv seine körperliche Aktivität. Es ist nicht geklärt, warum manche Individuen eine erhöhte Fähigkeit zum Anlegen von Reserven besitzen (Hepatoadipöser Typ) und andere die Fähigkeit haben, den Energieverbrauch einzuschränken (Neuro-muskulärer Typ) (1203).

Bei psychogener Adipositas ist eine speziell psycho-affektive Führung von Nutzen.

Aus den Schriften der großen Ärzte des Altertums (HIPPOKRATES, GALENOS, CAELIUS) und der Araber geht hervor, daß sie die Verkürzung des Lebens durch Fettsucht schon gekannt haben. W. SHAKESPEARES Worte in „Heinrich IV": „Den Körper mindre, mehre Deinen Wert, Laß ab vom Schlemmen, wisse daß das Grab Dir dreimal weiter gähnt als anderen Menschen!" sind eine Vorwegnahme der inzwischen wissenschaftlich begründeten Feststellung, daß die Adipositas eine ungünstige Konstellation insbesondere für Herz-Kreislaufkrankheiten darstellt.

3.2. Früherfassung, Bekämpfungsprogramm

Grundlagenforschung und klinische Empirie führen zu der Schlußfolgerung einer Früherfassung von kardiovaskulären Krankheiten und ihrer Prävention.

Die Problematik der Krankheitsfrüherkennung hat Standardmodelle entwickelt (603). Filteruntersuchungen haben zwei Kriterien: Sensivität und Spezifität. Ist die Methode nicht ausreichend sensibel, entgehen dem Untersucher viele Krankheitsfälle, ist sie zu wenig spezifisch, dann ist die Zahl der Verdachtsfälle zu hoch. Dieses läßt sich durch eine Vierfeldtafel berechnen (603). Eine „Kosten-Nutzen-Analyse" sowie eine „Kosten-Wirksamkeits-Analyse" sind eine Voraussetzung für die Schaffung einer realen ökonomischen Grundlage bei der Früherfassung, Prophylaxe und Bekämpfung der Herz-Kreislaufkrankheiten. Das Vorinfarkt-Stadium ist immer noch problematisch. RICHTER u. Mitarb. (984) haben ein Herz-Kreislauf-Screening der Bevölkerung mit Schirmbild-Reihenuntersuchungen und automatischer Auswertungsmethode erarbeitet. Die röntgenologische Klassifikation ermittelt verschiedene Belastungsformen des Herzens unter Berücksichtigung des Alters.

Screening-Verfahren der arteriellen Hypertonie werden mit Hilfe psycho-physiologischer Methoden epidemiologisch in Gemeinden und größeren Gebieten bzw. bei verschiedenen Bevölkerungsschichten angewendet (413, 943, 985). Eine ubiquitäre Selbstmessung des Blutdruckes ist eine ausgezeichnete Methode zur Erfassung des Hypertonikers (865). Es sei darauf hingewiesen, daß mehrmalige Blutdruckmessungen den prozentualen Anteil und Schweregrad des Hochdruckes verschieben. Etwa 18—20% der Hypertoniker erweisen sich bei Selbstmessung als keine „echten" Hochdruckkranken oder bewegen sich im Borderline-Bereich.

Die Massen-Screening-Programme finden nicht die zu erwartende Resonanz. In England wurde ein Screening der Verwandten zu gezielten Präventivmaßnahmen bei Hypertonie-Risikogruppen (Familienhochdruckkranke) empfohlen (476). Es liegen ca. zwei Dutzend Hypertoniebekämpfungsprogramme — teilweise als WHO-Projekte — vor (121, 294). Die sogenannte Compliance oder Mitarbeit des Patienten wird in der Literatur bis über 30% als nicht kooperativ angegeben. Die Selbstmessung führt zu einem günstigen Patienten-Arzt-Dialog und verbessert wesentlich die Compliance.

Aus den oben gegebenen Hinweisen wurde in den letzten Jahren die Prävention hauptsächlich durch Eliminierung von Risikofaktoren entwickelt (Interventions-Studien) (121).

Risikoindikationen sind oftmals Artefakte und haben ihre Hierarchie (634). Die vorbeugenden Maßnahmen werden in 3 Phasen klassifiziert:

1. *primäre Prävention*, d. h., Aktivitäten, die kausal das Auftreten der Krankheit verhindern oder hinauszögern;
2. *sekundäre Prävention*, d. h. Früherkennung von Krankheiten, ihre Behandlung mit dem Ziel, die Krankheit zu heilen bzw. ihre Progredienz zu verhindern, was zu einer
3. *tertiären Prävention* führt, d. h. zum Vermeiden von Komplikationen.

Die primäre Prävention konzentriert sich auf Personen mit hohem Risiko, sogenannte „High-risk-Strategie". Das zweite Verfahren erzielt durch Ausschaltung von mittleren und höheren Risikofaktoren eine Senkung der Herz-Kreislaufneuerkrankungen. Die primäre Prävention ist unbefriedigend durch mangelhafte Kenntnis der Ätiopathologenese der Herz-Kreislaufkrankheiten und erfordert eine gezielte Grundlagenforschung. Die chronischen HKK haben ein eigenes Modell der Sozio-Psychosomatik (670).

4. Biologische Rhythmen und Kreislaufregulation

Grundsätzliche Verhaltensäußerungen der lebenden Materie sind Bewegungsabläufe als rhythmische Wiederholungen bzw. Wechsel von Anspannung und Relaxion. Die rhythmischen Abläufe ermöglichen energetisch günstige Arbeits- und Verhaltensweisen.

Die rhythmischen Organisationsformen im biologischen Bereich erstrecken sich von Millisekunden bis zu mehreren Jahren. Die bestuntersuchten periodischen Prozesse sind die zirkadianen organisierten biologischen Erscheinungen, deren Zeitgeber Licht und Dunkelheit sind. Chronobiologische Untersuchungen dienen der Erfassung und Objektivierung sowie Quantifizierung der Zeitstruktur. Auch molekulare und zelluläre Phänomene zeigen rhythmische Prozesse. Lunationsrhythmen spielen im Tierreich und im menschlichen Organismus eine nicht zu unterschätzende Rolle. Die Mehrzahl der Umweltveränderungen sind zyklisch: Monatliche, jahreszeitliche, 24-Stunden-Zyklen, Zyklen des Lichtes und der Sonnenaktivität u. a. Diese werden kortikal durch natürliche Signale ständig korrigiert (187). Viele Untersuchungen an domestizierten Raubtieren zeigen eine 24-stündige spezifische Bewegungsaktivität (1112). Gesetzmäßige Schwankungen der Körpertemperatur im Laufe von 24 Stunden finden sich bei vielen Säugetieren und Vögeln. Die Thermoregulation ist verknüpft mit dem Kreislaufsystem; ähnlich verhält es sich auch mit der Atemfrequenz.

Die sogenannten Laboratoriumstiere entwickeln durch die künstlichen Existenzbedingungen eine Verschiebung ihrer ursprünglichen biologischen Rhythmen. Solche Veränderungen sind auch bei Änderung von Ernährung und Beleuchtung beobachtet worden. Stimulatoren des Zentralnervensystems können den 24-Stunden-Rhythmus physiologischer Funktionen beim Menschen ändern. Auch das humoral-hormonale System hat neben dem geschlechtlichen und jahreszeitlichen einen 24-Stunden-Rhythmus. Interessant ist die Tatsache, daß auch eine 24-Stunden-Periodik bei Gruppenansammlungen der Tiere nachgewiesen wird (187). Der Nachtschlaf z. B. ist abhängig auch von der Umwelttemperatur (1058). Die lunaren Einflüsse auf den Menschen sind ihrem zyklischen Charakter nach Gegenstand biologischer Rhythmusforschung (465).

Bei den Schwingungen müssen wir „endogene" und „exogene" unterscheiden. Dabei stehen die biologischen Rhythmen in enger Beziehung zu der Regelung: Stetiger Regler mit unterkritischer Dämpfung, stetiger Regler mit negativer Dämpfung, unstetiger Regler, Optimumregler und Regler mit adaptierendem bzw. ermüdendem Soll-Wert. Periodische Abläufe der Umwelt zwingen den Organismus, sich lebenswichtigen Funktionen anzupassen. Die zeitliche Zuordnung zur Umweltperiodik ist ein neuro-vegetativer Adaptationsprozeß, verbunden mit energetischen Regulationsmechanismen. Eine Unfähigkeit dieser Anpassung führt zu einer Desynchronisation bzw. Maladaptation. Biologische Systeme haben die Eigenschaft, bei längerem Nichtgebrauch zu atrophieren und dadurch ihre Funktionsfähigkeit einzuschränken. Ein Oszillieren der Regelgröße verbessert die Betriebseigenschaft des Systems. Bei biologischer Regelung bleibt der zeitliche Mittelwert der Regelgröße konstant, während der Augenblickswert um den Mittelwert oszilliert (41). Neuere Untersuchungen beim Tier und Menschen haben die rhythmischen Vorgänge, welche sich im Kreislauf auswirken, als eine Grundform der „Ruheaktivität" von Zentren mit peripheren Rezeptoren erkennen lassen.

Die Kreislaufregulation ist ein Modell, welches die Beziehungen zwischen einer regulatorischen Konstanthaltung von Zustandsgrößen und einer spontanen zentralnervösen Aktivität zeigt; genauere Beobachtungen beweisen, daß sich Augenblickswerte geregelter Größen fortlaufend ändern. Die Regelmäßigkeit dieser Änderungen sind periodische Vorgänge, welche Schwingungen eines Ist-Wertes um einen konstanten Soll-Wert darstellen, teilweise aber als periodische Sollwert-Verstellungen gedeutet werden können (40, 487, 829).

Auch die Blutgefäße haben ihre Rhythmik, ja sogar im isolierten Zustand, was nach MONNIER (841) als philogenetisches Relikt aufgefaßt wird. Bei direkter Beobachtung der Strombahn sehen wir eine intensive rhythmische Tätigkeit sowohl an den Kapillar-Sphinktern als auch an den Arteriolen und insbesondere an den arterio-venösen Anastromosen. Diese langsamen Eigenrhythmen sind unabhängig von der Herzaktion. Eine Analyse von verschiedenen Kreislaufrhythmen vom Herzrhythmus bis zum 1-Minuten-Rhythmus zeigt, daß sich mit zunehmender Periodendauer der Schwerpunkt der Manifestation vom zentralen Kreislauf (Herz, arterieller Druck, venöser Druck) immer mehr zur Peripherie hin verlagert (Endstrombahn des großen Kreislaufes). In der Peripherie werden die pulsatorischen Schwankungen stark gedämpft. Der 1-Minuten-Rhythmus zeigt sich vorwiegend in der Durchblutung der Peripherie, die atemsynchrone Schwingung im Kreislauf sowie der 10-Sekunden-Rhythmus (Blutdruckwellen 3. Ordnung, THM-Wellen) liegen zwischen den Extremen (372, 802).

Alle verschiedenen Koordinationsformen zwischen Atemrhythmus, vasomotorischem oder Herzfrequenzrhythmus stehen in einer „relativen Koordination" (519). Wir finden feste und gleitende Koordinationen, gegenseitige Überlagerung der Rhythmen, Beeinflussung der gegenseitigen Phase und Frequenz und ganzzahlige Frequenzverhältnisse (371). In der Inspirationsphase steigt die Herzfrequenz und erfährt eine Verlangsamung in der Exspiration. Als Erklärung gilt, daß von den inspiratorischen R-Alpha-Neuronen und dem Lungen-Vagus über den HERING-BREUER-Reflex es während der Inspiration zu einer hemmenden Wirkung auf das kardiomotorische Vaguszentrum kommt. Die sogenannte respiratorische Arrhythmie ist besonders deutlich in Ruhe und bei hohem Vagus-Tonus (642). Die respiratorische Arrhythmie ist bei einem erhöhten Vagustonus verstärkt. Nach KOEPCHEN (641) dominiert eine Synchronisation spontan rhythmischer Aktivitätsschwankungen. Die Herzfrequenz variiert im 24-Stunden-Rhythmus etwa um 20 Minuten mit einem Minimum in den frühen Morgenstunden. Diese zirkadiane Rhythmik wurde auch bei Kosmonauten im künstlichen 180-Minuten-Tag nachgewiesen und deutet auf endogene Aktivitätsschwankungen hin. Im Schlaf ist die 24-Stunden-Periodik durch andere Phasen überlagert (Periodendauer von 1,5 Stunden). Diese Überlagerung verläuft synchron mit der wechselnden Schlaftiefe. Endogene Spontanrhythmen der Herzfrequenz und Blutdruckschwankungen funktionieren unabhängig von äußeren Zeitsignalen. Man konnte bei Astronauten feststellen (telemetrische Messungen), daß die Tagesrhythmen der Herzfrequenz bestehen bleiben, obwohl der Raumschiff-Tag nur ca. 90 Minuten dauert (92).

Blutdruckrhythmen:

Wellen *1. Ordnung* sind pulssynchrone Schwankungen. Wellen *2. Ordnung* sind atemsynchrone Wellen. In der Inspiration steigt der mittlere Blutdruck um etwa 1,5 kPa. Die Blutdruckamplitude ist im Exspirium am höchsten, im Inspirium am niedrigsten. Dies ist gekoppelt mit Veränderungen der Herzfrequenz und Schwankungen des peripheren Widerstandes. Die respiratorischen Blutdruckwellen beruhen auf der Kopplung von inspiratorischen Neuronen des Atemzentrums und Schwankungen im venösen Rückstrom zum Herzen (641). Die Blutdruckwellen *3. Ordnung* (TRAUBE-HERING-

MAYER-Wellen) haben eine mittlere Periodendauer von 10 Sekunden als ein ganzzähliges Vielfaches der Atemperiode und sind als eine relative Koordination zwischen pressorischen Neuronen und Atemrhythmus zu betrachten. In Ruhe findet man beim Menschen rhythmische Schwankungen der Muskeldurchblutung mit einer Periodendauer zwischen 30 und 120 Sekunden (372). Gegenphasig verhält sich dabei die Hautdurchblutung. Der sogenannte Minutenrhythmus gilt für die glatte Muskulatur und tritt auch bei isolierten Gefäßen auf. Der zirkadiane Rhythmus des Blutdruckes hat ein Tagesmaximum zwischen 16 und 20 Uhr und ein Minimum um Mitternacht. Die Schwankungen sind systolisch stärker (bis zu 5 kPa), diastolisch 2,5 kPa (Abb. 4.1.).

Die Blutdruckrhythmen sind größtenteils mit Schwankungen des peripheren Widerstandes gekoppelt. Diese Widerstandsschwankungen sind wahrscheinlich nerval gesteuert, da sie in vielen Gefäßprovinzen synchron verlaufen. Die Kopplung zwischen Atem und Kreislaufrhythmen resultiert aus der Tatsache, daß pressorische Herz- und Gefäßreflexe in der Inspiration weniger effektvoll sind als in der Expiration. Die pressorezeptorische Selbstregelung ist ein Rückkopplungssystem und schwingungsfähig. Das beruht wahrscheinlich auf einer Verzögerung durch die relativ langsame Kontraktionsgeschwindigkeit der glatten Muskulatur (1232).

Die Aufgabe der Kreislaufrhythmen (ein in dauernder Bewegung befindliches System) besteht nach KOEPCHEN (641) darin, das Herz-Kreislaufsystem für verschiedene Reize reaktionsbereit zu halten. Es ist festzustellen, daß die biologischen Rhythmen, speziell

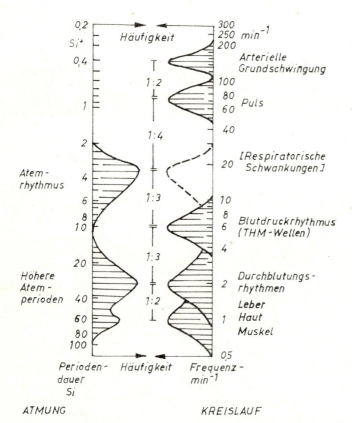

Abb. 4.1. Beziehungen zwischen verschiedenen Atmungs- und Kreislaufrhythmen anhand der Frequenz bzw. der Periodendauer (nach HILDEBRANDT, 500)

des Herz-Kreislaufsystems, bei pathologischen Zuständen bzw. Kreislaufsyndromen wenig untersucht worden sind. Bei der Analyse der Kreislaufrhythmen kann der Arzt auf vegetative und insuffiziente Funktionen schließen. Auch bei Hirnschädigungen sind Besonderheiten der Kreislaufrhythmik gefunden worden (zitiert nach KOEPCHEN).

Interessant ist, daß der Menstruationszyklus neben humoral-hormonalen Veränderungen auch einen Einfluß auf das Herz-Kreislaufsystem zeigt.

FAHRENKAMP (290) untersuchte 1926 klimakterische Patientinnen mit mäßiger Hypertonie und stellte fest, daß bei Einsetzen einer unerwarteten menstruellen Blutung sich das Blutdruckniveau in hohem Maße mit Tagesschwankungen zwischen 155—215 mm Hg (20,1—25,7 kPa) veränderte. Die bisherigen Verlaufsbeobachtungen des Ruheblutdruckes im Menstruationszyklus zeigen meist prämenstruell einen langsamen Anstieg mit einem Maximum beim Menstruationsbeginn. Schon während der letzten Blutungstage kommt es bereits zum Abfall des Blutdruckes mit Minimalwerten im Laufe der Follikelphase (279, 381).

Die Amplitude zwischen Maximum und Minimum der zyklusabhängigen systolischen Blutdruckschwankung betrug signifikant 5,0% des mittleren systolischen Blutdruckes. Der mittlere diastolische Druck zeigt im Menstruationszyklus erheblich stärkere Schwankungen, und zwar eine statistisch signifikante Amplitudenschwankung von 12,9%. Der arterielle Mitteldruck verhält sich analog. ENGEL (279) fand eine signifikante Abhängigkeit der Amplitude der diastolischen Blutdruckschwankung von der individuellen Zyklusdauer. Die Amplitude der Blutdruckschwankung zeigt sowohl systolisch als auch diastolisch eine Abhängigkeit von der absoluten Blutdruckmittellage.

Unsere Ergebnisse weisen darauf hin, daß die Hypertonikerin in dem Menstruationszyklus reaktiver ist als die Normotonikerin und daß die Hypotonikerin durch den herabgesetzten Sympathikotonus diesen regulativen Schwankungen nicht unterworfen ist und der Blutdruck eher eine diametrale Verlaufstendenz im Vergleich zu Normotonikerinnen und Hypertonikerinnen aufweist. Bei der Hypotonikerin verschlechtert sich die Kreislaufsituation — unserer Beobachtung nach — bis zu Präkollapserscheinungen. Sie ist anscheinend auch in der Menstruationsphase stärker psycho-somatisch beeinträchtigt (865).

Die 24-Stundenrhythmik des Blutdruckes weist eine Variabilität des Gelegenheitsblutdruckes bei normotonen, hypertonen und hypotonen Menschen auf und wird durch tageszeitliche Einflüsse mitbestimmt. KRÖNIG (663) unterscheidet zwischen Blutdruckverhalten am Morgen, Mittag und Abend und bezeichnet diese Rhythmen als „diurnale". Eine Gegenüberstellung des Tages- und Nachtprofils bezeichnet der Autor als „circadian". Die rhythmischen Abläufe („biologische Uhr") sind von wesentlicher Bedeutung für zahlreiche Funktionen, wobei beim Menschen der 24-Stundenrhythmus eine dominierende Rolle spielt.

Es sei hingewiesen auf den Schlaganfall und Herzinfarkt im Moment der „Entspannung" nach längerer psychischer Belastung bzw. auf den „Mitternachtsinsult" (1309). HAMMARSTRÖM (439) fand, daß die Variabilität des systolischen und des diastolischen Blutdruckes in 24-Stunden-Messung bei Hochdruckkranken mit ausgeprägter Retinopathie größer war als bei solchen mit normalem Fundus.

MENZEL u. Mitarb. (809), die das neuro-vegetative Verhalten bei Nacht-Schicht-Arbeitern anhand ihres 24-Stunden-Rhythmus analysiert hatten, fanden, daß der Lebensstil der Großstadt oft im Gegensatz zu den rhythmischen Schwankungen im biologischen Sinne, insbesondere des Herz-Kreislaufsystems, steht. Eine achtstündige Wechselschicht bei Industriearbeitern blieb ohne Einfluß auf die circadiane Blutdruckrhythmik (809). Bei Untersuchungen an Hochdruckkranken stellten MENZEL u. a. (809) fest, daß die Differenz zwischen höchstem und niedrigstem Blutdruckwert innerhalb 24 Stunden mit dem Alter signifikant zunimmt. MENZEL (804) machte darauf aufmerksam, daß eine optimale Therapie der arteriellen Hypertonie der Tagesrhythmik angepaßt werden muß, und „die Messung durch eine geübte Schwester ergibt sicher brauchbarere Werte als die durch den Arzt" (865).

Eine deutliche Zweigipfligkeit der Summationskurve fanden ZÜLCH und HOSSMANN (1309) beim stündlichen Messen des systolischen und diastolischen Druckes von 120 kreislaufgesunden Probanden. Die Blutdruckmaxima lagen bei 10.00 bis 12.00 Uhr und bei 18.00 Uhr, die Minima bei 13.00 bis 14.00 Uhr und 3.00 Uhr. Abb. 4.2. zeigt nach ZÜLCH und HOSSMANN (1309) die Summationskurve der Blutdruckverläufe von Hypo- und Hypertonikern, bei denen bei den kleinen numerischen Werten in den hypertonen Kurven die geringen Schwankungen untergehen. Die Autoren haben dann eine Modulation vorgenommen (Abb. 4.3.) und die Kurven so übereinandergelegt, daß ihr Mittelwert in gleicher Höhe liegt. Die Modulation jeder der Kurven ist derart, daß die maximalen Ausschläge für beide Kurven gleich sind. ZÜLCH und HOSSMANN (1309) fanden auch Beziehungen zu einer rhythmischen Zu- und Abnahme der Leistungsfähigkeit, die sie als „Biotonus" bezeichneten. Abb. 4.4. zeigt eine schematische Darstellung der Schwankungen der physiologischen Leistungsbereitschaft im Laufe von 24 Stunden nach GRAF (380). ZÜLCH und HOSSMANN (1309) konstatierten bei dem Verlauf des mittleren Blutdruckes eine fast identische Blutdruckkurve, die den Schwankungen der Leistungsfähigkeit nach GRAF (380) entspricht.

Der Nucleus suprachiasmaticus gilt als ein hypothalamisches Steuerungszentrum rhythmischer Lebensfunktionen (380).

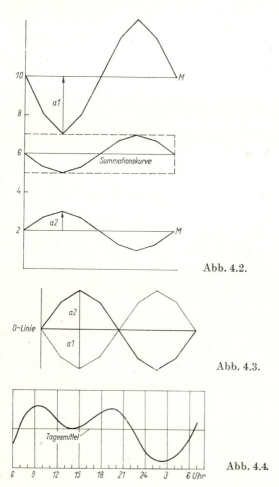

Abb. 4.2.

Abb. 4.3.

Abb. 4.4.

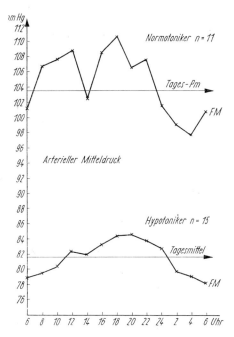

Abb. 4.5. 24-Stundenrhythmus bei Normo- und Hypotonikern, dargestellt am arteriellen Mitteldruck

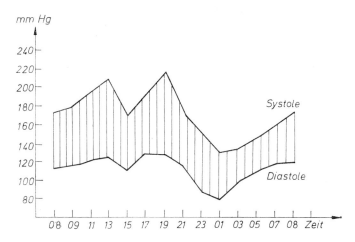

Abb. 4.6. Ps und Pd im 24-Stundenrhythmus bei Hypertonikern (n = 36)

Abb. 4.5. demonstriert den 24-Stunden-Rhythmus bei Normo- und Hypotonikern und Abb. 4.6. den circadianen Rhythmus bei Hypertonikern. Wir sehen, daß der Tag-Nacht-Rhythmus bei Normo-, Hypo- und Hypertonikern unterschiedlich abläuft; dieses Profil ist wesentlich für therapeutische Maßnahmen. Bei schwer einstellbaren Fällen ist das individuelle Blutdruckprofil durch Selbstmessung leicht zu ermitteln. KRÖNIG (663) hat durch 24stündige telemetrische Langzeitmessung des Blutdruckes in Ruhe den tiefsten Wert zwischen 22.00 Uhr und 2.00 Uhr ermittelt. Bei Hypertonikern lag der Höchstwert zwischen 17.00 Uhr und 19.00 Uhr.

5. Immunsystem, Allergie und Kreislauf

Auf hochmolekulare Stoffe, die körpereigen und körperfremd sein können (genannt Antigene), reagiert der Organismus mit der Bildung von Antikörpern (humorale Immunreaktion) oder mit spezifisch reagierenden Lymphozyten (zelluläre Immunreaktion). Antigene können artspezifisch und organspezifisch sein und besitzen meistens eine Peptid-Protein-Struktur. Zu ihnen gehören z. B. Bakterien, Viren, Parasiten, Toxine, Eiweißkörper, Zellbestandteile, Pollenkörner, Staubarten, Arzneimittel usw. (1088).

Bei zellulären Immunreaktionen findet man im Blut kleine Lymphozyten, „Überempfindlichkeitsreaktionen vom verzögerten Typ". Das lymphoreticuläre Gewebe ist das wichtigste Immunorgan und ist in den Lymphknoten und der Milz konzentriert. Es gibt auch unspezifische humorale und zelluläre Immunsysteme wie das Lysozym, Granulozyten u. a. Ein mehrmaliger Kontakt mit Antigenen löst im Organismus verschiedene Formen von Reaktionen aus:

Die Sofortreaktion vom anaphylaktischen Typ ist nach einer kurzen Latenzperiode gekennzeichnet durch die Fixierung der Antikörper an den Mastzellen, welche mit dem erneut zugeführten Antigen einen Schock auslösen; als Mediatorstoff wird Histamin freigesetzt (1141). Die Freisetzung von Histamin, welches in verschiedenen Körpergeweben gebildet wird, spielt eine wesentliche Rolle bei allen allergisch-vasomotorischen Reaktionen.

Es besteht ein Zusammenhang zwischen der Konzentration des Gewebshistamins und der Verteilung der Mastzellen (997). Das Antigen löst eine IgE-Reaktion aus (Anaphylaxe). Die antigen-aktivierte, basophile Mastzelle führt zur Bildung von plättchenaktivierendem Faktor (PAF), Leukotrinen und Enzymen. PAF ist ein starker Stimulator der Thrombozytenaktivierung (844). PAF zeigt ein weites Spektrum biologischer Wirkungen bei der allergischen Reaktion. Durch den Mechanismus über die Mastzelle werden folgende Systeme aktiviert:

1. LTC_4/LTD_4 mit einer Wirkung auf die Muskulatur,
2. Histamin mit der schon erwähnten Wirkung auf die Gefäßwand und Reizrezeptoren,
3. PAF mit einer direkten Wirkung über die Thrombozyten auf die Gefäßmuskulatur sowie Leukopoese (TxA_2, Serotonin, PAF, Enzyme, von aktivierten Thrombozyten freigesetzten Produkte),
4. LTB_4 mit Wirkung auf die Leukopoese,
5. Enzyme: Kallikrein, Präkallikrein-Aktivator. Hagemann-Faktor, Beta-Hexosaminidase, Arylsulphatase (844).

Für die Herz-Kreislaufkrankheiten sind die Karditis und Glomerulonephritis als Autoimmunkrankheiten mit nachweisbaren Antikörpern von besonderer Bedeutung. Autoimmunreaktionen vermutet man auch bei der primär chronischen Polyarthritis und der Periarteriitis nodosa (Autoimmunkrankheit).

Die Immunologie in der Pathogenese der Polyarteriitis (IgG-Rheumafaktor, T-Zellen) ist oft die Ursache kardiovaskulärer Erkrankungen. Unter der Gewebsschädigung bei Rheumatismus kommt es zur Freisetzung von Mediatoren, welche bei metabolischen

Prozessen des Kreislaufsystems von gewisser Bedeutung sind: Prostaglandine, Thromboxane und lysomale Enzyme. Dieser Pathomechanismus spielt auch bei den Kollagenosen eine Rolle (1248). Infektallergische Phänomene (z. B. durch Beta-hämolytische Streptokokken) finden wir auch bei rheumatischen Reaktionen, nach Infekten auftretende anaphylaktische Gefäßphänomene, Periarteriitis nodosa und Endangiitis obliterans aus dem Formenkreis der kardiovaskulären Erkrankungen (1141). Die Endomyokarditis ist nicht immer Folge eines Gelenkrheumatismus, sondern ebenso Ausdruck einer hyperergischen Reaktion — also eine rheumatische Endomyokarditis ohne Gelenkbeteiligung.

Schon 1937 berichtet HANSEN (440) über allergische Reaktionen und Erkrankungen des Gefäßsystems und des Kreislaufs. Dazu zählte er die Migräne, das QUINCKE-Ödem mit Kapillarreaktionen, angiospastische Diathese. Es ist interessant, daß auch Hypotensionsformen als eine „stille Desensibilisierung" für eine allergische Reaktion gehalten wurden. Es sind Hochdruckformen beschrieben worden als Antigen-Antikörper-Reaktion der glatten Gefäße auf bestimmte Nahrungsmittel. Paraxymale Tachykardien wurden nach Genuß von großen Mengen süßer Speisen beobachtet. Nicht selten treten stenokardische Anfälle nach Salizylpräparaten im Rahmen einer allgemeinen allergischen Salizylreaktion auf. Dazu gehören auch Krankheitsbilder mit Thymusstörungen und hyperergischer Arteriitis (441) mit obliterierenden Gefäßen oder Bildung von Thrombosen nach einer allergischen Entzündung der Intima. Nicht zu vergessen, daß eine Endokarditis, Perikarditis, Coronariitis, Arteriitis, rheumatische Myokarditis Ausdruck einer hyperergischen Entzündung sein können. Die Bedeutung fokaler Infekte für Kreislaufkrankheiten ist längst erkannt, zeitweise jedoch übertrieben worden.

Für viele Herz-Kreislaufkrankheiten kommt heute noch die Sanierung von Lokalherden in Frage. OLSEN et al. (901) fanden, daß der Immunglobulinspiegel IgA und/ oder IgG bei 30% der untersuchten Hypertoniker erhöht war.

Hinsichtlich der Rezeptor-Effektorbeeinflussung durch einen immunologischen Prozeß gibt es einen bedeutsamen Hinweis von SMITH (1061). Ihm gelang es, gegen die Na^+-K^+-ATPase aus Kaninchennieren Antikörper zu entwickeln und den immunologischen Prozeß mittels Radiorezeptortechnik zu untersuchen. Dabei erwies sich die Na^+/K^+-ATPase mittels dieser Antikörper als hemmbar, hingegen die Mg^{++}-abhängige ATPase nicht. Trotz der deutlichen Hemmung der Enzymaktivität der menschlichen ATPase sowie der des Kaninchens erbrachten Versuche mit menschlichen Erythrozyten und Nierengewebe des Kaninchens, daß die Antikörper keine Wirkung auf den aktiven Transport von monovalenten Kationen an intakten Zellen auszuüben vermögen.

Die Antikörperreaktion richtet sich offenbar gegen Antigendeterminanten, die nicht zu den Makromolekülen der äußeren Zelloberfläche gehören.

Ein Immunprozeß, sollte er hinsichtlich einer erhöhten Rezeptorsensibilität wirksam werden, müßte die aktiven Ionentransportmechanismen (Kationenpumpe) hemmen. Über eine Na^+-Akkumulation innerhalb der Rezeptoren und/oder glattmuskulären Elementen der Gefäßwand wäre dann ohne weiteres eine Empfindlichkeitserhöhung denkbar (siehe „Anaphylaktischer Schock", 21.4.).

Viele kasuistische Fälle wurden beschrieben, bei denen sich die Hypertonie auf allergischer Grundlage manifestiert. Oft beobachtet man allergische Zustände des Verdauungstraktes durch Lebensmittelunverträglichkeit mit hypertonen Reaktionen (774).

Einige Autoren beschreiben ein gleichzeitiges Auftreten von Hypertonie und Bronchialasthma. Die Klinik kennt zahlreiche Fälle, bei denen in der Anamnese infektionsallergische Krankheiten einen Hochdruck auslösen (774). Interessant sind die Experimente von MARKOW (774): Er erreichte bei Primaten durch verschiedene Streptokokkenstämme eine allergische Sensibilisierung des arteriellen Systems (Intima-Reaktion). Die sensibilisierten Tiere zeigten eine Hyperreaktivität auf Katecholamine und oft das „klinische Bild einer Periarteriitis nodosa". Ein zusätzliches Neurosemodell erzeugte bei den allergisch sensibilisierten Primaten schnell eine anhaltende Hypertonie mit hohen systolischen und diastolischen Werten.

Immunsuppression hat zum Ziel, bei einer Organtransplantation oder bei Autoimmunkrankheiten auftretende lebensbedrohliche Immunreaktionen durch Röntgenstrahlen, Zytostatika und Antilymphozytenserum zu unterdrücken. Die Antirheumatika und neue Substanzen entfalten ihren Wirkungsmechanismus über das Immunsystem: Histamin- und serotonin-antagonistische Effekte, kininantagonistische Wirkung, Lysosomenstabilisierung, Hemmung der Aktivität lysosomaler Enzyme, Hemmung der Prostaglandinsynthese, Hemmung der Kollagenase, Sekretionshemmung der Mukopolysacharide (787).

In der Klinik sind anamnestische Angaben bei Allergien, insbesondere jede Art von Seruminjektionen, von besonderer Wichtigkeit („Serumkrankheit"). Bei allergischen Reaktionen werden periphere Angiospasmen, Arteriitis, Lungenödem, Schoenlein-Henochsche Purpura (allergische Permeabilitätsstörungen der Gefäße), Periarteriitis nodosa, Thromboangiitis obliterans beobachtet (440). Dem indirekten Immunfluoreszenztest wird zum Nachweis humoraler Antikörper gegen Myokard diagnostische Wertigkeit beigemessen (126).

Bei einem hohen Prozentsatz von Patienten mit juveniler Hypertonie findet man einen pathologisch erhöhten Streptokokken-Antikörper-Titer mit Anstieg des Serumkreatinins, des C-reaktiven Proteins. Auf Grund dieser Befunde kann angenommen werden, daß bei einer Zahl von jungen Hypertonikern die Ursache eine Streptokokken-Nachkrankheit sein kann (366).

Der Lupus erythematodes disseminatus wird zur Gruppe der Kollagenosen gerechnet. Es handelt sich bei diesen Krankheiten, zu denen außer dem LED, die Panarteriitis nodosa, die progressive Sklerodermie, die Dermatomyositis und von einigen Autoren das SJÖGREN-Syndrom und die WEGNER-Granulomatose gezählt werden, um chronisch rezidivierende progrediente Krankheitsbilder mit nekrotisierender Alteration des Gefäßbindegewebes und des interstitiellen Bindegewebes. Als pathogenetisches Prinzip liegt diesen Erkrankungen eine Immunvaskulitis zu Grunde. Tab. 5.1. zeigt bei den Kollagenosen ein gehäuftes Vorkommen einer arteriellen Hypertonie. Nach Applikation von verschiedenen Medikamenten kommt es zu einem sogenannten Pseudo-LE-Syndrom. Auch bei diesen Patienten wird die Hypertoniehäufigkeit mit fast 80% angegeben. Das Pseudo-LE-Syndrom unterscheidet sich von dem echten durch das Fehlen von Antikörpern gegen native Doppelstrang-DNA und die bekannten LE-Zellen sowie einen Nachweis von nicht organspezifischen komplementbindenden, antimitochondrialen An-

Tabelle 5.1. Häufigkeit renaler Manifestationen und Hypertonien bei Kollagenosen (nach FLENKER, 306)

	LED	Periarteriitis nosdosa	Dermatomyositis	Sklerodermie
Geschlechtsverteilung F:M	4:1	1:3	2:1	2:1
Erkrankungsalter	15—40	20—50	30—50	20—50
Renale Manifestation	20—40%	40—60%	—	20—40%
Hypertonie	25%	80%	—	20%

tikörpern (306). Für eine Pathogenese des Hochdruckes bei Panarteriitis nodosa (akute renale Hypertonie) kann ein durch den Gefäßbefall ausgelöster Renin-Angiotensin-Aldosteron-Mechanismus angenommen werden (973).

Bei der Panarteriitis nodosa (= Polyarteriitis bzw. Periarteriitis nodosa) handelt es sich um eine immunkomplexinduzierte Erkrankung vom Typ III der Hypersensitivitätsreaktion mit schweren fibrinoiden Nekrosen und ausgeprägten Infiltrationen von polymorphkernigen Leukozyten in der Gefäßwand. Am Auge können ähnliche Veränderungen wie beim M. WEGENER beobachtet werden. Am Fundus werden multiple Blutungen und frische „cotton-wool"-Herde gefunden, die über den renalen Mechanismus, aber auch als direkte intraretinale Vaskulitis bzw. Mikroangiopathie gedeutet werden müssen (1021).

Viele Immunkrankheiten, einschließlich aus dem rheumatischen Formenkreis, sind mit Augenkrankheiten immunbiologisch gekoppelt: Iridozyklitis, Synechien, Keratitis, Konjunktivitis sowie retinale Erkrankungen bis zu Optikusatrophie. Zu den erwähnten immunbedingten Kollagenosen gehört die Riesenzellenarteriitis: Plötzlicher Sehverlust, Kopfschmerzen, Kaumuskulatur-, Nacken- und Schulterschmerzen sowie Anämie und beschleunigte Blutsenkung. In 40% der Fälle findet man eine verdickte schmerzempfindliche, nicht pulsierende A. temporalis (1283).

Bei der rheumatischen Karditis findet man bei ca. 60% der Fälle humorale Antikörper gegen Myokardsarkolemm. Die Immunglobiline G und A können erhöht sein, der indirekte Immunfluoreszenztest (Myokard als Antigen) ist bei den primären Kardiomyopathien zu 40%, bei rheumatischer Karditis fast 80% positiv (126).

Zu den Immunkardiopathien gehören die schon erwähnten Herzerkrankungen bei Kollagenosen, das Postmyokardiotomie-Syndrom, das Postmyokardinfarkt-Spät-Syndrom (DRESSLER-Syndrom) und obliterative (restriktive) Kardiomyopathien. Bei Erythematodes finden wir bei 50—60% der Patienten Herzerkrankungen mit einer Reduktion von T-Lymphozyten und einer Hemmung der Suppressor-T-Zell-Aktivität (126), der Immunfluoreszenztest ist dabei positiv (Überwiegen von Antikörpern gegen Desoxyribonucleinsäure). Bei der Periarteriitis nodosa und nekrotisierenden Angiitis findet man bei 57% der Fälle eine Herzinsuffizienz und nicht selten mit einem Myokardinfarkt. Auch bei der Dermatomyositis und Sklerodermie ist bei 25—30% das Herz in Mitleidenschaft gezogen (992). Es ist auch eine Immunvasculitis bekannt mit einer Lokalisation der kleinen Gefäße des Herzens und Angina pectoris-Beschwerden. Zu den obliterativen restrictiven Kardiomyopathien gehören: Endokarditis fibroplastica (130), das Hypereosinophile Syndrom, Endomyokardfibrose, Fibroelastose, Amyloidose des Herzens, Sarkoidose des Herzens (Morbus Boeck) (992).

Pathologisch-anatomisch findet man dabei abakterielle Entzündungen, meistens als eine Endokarditis an den Klappen mit Anlagerung von kollagenen Phasen, Plasmazellen, Histiozyten, Lymphozyten, kleinfleckige Nekrosen und Fibrosen des Myokards, Mikroinfarkte, Granulome sowie Lungeninfiltrate und Blutungen im Sinne von Gefäßerkrankungen des allergischen-hyperergischen Formenkreises. Die Entstehung der Hypertension (salzsensitiver Hochdruck) hat auch immunologische Aspekte mit einer daraus resultierenden Immuntherapie. Zu diesen immunologischen Aspekten gehören: eine schlechte Adaptation des ZNS, des Noradrenalinmetabolismus, eine alterierte Aldosteronproduktion, das Wechselspiel vom enzymatischen Auf- und Abbau des Angiotensins und schließlich die Bildung und der Abbau der Dopamine in der Niere, durch deren Oxydation eine Natriurese und Vasodilatation zustande kommt.

6. Psychosomatik und Herz-Kreislaufsystem

> „Das ist der große Fehler bei der Behandlung der Krankheiten, daß es Ärzte für den Körper und Ärzte für die Seele gibt, wo doch beides nicht getrennt werden kann".
>
> (Platon, 427—347 v. u. Z.)

Genaue Zusammenhänge zwischen Seele und Körper sind größtenteils unbekannt, obwohl man bereits in der alten Medizin von einer Patho-Konstellation dieser Faktoren durch Beobachtung einiges wußte. Daß psychische Belastungen auch das Immunsystem schwächen, ist heute so gut wie bewiesen.

Die Gestalttherapie strebt eine ganzheitliche psychotherapeutische Führung an und verwirklicht den Aristotelischen Gedanken: „Das Ganze ist mehr als die Summe seiner Teile" (1071).

In der Zeit der Romantik waren die Ärzte von dem Ausdruck der Gestik, Mimik, Sprache und dem Seelischen so beeindruckt, daß sie die Lehre verbreiteten, der Körper sei ein „Ausdruck" oder ein „Symbol" der Seele. In den letzten 50 Jahren setzte sich die Vorstellung von der „Wechselwirkung" zwischen Seele und Körper durch sowie von der Erbmasse als Trägersubstanz der Lebensgeschichte und des Krankheitsgeschehens. Die Studien über Psychosen und Neurosen brachten eine gewisse Klärung in die psychosomatische Betrachtung. Das Subjekt und seine unbewußten Wünsche wurden zu Anlaßmechanismen psychosomatischer Krankheiten und die Grundlage der psychoanalytischen Forschung. „Konversion" und Organneurosen sind eine dualistische Betrachtungsweise der Psychosomatik und entspringen der Freudianischen Arbeitshypothese. Freud selbst betrachtete die Psychoanalyse als ein beschreibendes Phänomen und glaubte, eines Tages auf biophysikalischer Grundlage dieses zu verifizieren. Seine Lehre endete mit der Einheit von Subjekt und Objekt, in dem Verhalten des Ich im Zusammenhang mit dem sogenannten „Motiv". Das „Motiv" ist zum psychoanalytischen Grundbegriff geworden und die Psychoanalyse zur „Motivforschung" (1213). Die Psychosomatiker sehen in einer mißglückten Handlung die Grundlage der Krankheit als Spaltung in Körper und Seele. Das therapeutische Ziel wäre dann die Wiederherstellung der Einheit.

Psychosomatische Krankheiten, die nicht als Konversion zu deuten, also keine „Ausdruckskrankheiten" sind, gelten als Organneurosen. Die Pawlowsche Lehre ist an und für sich die erste wissenschaftliche Beweisführung und Klärung psychosomatischer Krankheiten durch die Lehre der Reflexmechanismen, bedingte Reflexe, Stereotypen, zweites Signalsystem und Funktionen der höheren Nerventätigkeit. Durch diese materialistische Begründung lehnte die sowjetische Wissenschaft ursprünglich den Begriff „Psychosomatik" ab und postulierte die wissenschaftliche Formulierung „zerebroviszerale Mechanismen".

Cannon (193) zeigte die Beziehung zwischen einer bestimmten seelischen Erlebnisbereitschaft und ihrer entsprechenden körperlichen Handlungsweise als „Notfallsituation" — das Subjekt handelt als Ganzes mit seinen seelischen und körperlichen Anteilen. Der Begriff „Konversion" und „Bereitstellung" sind für Psychosomatiker wesentliche Bestandteile des Krankheitssyndroms und werden bezeichnet als „Bereitstellungskrankheiten", als ein pathogenes „funktionelles Syndrom". Nach Mitscherlich (832) ist die Krankheit eine spezielle Form von Konfliktlösung, als erlebnisbedingt und emotional ausgelöst. Es besteht ein direkter Zusammenhang zwischen individuellem Erlebnis und Körperfunktion. Krankheit ist ein Phänomen im Sinne eines bio-sozialen Konfliktes; Krankheit ist eine Krise als Phänomen mit der Tendenz zum Sinn des

Geschehens. Nach Freud ist sie eine Art „Ich-Es-Konflikt" (551). V. Eiff (269) hat psychosomatische Aspekte, insbesondere der Hypertonie, durch eine Funktionssynthese zentralnervöser Mechanismen interpretiert.

Man muß zwei Hauptgruppen psychosomatisch-kardiovaskulärer Störungen unterscheiden:

1. Funktionelle Störungen und Syndrome, bei denen keine organischen Schäden erkennbar sind,
2. Psychosomatische oder multifaktorielle Krankheiten im engeren Sinne, bei denen bereits Schäden an Organen und Geweben vorliegen (348).

Die zu diesen Krankheiten führenden Stressoren werden nach Kielholz (616) in drei Gruppen eingeteilt:

a) Somatische Stressoren wie Kälte, Hitze, Lärm, Verletzung, Infektion, Schmerzzustände;
b) Psychische Stressoren wie Angst, Furcht, Bedrückung, Gefahren, Vereinsamung, Leistungsdruck, Liebesenttäuschungen;
c) Soziokulturelle Stressoren wie Berufs-, Wohnungs- und Familiensituation, zwischenmenschliche und gesellschaftliche Beziehungen, Isolation, Entwurzelung.

Es handelt sich dabei um Verhaltensmuster, die nicht identisch sind mit Persönlichkeitsstruktur und emotionalen Faktoren. Bei den psychosomatischen Typen liegt ein Zusammenspiel bestimmter Verhaltensweisen und emotionaler Reaktionen mit der Umwelt des Individuums vor (554). Das Verhaltensmuster von Typ-A steht bei beiden Geschlechtern in einem kausalen Zusammenhang mit dem klinischen Bild einer koronaren Herzkrankheit bzw. einer Koronarsklerose. Der Typ-A zeigt eine spezifische Pathogenität für die Herz-Kreislaufkrankheiten (1010). Typ-B-Verhaltensmuster steht diametral zum Typ-A; diese Individuen sind entspannter, leichter zufrieden zu stellen und leben selten unter einem chronischen Zeitdruck. Die Inzidenz zu Herz-Kreislaufkrankheiten liegt bei den B-Typen niedrig; das Infarktvorkommen tritt nur halb so oft auf wie bei den A-Typen. Diese Verhaltensmuster beider Gruppen zeigen in der Industriegesellschaft und in Ballungsgebieten eine unterschiedliche Anfälligkeit zu Herz-Kreislaufkrankheiten (1010).

Das Krankheitsgeschehen ist eine „Ich-Umwelt-Auseinandersetzung" mit dem Ziel einer Genesung bzw. Teilgenesung und dem Willen zum Überleben. Ausgehend von der „Gesundsein"-Definition der WHO müssen wir feststellen, daß man sich wohlfühlen kann auch unter einer Krankheit, wobei deren Latenz und Stadium nicht unwesentlich sind. Besonders die Herz-Kreislauferkrankungen sind vor allem in ihrem funktionellen Stadium von der höheren Nerventätigkeit (Psyche) fehlreguliert und beeinflußbar.

Aus den Erkenntnissen der letzten 30 Jahre heraus sind Psychologie, Psycho-Physiologie und Psychotherapie — einschließlich der Psychoanalyse — wesentliche Bestandteile der klinischen Forschung geworden (831).

Johannes Müller (1801—1858), der Begründer der deutschen Physiologie, und Rokitansky (1861), bereichert durch viele neue Erkenntnisse, bemühten sich bereits um eine Ganzheitsbetrachtung, so daß die Humoral-Pathologie nach Rokitansky eine wesentliche Bereicherung für die Medizin bedeutete. Leube (1884) sprach als erster Kliniker von der „nervalen Dyspepsie", und Strümmel (1884) äußerte den Gedanken, daß nicht „das Magenleiden den Menschen zum Hypochonder mache, sondern umgekehrt die Hypochondrie führt zur Magenerkrankung". So erkannten EPPINGER und HESS (1948) (491) die Bedeutung des Vagus und Sympathikus, der englische Physiologe LANGLEY entdeckte die Autonomie des vegetativen Nervensystems. BICHAT (1771—1802) ergänzte diese und erkannte die Wechselbeziehung zwischen Organismus und äußerem Milieu, und GASKELL führte als erster für das vegetative Nervensystem den Begriff „viszerales" System ein. Man erkannte die Bedeutung der höheren vegetativen Zentren im Gehirn (thalamo-hypothalamisches Gebiet, Kleinhirn und die Formatio reticularis des Hirnstammes). So beherrschte die Lehre vom Antogonismus zwischen Vagus und Sympathikus auch die Klinik.

Es ist nicht abzustreiten, daß das sogenannte vegetative und das animale Nervensystem ihre eigenen morphologischen und physiologischen Besonderheiten haben (26, 177, 361, 491, 1196). Die Lehre von der funktionellen Pathologie von BERGMANN (88) versuchte den Zusammenhang zwischen den funktionellen und organischen Erkrankungen zu finden. Die Psychosomatiker betrachten die Krankheit als das Ergebnis einer Diskrepanz zwischen exogenen Belastungsreizen und Instinktverhalten, die in einer Unzufriedenheit des Menschen endet, wodurch es zu einer gestörten Wechselbeziehung zwischen Organismus und Umwelt und damit meistens auch zu einem Konflikt kommt. Auf der FREUDschen Grundlage entwickelte ALEXANDER (7) seine vegetativen Neurosen.

Wenn auch viele erhalten gebliebene klinische Befunde aus dem Gebiet der klinischen Medizin gewissen Wert haben, so brachten bis jetzt auf dieser Grundlage die psychophysischen Beziehungen keine endgültige Klärung (18, 324, 606, 1101, 1250). Wichtig ist auch die Feststellung von ASRATJAN (43), daß die Hirnrinde nicht nur die bedingt-reflektorische Tätigkeit gewährleistet, sondern auch am Zustandekommen der unbedingten Reflexe beteiligt ist. Die Großhirnrinde übt eine regulatorische Rolle auf subkortikale Zentren aus. Sie hat eine dämpfende Wirkung auf den Subkortex, der letztere hingegen einen aktivierenden Einfluß auf die Rindentätigkeit. Eine besondere Bedeutung fällt hier der Formatio reticularis zu, welche die Großhirnrinde nach Selektion afferenter Impulse aktiviert.

Bei der bedingt-reflektorischen Reaktion scheint die subkortikale Komponente primär teilzunehmen, so daß bei Schließung des bedingten Reflexes viele Strukturen gleichzeitig beteiligt sind. Die Bahnen der kortiko-viszeralen Reflexe erreichen nicht nur die subkortikalen Strukturen und vegetativen Zentren, sondern gelangen auch zu den Drüsen mit innerer Sekretion, die ihrerseits den Aktivitätszustand des Kortex beeinflussen können. Die neuro-humorale Bahn des kortiko-viszeralen Reflexes beginnt am peripheren Teil des Analysators, d. h., die Rezeptoren gehen über afferente Leitungsbahnen und subkortikale Strukturen zu der Großhirnrinde, um dann über efferente Leitungsbahnen und subkortikale Ganglien Organsysteme und inkretorische Drüsen zu erreichen und auf ihre Funktion eine stimulierende oder hemmende Wirkung auszuüben. Im Augenblick der Einwirkung eines psychischen Traumas kann der Funktionszustand der höheren Nerventätigkeit geändert werden. Störungen der intero- und exterorezeptiven Signalisation sowie ihre Verarbeitung können zu Veränderungen der neuro-humoralen und neuro-endokrinen Wechselbeziehungen führen.

LISSAK und ENDROCZI (726) konnten anhand umfangreicher Untersuchungen das SELEYsche Adaptationssyndrom unter dem Aspekt neuro-humoraler Regulationen erweitern. Sie zeigten dabei, daß die Adaptationsfähigkeit in ihrer Steuerung von drei wichtigen Faktoren abhängig ist:

1. von den Milieubedingungen,
2. von der Art der Verbindungen zwischen neuraler und endokriner Steuerung,
3. von der humoralen Rückwirkung auf die höhere Nerventätigkeit, von dem psychischen Prozeß.

Die höhere Nerventätigkeit beim Menschen wird stark geprägt durch die führende Rolle des zweiten Signalsystems (935, 936).

Viele Experimente haben den Beweis für die Möglichkeit erbracht, fast alle Körperfunktionen über das zweite Signalsystem zu beeinflussen.

6.1. Streß

Eine psychische Dauerspannung und Angst, allgemein als Streß determiniert, haben immer eine emotionale Initialphase. Die emotionellen Erlebnisse oder die Streßverarbeitung lösen eine Kette von unbewußten und bewußten Mechanismen aus: Erlebnis, Antrieb, Handeln. Die Emotion hat ihre eigene Neuro-Physiologie.

Sie basiert auf Erkenntnissen des 19. und 20. Jahrhunderts über Reflexfunktionen des Rückenmarks und des Gehirns von GOLTZ (1834—1902), SHERRINGTON (1859—1947) sowie die wichtigen Arbeiten von SETSCHENOW (1829—1905).

Das anatomische Substrat der Emotionen ist, ohne hier auf die verschiedenen Theorien der Emotionen einzugehen, das sogenannte limbische System oder visceral brain (799, 924).

Das limbische System hat mehrere Funktionskomplexe:
— Emotionen und biologische Motivation,
— Regulation vegetativer Funktionen,
— Regulation des Aktivitätszustandes und des Gedächtnisses.

Eng mit dem limbischen System sind Hypothalamus und Thalamus verbunden, welche mitbestimmend sind für die emotionalen Reaktionen. HESS (491) spricht auf Grund seiner Reizexperimente von ergotropem bzw. trophotropem Funktionszustand. Die existentiell-biologischen Motivationen sind: Hunger, Durst, Fortpflanzung (einschließlich Sexualtrieb), Angst, Flucht und Aggressivität.

Nach PAWLOW werden die Typen der höheren Nerventätigkeit nach Stärke und Wechselwirkung der Erregungs- und Hemmungsprozesse definiert. Die Hirnrinde besitzt die Fähigkeit, schnelle Adaptationen und neue Assoziationen zu schaffen und Emotionen bewußt werden zu lassen. Kortikale Mechanismen verstärken hypothalamisch gesteuerte Funktionen wie z. B. eine Verteidigungsreaktion. Die Emotion als Gefühl und Gemütsbewegung bestimmt kognitive und motivationale Prozesse, d. h., das Erlebnis führt zu einem bestimmten Verhalten bzw. einer Informationsverarbeitung. Letztere werden beeinflußt durch Sitten, Gewohnheiten und Gesellschaft. Die Intensität einer Emotion besitzt verschieden nuancierte Qualitäten wie positive und negative Gefühle, Stimmungen, Vitalgefühl, gesellschaftsbezogene Gefühle usw.

SIMONOW (1049) sieht in der Emotion ein Informationsdefizit, welches zu einer Modulation des vegetativen Nervensystems führt. Das Gehirn arbeitet als „Ganzes", kann jedoch je nach Situation einen biologisch relevanten Faktor akzentuieren. „Die Dominante ist ein zeitweilig vorherrschendes System, das die Tätigkeit des Nervensystems zu dieser Zeit bestimmt" (1210). Das Prinzip der Dominante zeigt, daß die Vorstellung eines fest ablaufenden Reflexes nur bedingt gültig ist. Die Funktion der höheren Nerventätigkeit bzw. das Verhalten ist abhängig von verschiedenen aktuellen Einflüssen.

ANOCHIN (24) hat durch sein „funktionelles System" in einem übersichtlichen Funktionsschema die Tätigkeit des ZNS als Ganzes dargestellt (Abb. 6.1.). Er spricht von einer Afferenzsynthese, welche anhand motivierender Faktoren und zugriffbereiter Informationen eine zweckmäßige Reaktion sichert bzw. eine Entscheidung trifft. Die periphere Reaktion läuft zum ZNS als Reafferenz, womit der Funktionskreis geschlossen wird.

Exogene Reize, einschließlich pathogener Informationen, werden nicht immer bewußt aufgenommen. R. BAUMANN (67) unterscheidet als maladaptative Streßreaktionen 2 Typen:

1. die hyperreaktive Maladaptation mit wachsendem pathogenetischen Effekt und Verminderung der Reizschwelle in der Rezeptor-Effektor-Kette,
2. die hyperreaktive Maladaptation mit Erhöhung der Reizschwelle in der Rezeptor-Effektor-Kette durch Sensibilitätsminderung und/oder Erschöpfung bestimmter Funktionssysteme bei gleichfalls pathogenem Effekt.

Die Adaptation beginnt mit einer Alarmreaktion: Angst (Erwartungsangst, Lebensangst, Todesangst, Gewissensangst und heute zunehmend auch Atomangst).

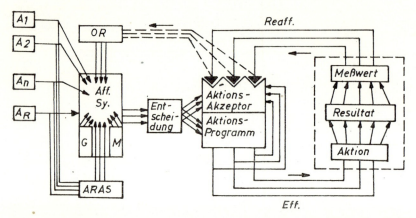

Abb. 6.1. Funktionsschema der Tätigkeit des ZNS als Ganzes (nach ANOCHIN)
Aff.-Sy.-Afferenzsynthese: A_{12n} — Afferenzen aus der Umgebung und dem Organismus selbst (Situationsafferenz); A_R — reaktionsauslösende Afferenz (Triggerreiz), z. B. bedingter Reiz; M — Motivation; G — Gedächtnis oder gespeicherte, zugriffbereite Information; ARAS — allgemeines retikuläres aktivierendes System, das den allgemeinen Aktivitätszustand bestimmt

Die bestimmte und unbestimmte Angst (Urangst) ist das verbreitetste emotionale Phänomen. Der dänische Philosoph KIERKEGAARD (1813—1855) hat eine Philosophie der Angst entwickelt, durch welche dem Menschen das Leben bewußt wird. Die physiologische Erscheinung der Angst beinhaltet schnelle Atmung, Schwitzen, Zittern, Blutdruckanstieg oder Blutdruckabfall (Kollaps), subjektiv ein unangenehmer psychischer Zustand. Die Angst steigert sich, wenn das Individuum keine Möglichkeit sieht, sich der Situation zu entziehen. Ängste können erlernt und generalisiert werden. Daraus resultiert eine allgemeine Ängstlichkeit oder eine Kopplung der Situation zu einem bestimmten Objekt, was zu Phobien führt. Die Furcht ist mit der Angst verwandt, wahrscheinlich jedoch auf einen spezifischen Reiz orientiert. Die Angstsymptomatik ist sehr umfangreich, führt zu einem emotionalen Streß und bei Dauerbelastung zu somatischen Dysfunktionen und Krankheiten (1169).

In der Neurosenlehre von FREUD (1856—1939) spielt die Angst eine wesentliche Rolle. Er unterscheidet eine neurotische und eine Realangst und leitet daraus das Affektverhalten und die Erwartungsangst bis zu den Phobien ab. „Die neurotische Angst ist die Angst des Ichs vor der Libido" (325, 328). Ob der Ursprung der Angst nach FREUD zutrifft, mag dahingestellt sein. Furcht und Angst sind integrierende Bestandteile des täglichen Lebens. Bis zu einem gewissen Grad kann die Angst die Leistungsfähigkeit steigern (605).

HAWKINGS (457) untersuchte und behandelte mit Beta-Blockern Manifestationen der Angst. Bei seinen Untersuchungen benutzte er die Symptomenbewertung nach der HAMILTONschen Angstskala. Dabei ist festzustellen, daß die kardiovaskulären Symptome an erster Stelle stehen (442).

Die qualitativ und quantitativ verschiedenen Angstzustände seien erwähnt, können hier jedoch nicht behandelt werden: Angst bei Angina pectoris und Schmerzen in der Herzgegend, Angst bei Behandlungsbedürftigkeit, Angst bei funktionellen Herz-Kreislaufstörungen, Angsttremor, Angstneurosen, Angst vor und bei unheilbaren Krankheiten, Todesangst des Menschen, Angst bei Inappetenz, Angst bei Atemstörungen, Angst vor Ungeborgenheit und Liebesentzug, Angst vor Versagen auf verschiedenen Ebenen, Angst als tiefes Mitwissen um die Verfehlung seines Lebens, Angst vor „Verkalkung" usw. (560).

Alle psychosomatischen Herz-Kreislaufstörungen sind zentral-reflektorisch organisiert, und zwar über das sympathische Nervensystem. Bei Belastungssituationen wird das vegetative Nervensystem mit seiner sympathischen und parasympathischen Dominanz einbezogen. So konnten z. B. Veränderungen des Blutdruckes sowohl bei Hyper- als auch bei Hypotonikern bei folgenden vegetativen Funktionen bzw. exogene Reize mit viszero-viszeralen Reflexen festgestellt werden: nach Nahrungsaufnahme, nach Füllungsdruck der Blase, nach Füllungsdruck des Rektums, bei Rektoskopie, bei Laparoskopie und beim Koitus (665). Manche Autoren sprechen von einem vegetativen Syndrom.

Auswirkungen von Ereignissen — meistens durch Angst im Sinne eines psychologischen Stresses — welche die Lebensgewohnheiten und das Verhalten des Menschen drastisch verändern, können als coronare Risikofaktoren bezeichnet werden. Untersuchungen über das starke Erdbeben am 24. Februar 1981 in Athen zeigten eine signifikante Zunahme der Todesfälle mit kardialer Ursache, und zwar war die Mortalitätsrate am 3. Tag nach dem Ereignis am höchsten, und am meisten gefährdet waren Menschen mit arterosklerotischen Herzkrankheiten (1125).

Die Tabelle 6.1. veranschaulicht nach KUNZENDORF (669) die physiologischen Veränderungen durch Streßreaktionen, einmal bezogen auf das Herz-Kreislaufsystem, aber auch auf humorale Faktoren und vegetative Funktionen, ROSENFELD (1009) weist darauf hin, daß Angst und Streß Risikofaktoren für kardiale Morbidität und Mortalität darstellen.

Bei all diesen Mechanismen ist das Herz-Kreislaufsystem immer beteiligt und garantiert einen erhöhten metabolischen Energieumsatz. Bei der Streßreaktion wird im Hypothalamus ein „cotropin-releasing factor" (CRF) ausgelöst, welcher die Sekretion von ACTH stimuliert. Das letztere führt zu einer vermehrten Ausschüttung von Glucokortikoiden. LEVINE (706) hat bei Rattenversuchen unter Streß (elektrischer Reiz) die Veränderung des ACTH-Spiegels sowie des Hydrokortisons nachgewiesen, einschließlich ihr Ausbleiben bei einer Gewöhnung an die Situation. WEISS (1246) wies auf die Bedeutung psychologischer Faktoren bei Streß und Krankheit hin. Die neurogenen Systemmechanismen des emotionalen Stresses hat SUDAKOV (1116) in umfangreichen Experimenten untersucht und analysiert. Dabei erfaßte er neben Verhalten auch bedingt reflektorische und elektrophysiologische Phänomene verschiedener Hirnstrukturen. Es konnte gezeigt werden, daß ein chronischer Streß zur Neurose führt. Das Komplexgeschehen greift in das neurovegetative System ein.

Seit 1936 hat SELEYE den Begriff des „Allgemeinen Adaptationssyndrom" bzw. „Streß" anhand umfangreicher Untersuchungen in die Medizin eingeführt. Das Neurovegetativum ist nur ein Grundelement der organischen Reaktion. An die Seite der nervalen Efferenzen treten hormonale Impulse. Nach SELYE wird durch die Hypophysenvorderlappen-Hormone größenteils über die Nebennierenrinde eine Fülle unspezifischer morphologischer und funktioneller Veränderungen im Organismus als Reizantwort verursacht. Der Begriff „Allgemeines Adaptationssyndrom" ist Ausdruck einer unspezifischen Grundreaktion des Gesamtorganismus auf irgendwelche als „Streß" bezeichnete Belastungen (Infektionen, psychische und physische Traumen,

Tabelle 6.1. Physiologische Veränderungen durch Streßreaktionen (nach KUNZENDORF)

1. Mobilisierungsphase (→ Adaptation an die Stressoren)

Endokrinologisches System	Blut	Psyche	Herz-Kreis-lauf-System	sonstige vegetative Reaktionen
Freisetzung von CFR und ACTH	Anstieg der FFS und des Blutzuckerspiegels	starke Affekte, negative Emotionen	Erhöhung des systolischen Blutdrucks	Hyperventilation
Katecholaminexkretion	verstärkte Trombozytenaggregation	überwiegend Sympathikotonie	Erweiterung der Koronarien	erhöhter Muskeltonus
Mobilisierung von Kortikosteroiden Aldosteron Vasopressin u. a.	Lyphozytopenie und Eosinopenie	Bereitschaft zur Leistungssteigerung	periphere Vasokonstriktion, Anstieg der Herzfrequenz	Steigerung der GIT-Motilität und Sekretion Erhöhung des Hautwiderstandes

2. pathogener Distreß (→ Entwicklung von psychosomatischen bzw. Regulationskrankheiten)

	Hyper- und Hyporeaktionen möglich			
NNR-Hypertrophie Hyperthyreose	Hyperglykämie Hyperlipidämie	Störungen der Handlungsregulation	Hypertonie Rhythmusstörungen	vegetative funktionale Dysregulation
	Hyperplasie des Knochenmarkes	Erschöpfungsdepression psychogene Impotenz	Myokardischämien	unspezifische Schmerzsyndrome
Schwächung der Immunabwehr				Ulzerationen

Einwirkung physikalischer Energien, Verbrennungen, Sauerstoffmangel, Hunger, Durst, Kälte, Hitze, toxische Einflüsse, Lärm u. a.).

Als Zeichen der Anpassung kann der Organismus ein Resistenzstadium erreichen, oder es kommt durch eine länger anhaltende, nicht mehr zu kompensierende Belastung zu einem Erschöpfungsstadium. Man darf jedoch nicht vergessen, daß die hormonale Steuerung des Hypophysenvorderlappens hypothalamischen Einflüssen über den Weg von Neurosekretion untersteht. Das Adaptationssyndrom ist abhängig von Qualität und Quantität der belastenden Faktoren.

SELYE beschrieb bei dem allgemeinen Adaptationssyndrom sehr gründlich die morphologischen Veränderungen verschiedener endokriner Drüsen, desgleichen Veränderungen im Herzen, in den Nieren, im lympathischen System usw. Er versuchte, die Krankheiten in drei Gruppen einzuteilen: Einmal solche, die durch mangelhafte Adaptation (ungenügende Hormonproduktion des Hypophysen-Nebennierenrindensystems) entstehen, dann Krankheiten, die auf die Überproduktion der oben erwähnten Hormone zurückzuführen sind, und schließlich Krankheiten, die durch eine gestörte Adaptation, oft verbunden mit einer vegetativen Ataxie, hervorgerufen werden.

Sicherlich sind die Erkenntnisse von SELYE eine Bereicherung der modernen Medizin, sie bedürfen jedoch durch vielfältige neuere Untersuchungsergebnisse einer gewissen Korrektur bzw.

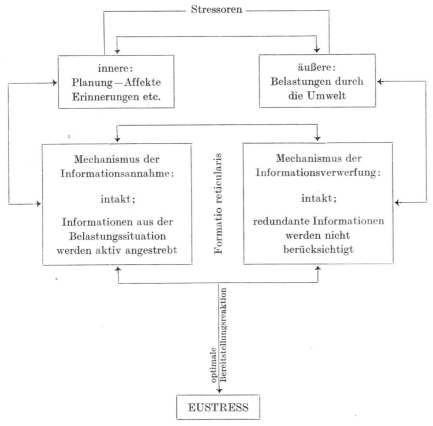

Abb. 6.2. Eustreß durch optimale Bereitstellungsreaktion in der Formatio reticularis (HARRER und MITTERAUER)

Ergänzung. Wir dürfen nicht außer acht lassen, daß das ACTH meistens mit der Produktion des somatotropen Hormons (STH) gleichgeschaltet ist und daß beide, sei es über die Nebennierenrinde, sei es über andere bekannte und teilweise nicht bekannte Wege, auch andere Organsysteme zu beeinflussen vermögen. Wenig berücksichtigt hat SELYE die Funktion innersekretorischer Drüsen, darunter auch die der Hypophyse, die sowohl unter normalen als auch unter pathologischen Bedingungen des Nervensystems reguliert wird.

Die Güte eines biologischen Regelsystems hängt nicht allein von dem Hypophysen-Nebennierenrinden-Mechanismus ab. Diese ist eng verknüpft mit der Kopplung vieler Funktionskreise, die ihre eigene Periodizität und Rhythmik aufweisen. Dabei ist diese keine konstante Funktionsgröße und läßt sich durch Training modulieren. Dies bezeichnet man allgemein als eine „physiologische" Adaptation. Einige dieser Varianten sind Belastungen, positive Adaptation mit Stabilisierung eines Systems im Organismus, negative Adaptation mit labilen Phänomenen und Sensibilisierungsprozesse dieser Systeme und schließlich Training und Übertraining. Noch komplizierter sind die Adaptationsvorgänge beim psychischen Streß, dessen Variationsbreite durch die angeborene Belastungsfähigkeit und Umwelteinflüsse determiniert ist. Der Organismus reagiert als Ganzes mit Beteiligung sämtlicher Systeme. Das Problem bekommt einen psychophysiologischen Aspekt mit soziosomatischer Komponente. Einen präzisen und umfassenden regulatorischen Adaptationsbegriff haben HENSEL und HILDEBRANDT (487,

500) geprägt. Danach ist die Adaptation ein Prozeß, der bei regulierter Auslenkung einer Größe einen Ausgleich, eine Rückstellung in Richtung auf die Norm hin, bewirkt. Die Reaktion auf Streßsituationen wird durch Erfahrungen und Einstellung des betreffenden Organismus moduliert, dazu hat das Gehirn integrierende Systeme, die fähig sind, globale Entscheidungen in Gang zu setzen. Ausschlaggebend ist die retikuläre Formation, welche in Querverbindungen mit den übrigen ZNS-Arealen steht. Der neurale Informationseinfluß wird über das reticuläre System koordiniert und integriert.

In der Anpassungsphase laufen — verbunden mit Energieaufwand — unspezifische und spezifische Reaktionen komplementär ab. Der Streßalarm bereitet eine psychophysische Leistung für Kampf oder Flucht vor. Eine erhöhte Wachheit mobilisiert durch Gehirnprozesse die Einsatzbereitschaft psycho-physiologischer Funktionen, um optimal die Situation zu meistern (Eustreß), wird jedoch dabei ein äußerster Schwellenwert überschritten, sinkt die nerval gesteuerte Leistungsfähigkeit ab. Eine weitere Belastung führt durch Störung im Transmittersystem zu einer Leistungshemmung bis zum inadäquaten Verhalten bzw. Versagen in der Streßsituation, mit anderen Worten: Eustreß stellt eine optimale Bereitstellungsreaktion in der Formatio reticularis dar, Distreß entsteht durch eine negative bzw. impulsive Bereitstellungsreaktion in der Formatio reticularis (Abb. 6.2. und Abb. 6.3.) (444).

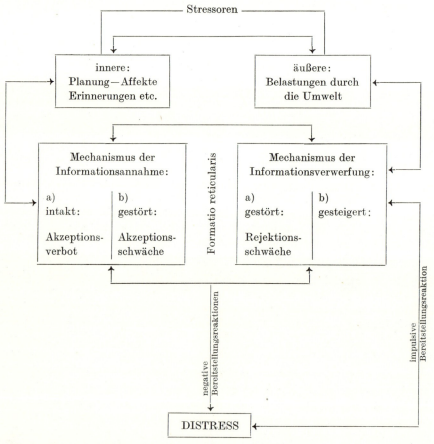

Abb. 6.3. Distreß durch negative bzw. impulsive Bereitstellungsreaktionen in der Formatio reticularis (HARRER und MITTERAUER)

Das Ausmaß einer Streßreaktion läßt sich in den meisten Fällen durch die Bestimmung der Katecholaminausscheidung erfassen, welche eine besondere Bedeutung bei den Herz-Kreislaufkrankheiten spielt. Zu den Stressoren zählen wir alle belastenden, ungünstigen und schwierigen Umstände wie z. B. Hetze, technische Zwänge, Leistungsdruck, Angst, Gefahr, Schreck, Schmerz, Rivalitätsspannung, übertriebener Ehrzeiz, Konfliktsituationen, übersteigerte Freude u. a. Die Signalverarbeitung des Gehirns unter dem Einfluß monotoner akustischer Reize stellt eine besondere Streßsituation dar. Für das Streßerlebnis ist nicht immer der objektive Tatbestand als vielmehr die subjektive Einschätzung von Bedeutung. Die Streßhormone bewirken über den Sympathikus eine Stimulation des Nebennierenmarks. Dabei kommt es zu einer erhöhten Ausschüttung von Adrenalin und Noradrenalin. Das Herz-Kreislaufsystem mit allen seinen hämodynamischen Parametern wird mobilisiert. Aggression ist vorwiegend mit erhöhter Noradrenalin-, Ängstlichkeit dagegen mit erhöhter Adrenalinausscheidung verbunden. Die hormonellen Regulationsprogramme sind wahrscheinlich seit Millionen Jahren genetisch verankert. Ein großer Teil der sogenannten Zivilisationskrankheiten beruht auf einer Überforderung unserer Adaptationsfähigkeit an die moderne technische Umwelt. „Eine Änderung ist zu erwarten, wenn nicht mehr die Technik, sondern der Mensch wieder das Maß aller Dinge wird" (444). Der Streß kann durch angemessene Intensität ein Stimulus unseres Handelns sein. Dabei meinen wir den Eustreß, dagegen provoziert der Distreß zu schwache oder überschießende Reaktionen. Bei Grenz- und Extrembelastungen kann es auch zu gegensätzlichen Reaktionen als vagale Schutzmechanismen kommen (96). Dabei ist auch ein Vagustod möglich (psychogener Tod) (1114). Über den Einfluß belastender Umweltfaktoren auf das Herz-Kreislaufsystem bei Primaten berichten NITSCHKOFF u. Mitarb. (883). Dabei wurden Pathokonstellationen durch optisch-akustische Stressoren geschaffen, kombiniert mit Konfliktsituationen. Emotionaler Streß hat verschiedene Pathomechanismen und kann auch zum akuten Herzanfall bis zum Herzstillstand führen. So erleben wir, daß „gesunde" Menschen durch eine Streßsensibilität in Wirklichkeit dieser Krankheit plötzlich unterliegen können; auch die seelische Belastbarkeit hat ihre Grenzen. Für die Entstehung psychosomatischer Erkrankungen muß Dauerbelastungen ein höherer Stellenwert zugemessen werden als plötzlicher Extrembelastung. Der wissenschaftliche Begriff „Streß" wird oft falsch gebraucht als Mode- und Schlagwort; nicht jede Anstrengung — freiwillig oder unfreiwillig — ist Streß, nicht jedes emotionale Erlebnis ist Streß. So konnten R. BAUMANN u. Mitarb. (70) bei einem definierten emotionalen Streß bei der arteriellen Hypertonie Jugendlicher eine Maladaption feststellen mit Veränderung des Blutdruckes, Noradrenalins, Adrenalins, freier Fettsäuren, Plasmareninaktivität und Kallikreins. BAUMANN (65) hat das zerebro-viszerale Funktionssystem unter Streßexposition als einen Adaptations-Maladaptationsprozeß postuliert und folgende Regelkreise als entscheidend formuliert:

1. der neokortikal-limbisch-hypothalamisch-hypophysär-adrenokortikale Regelkreis,
2. der neokortikal-limbisch-hypothalamisch-sympathische Regelkreis,
3. Formatio reticularis als Hauptkoordinationszentrum der afferenten extero-, proprio- und viszerozeptiven Systeme zwischen diesen biokybernetischen Regelkreisen.

Ein Immobilisationsstreß im Experiment bei Ratten zeigt eine Zunahme von Blutdruck und Herzfrequenz (564). Ein Hypokinesestreß bei Ratten im Experiment führt zu Veränderungen der Informationsverarbeitung im ZNS, zu Blutdruck- und Blutzuckererhöhung (960).

Nicht jedes emotionale Verhalten wirkt als Streß, es löst jedoch immer zerebroviszerale Reaktionen aus. Dies läßt sich z. B. mit der Wirkung von Musik auf den Probanden verifizieren. Eine kontinuierliche Aufzeichnung von EKG, EEG, Atmung, Fingeroszillogramm und psycho-galvanischem Reflex zeigte unter Wirkung von Musik teilweise signifikante Veränderungen dieser Größen. HARRER (443) zeigte, daß sich keine Veränderungen der oben genannten Größen nachweisen lassen, wenn keine emotionale Spannung bei der Musik vorliegt (ohne „affektive Hingabe"). So wird die Musik heute bei verschiedenen somatischen Krankheiten als eine Therapiemöglichkeit bei Neurosen und funktionellen Störungen angewendet (1174). Es wird auch berichtet, daß man Musik als eine Art „Tranquillizer" in der Geburtshilfe anwendet (378, 443).

Daß Streß ebenfalls eigene biochemische Mechanismen hat, wiesen GÜNTHER und ISING (407) nach; sie untersuchten diese Molekular- und Elektrolytenveränderungen unter akustischem Streß (Abb. 6.4.).

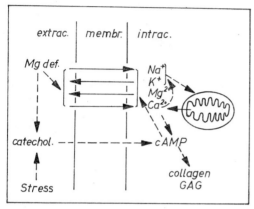

Abb. 6.4. Biochemische Mechanismen bei Streß, untersucht an Fibrozyten (nach GÜNTHER und ISING)

Bei chronischem Mg-Mangel sinkt im Herzmuskel der Gehalt an Mg und K^+, der an Ca, Na^+ und Hydroxyprolin nimmt zu. Im Harn werden Adrenalin und besonders Noradrenalin vermehrt ausgeschieden. Gleichzeitiger Lärmstreß erhöht diese Veränderungen. Die Effekte nehmen mit dem Grade des Mg-Mangels zu. Die Änderungen des Na^+-, K^+-, Ca-, Mg- und Hydroxyprolingehaltes korrelieren mit der Ausscheidung von Noradrenalin. Die Vermehrung des Kollagengehaltes ließ sich elektronenmikroskopisch verifizieren und auf eine Stimulierung von Fibrozyten zurückführen (407).

Ein Verkehrslärm von einem Dauerschallpegel von 60 db über einen Tag lang führt zu einer psychischen Spannung, einer ungünstigen Alteration der Arbeitsqualität und einer Dysfunktion des Herz-Kreislaufsystems. Dies ist verbunden mit signifikanten Veränderungen von biochemischen Parametern wie Adrenalin, Noradrenalin, c-AMP, Mg, Serum, Mg, Ery, Gesamtcholesterin, Plasma, Reninaktivität (540). Nach ISING und HAVESTADT (542) erhöht eine chronische Verkehrslärmbelastung das kardiovaskuläre Risiko. Es wird auch über histomorphologische Herzschäden nach Lärmeinwirkung im Experiment berichtet (541). Industriestressoren wie Lärm und Akkordarbeit haben eine nachgewiesene ungünstige Wirkung bei Bluthochdruck, wobei immer wieder auf die gesamtneurovegetative Dysregulation bei Lärmbelastung als Streßreaktionen hingewiesen wird (408, 541, 650, 1148).

Psychopharmaka zeigen unterschiedliche Effekte bei verschiedenem Geräuschpegel (462). Hypertoniker sind besonders lärmempfindlich. Ein Vergleich von 167 Arbeitern, von denen die Hälfte über 10 Jahre unter Lärmbelästigung arbeiteten, zeigt, daß bei den Lärmexponierten signifikant mehr Herz-Kreislaufdysregulationen und -krankheiten vorkommen. Auch die Schweregrade der Hypertonie unter akustischer Belastung weisen eine Verschlechterung auf. Unter Lärmbelastung im Experiment bei Ratten fanden NITSCHKOFF und KRIWITZKAJA (841) aggressives

Verhalten, stuporöse Zustände, „Rennphasen", Krampfanfälle und neurotisches Verhalten. Das Gewicht der Nebennieren nahm zu sowie die biogenen Amine der Nebennierenrinde. Der Blutdruck zeigte — wenn auch vorübergehend — 3 bis 6 Monate lang sowohl systolisch als auch diastolisch erhöhte Werte, verbunden mit einer Tachykardie. Interessanterweise konnte festgestellt werden, daß im Laufe von drei Generationen eine Sensibilisierung auf einen akustischen Streß eintritt. So waren z. B. auch die biogenen Amine von zwei folgenden Generationen (Ratten) signifikant höher als die der Eltern. Auch der Serum-Cholesterin-Gehalt lag bei den beschallten Tieren höher. Histomorphologische Untersuchungen kortikaler und subkortikaler Hirnstrukturen zeigen nach längerer Beschallung (95 db) sowohl reversible als auch irreversible morphologische Veränderungen verschiedener Hirnstrukturen: Vakuolisierung, Chromatolyse, Deformation des Kernkörpers, Hyperchromasie des Zytoplasmas der Nervenzellen, Karyorhexie, Deformation der Dendriten, Verdickung der Synapsen, degenerative Phänomene der Myelinfasern, Gliahypertrophie. Auch die Gefäße des Gehirns zeigten morphologische Veränderungen wie Kernquellung im Endothel, Blutungsherde und Mikrothrombosen. Geschädigt waren die Hirnareale des sensorischen und motorischen Analysators. Die Strukturen des limbischen Kortex, des Hypothalamus und der Formatio reticularis zeigten morphologisch schwächere Schädigungen, jedoch von permanenterem Charakter. Dagegen wies der Kortex stärkere, aber reversible histomorphologische Veränderungen auf. Die funktionellen und morphologischen Veränderungen kortikaler und subkortikaler Hirnstrukturen werden peripher über das Hörorgan hervorgerufen (zentripetal), und über die Nervenbahnen zu den einzelnen Organen und Systemen lassen sich die ausgedehnten Reaktionen auf den akustischen Streß exakt interpretieren (zentrifugal) (462, 463).

RICHTER-HEINRICH u. Mitarb. (988) untersuchten psycho-physiologische Reaktionsprofile von Hypotonikern und Hypertonikern durch Anwendung verschiedener Verfahren:

1. Untersuchungen vegetativer Reaktionsmuster in Ruhe und unter geistig-emotionaler Belastung,
2. Ausarbeitung eines bedingten hautgalvanischen Reflexes,
3. Konzentrationsverlaufstest,
4. akustische Schwellenbestimmung,
5. akustische Adaptationsprüfung und
6. Ermittlung von Persönlichkeitsfragebogen.

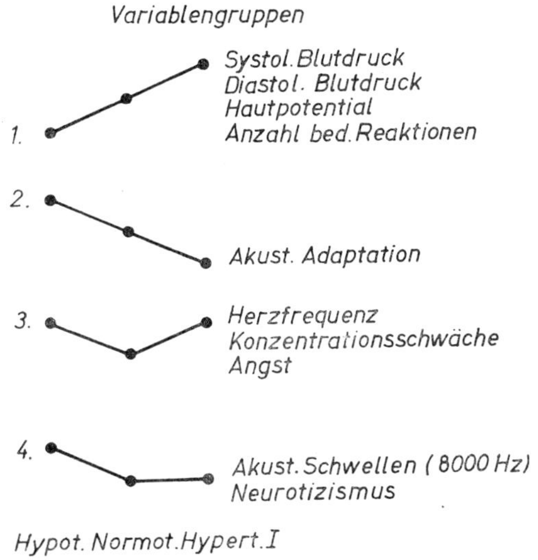

Abb. 6.5. Gruppierung der Variablen, bezogen auf die drei untersuchten Gruppen (nach RICHTER-HEINRICH)

Die Hypotoniker und Hypertoniker im Vergleich zu Normotonikern zeigen spezifische Unterschiede in den vegetativen Variablen, in der zentralnervösen Erregungslage, der akustischen Adaptation, Konzentrationsfähigkeit und Angst. Die Ergebnisse wurden im Sinne einer Aktivationstheorie diskutiert und sind in Abbildung 6.5. schematisch dargestellt.

Vergleichende Untersuchungen über Einflüsse körperlicher und psychischer Belastungen auf das EKG von Koronarkranken zeigten, daß unter emotionalem Streß eine weitaus stärkere Zunahme von Extrasystolen auftreten als unter Ergometriebelastung. Signifikant häufiger kommen die Vorhofextrasystolen vor, die als gefährlicher gelten als die Kammerextrasystolen (1093).

Zusammenfassend sei auf das Schema von LEVINE (706) hingewiesen (Abb. 6.6.). Es demonstriert, daß nach einer Aktivierung der hypothalamischen und vorderen pitui-

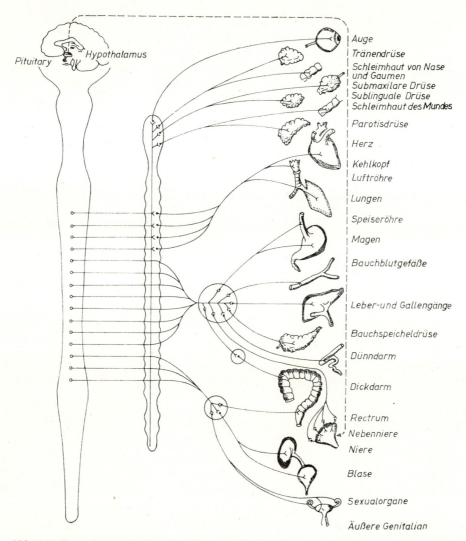

Abb. 6.6. Neuro-humorale Streßreaktion (ACTH-Steroidhormone) mit ihren sympathischen Verbindungen zu den verschiedenen Organen

tarischen Hirnstruktur (ACTH) durch eine Streßsituation die Bahnen über den Sympathikus und seine Ganglien zu den einzelnen Bahnen verlaufen. Extremer Streß unterbricht den normalen Rhythmus dieses Systems, verursacht eine Störung des funktionellen Gleichgewichtes.

6.2. Emotion und kardiovaskuläres System

Schon 1898 konnte HILL (501) zeigen, daß während einer aufregenden Diskussion der arterielle Druck von 105 auf 140 mm Hg anstieg mit einer Erhöhung der Herzfrequenz von 64 auf 84/min. Ähnliche Ergebnisse erzielte auch ZABEL (1290), welcher 1910 durch Multiplikationsaufgaben ebenfalls eine Steigerung des systolischen Druckes feststellte. Eine Übersetzung einiger Zeilen aus Cäsars „de bello gallico" ließ keine Blutdruckerhöhung erkennen, und bei einem jungen Kaufmann, der Rechnen gewohnt war, blieb auch bei schweren Rechenaufgaben der Blutdruck normal. Dagegen stieg er bei derselben Person bei dem mißlungenen Versuch einer Übersetzung sofort an. Diese Arbeiten zeigen, daß man nicht schematisch den Rechentest als eine psychische Belastung ansehen kann. Es ist eine Frage, ob hier nicht mehr Prestigemomente oder Leistungsdruck und weniger die geistige Konzentration das Emotionsverhalten prägen. ADDIS (1) fand bereits 1922, daß bei einer ärztlichen Untersuchung von Blutdruckgesunden der mittlere Blutdruck von 122/79 auf 154/89 mm Hg anstieg. Dabei spielt der Zeitfaktor der Messung nach Beginn der Untersuchungssituation eine nicht unwesentliche Rolle (248). Die Grenze eines sogenannten noch normalen emotionellen Blutdruckanstiegs soll nach den Untersuchungen von STIEGLITZ (1100) 50 mm Hg nicht überschreiten. Er sieht hier den Beginn einer echten potentiellen essentiellen Hypertension. V. UEXKÜLL u. WICK (1215) fanden unter verschiedenen emotionellen Belastungen (Konflikt, Angstzustände u. a.) bei essentiellen Hypertonikern eine Überhöhung des Blutdruckausgangsniveaus mit überschießender Reaktion. Wir wissen, daß besonders bei Jugendlichen situationsbedingte Blutdruckerhöhungen unter emotionellen Einflüssen wie Angst, Ablehnung, Psychoneurosen, Verhaltensstörungen eine Rolle spielen. Die emotionelle situationsbedingte Blutdruckerhöhung bei diesem Personenkreis normalisiert sich nach einer Ruhepause, wie auch WIDIMSKY u. Mitarb. (1266) feststellten. AYMAN und GOLDSHINE (49) fanden durchschnittlich zu Hause gemessene Blutdrücke bei 43 essentiellen Hypertonikern systolisch um etwa 20 und diastolisch um 15 mm Hg niedriger als die zur gleichen Zeit erfaßten Sprechstundenwerte. Über ähnliche Ergebnisse berichten CONWAY und HOBLER (217). Wie auch BOCK (114) fanden wir vereinzelt Unterschiede bis zu 70 mm Hg systolisch und 40 mm Hg diastolisch zwischen dem zu Hause und in der Sprechstunde gemessenen Blutdruck. Eine Leistungsabhängigkeit von emotionellen Blutdrucksteigerungen wiesen HÜRLIMAN und IMHOF (529) nach. CHRISTIAN (208) hat mit Hilfe telemetrischer Methoden genaue Sofortregulationen des Blutdruckes unter Einfluß psychosomatischer Aspekte erfaßt. Die Untersuchungen erstrecken sich über die Alltagsbedingungen hinaus. Unter Einbeziehung auch der Pulsfrequenz sind seine Ergebnisse interessant bei der Eruierung von Konfliktsituationen und effektiver Belastung „analytisch orientierender Interviews". Aufschlußreich sind diesbezüglich auch die Arbeiten von DELGADO (239) und MAGOUN (759). Hypertension und Persönlichkeit oder die hypertone Risikopersönlichkeit ist immer als psychosomatischer Aspekt problematisch. PILOWSKY u. Mitarb. (953) versuchten durch eine Korrelation von psychologischen und kardiovaskulären Parametern eine solche unter Zuhilfenahme von psychologischen Testverfahren zu konzipieren. Ähnliche Ergebnisse liegen auch von anderen Autoren vor (7, 69, 214, 480, 484, 1244). ROST et al. und NITSCHKOFF (865) untersuchten

Kreislaufreaktionen von Fernsehzuschauern bei Übertragung der Fußballweltmeisterschaften mit Hilfe telemetrischer intraarterieller und intravenöser Druckmessung sowie EKG. Sie fanden Druckspitzen bis zu 240 mm Hg systolisch und Anstieg des Druckes in der unteren Hohlvene auf 100 mm Hg, die im wesentlichen durch Preß-Druck-Reaktionen ausgelöst werden. Die Autoren fanden auch Rhythmusstörungen und meinen, daß die in Publikation beschriebenen tragischen Zwischenfälle übertrieben sind.

NITSCHKOFF (871) untersuchte bei Fremdmessungen an 32 Normotonikern und 48 Hypertonikern des Schweregrades I bis III die Wirkung des Fernsehens mit verschiedenen Programmen auf den arteriellen Blutdruck. Die Autoren konnten feststellen, daß Hypertoniker stärker reagieren, insbesondere auf emotional relevante Fernsehübertragungen, wobei das individuelle Engagement eine wesentliche Rolle spielt. Die Normalisierung des systolischen und diastolischen Druckes vollzieht sich bei Hypertonikern langsamer als bei Normotonikern. Vegetative Reaktionsmuster unter geistig-emotionaler Belastung als Methode erlauben, die Streßsensibilität bei Hypertonikern nachzuweisen (988). Abbildung 6.7. zeigt das Verhalten des Blutdruckes bei Hyper- und Normotonikern unter emotionaler Belastung (989).

In der Psycho-Physiologie wird das Prinzip des Bio-feed-back-Verfahrens oft therapeutisch angewendet. Die Methode besteht darin, zentrale, motorische, sensorische oder

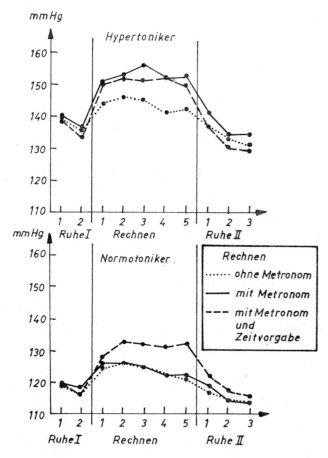

Abb. 6.7. Mittelwerte des systolischen Blutdruckes von Hypertonikern und Normotonikern unter vorgegebenen Belastungssituationen (nach RICHTER-HEINRICH)

vegetative Reaktionen, die normalerweise unbewußt verlaufen (z. B. Herzfrequenz), den Probanden durch Rückkopplung mit Hilfe externer Signale bewußt zu machen. Dadurch werden bewirkt: ein potenziertes Bewußtwerden relevanter physiologischer Abläufe, Wahrnehmungen von Situationen, die diese Abläufe beeinflussen und Möglichkeiten der Selbstkontrolle und dadurch Modulation der Abläufe erlauben. RICHTER-HEINRICH (986) bedient sich dabei insbesondere der instrumentellen Blutdruckkonditionierung. RICHTER-HEINRICH u. Mitarb. (987) fanden eine Senkung des systolischen Blutdruckes durch ein „biofeedback-Training" (im Verlauf des feedback-Trainings wurde die individuelle Schwellenwertfestlegung — shaping — erarbeitet) bei essentiellen Hypertonikern im Frühstadium. In 4 Sitzungen durchgeführtes Training führte zu signifikanten Blutdrucksenkungen um durchschnittlich 21 mm Hg. Synchrone hämodynamische Untersuchungen zeigten, daß die Blutdrucksenkung hauptsächlich durch eine Abnahme des Herz-Minuten-Volumens (Schlagvolumen) bei gleichbleibender Herzfrequenz zustande kommt. Hypertoniker mit neurotischer Angst zeigten bei diesen Untersuchungen signifikant geringere Blutdruckabfälle als Patienten mit „mittlerer" Angst. Die Verabreichung von Tranquillizern führte zu einer Senkung der Blutdruckausgangswerte und damit generell zu einem schnelleren Blutdruckabfall. Ein Biofeedback läßt sich durch Blutdruckselbstkontrolle besser demonstrieren als eine Blutdrucksenkung durch Rückkopplungsmechanismen (686). Yoga mit Biofeedback wird ebenfalls in der Hypertoniebehandlung angewandt (931).

Abb. 6.8. zeigt nach NITSCHKOFF (865) das Verhalten von systolischem und diastolischem Blutdruck bei Normotonikern, Hypertonikern und Hypotonikern, ge-

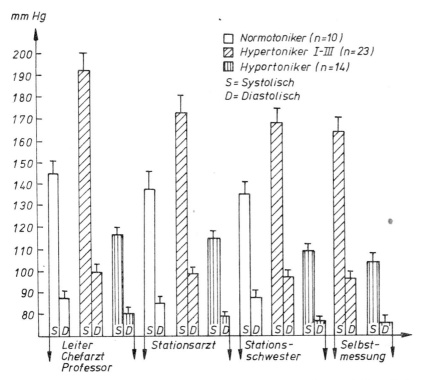

Abb. 6 8. Mittelwert mit Standardabweichung des systolischen und diastolischen Druckes bei Normotonikern, Hypertonikern und Hypotonikern (nach NITSCHKOFF)

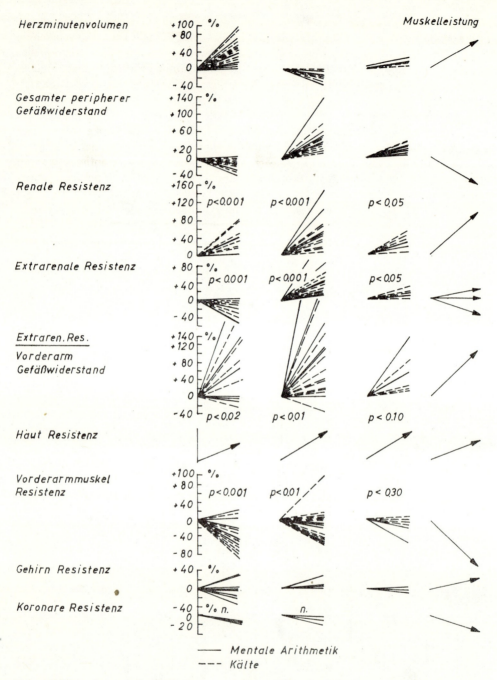

Abb. 6.9. Hämodynamische Veränderungen unter emotionaler Belastung (nach Brod)
Die Veränderungen der verschiedenen Parameter sind in Prozent des Ruhewertes angegeben. Die 4 Säulen charakterisieren: Höhe des Blutdruckes durch Anstieg des Herzzeitvolumens bei gleichbleibendem oder erniedrigtem peripherem Widerstand (1), Anstieg des Blutdruckes durch eine Erhöhung des totalen peripheren Widerstandes und bei fast unverändertem Herzzeitvolumen (2), Anstieg des Blutdruckes durch eine Erhöhung des Herzzeitvolumens und des totalen peripheren Widerstandes (3) und zum Vergleich das hämodynamische Verhalten bei Muskelarbeit (4).

messen von verschiedenen Personen im „hierarchischen klinischen Betrieb". Wir sehen die starke emotionale Beeinflussung der Blutdruckwerte (es handelt sich um denselben Probanden); Selbstmessungen zeigten, daß der realste Wert von der Stationsschwester gemessen wird.

BROD (157) hat hämodynamische Untersuchungen unter emotionalem Streß durchgeführt (Abb. 6.9.). Er meint, daß die Veränderungen des totalen peripheren Gefäßwiderstandes von dem Gleichgewicht zwischen der Vasokonstriktion in den Eingeweiden und in der Haut und der Vasodilatation in den Muskeln abhängen. Die venöse Desensibilität fiel nach BROD unter emotionalem Streß ab.

Jede emotionale Regung wird in der Literatur fälschlicherweise als Streß betrachtet. Lediglich ein Übermaß oder ein Entzug innerhalb einer Stimulationsbreite kann als Streß aufgefaßt werden, wobei die emotionale Intensität des Erlebnisses individuell unterschiedlich geprägt ist. Ob Lust und Unlust immer Streßreaktionen auslösen, wie LEVI (705) meint, mag trotz Abweichungen biochemischer Parameter dahingestellt sein. Lust kann sich bis zum Schmerz potenzieren, und eine subjektive Unlustgröße kann als Lust erlebt werden. Der Autor hat diesbezüglich nicht nur auf die Bedeutung der Nebenniere, sondern auch der Schilddrüse hingewiesen.

BOHUS (123) et al. haben unter emotionalem Verhalten eindeutige Reaktionen der Herzfrequenz und des Blutdruckes gefunden, gekoppelt mit Veränderungen des Endokriniums. Dies konnte auch bei sympathektomierten Tieren erreicht werden.

Unter naturwissenschaftlichen Aspekten des Leib-Seele-Problems hat v. EIFF (270) eine Physiologie und Diagnostik des emotionalen Streß erarbeitet.

6.3. Neurosen, psycho-sozialer Streß und Herz-Kreislaufkrankheiten

Das zur Situation nicht adäquate Verhalten wird als Neurose bezeichnet, wobei diese erworben, erlernt, unter bestimmter genetischer konstitutioneller Disposition reversibel und irreversibel sein kann. Letzten Endes ist dieses Phänomen eine gestörte Erlebnisverarbeitung und ein Fehlverhalten dem Selbsterhaltungstrieb und sozialen Anforderungen gegenüber. Psychopathien und Psychosen sollen im Gegensatz zur Neurose primär konstitutionell bedingt sein, wobei diese Phänomene nicht ganz klar abgrenzbar sind. Neurosen beruhen auf einer Störung zerebraler Reizverarbeitung mit vegetativen Affektreaktionen und mißlungener Auseinandersetzung mit der Umwelt. Auf die Neuroseskala in Richtung von aktuellem Neurotizismus mit allen seinen Klassifizierungen und Interpretationen kann nicht näher eingegangen werden.

Nach der WHO-Klassifikation müssen folgende Bedingungen für die Neurose vorliegen:

1. Erlebnisbedingte Störungen der Person-Umwelt-Beziehung mit psychischer und/ oder körperlicher Symptomatik müssen erkennbar sein.
2. Es muß eine aktuelle oder anhaltende Fehleinstellung des Patienten nachweisbar sein.
3. Dabei muß es sich um eine nachhaltige Störung handeln.

Psychosomatische Krankheiten sind organische Leiden, an deren Entstehung eine Neurose ursächlich beteiligt ist (503).

Neurotiker zeigen in 25% der Fälle hypertone Blutdruckschwankungen und klagen in 20% über Stenokardien. SUDAKOW (1116) sieht in dem emotionalen Streß den Hauptanlasser bei der Formierung einer experimentellen Neurose. Bei der experimentellen

Neurose wird von einer funktionellen Überlastung des Nervenprozesses in kortiko-subkortikalen Strukturen berichtet (1116) (Abb. 6.10.). Konflikt, Streß und Neurose sind qualitative psychosomatische Potenzierungen. Die Konfliktsituation löst negative Emotionen aus, welche über neuro-vegetative Bahnen zu funktionellen und später organischen Schädigungen führen. Aus dem Schema von SUDAKOW (1116) ist zu entnehmen, daß einmal die Entwicklung der emotionalen Streßreaktion auf mehreren Wegen vor sich geht und zum anderen ihre Verarbeitung je nach Adaptationsfähigkeiten als „funktionelles System" verschiedene krankhafte psychosomatische Störungen hervorrufen kann.

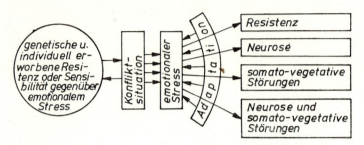

Abb. 6.10. Konflikt, emotionaler Streß, Formierung zur Neurose und zu somato-vegetativen Störungen (nach SUDAKOW)

Die Informationsverarbeitung von Affekten und exogenen Reizen bestimmt die Orientierungsreflexe und die vegetativen Reaktionen, dabei spielt das Herz-Kreislaufsystem sowohl bedingt reflektorisch als auch adaptativ zur Situation eine besondere Rolle. Das kardiovaskuläre System dient im Experiment als Frühparameter bei der Erfassung von Prä- und Frühphasen der Neurose.

Streß und Konflikt sind nicht nur negative und schädliche Agentien; jede Konfliktsituation ist ein Prüfstein für das Selbstgefühl und die Selbstbehauptung des Individuums. Die Konfrontation läßt die Grenzen der psychischen und sogar physischen Belastbarkeit erkennen. Dauerschonung führt zu einer Lebensschwäche, Verkümmerung psychischer, aber auch physischer Reaktionsbreite. Generell kann man sagen, daß die Entwicklung zur psychischen Störung um so ausgeprägter ist, je früher, je schwerer und je länger dauernd die ungünstigen Umwelteinflüsse zur Wirkung gelangen (510).

Ereignisse und Konflikte vor Ausbruch der Neurose sind wesentlich für ihren Verlauf. Meistens handelt es sich um Konflikte aus der Liebes-, Geltungs- oder Besitzsphäre. Die „Schicksalsschläge" und die biologischen Krisenphasen haben einen objektiven Charakter. Identitätskonflikte sind heute eine Hauptursache für Neurosen.

EYSENCK u. Mitarb. (288) entwickelten die „Verhaltenstherapie", die auf Arbeiten von PAWLOW (937) und SKINNER (1055) zurückgeht. Diese Behandlungsmethode basiert auf behavioristischen Mechanismen, Lerntheorien und dem Prinzip des bedingten Reflexes. EYSENCKS Psychotherapie ist psychoanalytisch orientiert; das neurotische Verhalten ist ein erlerntes Verhalten im Gegensatz zum instinktiven Verhalten.

Schon im Experiment konnte festgestellt werden, daß psycho-sozialer Dauerstreß zu einem wesentlich schwereren Verlauf der genetischen Hypertonie der Ratte führt und mit höherer Letalitätsrate verläuft (1026). HENRY et al. (485) fanden bei Ratten im psychosozialen Streß eine Erhöhung des Blutdruckes und der Aktivität der Methyltransferase und Tyrosinhydroxylase. Als Folge von psycho-sozialem Streß werden oft psychosomatische Erkrankungen, insbesondere des kardiovaskulären Systems, ausgelöst. Von besonderer Wichtigkeit ist dabei nicht die objektiv erschwerte Situation, sondern ihre subjektive Bewertung und Bewältigung. Der psychosoziale Streß ist durch 2 Hauptfaktoren gekennzeichnet:

1. durch ein Betroffensein in der subjektiv-psychischen Bewertung der Situation,
2. durch den Verlust der Hoffnung auf Bewältigung der Lage.

Dies kann zu einer depressiven Hoffnungslosigkeit führen, zu einem „Sich-aufgeben-aufgegeben werden-Komplex" (279).

Die wichtigsten Risiken stammen aus der sozialen Umwelt, wobei wir einen Risikofaktor und einen Risikoindikator unterscheiden müssen. So galt Übergewicht lange Zeit als „Faktor", ist aber jedoch ein Indikator für den drohenden Eintritt einer Herz-Kreislaufkrankheit. Abb. 6.11. zeigt die Zunahme der Sterblichkeit in Abhängigkeit vom Körpergewicht nach HOLTMEIER (518), das Normalgewicht ist nach dem BROCA-Index berechnet.

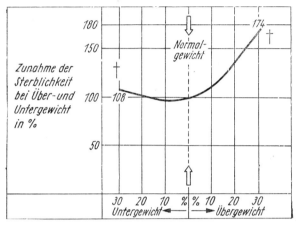

Abb. 6.11. Sterblichkeit bei Über- und Untergewicht in Prozenten (nach HOLTMEIER)

Eine WHO-Konferenz hat vorgeschlagen, die Risikosituationen bzw. mehrere Risikofaktoren und -indikatoren als Risikocharakteristika zu bezeichnen (1060). Die persönlichen Eigenschaften, welche Risiken entstehen lassen, werden in dem Begriff der „Risikopersönlichkeit" zusammengefaßt (205).

Die Modelltheorie der psychosozialen Faktoren auf Herz-Kreislaufkrankheiten geht über Einwirkung der Katecholamine, Zunahme der Triglyceride, Anhäufung von Neutralfett und Mukopolysachariden, Zunahme des Cholesterins und die daraus resultierenden Strukturveränderungen der Gefäßwand bzw. des Myokards. Hier spielen auch hormonale Faktoren (NNR, Schilddrüse) und Störungen der O_2-Versorgung eine Rolle. Die Wechselwirkungen sind komplizierter, weil auch das Gerinnungssystem zum Nachteil des Organismus alteriert werden kann. Die Analyse hinsichtlich psychosozialer Risikofaktoren der Herz-Kreislaufkrankheiten führte zu einer experimentell operierenden „Sozio-Psychologie" (1125). Die soziale Schicht und der Beruf als Risikofaktor sind nicht einheitlich. Von größerer Bedeutung scheint der Zivilisationsstand im Sinne von industrialisierten und nichtindustrialisierten Ländern zu sein (1125). Nicht ein Risikofaktor, sondern die Konstellation entscheidet. Die emotionalen Risikofaktoren für die HKK bei der Auseinandersetzung mit der Umwelt (sozialer Streß) scheinen bewiesen zu sein (552). Zu diesen gehören Sorgen, Angst, Gefühl der Bedrohung, Einsamkeit. Im psycho-sozialen Bereich kann eine professionelle Belastung und Arbeitsunzufriedenheit als ein Risikofaktor wirken: Über- und Unterbelastung, Rollenkonflikte, Rollenunsicherheit, Langeweile, Monotonie, Mangel an Anerkennung, Konflikte mit Vorgesetzten oder Untergebenen (799).

Ob es bei den Herz-Kreislaufkrankheiten eine Form von Berufskrankheit gibt, mag dahingestellt sein. DÖRKEN (256) meint, daß z. B. die Infarktgefährdung in hohem Maße berufsspezifisch sei und gibt den Prozentsatz der auf Infarkt entfallenden Todesursachen an wie folgt: Schiffsbau 8,6%, Schlachter 9,6%, Gastwirte, Kellner 10,1%, Gaswerksarbeiter 17,9%, Bäcker 19,6%, Ärzte 19,6% (Tab. 6.2.; Tab. 6.3.).

Der Persönlichkeitstyp wurde von amerikanischen Autoren analysiert, die zwei Verhaltensschemata entwickelten: Typ-A und Typ-B, die bereits besprochen wurden. Die „Heidelberger Studie" (1126) ist im Vergleich zu anderen Daten der Weltliteratur repräsentativ: Die Frauen haben eine höhere Risikofaktorenrate als Männer, wobei bei zunehmendem Alter kein eindeutiger Anstieg der klassischen Risikofaktoren bei HKK festzustellen ist. Die Häufigkeit von HKK, wie z. B. in den USA, läßt in den verschiedenen Rassen und sozialen Schichten unter Berücksichtigung der Risikofaktoren keine unterschiedliche Verbreitung erkennen. Hingegen treten emotionale Reaktionen auf die Umwelt immer deutlicher als Ursache der HKK hervor. Die Bedeutung der Persönlichkeitsstruktur für die Genese der Herz-Kreislaufkrankheiten wird unterstrichen. Wenn auch genetische und Umweltfaktoren Träger der Ätiologie sein können, muß die Umwelt persönlichkeitsspezifische Reaktionen auslösen. „Die Frage kann also nur darin bestehen, ob diese Persönlichkeitsstruktur genetisch bestimmt oder erworben ist" (1126).

Die geschlechtliche Prävalenz von HKK ist lediglich in den verschiedenen Altersphasen unterschiedlich. Möglicherweise liegt das an den unterschiedlichen Lebensgewohnheiten (auch Risikofaktoren) beider Geschlechter. Auch bei Zwillingsstudien sind Persönlichkeitsfaktoren maßgebend. Die Inzidenz von Infarkten zeigt nur eine geringe Konkordanz bei eineiigen Zwillingen, für Herz-Kreislaufkrankheiten ist sie allerdings größer (712). Es scheint sicher zu sein, daß weniger gelegentliche primäre Risikofaktoren für das Schicksal der HKK entscheidend sind als ihre Steigerung bzw. Chronizität der Risikosituation. Dies ist jedoch epidemiologisch nicht faßbar, und daraus resultieren die Diskrepanzen der Analysen. Nicht der Umweltreiz als solcher, sondern die Art der Reaktion auf Umweltreize ist entscheidend, d. h., das persönliche Reaktionsmuster. „Lebensschicksal und Beruf als Risiko" (1125) ist eine weise Bezeichnung ohne faßbare Größen. Todesfälle durch Infarkte kommen in den USA unter der armen Bevölkerung häufiger vor (1273). Wir müssen jedoch unterscheiden zwischen sozialer Schicht und sozialem Status. Es bestehen Beziehungen zwischen Einkommensstufe und Übergewicht unter Berücksichtigung der Größe. Das Übergewicht bei Einkommensstufe 5 ist doppelt so hoch wie bei niedrigeren Einkommen (938).

Die Krankheit als Auseinandersetzung zwischen dem subjektiven Ich und der objektiven Umwelt wird einmal geprägt von der sozialen Stellung des Individuums und zum anderen von den jeweiligen Produktionsverhältnissen. Insofern ist eine sozialistische

Tabelle 6.2. Auftreten von Infarkten in Abhängigkeit vom Charakter der Tätigkeit (nach MIEHLKE, 824)

Charakter der Tätigkeit	Infarkte n	Infarkte %	Von Gesamtpopulation
Vorwiegend körperlich	8	4,6	171
Vorwiegend geistig	67	11,8	564
Gleichermaßen körperlich und geistig	5	1,8	274

Tabelle 6.3. Auftreten von Infarkten in Abhängigkeit von der Berufsausbildung (nach MIEHLKE, 824)

Berufsausbildung	Infarkte n	Infarkte %	Von Gesamtpopulation
Ohne Facharbeiter	2	2,6	78
Facharbeiter	30	6,8	434
Meister/Techniker	7	7,3	103
Fachschule	26	13,4	194
Hochschule	15	6,7	223
Insgesamt	80		1032

Gesellschaftsordnung fürsorglicher und humaner für das kranke Individuum, wenn auch dabei Übertreibung und Mißbrauch nicht vermieden werden können. Der Mensch ist eine biosoziale Einheit und dadurch integriert in die jeweilige Gesellschaftsordnung mit allen ihren positiven und negativen Tendenzen. Es bleibt jedoch ein Problem, wie weit angeborene und biologisch-konstitutionelle Bedingungen beeinflußbar sind und wie weit diese Eigenschaften durch Erlernen von bestimmten Verhaltensmustern modifizierbar sind. Selbst die „klassischen" Risikofaktoren für die Herz-Kreislaufkrankheiten manifestieren sich verschieden und sind in ihrer Konstellation modifizierbar durch die gesellschaftlich geprägten Verhaltensweisen (670, 824).

Tabelle 6.4. weist auf eine Vertiefung der Kluft zwischen den priviligierten und den ausgebeuteten Schichten hin als Ausdruck der sozialökonomischen und sozialmedizinischen Differenzierung. Die psychosozialen Faktoren für die Häufigkeit, Verteilung und Verlauf von Herz-Kreislaufkrankheiten sind eng verbunden mit der objektiven Streßbelastung und der subjektiven Streßverarbeitung (704). So ordnet GRÜNBERG (404) die Wirkung der Umwelteinflüsse auf die Pathogenese kardio-vaskulärer Krankheiten in folgende Faktorengruppen: Veränderte Ernährungsweise, Bewegungsarmut mit mangelnder Muskeltätigkeit, chronische emotionale Belastung durch soziale Interferenzen, unbiologische Reize (Lärm, künstliches Licht usw.) und Fremdrhythmen an Stelle der natürlichen Eigenrhythmen.

Es überrascht, daß diese Erkenntnisse in vielen Fällen für das kranke Individuum nicht oder nur teilweise zutreffen. Auch die Pathokonstellationen zeigen nicht selten eine bizarre Verquickung. Somit müssen wir aus der ärztlichen Praxis feststellen, daß die Krankheit keine statistische Größe ist, sondern ein einmaliges biologisches Phänomen, welches viele — auch unbekannte — schicksalhafte Faktoren beinhaltet. Man

Tabelle 6.4. Standardisierte Mortalitätsziffern für erwachsene Männer unter 65 Jahren (Registrar General: Deccenial Supplement, England und Wales, H.M.S.O. London, 1971, Occupational Mortality Tables)

| Zeitabschnitt | Soziale Schichten | | | | |
	I	II	III	IV	V
1930—32	90	94	97	102	111
1949—53	86	92	101	104	118
1959—63	76	81	100	103	143

denkt zwangsläufig an das Schlüsselwort „genetischer Determinismus". Bei der Interpretation des Begriffes entsteht eine überzeugende Beziehung zwischen Biologie und Sozialwissenschaften. E. O. WILSON (1271) spricht von „Biologie als Schicksal" und analysiert die soziobiologischen Grundlagen menschlichen Verhaltens mit ihren Konsequenzen. Wenn wir gewisse neue medizinisch-wissenschaftliche Erkenntnisse mit Distanz betrachten, begeben wir uns wieder in eine naturphilosophische Richtung mit neuen und teilweise nicht erforschten Aspekten.

Die Kernfrage ist, ob das menschliche Verhalten auch in der Gesellschaft durch das biologische Erbe bestimmt und kontrolliert wird und wo dessen Grenzen liegen. Jede Lebensform ist ein evolutionärer Prozeß, ein „Produkt von Millionen von Jahren der Interaktion zwischen Genen und Umwelt". Die Soziobiologie als Forschungszweig stützt sich hauptsächlich auf Vergleiche zwischen sozial lebenden Spezies. Darüber sagt E. O. WILSON: „Die Soziobiologie ist eine ausgesprochene Mischdisziplin, die Erkenntnisse aus der Ethologie (der naturwissenschaftlichen Erforschung ganzer Verhaltensmuster), der Ökologie (der Erforschung der Beziehungen zwischen Organismen und ihrer Umwelt) und der Genetik zusammenträgt, um so zu allgemeinen Aussagen über die biologischen Eigentümlichkeiten ganzer Sozietäten zu gelangen. Das eigentlich Neue an der Soziobiologie ist, daß sie die wichtigsten Fakten über die soziale Organisation aus dem traditionellen Entstehungskontext der Ethologie und Psychologie hergeleitet und auf der Grundlage einer auf der Ebene der Population betriebenen Ökologie und Genetik neu zusammengestellt hat, um zu zeigen, wie soziale Gruppen sich durch Evolution an die Umwelt anpassen. Erst in den allerletzten Jahren haben sich die Ökologie und die Genetik hinreichend verfeinert und sind stark genug geworden, um eine solche Grundlage zu bieten". (1271)

7. Möglichkeiten der Psycho- und Soziotherapie

Als Ergänzung zum vorangegangenen Kapitel sei diese Frage nur kurz gestreift. Der Positivismus des letzten Jahrhunderts hat mehr neuro-pathologische Gesichtspunkte in den Vordergrund gestellt. Zwei Therapieformen dominieren, einmal die organisch-biologischen oder somatischen Behandlungsverfahren (empirisch) und zum anderen psychosoziale Behandlungsmethoden. Zu den psychotherapeutischen Verfahren seien aufgezählt:

1. das ärztliche Gespräch (MEERWEIN) (806)
2. die klassische Psychoanalyse (FREUD) (325)
3. Psychologische Stütztherapie (WOLBERG) (1278)
4. Autosuggestive, suggestive und entspannende Verfahren wie z. B. Autogenes Training (SCHULTZ) (1171) und gestufte Aktivhypnose
5. Verhaltenstherapie (EYSENCK) (288)
6. katathymes Bilderleben bzw. Symboldarma (LEUNER) (1955, 701)
7. Gruppenpsychotherapie (SLAVSON, LANGEN u. a.) (680, 1057)
8. Milieutherapie und Milieugestaltung
9. Beschäftigungstherapie
10. Arbeitstherapie
11. Therapeutische Gemeinschaft (MAXWELL) (791)
12. Familientherapie (ISERMANN) (539).

Die Psychotherapie ist auch ein wesentlicher Bestandteil der Rehabilitation in der modernen Medizin. Die Voraussetzung für eine erfolgreiche klinische Therapie sind gründliche Kenntnisse über die medizinische Psychologie. Ist das somatische Leiden eine Folge der erkrankten Psyche, oder ist der psychische Zustand Folge des organischen Leidens?

Die Stellung und Aufgaben der Psychotherapie in der Gesellschaft haben gesundheitspolitische Aspekte im Sinne einer Förderung und Entwicklung eines Gesundheitsbewußtseins. Hierzu gehört auch die Bekämpfung von Suchttendenzen, verbunden mit einem sozialen Fehlverhalten. Bei neurotischen Krankheitsbildern ist eine gezielte Psychotherapie absolut indiziert. Die psychophysische Einheit setzt sich im Gegensatz zu früheren dualistischen Vorstellungen durch (539, 595).

Es liegen psychokybernetische Untersuchungen als Ansatz einer Psychotherapie vor (632). Das Ziel jeder Therapie ist, die Selbständigkeit des Patienten zu stärken. SELYE (1032) weist darauf hin, daß es darauf ankommt, den Streß zu bewältigen und damit einen Lebensgewinn zu erzielen.

8. Genetik und Kreislauf

Neben den Herz- und Gefäßanomalien gibt es kaum eine kardiovaskuläre Erkrankung, die nicht durch erbliche Faktoren — sowohl in der Entstehung als auch in Verlauf und Prognose — determiniert ist. Die postnatal-ontogenetischen Umwelteinflüsse sind auch zum größten Teil geprägt durch die erblich verankerte Empfindlichkeit bzw. Unempfindlichkeit gegenüber exogenen Noxen. PICKERING (948) vertritt die Auffassung der multifaktorellen Vererbung bei der Hypertonie und meint, daß die angeborenen Faktoren etwa zu 20% und die Umweltfaktoren zu etwa 80% die Blutdruckhöhe bestimmen. Neueste statistische Erhebungen zeigen, daß ca. 5% der Kinder mit einem leichten oder schweren genetischen Defekt geboren werden und ein großer Teil der Todesfälle im Kindesalter durch solche Schäden verursacht wird (1275). Eine sechsjährige Studie des Institutes für Humangenetik der Universität Hamburg ergab bei der „genetischen Sprechstunde", daß 36,4% der beobachteten Erkrankungen auf einer eindeutig genetischen Grundlage beruhen (930). Seit der „Geburt der Molekularbiologie" 1953 ist die Biochemie der Genetik, insbesondere der Auf- und Abbau der Nukleinbausteine, und ihre Synthese mit faszinierenden Erkenntnissen bereichert worden. Das zentrale Prinzip dieser Wissenschaft ist Transkription und Translation. Über die genetische Manipulation (genetic engineering) — ob gefährlich oder hilfreich — ist z. Z. ein naturwissenschaftlicher und philosophischer Dialog in Gang gekommen (894).

Bei den kardiovaskulären Krankheiten sind verschiedene konstitutionelle Grundlagen entscheidend: Alterskonstitution, Geschlechtskonstitution, rassische Konstitution, normale Varianten, abnorme Varianten, Konstitutionsanomalien, konstitutionelle Krankheitsdispositionen und die individuelle Konstitution.

Der Arzt hat unter genetischen Aspekten folgendes zu beachten:

1. bei einem geschädigt geborenen Kind das Risiko für weitere Kinder einzuschätzen,
2. ist eine genetische Belastung bekannt, so steht die Frage im Vordergrund, ob eine Ehe eingegangen werden soll,
3. die Problematik der Verwandtenehe.

Neben statistischen Erhebungen erscheint die Zwillingsmethode bei der genetischen Diagnostik von Bedeutung. Bei eineiigen Zwillingen besteht eine hohe Konkordanzrate und eine niedrige bei zweieiigen. Zu entscheiden ist, ob ein monogener oder polygener Erbgang vorliegt. Fast gleiche Konkordanzraten sprechen für eine exogene Ursache. Ein dominant wirksames Gen manifestiert sich im Heterozytenzustand, d. h., bei jedem seiner Träger. Dies trifft für die autosomal dominante Vererbung zu, bei der autosomal rezessiven Vererbung manifestiert sich der Zustand nur in einem homozygoten Verhältnis, d. h., beide Gene sind homolog. Rezessiv vererbte Störungen treten gewöhnlich nur innerhalb einer Generation auf. Bei x-chromosomalen Genen ist der Unterschied zwischen dominant und rezessiv nicht immer erkennbar. Viele genetische Störungen lassen sich an den Leukozyten und ihrer Biochemie erkennen. Bei den x-chromosomalen Syndromen liegt ein rezessives Prinzip zugrunde, der Mann ist das erkrankte Phänomen, die erscheinungsfreie Frau (Konduktor) gibt die Krankheit weiter. Bei einem Defekt mehrerer Gene spricht man von Polygenie. Es besteht eine große Variabilität der Merkmalsausbildung mit fließendem Übergang zum Normalzustand. Bei Anomalien des Karyotyps und der Chromosomen (erkennbar durch bestimmte Präparationsmethoden) entsteht phänotypisch ein Komplex oft schwerer und untypischer Mißbildungen. Es werden alphabetisch die genetisch bedingten kardiovaskulären Krankheiten angeführt (ausführliche Literatur bei WITKOWSKI und PROKOP: Genetik erblicher Syndrome und Mißbildungen, Bd. I u. II, Akademie-Verlag Berlin, 1983):

Aneurysma, intrakranielles, BERRY-Aneurysma: Familiäres Vorkommen, autosomal dominante Vererbung, möglicherweise Ausdruck eines Bindegewebsdefektes, Gefahr der Ruptur im Erwachsenenalter, oft kombiniert mit einer Zystenniere oder -leber, chirurgisch korrigierbar.

Aortenbogen-Syndrom, TAKAYASU-Syndrom: In Asien vorkommende obliterierende Arteriitis im Bereich des Aortenbogens, Blutdruckunterschiede zwischen unterer und oberer Körperhälfte, schlechte Prognose, familiäres Vorkommen, Autoimmunkrankheit (?).

Aortenisthmusstenose: Unklare Ätiologie, Verengung der Aorta vor oder nach Abgang des Ductus BOTALLI, oft kombiniert mit anderen Herzfehlern, eine polygene Vererbung wird angenommen, familiäres Vorkommen.

Aortenstenose, subravalvuläre isolierte: WILLIAMS-BEUREN-Syndrom, FANCONIS-SCHLESINGER-Syndrom, Hyperkalzämie, idiopathische, Elfinface-Syndrom, angeboren, herabgesetzte Lebenserwartung, gestörter Kalzium-Stoffwechsel, der Basisdefekt ist unbekannt, autosomal dominanter Erbgang, bei sporadischen Fällen wahrscheinlich Neumutationen. Es gibt ätiologisch eine Aortenstenose mit kraniofazilen Mißbildungen und Debilität, entweder intrauterine exogene Ursachen oder autosomal dominate Mutation.

BARTTER-Syndrom: Genetisch bedingte Störungen der Nierentubuli, Alkalose mit erhöhter Plasma-Renin-Aktivität, autosomal rezessiver Erbgang wird angenommen.

Bluthochdruck, Hypertension, Hypertonie, arterielle, essentielle: Sehr heterogen mit verschiedenen endogenen und exogenen Faktoren, eine polyfaktorielle Disposition wird angenommen.

Bluthochdruck, pulmonaler primärer; primäre pulmonale Hypertonie: Oft verbunden mit Lungenanomalien, Ätiologie unterschiedlich, wahrscheinlich eine autosomal dominante Vererbung (Gefahr eines Lungenödems).

Ductus arteriosus (BOTALLI), offener: Angeboren mit Zeichen eines Herzfehlers und verminderter Leistungsfähigkeit; wahrscheinlich eine autosomal dominante Vererbung, möglicherweise auch eine polygene Disposition.

EBSTEIN-Syndrom, EBSTEIN-Anomalie: Herzmißbildung unklarer Ätiologie, meistens mit einem Vorhof-Septum-Defekt, sporadisch und selten, polygene Vererbung wird angenommen.

Endokarfibroelastose, Fibroelastose, endokardiale, erbliche: Eine genetisch bedingte primäre Kardiomyopathie auf der Grundlage einer Genmutation, wahrscheinlich heterogen, in der Mehrzahl der Fälle autosomal rezessive oder dominante Vererbung; in mehreren Familien ein x-chromosomaler Erbgang beschrieben.

Endomyokardfibrose: Familiäre primäre Kardiomyopathie, vorwiegend in Afrika auftretend, ein Autoimmundefekt wird angenommen, führt zum Tode innerhalb weniger Tage bis Jahre.

FABRY-Syndrom, Angiokeratoma corporis diffusum universale (FABRY): Eine erbliche Sphingolipidose, ein Isozymmangel mit Ablagerungen in verschiedenen Organen und generalisierte Gefäßbeteiligung, oft mit Hypertonie verbunden, x-chromosomaler Erbgang, mehrere klinische Typen, Genmutation, Manifestation zwischen 5. und 10. Lebensjahr mit Niereninsuffizienz, Hypertonie und Hornhauttrübungen.

FAHR-Syndrom, Gefäßverkalkung, nichtarteriosklerotische, idiopathische zerebrale; Stammganglienverkalkung, familiäre, isolierte: Die Gefäßverkalkung findet im Bereich der Stammganglien statt, Persönlichkeitsverfall, wahrscheinlich heterogen, ein autosomal rezessiver oder dominater Erbgang nicht ausgeschlossen.

FALLOTsche Tetralogie, FALLOT-Syndrom: Polygene Kombination von Herzfehlern auf genetischer Grundlage, angeboren, schweres klinisches Bild, Minderwuchs mit geringer Lebenserwartung.

Herzfehler, angeborene:

Ätiologisch heterogene Gruppe von kardiovaskulären Mißbildungen:
1. 90% der Fälle multifaktiorell bedingt: Vorhof-Septum-Defekt; Aortenstenose; Aortenisthmusstenose, Ventrikel-Septum-Defekt; Pulmonalstenose, angeborene; FALLOTsche Tetralogie.
2. Teilsymptom von Chromosomopathien: DOWN-Syndrom, EDWARDS-Syndrom, Deletionssyndrome.
3. Teilsymptom monogen bedingter Syndrome: MARFAN-Syndrom, EHLERS-DANLOS-Syndrom u. a.
4. Ganz vereinzelt isoliert monogen vererbt: Vorhof-Septum-Defekt.
5. Teilsymptom von Virusembryopathien: Röteln-Embryopathie, Zytomegalie-Virus-Fetopathie.
6. Teilsymptom von teratogenen Mißbildungssyndromen: Thalidomid-Syndrom, Hydantoin-Syndrom.

Inzidenz in Europa: etwa 1:125, bei Schulkindern 1:500.

HOLT-ORAM-Syndrom, Herz-Hand-Syndrome: Fehlbildungen des Daumens und andere Anomalien des Handskeletts, verbunden mit einem Vorhof-Septum-Defekt, Arrhythmie und Bradykardie, autosomal dominanter Erbgang, Mißbildungskombination auf der Grundlage einer Genmutation.

Hyperlipidämien: Die Einteilung geht von Untersuchungen an Infarktpatienten und Koronarsklerose aus. Wichtiger Faktor auch für die Arteriosklerose. Nach ihrer Konzentration unterscheidet man sechs Typen. Eine neuere Einteilung berücksichtigt allein die Lipidkomponente, danach gibt es 5 Typen:
1. Hypercholesterinämie, autosomal dominant vererbt.
2. Hypertriglyzeridämie, autosomal dominant vererbt.
3. Kombinierte Hyperlipidämie, autosomal dominant vererbt.
4. Hypertriglyzeridämie bisher unbekannter Ätiologie (polygen?).
5. Hypercholesterinämie mit wahrscheinlich polygener Vererbung.

KAPOSI-Syndrom, Sarcoma idiopathicum multiplex haemorrhagicum KAPOSI, Angiomatosis KAPOSI: Hyperplastische Erkrankung der Gefäße, wahrscheinlich infektiös toxisch mit infiltrierenden Hautveränderungen, genetisch autosomal dominante oder rezessive Faktoren.

Kardio-Faziales-Syndrom (CAYLER): Kombination von angeborenen Herzfehlern mit einer muskulären oder einer neuralen Asymmetrie der Gesichtsmimik, sporadisch; Genetik unklar.

Kardio-kutanes-Syndrom-Lentigines, LEOPARD-Syndrom: Pigmentanomalien über den ganzen Körper, häufig symptomatisch bei angeborenen Herzfehlern, unklare genetische Grundlage, wahrscheinlich heterogen, autosomal dominanter Erbgang.

Kardiomyopathie, familiäre, idiopathische; Subaortenstenose, idiopathische, Herzvergrößerung, familiäre; Herzmuskeldefekt auf Stoffwechselgrundlage: Genetisch heterogen mit autosomal dominantem Erbgang. Da die Krankheit auch isoliert bei Geschwistern vorkommt, nimmt man das Vorhandensein eines selteneren autosomal rezessiven Typs an.

MARFAN-Syndrom: Bindegewebsstörungen mit Skelettanomalien und Hochwuchs, Augen-Linsen-Störungen, Gefäßwandschwäche mit Neigung zu Ektasien, während der Schwangerschaft ist mit kardiovaskulären Komplikationen zu rechnen, die erbliche Mesenchym-Schädigung führt zu verschiedenen Varianten des MARFAN-Syndroms.

Moyamoya, NISHIMOTO-Syndrom, lokale Gefäßanomalie unklarer Ätiologie: Störungen der intrakraniellen Blutversorgung, wahrscheinlich infolge Verschlusses der A. carot. intern. Es wird eine autosomal rezessive Vererbung angenommen, möglicherweise auch immunbiologische Reaktionen.

OSLER-Syndrom, Teleangiectasia hereditaria haemorrhagica: Teleangiektatische Gefäßveränderungen, Neigung zu Blutungen und Leberveränderungen mit autosomal dominantem Erbgang.

Pulmonalstenose, angeborene: Stenose oder Fehlanlage der Semilunarklappen der A. pul., wahrscheinlich autosomal dominanter oder auch rezessiver Erbgang, heute wird jedoch eine polyfaktorielle Erbanlage angenommen.

QUINCKE-Syndrom, Angioneurotisches Syndrom: Neigung zu Ödemen infolge einer Erhöhung der Gefäßpermeabilität auf der Grundlage einer Genmutation, Störung im Glyko-Protein-Stoffwechsel, Ödem der Atemwege, lebensbedrohlich: ein autosomal dominanter Erbgang wird angenommen.

RAYNAUD-Syndrom, RAYNAUD-Phänomen: Lokale Durchblutungsstörungen der Extremitäten, Störungen in der sympathischen Innervation und Blutviskosität, wahrscheinlich heterogene autosomale dominante Vererbung. Für manche Fälle wird eine polygene Disposition angenommen.

RILEY-DAY-Syndrom, Dysautonomie: Mangel an Dopamin-Hydroxylase, Störung des Katecholaminstoffwechsels, schon im Kindesalter herabgesetzte Schmerzempfindlichkeit, Hypertension, vegetative Labilität, autosomal rezessiver Erbgang.

Scimitar-Syndrom: Verschiedenartige kardio-pulmonale Mißbildungen, Gefäßanomalien der Lungenvene, oft kombiniert mit Mißbildungen im Herz-Lungenbereich. Man vermutet eine autosomal dominante oder polygene Vererbung.

Steroidhormon-Synthese, Störungen für den Kreislauf von Bedeutung (Hypoaldosteronismus): 18-Hydroxylase, 18-Dehydrogenase, 2-Corticosteron-Methyloxydase, genetisch bedingt durch Enzymdefekte durch Genmutationen.

Taubheit mit Störungen der Herzfunktion, Syndrom von JERVELL und LANGE-NIELSEN; ROMANO-WARD-Syndrom; QT-Syndrom, pseudohypokaliämisches: Wahrscheinlich auf der Grundlage einer Genmutation, eine Stoffwechselstörung wird angenommen, autosomal rezessiver Erbgang.

Vorhof-Septum-Defekt: Genetisch heterogen, das familiäre Auftreten spricht für polygene Vererbung. Für mehrere Sippen konnte ein autosomal dominanter oder rezessiver Erbgang eruiert werden.

WOLFF-PARKINSON-WHITE-Syndrom: Herzfunktionsstörungen bei fehlerhafter Erregungsausbreitung, Anomalie der Reizleitung vom Vorhof zur Kammer. Eine polygene Vererbung wird angenommen und familiäres Vorkommen beschrieben.

9. Modellierung kardiovaskulärer Regulationsmechanismen und Syndrome

Dieses Kapitel kann nur einen Bruchteil der wichtigen, interessanten und geistreichen Arbeiten auf diesem Gebiet berücksichtigen. Der Autor beschränkt sich auf pathophysiologische Verfahrensmöglichkeiten und wichtige Modelle pathophysiologischer Herz-Kreislaufphänomene.

Aufzählung, Interpretation, Hypothesen und Theorien experimenteller Herz-Kreislaufforschung an Tier und Mensch, einschließlich Berücksichtigung moderner elektronischer Meßwerterfassung ergäben ein Werk von mehreren Bänden. Die Modelle müssen den empirischen Sachverhalt hinreichend wiedergeben, gut interpretierbar und didaktisch bereichernd sein. Der Erkenntnisgewinn ist manchmal größer als die realisierbare Wirklichkeit und regt dadurch die wissenschaftliche Kreativität an. Die Modellstudien erlauben nicht nur eine qualitative, sondern auch eine quantitative Aussage. Jedes Modell ist gleichzeitig eine Einengung im Sinne von exakt definierten Parametern und programmierten Konstellationen. Biologische Prozesse sind jedoch vielfältig, sehr variabel und situationsdeterminiert; selbst die Grundmotivationen schwanken in ihrer Intensität und ihrem Realisierungsbedürfnis. Die empirische Forschung beruht fast ausschließlich auf dem Prinzip der Falsifikation (z. B. statistische Verfahren mit Signifikanztesten) und bietet keine direkten Beweise. Die Simulierung und Modellierung biologischer Vorgänge ist heute nur durch EDV-Einsatz möglich. Mathematische Analysen und Modelle, welche nach kybernetischen Regeln aufgebaut werden, sind die Voraussetzung zur Quantifizierung von Parametern und diese wiederum die Grundlage für elektronisch-technische Analogmodelle, die sich dann ohne weiteres auch digital umsetzen lassen. Diese analog-digitale Erfassung der laufend anfallenden und variablen Daten kann mit Hilfe von Prozeßrechnern unter verschiedenen Aspekten integriert, aber auch als Experiment maschinell gesteuert werden (882). Auch die Herztätigkeit läßt sich durch Analogrechner simulieren. Durch diese neueren mathematisch-technischen Voraussetzungen existieren auch Methoden zur systematischen automatischen Erstellung von Hypothesen aus biologischem Material (429).

9.1. Grundzüge und Möglichkeiten der Modellierung

Die Modellierung und Simulierung von physiologischen und pathophysiologischen Phänomenen ist ursprünglich eine Domäne der experimentellen Forschung. Mit der Biokybernetik hat diese Disziplin sowohl im konkreten Experiment als auch in mathematischen Abstraktionen einen Aufschwung erfahren.

Die Modellierung beruht auf dem „black-box-Prinzip" mit dem Input und Output und damit verknüpfter Informationsverarbeitung. Die Information wird durch Sender und Empfänger realisiert, beide Teile müssen sich auf eine gemeinsame Sprache einigen (Zeichen, Symbole, Zahlen).

Im Organismus höherer Tiere und des Menschen bestehen die Nachrichtenkanäle aus den Nerven und der Blutbahn. Der Sinn dieses Informationskreises mit seinen Rückkoppelungsmechanismen ist die Konstanthaltung (Homöostase) des inneren Milieus des Organismus. Zu der sogenannten diskontinuierlichen Information, die normalerweise durch ein Dezimalsystem in Form einer Zahl berechenbar ist, gehören die Klassifizierung der Nachricht, der Informationsgehalt und die Entropie, die laterale Inhibition (Kontrastverschärfung). Bei der kontinuierlichen Information wird die Informationsgewinnung durch kontinuierliche Signale dargestellt. Allerdings verliert die Entropie für ein Kontinuum ihren Sinn. Die Ergebnisse der zeitlichen Schwankungen eines Vorganges, der auch stochastisch, d. h. zufällig vonstatten geht, lassen sich nicht analytisch beschreiben, da keine Zeitfunktion vorhanden ist. Sonst wendet man die sogenannte Korrelationsanalyse an (auch Autokorrelationsanalyse) (454, 602, 908, 1268).

Nach diesen Prinzipien sind Modelluntersuchungen auf verschiedenen biologischen Gebieten in den letzten 20 Jahren durchgeführt worden: Speicherung und Übertragung genetischer Informationen auf die Funktionsstrukturen der Zelle, Übertragung von Information auf die Eiweißsynthese, Kodierungsprobleme, Umkodierung und Proteinsynthese, Mutationsfrage. Es existieren auch Regulationsmodelle auf metabolischer Ebene (Aktivierung bzw. Inaktivierung spezifischer Enzyme), so z. B. das Modell der Induktion und Repression der Enzymsynthese nach JAKOB und MONOD (545). Dieses Modell ist erweitert worden zur Regelung der Enzymsynthese über positives und negatives Feed-back auf epigenetischer und metabolischer Ebene. Es liegen Arbeiten über quantitativ-mathematische Beschreibungen der Variablen eines Regelkreises vor wie z. B. bei oszillierenden Systemen (840). Es gibt außerdem Modelle der Zellteilung, der Entstehung von Zellmustern. R. WAGNER (1232) hat in den Jahren 1925/27 einen biologischen Regelapparat genau beschrieben und interpretiert, den Eigenreflexmechanismus der Skelettmuskulatur. Er prägte auch den Satz: „Leben heißt gestört sein" (1233). Es folgten Modelle über die Temperaturregelung des gleichwarmen Tieres (486), die Regelung des Blutzuckers und der Hypophysen-Nebennierenrindenachse (260) und Analysen über das dynamische Verhalten linearer Systeme 2. Ordnung in Abhängigkeit von der Systemdämpfung mit den Begriffen „Stabilität" und „Regelgröße", „Dämpfungsgrad" (259).

Es existieren auch Modelle zur Atmungsregulation mit mathematischer Analyse des geschlossenen Atmungskreises (730). Im Modell wird die Wechselbeziehung zwischen Herz-Kreislaufsystem und Atmung verdeutlicht, wobei Herz und Lunge hintereinander und die einzelnen Organkreisläufe parallel geschaltet sind (641, 730).

In der Auseinandersetzung mit der variablen Umwelt ist es für den lebenden Organismus charakteristisch, die Informationsaufnahme und Informationsweiterleitung durch die Anpassung an die Umgebung zu realisieren. Es handelt sich dabei um energieverbrauchende Rezeptorfunktionen; hier kommen wir zu den Grundlagen der Membranphysiologie (Membranmodell) (598), intra- und extrazelluläre Verschiebungen der Ionenkonzentration der Zelle, elektrische Erregbarkeit und Aktionspotential (533), die Transformation der Reizenergie. Diese Prozesse haben ihre Kodierungs- und Dekodierungssysteme. Tierexperimentelle Modelle zeigen, daß die Immunantwort genetisch gesteuert wird und dadurch eine Disposition zu Autoimmunkrankheiten determiniert sein kann (hier spielt die Regulation des genetischen Informationstransfers als eine materielle Grundlage der Vererbung eine Rolle) (354, 408). Pharmakokinetische Membran- und Zellmodelle mit Ein-Kompartement und Mehr-Kompartement-Faktoren sind von besonderer praktischer Bedeutung, wenn auch eine mathematische Analyse biologischer Vorgänge das Problem kompliziert erscheinen läßt.

Es liegt eine Vielzahl von kaum übersehbaren Modellierungen klinischer Syndrome vor, Modelle über Ernährungsdystrophien, allergische und immunbiologische Syndrome und Modelle von Erkrankungen des ZNS-Systems (836).

9.2. Modellierung von Herz- und Koronarkrankheiten

Ein altes (1917), aber entscheidendes Modell ist das nach STARLING (1074), welches die autoregulatorischen Mechanismen des Herzens bei akuter Volumen- bzw. bei Druckbelastung klärt.

Das Herz-Lungen-Präparat nach STARLING (1074) bei Säugetieren ist nach folgendem Prinzip aufgebaut: Aortendruck und venöser Zustrom können unabhängig voneinander mit der enddiastolischen Ventrikelgröße korreliert werden. Das Herz behält dabei seine natürlichen Verbindungen zu der künstlich beatmeten Lunge. Der große Kreislauf wird durch ein blutgefülltes Maßsystem mit einstellbarem Widerstand ersetzt. Der venöse Zustrom kann von einem Reservoir variiert werden. Die Bluttemperatur wird konstant gehalten, die Herznerven sind durchschnitten, das Herz schlägt mit konstanter Frequenz.

Dieses Modell erlaubt eine Aussage über wichtige Funktionsgrößen des Herzens (Schlagvolumen, Füllungsdruck, Vorhof- und Venendruck) und wird heute noch in verschiedenen Modifikationen und unter verschiedenen Bedingungen praktiziert.

90% der akuten transmuralen Koronarinfarkte entstehen durch Thrombusverschluß einer Koronararterie (1131). Diese Beobachtung ist die Grundlage für das experimentelle Vorgehen. Als Standardmodell gilt ein Verschluß einer Koronararterie am narkotisierten beatmeten Tier mit offenem Thorax. Im chronischen Versuch wird außen ein Manschettenverschluß betätigt (1132). Außerdem sind als Modell bekannt: Ein Katheterverschluß am narkotisierten Tier mit geschlossenem Thorax oder die Injektion von Quecksilber, Agar und Mikrosphären. Quecksilber und Agar erzeugen eine Embolisierung (1131). Fast alle diese Methoden haben eine Fehlerquelle: Man hat keine Kontrolle über die Qualität und Quantität der Kollateraldurchblutung. Prinzipiell ist die Substratversorgung bei den Modellen gewährleistet, nur die O_2-Zufuhr fehlt. Als Tierspezies werden Hunde, Schweine, Ratten, Katzen, Paviane und Schafe benutzt (168, 1131). Kleinere Tiere sind kostengünstig, jedoch anatomisch nicht sehr geeignet, weil sie durch die hohe Ruhefrequenz des Herzens einen sehr hohen Myokardstoffwechsel haben, wodurch sie ischämisch sehr empfindlich sind. Am günstigsten sind das Schwein und der Hund; beim Schwein ist im Verhältnis zum Körpergewicht das Herz recht klein (4 g Herz pro kg Körpergewicht, 8 g beim Hund). Beim Schwein existieren viele Gefäßanomalien und -varianten, und der relativ hohe Pulmonalarteriendruck führt zu einer Hypertrophie des rechten Ventrikels (234). Ein beliebtes Versuchs- und Modelltier in Medizin und Biologie ist das Miniaturschwein (700). Das Gefäßsystem von Mensch und Schwein zeigt ein ähnliches Verhalten bei akuten Belastungen. Morphologische und biochemische Elemente der Herzmuskulatur zeigen Analogien; beim Schwein ist besonders der Diastolen-Systolen-Quotient ungünstig, die Herzkranzgefäße haben einen ähnlichen Verlauf wie beim Menschen. Je kleiner das Tier, desto höher ist der Myokardstoffwechsel. Das Schwein weist phylogenetisch ein altes Gefäßsystem auf („rechtscoronare Variante"). Nähere Parameter über Herz- und Kreislaufgrößen und Anwendbarkeit in der Herz-Kreislaufforschung finden sich bei NITSCHKOFF (in LEUCHT et al., Das Miniaturschwein, VEB G. Fischer-Verlag, Jena 1982, S. 176—183). Bei Pavianen neigt das Herz zum Flimmern, die kollaterale Durchblutung ist sehr gering, und die Tiere sind zu teuer. Am geeignetsten erscheint der Hund, die günstige Kollateraldurchblutung erlaubt eine pharmakologische Beeinflussung des experimentellen Infarktes. SCHAPER et al. (1131) haben ein Zweigefäßmodell beschrieben: Es werden zwei Infarkte (ein perfundierter Testinfarkt) durch Unterbindung eines Seitenastes des ramus interventricularis und eines relativ entfernten Astes der linken Koronararterie erzeugt. Die Unterbindung der kleinen Koronararterie hat keine Rückwirkung auf die Funktion des Herzens. Wichtig ist die Bestimmung der Infarktgröße und der Einfluß des myokardalen O_2-Verbrauches (MVO_2) auf diese und auf die Infarzierungsgeschwindigkeit. Eine pharmakologische Senkung von O_2 durch Betablocker und Morphinderivate führt zwar zu einem Aufschub, nicht aber zu einer Verkleinerung der Nekrosen. Der Myokardinfarkt beim experimentellen Koronararterienverschluß ist im akuten und Frühstadium durch histologische, histochemische und biochemische Untersuchungen des Gewebes quantifiziert (1063). Nach einem experimentellen Ligatur-Modell bei Katzen haben MATHES u. Mitarb. (786) die Dehnungscharakteristik des infarzierten und überlebenden Herzmuskels quantitativ erfaßt. Die Dehnbarkeit des infarzierten Segmentes beginnt am 7.—10. Tag nach dem Geschehen zuzunehmen. Die diastolische Dehnbarkeit des Ventrikels ist alteriert (786). Besonders gut ist das Hundeherz für experimentelle Infarktstudien geeignet. Ein Koronarverschluß beim Menschen tritt selten in einem völlig normalen Herzen auf; meistens entsteht die Stenose mit Ischämie vor dem Infarktgeschehen, so daß sich in diesem Vorstadium ausgeprägte Kollaterale gebildet haben. Gewöhnlich ist der Infarkt durch einen kompletten Verschluß in der Regel kleiner als das Perfusionsgebiet der betroffenen Arterie. Reperfusionsversuche nach 45 und 90 Minuten können einen Teil des geschädigten Gewebes retten, jedoch nicht mehr nach 6 Stunden (1130).

Niedriger myokardialer O_2-Verbrauch und relativ hohe Kollateraldurchblutung schützen das Myokard etwa bis zu 6 Stunden nach Koronarverschluß (1130). Die Kollateraldurchblutung hat großen Einfluß auf das Infarktgeschehen. Das 2-Gefäß-Modell erlaubt eine Erfassung der Infarktgröße in Abhängigkeit von der Kollateraldurchblutung. Letztere beträgt nach SCHAPER u. Mitarb. (1131) etwa 25 ml/min/100 g. Die Überlebenszeit nach einer Ligatur ist unterschiedlich und abhängig von der Unterbindung der jeweiligen Koronararterie. Auch die Ligaturstelle ist nicht unwesentlich; periphere Unterbindungen überleben die Tiere leichter, Unterbindung im 1. Drittel der Koronararterie können zu einem Herzaneurisma führen. Bei Ligaturinfarkten bei Kaninchen können reflektorische Störungen der Gehirndurchblutung festgestellt werden. Auch bei experimenteller Arteriosklerose kann man einen Verschluß der Koronararterie durch Adherosklerose hervorrufen.

Eine Methode zur Untersuchung der funktionellen und strukturellen Adaptationsmechanismen beinhaltet ein Modell inkubierter Myokardzellen unter Hypothermie. Viele Modelle dieser Art erlauben eine Aussage über die Entstehung einer Hypertrophie und Hyperplasie des Myokards (1238). Die Größe der Myokardzellen und ihre strukturellen Veränderungen erweisen sich in vielen Varianten dieses Modells in Abhängigkeit von der Temperatur. Eine Distrophie des Herzmuskels läßt sich auch neurogen durch Reizung des vorderen und hinteren Hypothalamus bei Kaninchen erzeugen (836). Interessanterweise führt eine Reizung und nicht eine Ausschaltung dieser Hirnstrukturen zu einer Distrophie des Myokards. Es liegen auch Modelle einer Herzmuskelschädigung auf der Basis einer allergisch-infektiösen Arthritis vor. Viele Varianten dieser Modelle zeigen Analogien zu der menschlichen Myokarditis (836). Bei allen diesen Modellen der Myokardschädigung gibt es auch viele biochemische Untersuchungen (658). Über die Veränderungen im Serotonin-Metabolismus kann man Modelle einer Myokardschädigung vom rheumatischen Formenkreis über die Freisetzung von Streptolysin provozieren (836). Berichtet wird auch über „Theophyllin-Adrenalin-Myokarditis" sowie mehrere Varianten einer toxischen Myokarditis (836). Die Adrenalinmyokarditis hat klinische Analogien zur Herzschädigung bei Pheochromocytom, also eine katecholaminprovozierte Myokarditis. Hier spielen veränderte Membranmechanismen eine wesentliche Rolle (974). Varianten dieser Versuche können in dem Begriff „Metabolischer Myokardschaden" oder „Metabolischer Herzinfarkt" zusammengefaßt werden (836). Es lassen sich auch Herzklappenveränderungen (Stenosen und Erweiterung) durch Ligaturen über Sonden und Katheter modellieren; diese Untersuchungen erlauben es, die akut veränderte Hämodynamik zu analysieren. Solche Modelle sind von besonderer Bedeutung für die Herzchirurgie (836). Es bestehen auch Möglichkeiten, Herzaneurisma experimentell bei Kaninchen und Hunden zu erzeugen (860).

Schon seit 1869 wird immer wieder von verschiedenen Unterbindungsmethoden (Ligaturen) von Koronararterien und -venen berichtet. Außerdem lassen sich durch Mikrosphären und Thrombenerzeugung in den Herzkranzgefäßen Myokardnekrosen simulieren. Bei Hypertoniemodellen zeigt das druckbelastete Herz sehr früh Myokardveränderungen (860). PARKER et al. (928) fanden nach Unterbindung der vorderen Koronararterie und der Arterie circumflexa unterschiedliche Widerstände der Koronargefäße sowie des Koronarflusses und des Aortendruckes.

9.3. Arteriosklerose

Durch Fett-Fütterungsversuche mit und ohne Katecholamine liegen viele Modelle einer Aortensklerose vor. Auch neurogene Formen nach dem Prinzip des bedingten Reflexes und Störung der höheren Nerventätigkeit, kombiniert mit Fettfütterung, können zu einer Arteriosklerose führen (836). Bei der experimentellen Arteriosklerose spielt die Aktivierung der Thrombozyten und der Plasmagerinnungsfaktoren eine besondere Rolle. Zu diesen Erkrankungen gehören Arteriosklerose, Thrombosen und Ischämien. Die Arteriosklerose ist die Folge einer Beeinträchtigung der Zirkulation von Makromolekülen in der Arterienwand (78). Durch Veränderung der Blutzirkulation sowie Beschädigung der Gefäßwand läßt sich experimentell eine Adherosklerose erzeugen. Die familiäre Hyper-Beta-Lipoproteinämie vom Typ II zeigt eine generelle Erhöhung des Transfers von zirkulierenden Beta-Lipoproteinen in die Gewebe mit dem Resultat, daß sich das Cholesterin nicht nur in den Arterien ablagert, sondern auch in allen schwach vaskularisierten Zonen, z. B. der Haut, der Kornes, der Herzklappen und der Sehnen (854).

Es wird heute angenommen, daß viele schädliche Stimuli gleiche Läsionen an der Arterienwand bewirken, was durch Untersuchungen an Primaten festgestellt wurde (385). Unter allen Primaten ist der Mensch der einzige, bei dem die okklusive Arteriosklerose vorkommt; bei allen übrigen Primatenspezies läßt sich experimentell nur eine Intimläsion provozieren mit einer Anreicherung von Cholesteryloleat. Zu einer Obliteration des Gefäßes durch Thromben kommt es sehr selten.

Über die Reversibilität der Arteriosklerose liegen viele experimentelle Arbeiten vor, so konnte z. B. beim Huhn nach Aussetzen der Cholesterinfütterung ein Verschwinden der Läsionen in 12—16 Wochen festgestellt werden (526). Beim Kaninchen erreichten andere Autoren erst in 2—3 Jahren durch Cholesterinfütterung und Absetzung dieser eine Rückbildung der Läsionen (21). Allerdings hinterließen bei allen diesen Versuchen die „geheilten" Adherome fibröses Gewebe in der Gefäßwand. Gegenwärtig arbeiten mehrere Forschungsgruppen an den Problemen der Rückbildung von Adheromen an verschiedenen Spezies. Diese Experimente basieren auch auf einer Cholesterindiät bis zu 2 Jahren, gefolgt von einer 40monatigen cholesterinfreien Kost (33, 268). Es konnte auch festgestellt werden, daß eine Cholesterinzufuhr zu stenosierenden Adheromen führte und eine linolsäurereiche oder fettarme Diät eine Regression der Läsionen einleitete. Es ist eigenartig, daß im Experiment das Verhalten verschiedener Arterien unterschiedlich ist, d. h., was für die Aorta gilt, braucht nicht für Herzkranzgefäße analog zu sein. Ein wesentlicher Faktor scheint eine Hypoxie der Gefäßwand zu sein, was Ödeme der arteriellen Intima verursacht. Bei einer experimentellen Arteriosklerose beim Kaninchen konnte der Lipidgehalt der Gefäßwand durch eine 10wöchige Inhalation von 28% Sauerstoff verringert werden (46).

Die Rolle von Endothelläsion, Proliferation glatter Muskelzellen und Blutplättchenfaktoren bei der Adherosklerose ist experimentell nachgewiesen: Durch In-vivo-Läsionen im Modell, proliferative Reaktionen von Zellkulturen glatter Muskelzellen auf verschiedene Blutplättchen- und Plasmafaktoren, durch eine mechanische Verletzung (intraarterieller Ballonkatheter) des Endothels in großen Arterien konnte schon nach 10 Minuten eine Blutplättchenadhäsion beobachtet werden (73). An der Verletzungsstelle wanderten nach 5—7 Tagen glatte Muskelzellen von der Media in die Intima (1014).

Die glatten Muskelzellen wurden vom Bindegewebe organisiert. Dieses Modell konnte größtenteils zur Regression der Läsionen eliminiert werden, wenn die Versuchstiere (meistens Primaten) nicht eine cholesterinreiche Kost bekamen. Im Gegensatz dazu konnte bei Tieren mit demselben adherosklerotischen Modell, die eine fettreiche Kost erhielten, keine Regression erreicht werden (1014). Man kann das Endothel der Arterien auch durch chemische Verfahren verletzen. Wenn man bei diesen Versuchen antithrombozytäre Pharmaka appliziert, kann eine Proliferation der glatten Muskelzellen erreicht werden. Diese Versuche zeigen, daß die Blutplättchenfreisetzung für die Proliferation der glatten Muskelzellen von Bedeutung ist. Die aus den Blutplättchen freigesetzten Stoffe sind Mitogen, Adenosindiphosphat (ADP), PF 3 und PF 4 (864, 1014).

Aufschlußreich sind die Experimente mit Zellkulturen, welche einen Einblick in die Rolle der Blutplättchenfaktoren für die Proliferation der glatten Muskelzellen erlauben (1014). Zu den Blutplättchen kommen auch Plasmafaktoren hinzu, wahrscheinlich Lipoproteine. Für die Verletzung des Endothels spielen möglicherweise auch vasoaktive Substanzen mit endothel-toxischer Wirkung eine Rolle: Angiotensin, Histamin, Serotonin u. a. Interessant sind ebenfalls die Versuche an sensibilisierten Ratten, welche intrarteriell ein Fremdantigen infundiert bekamen, wobei es zu einer Zerstörung von Endothelzellen kam (216). Dieses Phänomen beruht auf einem Antigen-Antikörper-Komplex. Es wurde gezeigt, daß ein in den Kreislauf eintretendes Antigen, auf das der Körper sensibilisiert ist, der Bildung von Plasma dann Vorschub leistet, wenn gleichzeitig eine Hyperlipämie vorliegt. Damit kann der teleologische Begriff von Autoaggressionskrankheiten demonstriert werden. Einen Zerfall des Endothels kann man nicht nur durch Lipide, sondern auch durch Lipidderivate, wie Gallen- und Ketosäuren, im Experiment erreichen (215). Somit können die Diabetes- und Leberkrankheiten einer Arteriosklerose ebenso durch Endothelschädigung wie durch ihre Wirkung Vorschub leisten.

Viele Versuche zeigen, daß Thromben in adherosklerotischen, nicht aber in gesunden Arterien provoziert werden können. Die geschädigte Gefäßwand mobilisiert aus dem Blut wirksame Blutplättchen aggregierende und gerinnungsfördernde Stoffe (216). Der wandständige Thrombus entsteht also auf einer brüchigen Plaque. Alle organischen Thromben liegen auf fibrösen Plaques und nie auf einer gesunden Gefäßwand. Untersuchungen an isolierten glatten Muskelzellen der Aorta von Ratte und Schwein haben gezeigt, daß es zwischen den cholesterintransportierenden Lipoproteinen und den Zellen eine eindeutige Wechselwirkung gibt (1092). Das Prostazyklin hat eine besondere Bedeutung bei der Arteriosklerose: Es gibt zwei Hauptmetaboliten der Arachidonsäure, welche für das kardiovaskuläre System wichtig sind, und zwar Thromboxan $A_2(TxA_2)$ und das Prostazyklin (PGI_2). Das erste fördert die Thrombozytenaggregation und kontrahiert die Arterien, das zweite, in der Arterienwand gebildet, hat eine entgegengesetzte Wirkung.

Das Gleichgewicht dieser Substanzen ist von physiologischer und klinischer Bedeutung. Eine erhöhte Lipid-Peroxyd-Konzentration führt zu einem Verlust von PGI_2, was entscheidend sein soll für die Entstehung der Arteriosklerose. Pharmakologische und diätetische Eingriffe in den Arachidonsäure-Stoffwechsel können das Gleichgewicht herstellen und als therapeutische und präventive Maßnahme angesehen werden. Dabei kommt es zu einer Blockade der TxA_2-Bildung, einer Stimulation der Synthese vom endogenen PGI_2 und schließlich einer Hemmung einer Lipid-Peroxyd-Erzeugung (1121). Eine Hemmung der Schilddrüsenfunktion mit Fettfütterung führt binnen 2 Monaten bei Hunden zu einer Arteriosklerose (1 g/kg Cholesterin) (836).

Bei emotionalem Streß (neurogene Form der Adherosklerose) kommt es auch zu einer Erhöhung der Beta-Proteine. Durch Störung der höheren Nerventätigkeit beim Hund haben mehrere Autoren mit und ohne Fettfütterung Störungen des Fettstoffwechsels und eine Arteriosklerose festgestellt (836). Eine Sauerstoffreduzierung der Atmungsluft fördert die Entstehung einer Arteriosklerose. Der Einfluß des Hochdrucks auf die Strukturkomponente der Gefäßwand ist im Experiment nachgewiesen und dem klinischen Bild analog: Endothelveränderungen, Alterationen der elastischen Fasern und Membranen, Veränderungen der Mediazellen und des Kollagens mit Veränderungen der Glukosaminoglykane. Die hypertone Angiopathie ist abhängig vom Gefäßtyp (667). Interessant ist das Modellsystem nach STEIN und STEIN (668, 1092), die den Cholesterintransport aus isolierten Zellen und Gewebekulturen nachweisen konnten. Die Kulturen der glatten Muskelzelle erlauben gewisse Rückschlüsse auf Insitu-Vorgänge in der Aorta. Da das LDL (Lipoproteine niedriger Dichte) wie auch das HDL (Lipoproteine hoher Dichte) das Endothel passieren können, kann angenommen werden, daß diese mit den Aortenzellen in Wechselwirkung treten. Diese Informationen unterstützen die Vorstellung der Möglichkeit eines Abtransportes von Cholesterin aus adheromatösen Arterien (1092).

Es liegen umfangreiche experimentelle Untersuchungen über die Atherogenese der Gefäße vor: Läsionen und Morphologie der Gefäßwand, hormonale Einflüsse, immunologische Prozesse, Ultrastrukturen der kleinen und großen Arterien, Diäteinflüsse bei verschiedenen Modellen, einschließlich Schimpansen (195). Neuro-endokrine Faktoren bei der experimentellen und klinischen Arteriosklerose hat MJASNIKOV (834) in seiner Monografie übersichtlich dargestellt.

9.4. Thrombose und Venenerkrankungen

Bei der Modellierung von Thrombosen und Erkrankungen des Venensystems bedient man sich bestimmter Manipulationen wie chemischer und physikalischer Lädierungen des Venenendothels und Sensibilisierung des letzteren, kombiniert mit einer Verlangsamung des Blutflusses, Erhöhung der Gerinnbarkeit des Blutes bzw. Hemmung des fibrinolytischen Systems.

Es lassen sich auch mit galvanischen Strömen von 2—5 mA und 300 Volt mit einer Dauer von 10—90 Minuten Thromben in den Venen erzeugen (202). Eine Applikation von infektiösem Material (Staphylokokken) und eine unspezifische Schädigung der Intima führt im Experiment ebenfalls zu einer Thrombose (836). Solche Versuche liegen bei Hunden, Kaninchen und Ratten vor. Die venöse Stase bzw. eine verlangsamte Blutströmung führen bei einer intakten Gefäßwand und normalem Gerinnungssystem nicht zu einer Thrombose.

Eine einfache Isolierung eines Segments der Vena jugularis beim Kaninchen durch zwei Ligaturen führt erst dann zu einem Gerinnsel, wenn das Serum aktive Gerinnungsfaktoren enthält (263). Dieses Modell veranschaulicht außerdem die Wichtigkeit der Gerinnungsinhibitoren. DUCKERT (263) konnte zeigen, daß sich kein Gerinnsel durch das physiologische Antithrombin des Tieres bildet, wenn das Venensegment erst nach 5 Minuten isoliert wird. Das Antithrombin hemmt neben dem Thrombin noch weitere Gerinnungsproteasen, wie z. B. den aktiven Faktor Xa.

Zum Verständnis der Entstehung von Thrombosen sei auf die physiologischen Vorgänge der Gerinnung und der Fibrinolyse nach NILSSON (864) hingewiesen (Abb. 9.1. und Abb. 9.2.). Ein Thrombus entsteht in den Klappenfasern der Venen, wo eine lokale Stase oder Wirbelbildung beginnt. Diese Thromben besitzen eine proximale Ausdehnung mit Fibrinbildung mit Einbau von Plättchen und Leukozyten (1033).

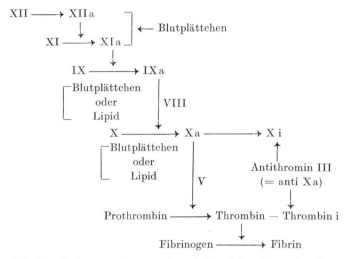

Abb. 9.1. Gerinnungsschema „a" gibt die aktive Form des Gerinnungsfaktors an, „i" die inaktive

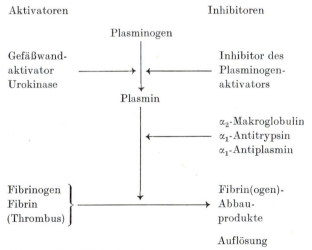

Abb. 9.2. Das Fibrinolyse-System

Das aktivierte Gerinnungssystem führt weiter zur Thrombin- und Fibrinbildung. Wenn die Inhibitoren, insbesondere das Antithrombin III, nicht die Gerinnung blokkieren können, kommt es zur Bildung von Fibrin und Thrombus. Die Thrombusbildung kann noch an Ort und Stelle durch Umwandlung von Plasminogen und Plasmin aufgelöst werden. Nach einer Kontaktaktivierung des Faktors XII in vivo durch Kollagen wird die intravasale Gerinnungskaskade in Gang gesetzt (263).

Wir müssen zwischen arteriellen und venösen Thromben unterscheiden, erstere bestehen hauptsächlich aus einem Konglomerat von Blutplättchen, durchzogen von Fibrin und umgeben von Erythrozyten. Die venösen Thromben dagegen bestehen vor allem aus Fibrin und Leukozyten (Abb. 9.3.).

Die Aktivierung und Aggregation von Thrombozyten erfolgt über PAF. Dieser wird von der Arachidonsäure und anderen Phospholipiden der Zellmembran gebildet. PAF wird nicht nur aus den Basophilen, sondern auch aus anderen mesenchymalen Zellen freigesetzt. Die Thrombozytenaktivierung führt zu folgenden freigesetzten Stoffen: TxA_2, Serotonin, PAF, Enzyme (saure

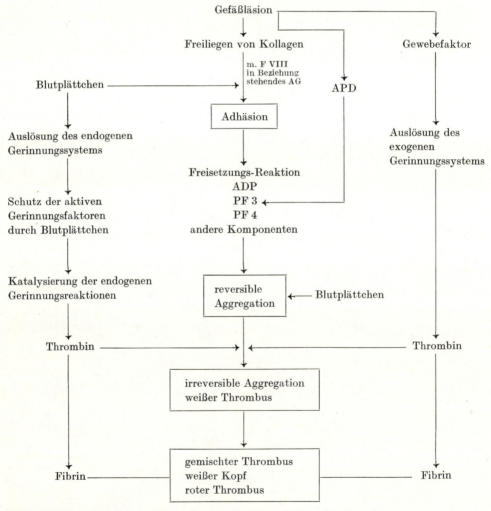

Abb. 9.3. Die Entstehung von Thromben (nach NILSSON)

Hydrolasen: Kathepepsin, β-Glukuronidase, Arylsulphatase, Glykosidase, Elastase). Man sieht also Analogien zwischen Basophilen und Thrombozyten. Auf die Gefäße und das Herz zeigt PAF einen Druckanstieg im rechten Ventrikel und in der Pulmonalarterie, eine Hypotonie, Abnahme von HMV und eine direkte dilatorische Wirkung auf das periphere arterielle System (844).

9.5. Hochdruckmodelle

Eine sinnvolle Modellierung muß ähnlich oder vergleichbar mit menschlichen Erkrankungen sein. Das komplexe Geschehen der arteriellen Hypertonie durch Modelle erlaubt noch nicht eine restlose Klärung dieses Krankheitssyndroms. Somit hat die tierexperimentelle Hochdruckforschung ihre Grenzen. Ein Modell der sogenannten essentiellen Hypertonie liegt noch nicht vor. Es sei darauf hingewiesen, daß bevorzugte Versuchstiere wie Ratten, Hund, Kaninchen und Primaten nicht in gleicher Weise auf die Versuchsanordnungen reagieren. Der Effekt ist immer ein Teilergebnis. Die experimentelle Hochdruckforschung hat trotzdem aus folgenden Gründen ihre Berechtigung:

1. Man erfaßt Frühphasen und eruiert Anlaßmechanismen, die dem Kliniker entgehen und kann diese beeinflussen.
2. Die Reproduzierbarkeit erlaubt das Durchspielen mehrerer Varianten unter Berücksichtigung verschiedener ätio-pathogenetischer Faktoren.
3. Hämodynamisch erreicht man im Endeffekt bei allen Modellen eine Diskrepanz zwischen Flußvolumen und Strömungswiderstand, wobei Anlaß- und Perpetuierungsmechanismen unterschieden werden müssen.

Alle experimentellen Hypertoniemodelle beinhalten folgende Pathomechanismen:

1. Regulation des arteriellen Blutdruckes
2. Regulation des Natriumhaushaltes
2.1. Einfluß auf Glomerulusfiltrat
2.2. Einfluß auf Nierentubuli, d. h. vermehrte Natriumresorption
2.3. Anregung der Aldosteronsekretion
3. Regulation des intravasalen Volumens
4. Zunahme des Sympathikotonus
5. Regulation der Widerstandsgefäße.

Richard BRIGHT (1827) machte als erster auf den Zusammenhang zwischen Nierenerkrankungen, Herzhypertrophie und Schlaganfall aufmerksam. Die Hypertrophieforschung begann um die Jahrhundertwende nach Einführung blutiger und unblutiger genauerer Blutdruckmeßmethoden. TRAUBE (1200) hat schon 1856 darauf hingewiesen, daß die Herabsetzung des Blutabflusses durch eine geschrumpfte Niere genügt, um den Blutdruck zu erhöhen und eine Herzhypertrophie zu verursachen (60, 530, 1200). HUCHARD (530) und BASCH (60) meinen, daß die Hypertonie ein Stadium in der Entwicklung der Arteriosklerose darstellt und bezeichneten dieses als eine Präsklerose. GULL und SUTTON (1872) (410) sahen die Hypertonie ebenfalls in einer Veränderung der kleinen Blutgefäße im Sinne einer Fibrose, die daher zu einer Arteriosklerose führt. Es wurde angenommen, daß die Niere primär für die Hypertonie verantwortlich ist. Erst MAHOMED (1874), der sich eines einfachen Blutdruckgerätes bediente, machte darauf aufmerksam, daß in vielen Fällen von „roter Schrumpfniere" die Hypertonie primär und die Nierenveränderungen sekundär waren. Zur Historie sei noch erwähnt, daß bereits 200 Jahre v. u. Z. der chinesische Arzt CHOUN YOU I (203) ausführte: „Der Puls wird hart, wenn zuviel Salz in der Nahrung gebraucht wird. Wenn der Puls beim Palpieren hart ist, hat die Krankheit ihren Sitz in den Nieren."

Sir Clifford ALBUTT (1915) (14) ging einen Schritt weiter und prägte den Ausdruck „Hyperplesia" für eine Hypertonieform, die nicht auf Nephritis beruht und wahrscheinlich der heutigen

Bezeichnung „essentieller Hypertonie" entspricht. Erst mit der Entdeckung der wirksamen Nierensubstanz Renin 1898 von TIGERSTEDT und BERGMANN (1195) konnte die Bedeutung der Niere systematisch und experimentell untersucht werden. Daß ein Zusammenhang zwischen der Hypertonie und dem Umfang des Nierengewebes bestehen könnte, wurde an einem ganz frühen Modell nach PAESSLER und HEINECKE (1905, 913) nachgewiesen. Die Entfernung eines beträchtlichen Teiles des Nierengewebes führte bei den überlebenden Tieren zu einer Herzhypertrophie.

Mit dem Modell von GOLDBLATT (369, 1934) sah man einen Durchbruch in der Hypertonieforschung; die große Bedeutung der Arbeiten von GOLDBLATT liegt darin, daß die erzeugte Blutdrucksteigerung nicht mehr passager war und ähnliche Höhen erreichte wie ein beim Menschen auftretender Hypertonus. Man erkannte in den letzten 30 Jahren, daß viele Mechanismen bei der Entstehung und Perpetuierung der Hypertonie eine Rolle spielen, was PAGE (918) in seinem Mosaikschema zum Ausdruck brachte.

Die einzelnen Modelle können spezielle Mechanismen und abgegrenzte Konstellationen klären. Von den humoralen Faktoren ist das Renin-Angiotensin-System von besonderer Bedeutung und wurde vielseitig untersucht. Es ist wahrscheinlich, daß die Bildung und Abgabe von Renin intraarenal gesteuert sind. Beim renalen Hochdruck nimmt der Gehalt an Renin innerhalb einiger Tage zu und bleibt bis zu mehreren Wochen erhöht. In der nicht gedrosselten Niere fällt das Renin ab, und zwar nach GROSS (393) zwei bis drei Tage später als der Anstieg in der gedrosselten Niere einsetzt (978). Die Konzentration von Renin im Plasma geht parallel mit dem Reningehalt der Nieren. Nach einseitigem Nierenarterien-Clamping sind sofort vasomotorische Antwortreaktionen nachweisbar, die Stabilisierung eines Hochdruckes erfolgt innerhalb von 4—6 Wochen. Die Übergangsphase zur Fixation zeichnet sich durch bestimmte zeitlich auftretende Periodizität des Druckverlaufes aus (138). Außerdem kommt es bei renalem Hypertonus zu einer Sensibilitätsänderung der zentralen Vasomotoren und der Barorezeptoren (576).

9.5.1. Das renale und perinephritische Modell

1930 erzeugte ein Schüler VOLARDS, HARTWICH (450), als erster durch Drosselung einer Nierenarterie eine Blutdrucksteigerung am Hund und Kaninchen. 1934 gelang es GOLDBLATT (369) durch eine verbesserte Technik (Schraubklemme), das bis heute weit verbreitete Modell einer nephrogenen Hypertonie auszuarbeiten. Es konnte festgestellt werden, daß einseitige Klammerung der Nierenarterie beim Hund nur dann zu einem chronischen Hochdruck führte, wenn die kontralaterale Niere vorher extirpiert wurde. Außer beim Hund wurde dieses Modell auch beim Kaninchen praktiziert. Besonders geeignet erscheint die Ratte als Versuchstier, da nach einseitiger Drosselung der Nierenarterie bei erhaltener kontralateraler Niere sich regelmäßig ein Hochdruck entwickelt; und zwar werden bei doppelseitiger Drosselung oder bei Klammerung der verbleibenden Niere nach unilateraler Nephrektomie meist höhere Werte erreicht (392).

Die Differenz zwischen dem vor und nach der Drosselung in der Nierenarterie gemessenen Druck ist maßgebend für die Entwicklung des Hochdruckes, die optimale Druckdifferenz beträgt 30—40 mm Hg.

Die Stellschraube zur Kompression der Nierenarterie läßt sich besonders gut dosiert bei Hunden und Primaten anlegen. Für kleinere Tiere wird eine aus Silberdraht gebogene Klammer mit genau definiertem Abstand zwischen beiden Schenkeln über die Arterie geschoben; die lichte Weite der Klammer variiert nach dem Gewicht der Tiere und beträgt durchschnittlich 0,2 mm. 80 bis 90% der Tiere bekommen beim GOLDBLATT-Modell binnen 3—4 Wochen einen hohen stabilen Blutdruck. Als untere Grenze beim Hochdruck der Ratte gilt ein systolischer Wert von 150 mm Hg.

Für die blutigen oder unblutigen Blutdruckmeßmethoden gibt es verschiedene, in der letzten Zeit technisch perfektionierte Vorrichtungen, auf die hier nicht näher eingegangen werden kann.

Abbildung 9.4. zeigt die verschiedenen Varianten eines experimentellen renalen Blutdruckes. Bei dem experimentell renalen Hochdruck kommt es nach GOLDBLATT (1938, 370) zu morphologischen Veränderungen der intrarenalen Arteriolen, die dem malignen Hochdruck beim Menschen ähneln. Bei einseitiger Drosselung der Nierenarterie können die Gefäßveränderungen in der kontralateralen Niere, also nicht der geklammerten, auch vorkommen, wobei die Schwere der Läsion der Höhe des Blutdruckes parallel entspricht (190). Die Drosselung der Aorta zwischen dem Abgang der beiden Nierenarterien mit gleichzeitiger Unterbindung des Ureters der distal von der Drosselung gelegenen Niere führt nach MASSON et al. (784) ebenfalls zu einem Hypertonus. Die nicht mehr exkretorisch tätige Niere mit verminderter Blutzufuhr bezeichnete SELYE

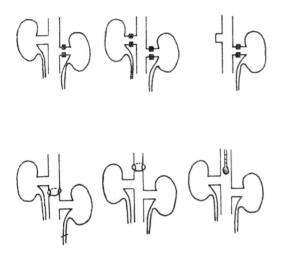

Abb. 9.4. Renale Blutdruckmodelle (aus: HEINTZ und LOSSE (Hrsg.): Arterielle Hypertonie, Georg-Thieme-Verlag, D-Stuttgart, 1969)

als „endokrine" Niere in der Annahme, daß diese einen pressorischen Stoff sezerniert, welcher auch später als Renin verifiziert wurde. Die Unterbindung des Ureters ist für die Auslösung des Hochdruckes nicht unbedingt erforderlich. Eine Drosselung der Aorta oberhalb der Niere ist ein gemischtes Modell und betrifft hämodynamisch nicht nur die Niere. HARTWICH (450) konnte durch eine partielle Infarzierung der Niere nach Unterbindung eines Hauptastes der Arterie beim Hund einen vorübergehenden Hochdruck erzeugen. Es liegen auch Nierenmodelle vor mit Injektion von Fremdkörpern (Kieselgur, Kaolin, Kunststoffkügelchen, Eisenkarbonyl u. a.) in die Aorta mit dem Ziel, Thromben und Embolien hervorzurufen. Die Ergebnisse sind zuverlässig und verursachen einen deutlich erhöhten Blutdruck. Die Modelle zur Erzeugung größerer Infarkte der Nieren sind nicht befriedigend, die Druckanstiege meist passager. Die verschiedenen Formen einer experimentellen Glomerulonephritis führen nicht regelmäßig zum Hochdruck. Dieses Modell wurde durch die Arbeiten von MASURGI (in: 738) angeregt, wobei hier offensichtlich immunbiologische Vorgänge eine wesentliche Rolle spielen. Eine Nephritis bei der Ratte läßt sich durch Cortexon verstärken und durch Cortison nicht verhindern (636). Auf jeden Fall können diffuse Nierenschädigungen bei der Ratte einen erhöhten Blutdruck hervorbringen. In der Niere finden sich

z. B. nach Gabe von Methylzellulose eine Hyalinisierung der Glomeruli sowie Zeichen einer interstitiellen Nephritis und Perinephritis. Polyvinylalkohol, intraperitoneal appliziert, führt zu einer diffusen Nierenschädigung mit Hochdruck, verbunden jedoch mit einer Hepatosplenomegalie.

Nach den Arbeiten von HALL et al. (435) läßt sich bei der Ratte ein Hochdruck erzeugen durch subkutane Injektion von Polyvinylalkohol mit gleichzeitiger unilateraler Nephrektomie und Gabe von Kochsalz. Die Histomorphologie der Nieren bei diesem Modell zeigt einen malignen Charakter: Glomerulosklerose, interstitielle Nephritis und tubuläre Atrophie.

Ein anderes verbreitetes Modell zur Erzeugung einer nephrogenen Hypertonie ist die Perinephritis: Bei allen diesen Modellen gibt es unterschiedliche Varianten bei verschiedenen Tierspezies, indem man den Hochdruck durch eine aseptische Perinephritis auslöst. Eine bindegewebige Reaktion auf den durch verschiedene Fremdkörper ausgelösten mechanischen Reiz scheint von besonderer Bedeutung zu sein. Die Methode besteht darin, daß die Niere mit Zellophan oder anderem Material eingehüllt wird, so z. B. auch mit einer festen Kapsel aus Latex oder Zelluloseazetat oder auch durch Umschlingen des Organs mit einem Seiden- oder Baumwollfaden. Durch das behinderte Wachstum der Niere kommt es zur Kompression der Nierenrinde mit einer partiellen Ischämie. Die besten Resultate erreicht man bei jüngeren Tieren, bei denen das weitere Wachstum der Niere beeinträchtigt wird. In manchen Fällen, bei zu starker Kompression der Niere, kann es zu einer Niereninsuffizienz kommen mit Folgen einer Intoxikation.

Hingewiesen sei auf das Modell nach NITSCHKOFF u. Mitarb. (884) durch Anlegen eines Glasringes um die eine Niere, wobei die kontralaterale Niere nicht exstirpiert zu werden braucht. Eine Perinephritis läßt sich auch durch i. v. Applikation von Bakterienkulturen bei gleichzeitiger Massage (Druck auf die Niere von außen) erzeugen. Dabei entstehen entzündliche Veränderungen, manchmal mit Abszessen, die später vernarben.

Bei einem experimentellen chronisch-renalen Hochdruck verändert sich die Aktivität der Carotissinus-Pressorezeptoren. Dies spricht dafür, daß bei einem renalen Hochdruck nicht eine gesteigerte depressorische Gegenregulation vorliegt, sondern ein verstärkter pressorischer Effekt durch die Barorezeptoren (137).

9.5.2. Renopriver Hochdruck

Bei der Ratte ist dieses Modell weniger zuverlässig. Am Hund wurden schwere Gefäßläsionen beschrieben, wenn die Tiere längere Zeit durch eine gut funktionierende Dialyse am Leben erhalten wurden (391, 850, 851). Der renoprive Hochdruck wird oft als Beispiel angegeben, daß die Niere offensichtlich einen blutdrucksenkenden Stoff produziert, dessen Fehlen den Blutdruck ansteigen läßt. Andererseits führt eine Nebennierenregeneration zu einer vermehrten Sekretion von Vasopressin und zu Hypertonie (1175).

9.5.3. Kochsalzhochdruck

Bei langdauernder Zufuhr von Natriumchlorid, insbesondere bei gleichzeitiger Gabe von Cortexon entwickelt sich bei der Ratte ein stabiler Hochdruck (228). Bei genügend hohen Werten und längerem Persistieren des Hochdruckes beobachtet man morphologische Veränderungen am Herzen und an der Niere.

Interessant ist die Tatsache, daß einzelne Rattenstämme, aber auch Tiere des gleichen Stammes, eine unterschiedliche Empfindlichkeit sowohl im Hinblick auf die Blutdruckdynamik als auch auf die Folgekomplikationen zeigen. So berichtet DAHL (229) von salzempfindlichen und salzresistenten Tieren, wobei die salzempfindlichen Tiere auch auf andere hochdruckauslösende Faktoren gut ansprechen. Eine Potenzierung des Kochsalzhochdruckes erreicht man auch durch gleichzeitige Fütterung mit Trijodthyronin. Durch diese Methoden lassen sich die resistenten Tiere von den blutdrucksensiblen trennen. Offensichtlich sensibilisiert das Schilddrüsenhormon die Tiere betreffs ihrer Gefäßreabilität, wobei auch Blutvolumendysregulationen eine Rolle spielen können. Ein Natriumentzug bei der Ratte verhindert die Entstehung eines nephrogenen Hochdruckes. Dasselbe wurde auch nach Adrenalektomie beobachtet und nach Hypophysektomie sogar unter gleichzeitiger Applikation von Rindenhormonen. Es gelingt jedoch bei beiderseits nephrektomierten Ratten, unter Applikation von Cortexon und 1%iger Kochsalzlösung als Trinkflüssigkeit, einen Hochdruck zu erzeugen.

Die Veranlagung der salzempfindlichen Stämme zur Hochdruckentwicklung ist vererbbar. LOSSE u. Mitarb. (741) konnten im Tierexperiment zeigen, daß DOCA und NaCl bei der Ratte mit dem Anstieg des Blutdruckes auch eine Steigerung des Natriumeinstromes in die Erythrozyten bewirken (740).

9.5.4. Mineralkortikoid-Hochdruck

Das endokrine Modell eines Mineralkortikoidhochdruckes ist nur bei der Ratte und beim Menschen möglich. Beim Hund ist dagegen auch unter Applikation hoher Dosen von Cortexon und Aldosteron mit und ohne Kochsalz ein signifikanter Hochdruck nicht zu erreichen. Es tritt lediglich eine Polydipsie und Polyurie ein. Auch das Kaninchen ist für dieses Modell nicht geeignet (392, 397, 399).

Der Aldosteronhochdruck gelingt nicht immer und führt nicht zu Gefäßveränderungen, die man bei dem Cortexonhochdruck sieht (383, 398, 400, 434). Möglicherweise perpetuieren bei diesem sogenannten Metakortikoidhochdruck die aufgetretenen irreversiblen Gefäßschädigungen den Hypertonus. Auch hier gibt es empfindliche und weniger empfindliche Rattenstämme.

Einseitige Adrenalektomie mit gleichzeitiger Entfernung eines größeren Teils der zweiten Nebenniere führt bei einseitig nephrektomierten jungen Ratten zum Auftreten eines Hochdruckes, wobei auch bei dieser Modellvariante eine 1%ige Kochsalzlösung als Trinkflüssigkeit zugeführt werden muß. Dieses Modell nach SKELTON (1053) wird als „Hochdruck nach Regeneration der Nebenniere" bezeichnet (1054). Wird nach Resektion der Nebenniere ein Rindenhormon appliziert, so unterbleibt die Entstehung eines Hochdruckes. Offensichtlich spielt hier eine kompensatorische Überproduktion von Aldosteron und Corticosteron eine Rolle. Der Hochdruck bei diesem Modell läßt sich auch durch Spirolactone, welche die Natriumausscheidung fördern, erzeugen.

9.5.5. Glukokortikoid-Hochdruck

Nach Applikation von hohen Dosen Cortison, Cortisol, Corticosteron und Prednisolon entwickelt sich in 3—6 Wochen bei der Ratte ein nicht allzu hoher Blutdruck, die Zugabe von Kochsalz beeinflußt den Hypertonus nicht. Eine einseitige Nephrektomie ist ebenfalls ohne Einfluß auf das Modell, dagegen begünstigt eine doppelseitige Adrenalektomie die Entstehung des Hypertonus (397, 636).

9.5.6. Katecholamin-Hochdruck

Es liegen Versuche vor, durch Gabe von adrenergischen Substanzen einen Hochdruck zu erzeugen, der jedoch meist vorübergehend ist. Ähnliche Ergebnisse erreicht man sowohl nach Applikation von Einzeldosen sowie unter Dauerinfusion von Adrenalin und Noradrenalin. Einige Autoren berichten über eine Herzhypertrophie und Gefäßschädigung mit Mediasklerose bei Kaninchen und Hunden. Diese Hypertoniemodelle zeigen gewisse Analogien zu dem Phäochromozytom (99, 964, 967).

9.5.7. Renin-Angiotensin-Hochdruck

Experimente neueren Datums berichten über eine Erhöhung des Blutdruckes bei lange anhaltender Infusion von Renin oder Angiotensin (100, 237, 502, 793, 795). Nach Unterbrechung der Infusion mit vasopressorischen Substanzen normalisiert sich jedoch der Blutdruck. Interessant sind die Ergebnisse von McCubbin (793), welcher durch kontinuierliche Gabe von subpressorischen Dosen Angiotensin am wachen Hund zwar keine Hypertonie erzeugte, jedoch die Tiere auf verschiedene exogene Reize mit einem erheblichen, wenn auch vorübergehenden Druckanstieg reagierten. Subkutan applizierte hohe Dosen von Angiotensin in öliger Lösung führten bei der Ratte zu einem Hochdruck mit Gefäßveränderungen wie bei einem renalen Modell (778, 779).

Auch die tägliche Infusion von Angiotensin soll bei der Ratte nach 10—15 Tagen einen Hypertonus hervorrufen (645). Depot-Angiotensin in Dosen von 0,15—1,25 mg Angiotensin II (eine 50%ige wäßrige Lösung von Polyvinylpyvrolidon mit einem Molekulargewicht von 25000) führt in einem Zeitraum bis zu 14 Tagen zu einer anhaltenden Blutdruckerhöhung. Beim Schwein kommt es nach Verabreichung von 1 mg/kg Depot-Angiotensin zu einem starken Blutdruckanstieg (789, 790).

9.5.8. Das Thymektomie-Modell

Die Bedeutung der Hypophyse und ihrer Hormone STH und ACTH kann als gesichert gelten, und Dillon (249) konnte durch Injektion dieser Substanz einen Hypertonus bei der Ratte erzeugen. Nach Luckey (743) hat der Thymus eine besondere Bedeutung bei der Differenzierung der immunbiologischen Prozesse und der Calciumregulation verschiedener Zellen im Organismus. Die Bedeutung des Thymus für die Blutdruckregulation bzw. Hypertonie ist möglicherweise nicht thymusspezifisch, sondern vollzieht sich über Kopplungsmechanismen mit anderen endokrinen Drüsen. Der Thymus soll nach Comsa (in: 63) eine antagonistische Wirkung mit fast allen endokrinen Systemen haben mit einer Ausnahme, dem synergistischen Effekt mit dem somatotropen Hormon. Kemilewa u. Mitarb. (607) fanden nach Thymektomie eine Zunahme der Steroide im Plasma mit einer Verbreiterung der Zona reticularis der Nebennierenrinde. Die Wirkung des Thymus auf den Blutdruck sowie auch auf das kardiovaskuläre System hat wahrscheinlich immunbiologische und metabolische Aspekte, die bis jetzt nicht genügend untersucht worden sind. Schon 1936 fand Neimann (859) nach Thymektomie bei jungen Hunden einen Hypertonus, welcher durch Implantation von Thymusdrüsen unterdrückt werden konnte.

Kemilewa u. Mitarb. (607) stellten im Laboratorium bei Wistaratten fest, daß zwischen dem 30. und 90. Tag nach der Geburt bei frühzeitiger Thymektomie ein Hypertonus entsteht.

9.5.9. Der hereditäre Hochdruck an der Ratte (SHR)

Im Hinblick auf die Annahme einer hereditären Komponente bei dem essentiellen Hochdruck sind Beobachtungen über eine vererbbare Anlage bei der Ratte von Bedeutung (897). Es lassen sich Rattenstämme des sogenannten spontanen Hochdruckes züchten. Es sei jedoch bemerkt, daß auch labile spontan hypertone Ratten eine gewisse Empfindlichkeit für verschiedene Eingriffe zeigen wie z. B. Drosselung der Niere, Salzzufuhr u. ä. Dadurch kann angenommen werden, daß die Neigung und die Disposition zum Hochdruck vererbt werden. Eine der menschlichen Hypertonie vergleichbare Interpretation wäre die von japanischen Autoren festgestellte gesteigerte Aktivität des Sympathikus bei der SH-Ratte, welche zu einem erhöhten Tonus der peripheren Arterien führt. Die an der Ratte erhobenen Befunde sprechen dafür, daß die Heredität des Hochdruckes durch ein einzelnes Gen übertragen wird und offensichtlich eine Rolle spielt. Es sei auf die wichtige Tatsache hingewiesen, daß die SH-Ratte unter allen Situationen ihren Hypertonus bekommt, auch ohne jegliche neurotisierenden Faktoren. Wie weit dieses Modell analog der essentiellen Hypertonie entspricht, wird noch weiter diskutiert.

Bemerkenswert ist, daß zahlreiche Untersuchungen in verschiedenen Laboratorien und in unterschiedlichen Richtungen bisher nicht den Faktor feststellen konnten, der spezifisch die spontane Hypertonie bei Ratten charakterisiert, sie grundsätzlich von den normotonen Ratten des Stammes Wistar unterscheidet, von dem die SHR abstammen und der das Auftreten der Hypertonie für diesen erklären könnte. Mit Sicherheit ist bekannt, daß die SH-Ratten (SHR) normoton geboren werden (5, 623, 897, 898, 1211); sie haben den gleichen arteriellen Druck wie die neugeborenen normotonen Ratten, werden jedoch allmählich mit fortschreitendem Alter hyperton, so daß mit 4 Wochen sowohl die männlichen als auch die weiblichen SHR eine dauerhafte, hohe Hypertonie entwickelt haben (323, 623, 898, 923). In der weiteren Generationsfolge übersteigt der arterielle Druck in immer früherem Lebensalter die obere normotone Grenze (30, 897, 1197), so daß gegenwärtig die SHR schon gegen Ende des 2. Monats nach der Geburt hyperton werden. Die Hypertonie ist progressiv und erreicht nach dem 4. Monat sehr hohe Werte (210—240 mm Hg) (897). Für den diastolischen Druck ist charakteristisch, daß er höher ist als bei der essentiellen Hypertonie beim Menschen und wie auch der systolische Druck exzessive Werte erreicht (140—170 mm Hg).

Die Entstehung der Hypertonie bei SHR ist nicht abhängig von der Salzaufnahme (1000). Die Komplikationen bei SHR zeigen Analogien zu der sogenannten „essentiellen" Hypertonie: Läsionen der Blutgefäße des Gehirns, des Herzens und der Nieren in Form von Gefäßkrankheiten wie zerebrale Hämorrhagie, Herzhypertrophie und Nephrosklerose (581). Dieses Modell ist unter verschiedenen Aspekten untersucht worden: Sympathische Aktivität, Katecholamin-Stoffwechsel, Morphologie, Histochemie und Biochemie von kortikalen und subkortikalen Hirnstrukturen, Struktur und Funktion der Gefäße, Hämodynamik, Nierenfunktion und -struktur, Angiotensin-Renin-Aldosteron-Mechanismus, elektrophysiologische Untersuchungen an der glatten Gefäßmuskulatur, Plasmareninaktivität, Kohlenhydratstoffwechsel, Prostaglandine sowie pharmakologische Beeinflussung des manifesten Hochdruckes verschiedener Rattenstämme (67, 83, 409, 534, 781, 797, 898, 911, 1000, 1228, 1313). Bei den SHR findet man eine Erhöhung der cAMP-Konzentration in kreislaufrelevanten Hirnstrukturen, insbesondere im Nucleus tractus solitarii, der in neuronaler Beziehung zum primären Barorezeptoren-Reflexbogen steht (1149).

9.5.10. Graviditätshochdruck

Im allgemeinen herrscht die Meinung, daß bei dem Schwangerschaftshochdruck eine Verminderung des uteroplacentaren Blutstromgebietes vorliegt. Es ist nicht ganz eindeutig, ob diese Verminderung der Placentadurchblutung Ursache oder Folge des Schwangerschaftshochdruckes ist. Bei Modellen am graviden Hund und Drosselung der Placentadurchblutung kommt es zu einem Blutdruckanstieg mit einer Proteinurie und Oligurie. Es wird vermutet, daß die hypoxämische Placenta pressorische Substanzen („reninähnliche Substanzen") bildet.

Offensichtlich kommt es in der normalen Schwangerschaft zu einer Aktivierung des Renin-Angiotensin-Aldosteron-Systems ohne eine Blutdruckerhöhung mit Natriumretention. Schwangerschaftshypertonien gehen manchmal ohne eine Erhöhung, ja sogar mit verminderter Menge von Renin-Angiotensin-Aldosteron einher (332).

Ein Eklampsie-Modell kann man bei der Ratte und beim Kaninchen mit Cortexon und Salz und intraperitonealer Injektion von Renin erzeugen (782).

9.5.11. Neurogene Modelle, bioelektrische und metabolische Phänomene

Die neurogenen Hochdruckmodelle teilen wir in **exterorezeptive** und **interorezeptive** bzw. kombinierte ein. Vom zentrogenen Hochdruck sprechen wir bei einer direkten Schädigung des ZNS. Viele dieser Hochdruckformen beruhen auf einer mangelhaften Gehirndurchblutung, hervorgerufen durch verschiedene Manipulationen (287, 857). GUYTON (422) konnte an seinem Modell nach Unterbindung der Carotiden und Vertebralarterien beim Hund einen anhaltenden Hypertonus erzeugen. Es liegen auch Modelle durch artefizielle Embolien der Hirngefäße nach Injektion von Lycopodiumsphären vor. Über eine chronische Ischämie der Medulla oblongata mit Hypertonus durch eine successive Unterbindung der Carotiden und Vertebralgefäße beim Hund berichten NOWAK und WALKER (890). Eine akute Erhöhung des intrakranialen Druckes führt im Experiment und nach klinischen Beobachtungen zu einer Erhöhung des Blutdruckes beim normalen Schlagvolumen und erhöhtem peripheren Widerstand (225, 1183). 1932 zeigte DICKINSON (246) eine Erhöhung des Blutdruckes beim Hund nach Injektion von Kaolin in die Cisterna cerebellum medullaris. Der erhöhte Blutdruck hielt bis zu anderthalb Jahren an. Man nimmt an, daß hier eine Hypoxämie der kreislaufrelevanten Hirnstrukturen die Ursache ist. Über den zentrogenen Hochdruck in Experiment und Klinik berichtet DICKINSON (246) ausführlich in seiner Monografie. Der Grundgedanke ist, daß eine gestörte vaskuläre Hirnfunktion sowohl als Anlaß- als auch Perpetuierungsmechanismus angesehen werden kann. Der Autor diskutiert ausführlich die Wechselbeziehungen zwischen Niere, Sympathikus, Parasympathikus usw. bei Hypertonie und Hirndurchblutung. Eine besondere Rolle spielen bei seiner Analyse die Vasomotorenzentren in der Medulla oblongata.

FOLKOW (310) hat bei hypothalamischer Reizung bei Ratten eine Blutdruckerhöhung erreicht, deren Niveau schwankte, und damit die Bedeutung des Sympathikus bei der Hypertonie unterstrichen. Bei einem schon fixierten Hochdruck im Experiment spielen die Katecholamine keine dominierende Rolle mehr. Die Versuche von FOLKOW zeigten eine Kopplung mit Abwehrreaktionen.

Ein klassisches Modell ist die interorezeptive Dysregulation des Blutdruckes nach Durchschneidung des Carotissinus, was bereits 1924 von KOCH (638) und HERING (489) als „Carotissinus-Reflex" beschrieben wurde. Als ein Dauerhochdruck wird dieses Modell in der letzten Zeit angezweifelt. Auf jeden Fall steht fest, daß die Barorezeptoren einen wesentlichen Anteil an der Blutdruckregulation und ihrer Entgleisung haben. Ausschaltung der Blutdruckzügler (Durchschneidung des Sinusnerven und der depressorischen Aortennerven bzw. doppelseitige Entfernung der Carotisbifurkation) führen zu einem sich schnell entwickelnden und lang anhaltenden Hochdruck. Man kann das Hypertoniephänomen durch partielle Durchtrennung des rechten Vagus bei gleichzeitiger Durchschneidung des linken erzeugen. Beim erhalten gebliebenen Carotissinusnerven können die ausgehenden efferenten Fasern noch durch Pinseln der Arterienwände mit alkalischer Phenollösung total ausgeschaltet werden. Eine bilaterale Sympathektomie verhindert den Carotissinusdruck, und von besonderem Interesse ist die Tatsache, daß eine Denervierung der Nieren zu einem Abfall des Blutdruckes führt. Der Hochdruck hat nach Ausschaltung der Blutdruckzügler einen labilen Charakter. Der Carotissinushochdruck läßt sich gut an Ratten, Kaninchen, Katzen, Hunden und Primaten erzeugen (887).

Es ist wahrscheinlich, daß bei der Entwicklung und/oder Unterhaltung der arteriellen Hypertonie eine Verminderung der Aktivität der Barorezeptoren und ihr „Resetting" auf ein höheres Blutdruckniveau eintreten, d. h. eine veränderte Sensivität dieser Blutdruckzügler in den verschiedenen Hypertoniestadien wirksam wird (355, 614, 794, 889, 919). Der Karotissinusreflex selbst ist intakt, wird jedoch von GELLHORN und LOOFBOURROW (356) auch für die primäre Hypertonie des Menschen als chronisch subnormal eingeschätzt. Diese Barorezeptorenadaptation beobachteten McCUBBIN (794) sowie McCUBBIN et al. (792) am renalen Hypertoniemodell.

Die Kortikosteroide sind auch wichtig für die modulierende Regulation des ZNS von spezifischen Strukturen wie Formatio reticularis, limbisches System, Hypothalamus (243, 342). Nach KALNER (578) ist das Hydrocortison notwendig, um den pressorischen Effekt der Katecholamine in den Gefäßen zu realisieren. BIGLIERI et al. (95) untersuchten den blutdrucksteigernden Effekt der Kortikosteroide und beschrieben verschiedene Formen eines genetischen Effektes des Steroidmetabolismus, woraus auch eine arterielle Hypertonie resultieren kann. Die Reagibilität der Arterien beim experimentellen Hochdruck ist alteriert und verhält sich in verschiedenen Organen nicht einheitlich. Außerdem bestehen Unterschiede der Reagibilität in der Früh- und der stabilen Phase der Hypertonie. Eine eindeutige Empfindlichkeit zeigt die Aorta bei den neurogenen Modellen. Abbildung 9.5. veranschaulicht die Gefäßreagibilität verschiedener Organe von zwei Hypertoniemodellen, gemessen an Kontraktilität auf kreislaufaktive Substanzen (912). Wir wissen, daß auch bei primärem Aldosternismus die vasokonstruktorische Wirkung erhöht ist. Beim nephrogenen Hypertoniemodell an der Ratte war die Durchblutung verschiedener Organe (Leber, Herz, Niere, Milz, Muskeln, Lunge, Haut, Darm, NN, Pankreas) bestimmt durch die prozentuale Ablagerung von ^{86}Rb, teils erhöht, teilweise erniedrigt, was eine veränderte Funktion dieser Organe zur Folge haben kann (879). Die Maladaptation bei den Hypertoniemodellen zeigt auch im Experiment Fehlregulationen des Kohlenhydrat- und Fettstoffwechsels (66).

Eine vergleichende gaschromatographische Analyse der FFS-Muster beim nephrogenen und Carotissinus-Hypertoniemodell zeigte gleichsinnige, aber auch diametrale Veränderungen der Lipide, so z. B. eine Erhöhung der gesättigten FFS und eine Abnahme der ungesättigten, wobei diese Veränderungen bei dem nephrogenen Modell am ausgeprägtesten sind (880). Auch Angiotensin II führt zu Veränderungen des FF-Spektrums. Hypertensin II-Infusion führt nicht nur zu einer Blutdruck-, sondern auch zu einer Blutzuckererhöhung (1136).

Lipofundin-Belastung brachte bei Kaninchen mit experimenteller nephrogener bzw. neurogeninterorezeptiver Hypertonie einen steileren Anstieg sowie langsameren Abfall der FFS-Konzentration im Blutplasma, verglichen mit einer normotonen Kontrollgruppe (880). Histologische Untersuchungen der Aorta wiesen Fibrose und Lipidablagerungen mit Kerndegenerationen der Muskelzelle der Media auf. Diese Schäden waren bei dem neurogenen Modell massiver als bei dem nephrogenen (1286). Morphologische Untersuchungen der Pankreaszellen ergaben bei beiden Modellen bei der Ratte bereits in der Frühphase eine deutliche Degranulierung der B-Zellen. Diese Befunde sprechen für eine Störung der Insulinsynthese, -speicherung oder -sekretion in den Frühstadien einer experimentell-nephrogenen bzw. neurogenen Hypertonie (842).

Die bioelektrischen Summationspotentiale des N. sympathikus und N. vagus zeigen bei den Hypertoniemodellen unterschiedlich veränderte Entladungsmuster (229). Die Grundaktivität der bioelektrischen Potentiale in den primären Vasomotorenzentren wies bei dem nephrogenen Modell eine Aktivierung, bei dem neurogenen eine Abnahme auf, gemessen an Frequenz und Amplitude (633). Von besonderer Bedeutung erscheint uns die Tatsache, daß auch die Grundaktivität der FRM bilateral bei dem nephrogenen Modell aktiviert und bei der neurogenen Hypertonieform gehemmt ist (633). Es sei

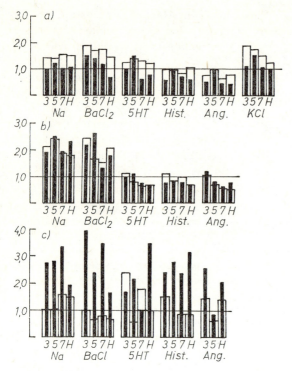

Abb. 9.5. Entwicklung der Gefäßreagibilität während der Ausbildung des Hochdruckes

a) isolierte Aorta
b) isolierte Pulmonalarterie
c) isolierte A. femoralis (neurogen-interorezeptives Modell, nephrogenes Modell)

maximale Kontraktionshöhe im Verhältnis zur Kontrolle (= 1,0). Abszisse: Wochen post operationem; H = stabile Phase, Na = Noradrenalin; 5-HT = Serotonin; Hist. = Histamin; Ang. = Angiotensin

nochmals auf die Bedeutung der FRM als eine „Relaisstation" bei Streß- und Konfliktsituationen hingewiesen (870). Auch hypothalamische Hirnstrukturen zeigen Veränderungen bei den Hypertoniemodellen und besonders ausgeprägt nach Applikation von subpressorischen Dosen von Hypertensin. Reizung von hypothalamischen Hirnstrukturen ist mit Bluthochdruck und aggressivem Verhalten gekoppelt (492, 1118).

Bei Neurosemodellen an Primaten treten in emotional und kardiovaskulär relevanten Hirnstrukturen schon vor Fixation des Hochdruckes veränderte EEG-Potentiale auf (68).

9.6. Streß, Konflikt und Neurose im Experiment

Als Ergänzung zum Kapitel „Neurose" sei hier auf einige Modelle am Tier hingewiesen. In den letzten Jahrzehnten lenkte man bei der Suche nach ätiologischen Faktoren und pathogenetischen Prozessen der Hochdruckerkrankung die Aufmerksamkeit nicht nur auf periphere Mechanismen der Kreislaufregulation (417, 918), sondern in immer stärkerem Maße auch auf Störungen der Organismus-Umwelt-Beziehungen.

Zahlreiche klinische Beobachtungen und tierexperimentelle Befunde weisen darauf hin, daß zentralnervöse Dysregulationen, provoziert durch eine akute oder chronische Streßsituation, von wesentlicher Bedeutung für die Genese hypertoner Entgleisungen sein können (68, 186, 270, 483, 878, 943, 989, 1173, 1259).

Die prämorbide Phase kardiovaskulärer Krankheiten ist durch zerebroviszerale Störungen gekennzeichnet. Die meisten experimentellen Arbeiten am Tier beruhen auf dem Prinzip von Flucht oder Abwehr bzw. Behinderung der wichtigen biologischen Motivationen, d. h., Streß- und Konfliktmodelle. Ihre Chronizität kann zu einem neurotischen Zustand führen (660).

Ausgehend von der experimentell-reizarmen konstanten PAWLOW-Kammer, ist eine breite Palette methodischer Varianten praktiziert worden; hierzu gehören Methoden der chronischen oder intermittierenden Immobilisation, Eifersuchtssituationen, Futterbehinderung, physikalische Reize verschiedener Intensität und Periodik, Störung von unbedingten sozialen Reflexen, wie z. B. der Rangordnung, oder Eingriffe in phylogenetisch alte zerebro-viszerale Triggermechanismen wie beispielsweise in den natürlichen circadianen Rhythmus sowie physische akute und chronische Belastungen.

Das neuro-vegetative Verhalten, immer kombiniert mit kardiovaskulären Reaktionen (auch überschießenden), besteht im Experiment in den meisten Fällen aus folgenden Faktoren: Ungewißheit der Reizart, körperliche und/oder psychische Beeinträchtigung, Aussichtslosigkeit im Flucht- oder Abwehrverhalten, Realisierung des Sexualtriebes und der Zwang, sich adäquat zur Konstellation zu verhalten.

Bei Hunden, Katzen, Kaninchen, Ratten und Primaten konnte man durch Applikation von Schmerzreizen bzw. Überwindung von negativen Situationen (Prinzip von Belohnung und Bestrafung) Störungen des kardiovaskulären Systems erzeugen, die neben Veränderungen im EKG beim chronischen Versuch auch morphologische Alterationen in den Gefäßwänden der Aorta und des Myokards hervorriefen (660). Konfliktsituationen mit Belastung optischer oder akustischer Stressoren führen zum neurotischen Verhalten und Hypertonus (660). Durch Umstellung eines vorher ausgearbeiteten Stereotyps bzw. einer Kombination von Nahrungsmotivation mit Abwehrverhalten konnte ein Hochdruck erzeugt werden (455, 876). Eine Asynchronreizung des optischen Analysators beim Hund führt in der Neurotisierungsphase zu einem Blutdruckanstieg mit gleichzeitiger Erhöhung der Koagulabilität des Blutes (365). Kurz- und langfristige Immobilisation sowie wöchentlicher Wechsel von Hell- und Dunkel-Regime (mit und ohne Bewegungseinschränkung) erzielt bei Primaten einen Hypertonus, verbunden mit Herzrhythmusstörungen (365).

Diese Entgleisung des Blutdruckes ist verbunden mit einer Erhöhung der Plasma-Renin-Aktivität bei eingeschränkter Nierendurchblutung. Durch eine chronische Traumatisierung des ZNS bei Pavianen mit programmiertem Stereotypverhalten im speziellen Elektrokäfig bekamen nach MAGAKJAN (756) 20 Tiere einen Hypertonus, und 4 davon gingen an einem verifizierten Myokardinfarkt zugrunde. Der Autor arbeitete mit Abwehr-Nahrungs- und Sexualreflexen sowie psychosozialen Konfliktsituationen innerhalb der Herde. Zwölf Tiere zeigten im EKG Zeichen von ischämischen Herzkrankheiten. MAGAKJAN u. Mitarb. (757) konnten bei ihren Neurosemodellen auch eine neurogene Hypotonie bei Pavianen erzeugen. Bei ihrem umfangreichen Material fanden sie auch Formen von spontaner Hyper- und Hypotonie. Im Neurosemodell zeigte ein Teil der Tiere eine „neuro-zirkulatorische Hypotonie". In dieser Gruppe traten keine Infarkte auf. Der Autor weist darauf hin, daß die experimentelle Hypotonie eine Vorphase einer später sich manifestierenden Hypertonie sein kann (756).

Folkow und Rubinstein (308) beschrieben auch experimentelle Hypertonien bei primär isoliert gehaltenen Mäusen, die zu großen Populationen zusammengefaßt wurden. Weitere Untersuchungen bezüglich der Korrelation eines experimentell gestörten Sozialverhaltens zu Blutdruckerhöhungen liegen von Schunk (1173) und Waldmann (1234) an der Katze, von Lukina (749) an Kaninchen und von Smith et al. (1060) am Laborschwein vor, die durch Konfrontation ihrer Versuchstiere mit aggressiven Vertretern derselben oder einer anderen Spezies (485) bzw. durch Hungerstreß (1061) eine transitorische Hypertonie erzeugen konnten. Aus Befunden von Henry u. Mitarb. (484) geht ebenfalls hervor, daß experimentelle Eingriffe in das Öko-System von Mäusen durch Mischen vorher getrennt gehaltener Tiere, Aggregation in kleinen Käfigen, Bedrohung durch ein Raubtier oder territoriale Konflikte zwischen verschiedenen Sexualpartnern in Abhängigkeit von der Streßdauer und -häufigkeit neben einer Erhöhung des arteriellen Mitteldruckes von 125 auf 160 mm Hg auch eine Zunahme des Herzgewichtes, Aorten-Arteriosklerose und Myokardfibrose, Zunahme der Nebennierengewichte, der adrenalen Katecholamine und verschiedener Enzyme bewirkten.

Degen u. a. (238) sowie Martin et al. (777) integrierten in ein komplexes Stufenbelastungsprogramm bei Rhesusaffen soziale operante Konditionierungsverfahren und stellten besonders unter deren Einfluß Blutdruck und Herzminutenfrequenz-Elevationen fest, die den Charakter von des regulativen Funktionslageveränderungen trugen.

Starzew (1028) ließ z. B. neurotisierende Reize auf nüchterne Tiere einwirken und beobachtete eine Magenachylie, nach vorheriger Zuckerbelastung jedoch einen Diabetes, vorangehende kardiovaskuläre Aktivität durch Jagen der Versuchstiere im Käfig führte dagegen zu Dysfunktionen im Kreislaufsystem. Bei einer Kombination kardiovaskulärer Belastungen mit einer Immobilisationsneurose konnten stärkere hypertone Auslenkungen registriert werden als bei Kreislaufbelastungen allein. Von Folkow (308, 309) wird der Zusammenhang eines gehäuft einwirkenden schwachen Umweltstresses mit pathologischen Veränderungen des Kreislaufsystems hervorgehoben. Er vertritt die Auffassung, daß Individuen mit einer sogenannten mesomorphen Konstitution auf wiederholte situative Blutdruckerhöhungen mit einer übersteigerten Adaptationsfähigkeit des Gefäßsystems in Form von Mediahyperplasie reagieren, wodurch eine Hypertonie ausgelöst werden kann. Am Beispiel spontanhypertoner Ratten demonstriert er die mögliche Beschleunigung einer strukturell-vaskulären Adaptation durch eine genetisch vermittelte neurogene Hyperreaktivität gegenüber Umwelteinflüssen, wobei es durch wechselseitige Bekräftigung zwischen funktionellen exzitatorischen Einflüssen und strukturellen autoregulativen Vorgängen in den Widerstandsgefäßen zur Ausbildung eines circulus vitiosus kommt.

Wir konnten feststellen, daß für die Entgleisung des Herz-Kreislaufsystems bei einer Konflikt-Streß-Neurose-Situation die Konstellation bzw. Kombination der pathogenen Faktoren von ausschlaggebender Bedeutung sind („zerebroviszerale Pathokonstellation").

Die pathogenetischen Agenzien haben unterschiedliche Wertigkeiten, daraus resultieren potenzierende, eliminierende Phänomene, woraus die Polyvalenz kardiovaskulärer Syndrome zu erklären ist. So können z. B. bei einer unilateralen Nierenkapselung schon subpressorische Substanzen (Stressoren) oder solche, die für sich keinen pathogenen Charakter haben, zu einer Entgleisung des Herz-Kreislaufsystems führen. Endogene und exogene Störfaktoren haben unterschiedliche Wertigkeit bei verschiedenen Spezies bzw. sind von Geschlecht und Alter abhängig. Bei psycho-emotionalem Streß (stufenweise Belastungssteigerung) wurden im EEG schon vor der Manifestation eines Herz-Kreislaufsyndroms pathologische Veränderungen beim Rhesusaffen gefunden, und zwar im motorischen, sensomotorischen, optischen und akustischen Kortex, Hippokampus, Hypothalamus und im Nucleus amygdalae (1219).

In Zusammenarbeit mit Suchumi konnten wir bei experimenteller Immobilisationsneurose bei Pavianen einen über 7 Jahre anhaltenden Hypertonus provozieren (Abb. 9.6.). Die neurotisierende

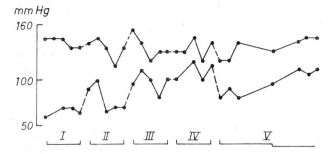

Abb. 9.6. Blutdruckdynamik bei Pavianen bei Immobilisationsneurose in den ersten 5 Monaten

Bekräftigung wurde im Laufe der Zeit immer seltener durchgeführt. Eindeutig war bei 4 von 7 Tieren der EKG-Befund (Abb. 9.7.). Wir sehen typische Zeichen einer Herzischämie mit Präinfarktmerkmalen, Hebung von ST und negativen T-Zacken.

Die neurotisierten Tiere (verifiziert durch Prüfung der höheren Nerventätigkeit) wiesen diese pathologischen Bilder besonders bei physischer Belastung auf. Diese Entgleisung des Hochdruckes und des Herzens kann durch vorheriges physisches Training eliminiert werden.

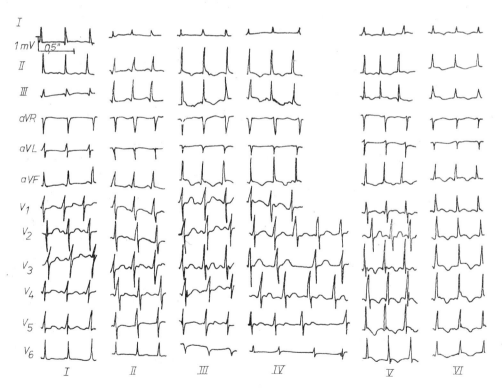

Abb. 9.7. Entwicklung einer Herzischämie und Störung der Reizbildung bei einem Pavian unter den Bedingungen einer Immobilisationsneurose.

I = Ruhe-EKG II = nach 5minütiger körperlicher Belastung III = nach 5stündiger Immobilisation IV = EKG nach erneuter 5minütiger körperlicher Belastung V = EKG nach mehrmonatigem Versuchszeitraum VI = chronischer Neurosezustand

Typisch für das gestörte kardiovaskuläre System bei Neurosen sind die Blutdruckschwankungen im 24-Stunden-Rhythmus, die Überempfindlichkeit auf subpressorische Dosen von Angiotensin II (enorme Blutdruckanstiege) und eine Erhöhung des Adrenalins und Noradrenalingehaltes im 24-Stunden-Harn. Das EKG zeichnete sich bei diesen Tieren auch durch Tachykardien und ventrikuläre Extrasystolen aus. Dieses Modell wirkt überzeugend und zeigt Analogien zu der menschlichen Herzneurose (876, 1081, 1083, 1084).

Für das Verhalten des kardiovaskulären Systems unter Streß im Modell seien erwähnt: die neuralen Mechanismen bei Betätigung, die Modulation der Barorezeptoren unter psycho-emotionaler Belastung, die psycho-soziale Störung bei der Entstehung von Kardiomyopathien sowie die Herzarrhythmie und Arteriosklerose (Smith, O. A., R. A. Galoy and St. M. Weiss: Circulation, Neurobiology and Behavior, Developments in Neuroscience, Volume 15, Elsevier Biomedical New York, Amsterdam, Oxford 1981).

9.7. Sogenannte mathematische Modelle

Alle mathematischen Modelle beruhen auf der Grundlage der Informationslehre, Quantifizierung variabler Größen, Biokybernetik und statistischer Analysen. Man bemüht sich um eine Erfassung von Struktur und Funktion, oft mit geometrischen Bildern, Kurvenanalysen, Übergangsfunktionen, Blockschemata, Korrelationsanalysen, Wahrscheinlichkeitsberechnung, Diskriminanzanalysen usw. Somit können wir sagen, daß „reine" mathematische Modelle nicht existieren (1019). Die Schwierigkeit bei diesen oft abstrakten und für die Praxis nicht immer nützlichen Modellen liegt in der Variabilität biologischer Systeme, in der Problematik, deren Input und Output zu erfassen und dem nicht immer erkennbaren Problem, der von der aktuellen Zeit abhängenden Variabilität, der nicht linearen Korrelation der Parameter und in der Kompliziertheit mancher Experimente.

Alle Formen der Simulierung biologischer, physiologischer und pathophysiologischer Systeme sind auf die Computertechnik angewiesen. Es muß betont werden, daß wir uns auch in der Pathophysiologie des Herz-Kreislaufsystems verschiedener Modelle und Analysen bedienen müssen, uns in diesem Kapitel auf die heute geltenden Möglichkeiten und Arbeitsweisen der Simulierung und Modellierung kardiovaskulärer Systeme beschränken. Hingewiesen wird auf Struktur und Funktion des Atemzentrums, auf Elektro-Analog-Modelle und Modelle über die Autoregulation optimaler adaptativer Kreislaufsituationen (402, 836). Über Simulation von orientierenden Systemen über die Diagnostik und Behandlung kardiovaskulärer Krankheiten existieren viele nützliche und aufschlußreiche Modelle (4, 152, 941).

Elektronische Analog-Modelle und mathematische Analysen und Lösungen finden wir in „Modellierung von Herz-Kreislauf-Funktionen in Experiment und Klinik" von U. Zwiener und N. Tiedt, VEB Gustav-Fischer-Verlag, Jena 1978. Wenn auch die Modellierung komplizierter kardiovaskulärer Mechanismen problematisch bleibt, so gelingt es doch, in diesen vermaschten Regelkreis einen analytischen Einblick mit mathematisch-meßtechnischer Quantifizierung zu bekommen.

Bocklisch (118) hat einen Überblick über die Meßwerterfassung und -verarbeitung als Grundlage für die Diagnostik der arteriellen Durchblutungsstörungen gegeben; er benutzt dabei 5 „Grobmodelle". Abbildung 9.8. zeigt nach Kappert (590) typische Kurvenformen, oszillographisch aufgenommen. Durch elektronische Analog-Modelle lassen sich hämodynamische Untersuchungen und Bestimmungen des Schlagvolumens aus dem Aortendruck ableiten. Die Stellgliedfunktion des Herzens im Kreislaufsystem ist abhängig von der Dynamik der Herznerven, von den depressorischen Kreislaufreflexen und der Dynamik der Rhythmus-Inotropie. Eine regeltheoretische Analyse und Modellierung des dynamischen Verhaltens der Herzfrequenz des Menschen bei sinusförmiger Belastungsveränderung beschreibt TIEDT et al. (1194). Das Modell der komplexen Herzfrequenzregelung ist didaktisch aufschlußreich und als Prinzip auch für andere Kreislaufgrößen anwendbar.

Es sei noch die Modellierung der diastolischen Eigenschaften des linken Ventrikels erwähnt (1245). Auch wenn sie etwas abstrakt anmuten, so haben alle diese Untersuchungen doch ihre klinische Bedeutung bei pathophysiologischen Zuständen des Herz-Kreislaufsystems und bei der Adaptation bzw. Entgleisung unter Belastungen. Regulatorische Faktoren bei der Belastung, Hypertrophie und Regression des Myokards sind mathematisch (klinisch relevant) modelliert worden (805).

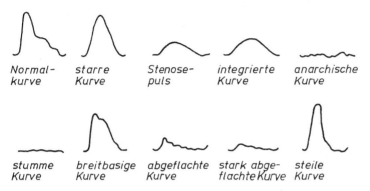

Abb. 9.8. Typische Kurvenformen des elektronisch aufgenommenen Oszillogramms (nach KAPPERT, 415)

Sie sind auch nützlich bei der Überwachung klinischer kardiovaskulärer Krisen. Die Modellierung und Simulierung kardiovaskulärer Mechanismen ist letzten Endes eine Simplifizierung komplizierter physiologischer und pathophysiologischer Prozesse. Diese Forschungsrichtung zeichnet sich oft durch Abstraktheit aus. In diesem Zusammenhang soll erwähnt werden, daß die ganze Kosmosforschung aus einzelnen Simulierungen und Modellierungen in den Laboratorien erarbeitet wurde. Eine Modellierung und Computersimulation kardiovaskulärer Mechanismen sowohl physiologischer als auch pathophysiologischer Natur, einschließlich Struktur und Funktion des Herz-Kreislaufsystems mit einer mathematischen Analyse, finden wir als „Modelling, Monitoring, Diagnosis und Protheses, Assist and Artficial Organs" in: Cardiovascular Engineering, Karger-Verlag, Basel, New York, Tokyo, Sydney 1983.

9.7.1. Regelmodell nach A. C. GUYTON

Bei den mathematischen Modellen bedient man sich verschiedener Symbole bei der Darstellung der Blockdiagramme. Diese sind nach üblichen mathematischen Funktionen aufgebaut: Addition, Subtraktion, Multiplikation mit und ohne Konstantfaktor K, Summation, graphische und algebraische Darstellung von Übergangsfunktionen mit und ohne multiple Variable und Division.

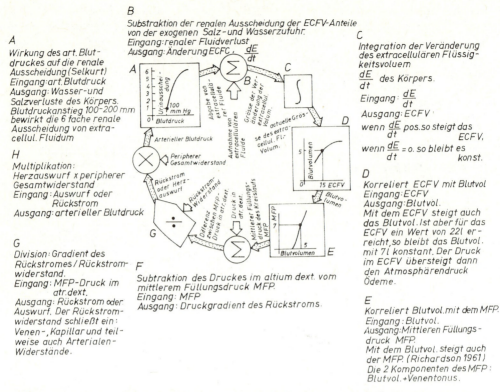

Abb. 9.9. Vereinfachte Analyse der Regelung der Zirkulation und des Herzauswurfs (Korrelationen: Herzauswurf/arterieller Druck/peripherer Widerstand/ECFV/Blutvolumen) (nach A. C. GUYTON und T. G. COLEMAN, 1967, aus: SCHOLER: Das Blutvolumen und die Füllungsdrücke des Kreislaufs, Verl. Hans Huber, Bern, Stuttgart, Wien, 1982)

GUYTON u. Mitarb. (416) erkannten das Blutvolumen als stabilen Faktor des Füllungsdruckes, ohne eine ausreichende Aussage über die Regulation dieser Betriebsgröße zu haben. Die logischen Verknüpfungen dieser Arbeitsgruppe haben mitunter einen abstrakten Charakter und sind nicht immer experimentell untermauert (Abb. 9.9.).

Block A stellt die Beziehung des arteriellen Mitteldruckes zur Nierensekretion dar: Der Druckanstieg führt zu einem Verlust von Wasser und Salz, reduziert den extrazellulären Raum, das Blutvolumen nimmt ab. Block C integriert die Veränderungen des Flüssigkeitsvolumens, und Block D zeigt, daß mit dem Anstieg der extrazellulären Flüssigkeit das Blutvolumen ansteigt, welches bei etwa 22 Litern ein Maximum erreicht. Es überrascht, daß nervale zentrale und periphere Mechanismen nicht berücksichtigt werden. Der Kurvenverlauf in Block E ist nicht ausreichend interpretiert. Immerhin sind diese Regelungsschemata nach GUYTON empirisch und experimentell verifiziert. Eine zentrale Bedeutung hat die Niere durch die Regelung des Natriums und der Wasserhomöostase. Die hämodynamischen Parameter haben wie das RAAS lediglich eine permissive Bedeutung bei der Druckregulation. Abbildung 9.10. veranschaulicht ein Blockdiagramm über die zirkulatorische Funktion und Cardiacoutput-Regulation als Modell. In Anlehnung an GUYTON haben WHITE u. Mitarb. (1263) ein Blockdiagramm als ein komplettes Modell der Herz-Kreislaufregulation ausgearbeitet, gekoppelt mit einem Kontrollsystem. GUYTON und COLEMAN (425) simulierten die GOLD-

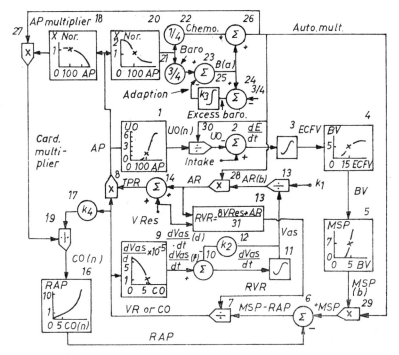

Abb. 9.10. Der renale Körper-Flüssigkeitsmechanismus der Blutdruckkontrolle (A. C. Guyton et al. In: Hypertension: Mechanismus and Management. The 26. Hahnemann Symposium, Ed. by: G. Onesti et al., Grune and Stratton, New York and London, 1973, S. 25—36)

Blatt-Hypertension und ihre Mechanismen, auch unter dem Aspekt einer renalen Langzeitregulation und ermittelten dabei quantitativ folgende Größen: Extrazelluläre Flüssigkeit, Blutvolumen, Herzzeitvolumen, TPW, Blutdruck, Angiotensinkonzentration und Urinausscheidung innerhalb von 14 Tagen.

Bei der Regulation des arteriellen Druckes haben Guyton et al. (424) im Computermodell das Ausmaß der Schwankungen und Einstellungen der für den Kreislauf wichtigen Kontrollmechanismen bei plötzlicher Blutdruckänderung dargestellt unter Berücksichtigung des Zeitablaufes (Abb. 9.11.). Man beachte, daß sich die Barorezeptoren auf ein höheres Blutdruckniveau erst umstellen, nachdem die Drucksteigerung während mehrerer Tage bestanden hat.

9.8. Das digitale Computer-Simulationsmodell nach Neus (862)

In dieser Arbeit sehen wir in exakter und aufschlußreicher Form die Möglichkeiten von digitalen Computer-Simulationen des menschlichen Herz-Kreislaufsystems. Im Rahmen dieser Analyse wurde die Kreislaufdynamik bei Normotonikern und Hypertonikern insbesondere unter emotionalem Streß behandelt und diskutiert. Bei der klinisch-experimentellen Fragestellung konnte ermittelt werden, mit welchen Wechselwirkungen bei gleichzeitiger Änderung verschiedener Parameter des vegetativen Nervensystems zu rechnen ist. Bei der Fragestellung in diesem Kreislaufmodell wurden nur summarische Kreislaufgrößen berücksichtigt und die Analyse auf das steady-state-Verhalten konzentriert.

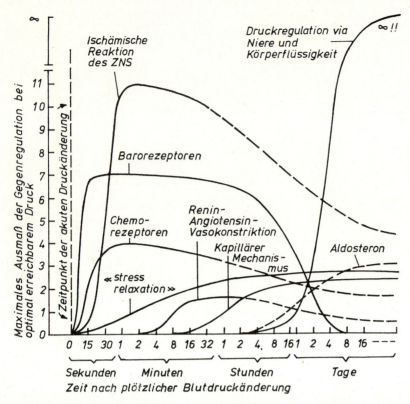

Abb. 9.11. Computermodell für die Beziehung zwischen Ausmaß der durch Feedback bedingten Gegenregulation (feedback gain) und der Zeit nach einer plötzlichen Blutdruckveränderung (GUYTON)

Die Herzaktion wurde mit Hilfe der zeitabhängigen Elastizität des Ventrikels nach SUGA und SAGAWA (1025, 1115) kontrolliert. Die Simulation ergab, daß das Ohmsche Strömungsgesetz quantifiziert werden kann. Es konnte gezeigt werden, daß das endsystolische Volumen von der Kontraktilität und dem arteriellen Blutdruck und das enddiastolische Volumen von der Herzfrequenz und dem Füllungsdruck abhängt. Die Verminderung des Schlagvolumens bei Erhöhung der Herzfrequenz beruht hauptsächlich auf der Erhöhung des arteriellen Druckes bei normalen Frequenzen, und bei höheren Frequenzen kommt eine Verminderung der Füllung des Herzens hinzu.

Zwischen Blutvolumen und Herzminutenvolumen besteht eine lineare Beziehung. Der Einfluß der Kontraktilität auf das Herzminutenvolumen konnte quantitativ mit einer Hyperbelfunktion dargestellt werden. Bei Erhöhung des arteriellen Widerstandes fällt das Herzminutenvolumen ab. Das Ausmaß der relativen Abnahme hängt nicht vom Blutvolumen ab. Die relative Abnahme des Herzminutenvolumens bei Erhöhung des arteriellen Widerstandes ist umso größer je höher die Herzfrequenz und umso kleiner, je höher die Kontraktilität ist.

Die Simulationsergebnisse zeigen, daß der Widerstand und das Herzminutenvolumen zu gleichen Teilen an den Reflexeffekten beteiligt sind und daß die Effekte des Herzminutenvolumens zu gleichen Teilen auf der Herzfrequenz und der Änderung des gestreßten Blutvolumens beruhen (862). (Tab. 9.1.)

Aus dem Vergleich dieses Simulationsmodells mit den empirischen Daten wurde geschlußfolgert, daß druckabhängige Änderungen der Compliance der Ventrikel der Diastole vermutlich einen bedeutenden Einfluß auf die physiologische Regulation des

Tabelle 9.1. Innerer Widerstand des Ventrikels in Abhängigkeit von mehreren hämodynamischen Parametern

	(mmHg · sec/ml)			
	R_{iL}	R_{iL}^*	R_{iL}^*/R_{iL}	$(1 - k(T_d))$
Normalwert	1,78	1,29	0,72	0,98
Herzfrequenz				
$F = 50$ min^{-1}	2,41	1,80	0,75	0,998
$F = 100$ min^{-1}	1,33	0,90	0,68	0,91
$F = 150$ min^{-1}	1,00	0,60	0,60	0,76
Kontraktilität				
$K = 0,5$	1,09	0,65	0,60	0,97
$K = 2,0$	3,07	2,58	0,84	0,992
$K = 3,0$	4,34	3,87	0,89	0,995
gestreßtes Blutvolumen				
GBV = 1 100 ml	1,78	1,29	0,72	0,98
GBV = 1 450 ml	1,78	1,29	0,72	0,98
GBV = 1 630 ml	1,78	1,29	0,72	0,98

Schlagvolumens haben. Hinsichtlich emotionaler Streßreaktionen wurde angenommen, daß eine Änderung der Kontraktilität im Streß keine entscheidende Rolle spielt und daß bei Normotonikern das Herzminutenvolumen über die Herzfrequenz, bei Hypertonikern über eine Erhöhung des Füllungsdruckes ansteigt.

Tabelle 9.2. veranschaulicht die Variabilität des Herzminutenvolumens in Abhängigkeit von Herzfrequenz und Kontraktilität.

Tabelle 9.2. Variabilität des Herzminutenvolumens in Abhängigkeit von Herzfrequenz und Kontraktilität

F (/min)	Kontraktilität			
	0,5	1	2	3
50	2,93	4,19	5,15	5,54
60	3,20	4,57	5,61	6,05
70	3,41	4,88	5,99	6,47
80	3,58	5,12	6,32	6,81
90	3,71	5,34	6,59	7,10
100	3,80	5,51	6,83	7,36
110	3,88	5,65	7,01	7,56
120	3,91	5,80	7,19	7,73
130	3,96	5,88	7,31	7,89
140	3,98	5,99	7,43	8,00
150	3,95	6,07	7,53	8,10
160	3,95	6,14	7,58	8,15
170	3,95	6,21	7,63	8,20
180	3,88	6,24	7,64	8,23
190	3,80	6,22	7,73	8,23
200	3,76	6,20	7,60	8,20

Tabelle 9.3. gibt die ermittelten Werte des Herzminutenvolumens und ihre Korrelation zu Herzfrequenz und arteriellem Widerstand an.

Tabelle 9.4. zeigt die Abhängigkeit des Herzminutenvolumens von der Kontraktilität unter verschiedenen Regulationszuständen.

Tabelle 9.5. demonstriert Änderungen der kardiovaskulären Parameter unter emotionalem Streß bei Normo- und Hypertonikern.

Tabelle 9.3. Werte des Herzminutenvolumens

F (/min)	arterieller Widerstand (mmHg · sec/ml)			
	0,5	1,0	2,0	3,0
50	4,54	4,19	3,64	3,21
60	5,00	4,57	3,92	3,44
70	5,36	4,88	4,14	3,61
80	5,66	5,12	4,32	3,74
90	5,92	5,34	4,47	3,85
100	6,13	5,51	4,59	3,94
110	6,30	5,65	4,69	4,01
120	6,49	5,80	4,80	4,10
130	6,60	5,88	4,85	4,13
140	6,73	5,99	4,93	4,19
150	6,82	6,07	4,98	4,22
160	6,92	6,14	5,02	4,26
170	6,99	6,21	5,07	4,29
180	7,04	6,24	5,09	4,31
190	7,01	6,22	5,07	4,29
200	6,99	6,20	5,06	4,28

Tabelle 9.4. Abhängigkeit des HMV von der Kontraktilität

	Kontraktilität				$\frac{\Delta HMV}{\Delta \bar{p}_{SA}}$
	0,5	1	2	3	
konstanter Widerstand					
HMV (l/min)	3,41	4,88	5,99	6,47	
					0,94
$\bar{p}_{SA}$ (mmHg)	63	89	109	117	
schwache Autoregulation					
HMV (l/min)	3,68	4,94	6,00	6,47	
					0,71
$\bar{p}_{SA}$ (mmHg)	51	84	107	116	
starke Autoregulation					
HMV (l/min)	3,85	4,99	5,97	6,41	
					0,53
$\bar{p}_{SA}$ (mmHg)	43	80	111	123	

Tabelle 9.5. Änderungen der kardiovaskulären Parameter unter Streß bei Normo- und Hypertonikern

		Normotoniker		Hypertoniker	
		Ruhe	Streß	Ruhe	Streß
p_{SA}	(mmHg)	90,7	104,1	134,6	160,9
p_s	(mmHg)	126,2	138,2	185,3	217,9
F	(min^{-1})	57,0	73,3	66,0	81,2
SV$^+$	(ml)	95,9	90,0	95,9	100,8
HMV$^+$	(l/min)	5,50	6,62	6,53	8,15
p_{SV1}	(mmHg)	3,8	5,8	3,8	6,5
$R_{SA,SV2}$	(mmHg · sec/ml)	1,0	0,99	1,34	1,31

9.9. Anwendung eines Barorezeptoranalogs bei der Kreislaufregulation über Carotissinus-Nervenreizung (Baropacing-Modell nach ZERBST)

Da bei dieser Methode zwischen der Regelgröße „arterieller Druck" und den Reizparametern keine Rückkopplung besteht, wie sie bei der natürlichen Selbststeuerung des Kreislaufes u. a. durch den Carotissinus-Reflex erfolgt, muß der Patient entscheiden, wann und wie lange er das Reizgerät einschaltet. Eine selbstkontrollierende CSN-Stimulation wird ermöglicht, wenn der Stimulator durch den aktuellen Blutdruck gesteuert wird. Das Modell kann optimiert werden, wenn eine permanente Blutdruckmessung möglich ist (652).

Im Experiment (akuter Versuch) werden bipolare Elektroden verwendet und der Carotissinus in verschiedenen Varianten und Art der Rückkopplung elektrisch gereizt und die Impulsmuster sowie Kennlinien dargestellt. Folgende 4 Methoden wurden elektrophysiologisch und graphisch analysiert:

Methode 1: Carotissinus-Nerven-Stimulation (CSNS) mit Rechteckimpulsen und ohne Rückkopplung zwischen Reiz und Reflexantwort.

Methode 2: Heart rate triggered (HRT-CSNS) mit gruppierten Impulsen, die mittlere Impulsrate ist von der Herzfrequenz abhängig.

Methode 3: Heart rate controlled (HRC-CSNS) mit gruppierten Impulsen. Die Beziehung zwischen mittlerer Impulsrate und der Herzfrequenz entspricht einer Expotentialfunktion.

Methode 4: Blood pressure controlled (BPC-CSNS), die mittlere Impulsrate ist abhängig von Mitteldruck, Druckamplitude, Druckanstiegssteilheit und Pulsfrequenz.

Durch Koordination der bisher bekannten Reiz-Reaktions-Gesetze mit den thermodynamischen Eigenschaften des Membranstoffwechsels biologischer Rezeptoren wurde eine Arbeitshypothese der Ionen-Transport-Vorgänge bei der Rezeptor-Potential-Bildung entwickelt (1297, 1298, 1299, 1300, 1301).

Wir entnehmen aus der Abbildung 9.12. einmal die herkömmliche Reizmethode (CSNS). Bei der blutkontrollierten Methode (BPC-CSNS) wird fortlaufend der Blut-

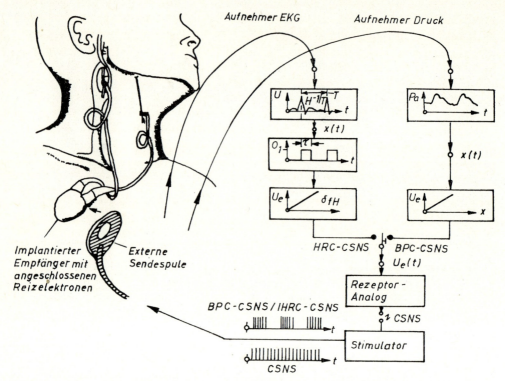

Abb. 9.12. Schema der Reizanordnung bei rückgekoppelter Carotissinus-Nervenstimulation am Patienten (aus: KORSUKEWITZ u. Mitarb.: Klin. Wschr. 1972)

druck gemessen und in eine proportionale elektrische Spannung umgewandelt, die das Rezeptor-Analog ansteuert und den Stimulator anschließt. Bei der herzkontrollierten Methode (HRC-CSNS) wird fortlaufend das EKG gemessen und die R-Zacke als ein Rechteckimpuls konstanter Höhe von bestimmter Dauer eingestellt und ausgelöst. Die Amplitude dieser Impulse ist der jeweils momentanen Herzfrequenz proportional. Die Impulse steuern dann wieder das Rezeptor-Analog und den Stimulator. Dieses Modell führt zu folgenden Ergebnissen: Die Eigenschaften des Pressorrezeptor-Analogs, der auf stufenweise Erhöhung und Senkung des Blutdruckes in gleicher Weise reagiert wie natürliche Pressorezeptoren, werden deutlich (575). Bei neurogener und nephrogener Hypertonie und Entzündungshochdruck erreicht man mit der Stimulation des Rezeptormodells einen depressorischen Effekt. Der elektrische Rezeptor-Analog verarbeitet die Informationen wie ein natürlicher Pressorezeptor. Kennlinie und Schwelle des Analog-Modells lassen sich je nach therapeutischen Aspekten so einstellen, daß der erwünschte Blutdruck (Sollwert) und die Herzfrequenz eingehalten werden können. Das Analog kompensiert somit bei Parallelschaltung mit den natürlichen Pressorezeptoren deren pathologische Funktion und Wirkung (1301). In der Klinik wird der Baropacing von manchen Autoren bei resistenten Fällen von Hypertonie mit gutem Erfolg angewendet. Die elektrische Stimulierung kann durch einen implantierten Baropacing mit regelmäßigen Impulsapplikationen oder auch von außen erfolgen. Man kann eine Normalisierung des Blutdruckes mit Abnahme des Minutenvolumens sowie des totalen peripheren Widerstandes erreichen (1064). WAGNER et al. (1233) berichten über Carotissinus-

Nerven-Stimulation im offenen und geschlossenen Regelkreis in klinischer Anwendung bei Patienten mit Angina pectoris bei Coronarsklerose. Sie stellten eine Abnahme des Systemblutdruckes und der Herzfrequenz fest, eine Ökonomisierung der Kreislaufverhältnisse mit einer Verbesserung der Stoffwechsellage im Myokardbereich. Eine durch Ventrikel- und Vorhofstimulation ausgelöste Angina pectoris kann durch Carotissinus-Nerven-Stimulation kopiert werden. Auch im Ergometerversuch konnte eine günstige Wirkung der CSNS bei myokardaler Ischämie nachgewiesen werden (1233).

Durch elektrische Stimulation des Carotissinus wurden emotional ausgelöste vegetative Belastungsreaktionen teilweise aufgehoben, und zwar hauptsächlich solche, die eine Beziehung zum kardiovaskulären System haben (273).

10. Untersuchungsmethoden

Die Untersuchungsmethoden in der Biologie und der Medizin sind nur bei einer quantitativen Messung am lebenden Organismus relevant. Wir können nicht auf alle tierexperimentellen Untersuchungsmethoden eingehen; es sei nur auf einige allgemeine Registrierprinzipien hingewiesen: Das Meßsignal als Funktion der Zeit muß kontinuierlich aufgezeichnet werden. Die Meßgröße wird mittels eines Wandlers oder Umsetzers (transducer) aus einem mechanischen in ein elektrisches Signal umgewandelt, welches verstärkt und von Störfaktoren befreit aufgezeichnet werden muß. Für die Beurteilung der Genauigkeit muß das Meßsystem geeicht und diese Eichgröße mit der Meßgröße vergleichbar sein. Ein gut funktionierendes Meßsystem muß folgende Eigenschaften besitzen:

— eine statische Empfindlichkeit (Verhältnis von Registrierschlag zur Meßgröße),
— Linearität (begrenzter Meßbereich),
— Reproduzierbarkeit,
— dynamische Empfindlichkeit.

Bei speziellen Meßsystemen existieren noch weitere Signalaufarbeitungen: Modulation und Demodulation. In der Klinik kommen stufenweise nichtinvasive und invasive diagnostische Methoden zum Einsatz.

Invasive und nichtinvasive Untersuchungsverfahren wurden von W. URBASZEK und D. MODERSOHN in „Funktionsdiagnostik des Herzens" sowie in „Die nichtinvasive kardiovaskuläre Funktionsdiagnostik" von G. LINSS ausführlich dargestellt (719, 1218).

10.1. Der arterielle Blutdruck

10.1.1. Meßeinheiten für den Blutdruck

Vor ca. 15 Jahren bemühte man sich in Großbritannien, die Pascal- (Pa-) Meßeinheit des Druckes einzuführen.

$1\ Pa = 1\ N/m^2$ ist der Druck (die Spannung), der (die) durch eine Kraft von $1\ N$ erzeugt wird und gleichmäßig auf eine Fläche von $1\ m^2$ wirkt.

$1\ Pa = 1\ N/m^2 = 1\ m^{-1}\ kg \cdot s^{-2}$.

Die Pa-Einheit wurde international als umständlich bezeichnet.

Von seiten der WHO liegt eine Empfehlung vor, die Einheit in mm Hg beizubehalten. Es sei aber vollständigkeitshalber auf die Umrechnung hingewiesen:

$1\ Torr = 1\ mm\ Hg = 133{,}3224\ Pa$.

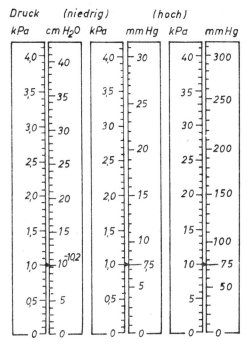

kPa = kilopascal

Abb. 10.1. Umrechnungstabelle: kPa in mm Hg und cm H$_2$O

Beispiel: 10 mm Hg = 1,333 224 kPa

30 mm Hg = 3,999 672 kPa

= 4 kPa

90 mm Hg = 11,999 016 kPa

= 12 kPa

120 mm Hg = 16 kPa

Die Angabe des Blutdruckes erfolgt derzeit noch in mm Hg, Torr oder kPa. Beide Angaben sind praktisch identisch, denn 1 mm Hg ist gleich 1,000 000 14 Torr. Im Rahmen der internationalen Vereinheitlichung der Maßeinheiten empfahl die WHO 1977 für ihren Verantwortungsbereich die Anwendung der SI-Einheiten. Der Ministerrat der DDR hat am 23. 3. 1978 die Einführung des internationalen Systems der physikalischen Einheiten (SI) beschlossen. Zur Gewöhnung an die neue Druckeinheit empfiehlt sich zunächst die Neugestaltung nur einer Skala des Quecksilbermanometers mit kPa-Werten. Damit wird wiederum eine Ablesegenauigkeit von umgerechnet 2,5 mm Hg erreicht. Abbildung 10.1. zeigt die Umrechnungsgrafik von cm H$_2$O sowie mm Hg in kPa.

10.1.2. Blutdruckmeßmethoden

1628 beschrieb HARVEY (1578—1657) (452) als erster den Blut-Kreislauf als ein geschlossenes System und beobachtete, daß das Blut in den Arterien unter „hohem" Druck steht „und spritzte 4—5 Fuß hoch" bei Durchtrennung einer großen Arterie. 1708—1733 erfolgten erste Blutdruckmessungen bei Hunden und Pferden durch HALES (433), welcher ein Messingrohr von 4,2 mm Durchmesser und einer Länge von 275 cm benutzte. 100 Jahre später, 1828, konstruierte POISEUILLE (957) ein „Hämodynamometer" zur exakteren Blutdruckmessung, ein einfaches U-förmiges Quecksilbermanometer. 1856 führte FAIVRE (291) die erste direkte Blutdruckmessung beim Menschen durch. 1847 folgte das Kymographion von LUDWIG zur direkten Blutdruckregistrierung.

In der Klinik bedient man sich der indirekten „unblutigen" Methode nach RIVA-ROCCI (999), welcher 1896 ein Sphygmomanometer — angeschlossen an eine Manschette — benutzte. In den Jahren 1875—1905 wurde nach Vorarbeiten von VIERORDT (1227) und MAREY (771) die Methode zur unblutigen Blutdruckmessung beim Menschen von RIVA-ROCCI, KOROTKOV (in: 63, I) und RECKLINGHAUSEN (977) weiterentwickelt. Schon 1881 versuchte BASCH (60), den systolischen Blutdruck zu ermitteln, indem er den Druck durch eine wassergefüllte, mit einem Manometer verbundene Pelotte langsam über den Punkt des Verschwindens des Radialpuls bzw. umgekehrt abließ. Das System von MAREY (771) war bereits aufwendiger und so konstruiert, daß der Unterarm des Patienten in einer röhrenförmigen Druckmanschette eingepackt war und die auftretenden Oszillationen beim Abfallen des Druckes registriert werden konnten. Der abgelesene Manometerwert während der höchsten Oszillationen wurde als der arterielle Mitteldruck angesehen. RIVA-ROCCI (999) verwendete 1896 eine armumschließende aufblasbare Manschette, die mit einem Manometer verbunden war. Als systolischer Druck wurde der Mittelwert zwischen Verschwinden und Wiederauftreten des distal der Manschette zu tastenden Pulses beim Anstieg bzw. Abfall des Manschettendruckes angesehen. Bereits 1901 wies RECKLINGHAUSEN (977) auf die Bedeutung der Manschettenbreite hin und empfahl eine solche von 10—12 cm.

Die Frage des diastolischen Wertes bei allen diesen palpatorischen und oszillographischen Methoden blieb problematisch. Erst 1905, nach Einführung der auskultatorischen Methode nach KOROTKOV, konnte auf diese einfache Art der systolische und diastolische Druck ermittelt werden. Er verwendete die 5 cm breite Manschette von RIVA-ROCCI, die er am mittleren Drittel des Oberarmes anlegte. Mit einem Kinderstethoskop, welches unmittelbar unterhalb der Manschette angelegt war, wurde das erste Auftreten des arteriellen Geräusches beim Ablassen des Manschettendruckes als systolischer Druck bezeichnet (= Phase I). KOROTKOV hat selbst darauf hingewiesen, daß die ersten aufgetretenen Arterientöne 10—12 mm Hg über der ersten Registrierung des Radialpulses lagen. KOROTKOV beabsichtigte ursprünglich nicht, eine Blutdruckmeßmethode zu entwickeln, sondern Untersuchungen über den arteriellen Kollateralkreislauf bzw. die Wiederdurchblutung der Extremitäten durch diese Staumethode zu erfassen.

Die unterhalb der Manschette wahrnehmbaren Phänomene werden in fünf Phasen unterteilt:

Phase 1: das erste Auftreten von zunächst schwachen, aber deutlich klopfenden Tönen, die allmählich an Lautstärke zunehmen;

Phase 2: die Abschwächung der Töne, die einen rauschenden Charakter annehmen können;

Phase 3: das Wiederauftreten von deutlicheren, rauheren Tönen, die jedoch die Lautstärke der Phase-1-Töne nicht erreichen;

Phase 4: das plötzliche deutliche Leiserwerden der Töne („muffling"), die einen weichen und gedämpften Charakter annehmen;

Phase 5: das völlige Verschwinden aller akustischen Phänomene.

Die Ursachen von Blutdruckdifferenzen zwischen beiden Armen können sein:

— methodischer Meßfehler;
— Weichteilunterschiede;
— Mediastinalerkrankungen;

- retrosternale Struma;
- Lungentumoren unterschiedlicher Genese;
- Aortenisthmusstenose;
- Aortenbogensyndrom;
- Subclavia-Syndrom;
- Anomalien des Aortenbogens;
- Marfan-Syndrom;
- Geschwülste arterieller Gefäße;
- chronische arterielle Verschlußkrankheit;
- Aorten- und Arterienaneurysmen;
- Periarteriitis nodosa;
- einseitige Erkrankungen (Lähmung/Reizung) des N. sympathikus;
- einseitiges neurovaskuläres Syndrom;
- Hemiplegie;
- Syringomyelie;
- Arrhythmien;
- arterielle Embolien.

10.1.2.1. Gebräuchliche Blutdruckmeßgeräte

1. Quecksilbermanometer;
2. Membran-(Anaeroid)-Manometer;
3. Ultraschalldopplergeräte;
4. Automatische Meßgeräte.

10.1.2.2. Intravasale Blutdruckmessung

Die sicherste und korrekteste Methode der kontinuierlichen Blutdruckmessung ist die Erfassung des intraarteriellen Druckes. Die angewandten Druckmeß-Systeme, wie z. B. Elektrolyt-, elektrooptische und Kapazitätsmanometer sowie das in der letzten Zeit oft angewendete Katheter-Tip-Manometer, finden ihre breite Anwendung in Klinik und Forschung. Einschlägige Literatur dazu kann man bei KRÖNIG (663) nachlesen. Drei Verfahren haben sich bei der „peripheren" intraarteriellen Druckmeßmethode eingebürgert:

1. Die Punktion der A. brachialis mittels einer langen Metallkanüle nach COURNAND (Flügelkanüle). Die Methode eignet sich im wesentlichen zu kurzfristigen Untersuchungen an ruhenden Patienten.
2. Die SELDINGER-Technik: Die Metallkanüle unter Anwendung eines flexiblen Führungsdrahtes wird durch einen intraarteriellen Katheter ersetzt, der 10—20 cm entgegen der Blutströmung vorgeschoben wird.
3. Verwendung von Mikrokathetern in Anlehnung an GRANDJEAN u. Mitarb. (381) in Form einer 12 cm langen Plastikverweilkanüle mit einem äußeren Durchmesser von nur 1,2 mm.

Die blutige Druckmeßmethode dient der Klärung diagnostischer und wissenschaftlicher Fragestellungen. Sie ist auch von prinzipieller Bedeutung für die Einschätzung unblutiger Meßverfahren. In die zu untersuchende Arterie wird zur Druckermittlung ein Katheter eingeführt, der mit einem außerhalb des Körpers gelegenen Druckwandler verbunden ist. Die elektronischen Daten werden durch ein Meßgerät sichtbar gemacht, registriert und gespeichert (Magnetaufnahme) (663).

10.1.2.3. Blutdrucktelemetrie

Die Biotelemetrie als Methode der Fernübertragung von Meßdaten auf einen lebenden Organismus hat auch bei der Blutdruckregistrierung Einzug gefunden (208). Eine Meßsonde, verbunden mit Druckwandler und Sender, wird in die zu untersuchende Arterie eingeführt und kann dort für den notwendigen Untersuchungszeitraum verbleiben. Mit Hilfe der doppelten Frequenzmodulation sind die Meßwerte drahtlos übertragbar. Die Blutdrucktelemetrie ermöglicht eine kontinuierliche Beobachtung des arteriellen Druckes in seiner Variationsbreite unter alltäglichen und sportlichen Belastungen. Die antihypertensive Therapie kann bei Problempatienten dem Blutdruckverhalten besser angepaßt werden.

Die Punktion der A. femoralis mittels SELDINGER-Technik erfolgt durch Einführung eines roten ÖDMAN-LEDIN-Katheters etwa 20 cm bis in die A. iliaca communis.

BACHMANN u. THEBIS (53) haben damit neue Informationen über die Hämodynamik während alltäglicher Belastungen sowohl bei Gesunden als auch bei Herz- und Kreislaufkranken erschlossen. CHRISTIAN (209) berichtet über eine Funktionsdiagnostik des Herz-Kreislaufsystems mit telemetrischen Methoden unter Einschluß psychosomatischer Aspekte.

10.1.2.4. Standardisierte Blutdruckmessung

1. Manschettenbreite (für Erwachsene)
    — bis 40 cm Armumfang — Breite der Manschette 12—14 cm
    — über 40 cm Armumfang — Breite der Manschette 16—20 cm (18 cm)
    — Messung an den Beinen — Breite der Manschette 16—20 cm (18 cm).
2. Bei Erstuntersuchungen ist an beiden Armen im Sitzen zu messen.
3. Bedingungen für die richtige Blutdruckmessung:
    — geeichtes Gerät, luftleere Manschette;
    — körperliche und psychische Ruhe des Patienten;
    — Arm in Herzhöhe;
    — Anlegen der Manschette etwa 3 cm oberhalb der Ellenbeuge;
    — palpatorische Bestimmung des systolischen Blutdruckes;
    — Aufsetzen des Stethoskops über der Ellenbeuge nach vorheriger Palpation der A. brachialis.

Bei Messungen an den Beinen Aufsetzen des Stethoskops in der Kniekehle nach vorheriger Palpation der A. poplitea.

— Schnelles Aufblasen der Manschette und Erzeugung eines Manschettendruckes, der etwa 4,0 kPa (30 mm Hg) oberhalb des palpatorisch ermittelten systolischen Blutdruckes liegt;
— Langsames Ablassen des Manschettendruckes 0,3—0,4 kPa/s (2—3 mm Hg/s) und Ablesen des systolischen Blutdruckes beim ersten wahrnehmbaren pulsierenden Geräusch (Phase I). Ablesen des diastolischen Druckes beim Leiserwerden (Phase IV) und Verschwinden (Phase V) des pulsierenden Geräusches;
— Meßgenauigkeit auf der Ableseskala 1/3 kPa bzw. 2 Torr;
— Wiederholungsmessung frühestens nach 1 Minute.

10.1.2.5. Messung am Oberschenkel

Bei Verdacht auf Aortenisthmusstenose oder Gefäßverschluß wird diese Messung in Bauch- oder Seitenlage durchgeführt. Die Manschettenbreite muß 16—20 cm betragen und die Gesamtlänge der Manschette 60—80 cm. Normalerweise liegen die Werte am Oberschenkel sowohl systolisch als auch diastolisch um 20—60 mm Hg höher als am Oberarm (117).

10.1.2.6. Selbstmessung des Blutdruckes

Die Selbstmessung des Blutdruckes („self monitoring") ist seit 1940 bekannt (49, 50) und findet immer mehr Verbreitung (116). Die Ermittlung eines Blutdruckprofils, das auch für die Therapie Konsequenzen hat, ist nur durch eine Selbstmessung zu eruieren. Die Spontanschwankungen bei Hypertonikern sind bekannt und größer als bei Normotonikern; über die Hypotoniker weiß man wenig. Unter Einwirkungen des Alltags ist mit großen individuellen Variabilitäten des Blutdruckes zu rechnen. Mit der Zeit wird für die Patienten die regelmäßige Selbstmessung zu einer weitgehend emotionsfreien Routine. Patienten mit einem gewissen Intelligenzgrad können sogar auf Anweisung des Arztes bei der Selbstkontrolle des Blutdruckes ihre Medikation verändern. Es soll nicht generell gesagt werden, daß die Blutdruckmessung dem Arzt entzogen werden soll. Die Kontrolle muß in seiner Hand bleiben. Die Blutdruckmessung kann nicht nur vom Arzt, sondern auch vom Patienten oder vom Hilfspersonal mit großer Genauigkeit erlernt werden. Die Vornahme der Meßprozedur durch das Hilfspersonal oder den Patienten bedeutet jedoch nicht, daß Diagnose, Stadium und Maßnahmen auf diesen Personenkreis festgelegt werden. Die Selbstmessung entwickelt sich als eine positive Methode, ein Mitarbeiten und Mitwirken des Patienten, und die Arzt-Patienten-Beziehung wandelt sich mehr und mehr in Richtung einer „Partnerschaft" (113). Die Patienten-Compliance kann wesentlich verbessert werden (865). Durch die Selbstmessung kann die Therapie gezielter und sparsamer eingesetzt werden. Der „Alltagsblutdruck" und der sogenannte „Gelegenheitsblutdruck" sowie „Basis"- und „Entspannungsblutdruck", das „individuelle Profil" und das Verhalten des Blutdruckes bei bestimmten physischen und emotionalen Belastungen lassen sich nur durch Selbstmessung zufriedenstellend erfassen. Der „Alltagsblutdruck" stellt einen Mittelwert aus abendlichem und morgendlichem Blutdruck dar.

10.1.2.7. Fehlmessungen und Besonderheiten

Eine überstürzte einmalige Ablesung durch Hochtreiben der Quecksilbersäule kann zu Fehlschlüssen führen. Die Quecksilbersäule muß so oft hinaufgetrieben werden, bis der angezeigte Blutdruckwert nicht mehr weiter fällt (968). Der Blutdruck kann durch Erregung, Spannung, bei Kindern durch Schreien beeinflußt werden. Nur wiederholte Messungen an verschiedenen Tagen und zu verschiedenen Tageszeiten erlauben ein Urteil über den Blutdruck eines Menschen.

Eine Berücksichtigung der Weichteildrucke durch Korrektur der abgelesenen Drucke soll bei einem Oberarmumfang bis zu 40 cm und Verwendung der Standardmanschette erfolgen. Man kann durch Verwendung einer besonders breiten Manschette die Fehlerquelle verringern. Sollte dies nicht möglich sein, benutzt man die Messung am Oberschenkel. Seitendifferenzen des Blutdruckes an den Armen bei Erwachsenen sind diagnostisch erst verwertbar, wenn sie 20 mm Hg systolisch oder 15 mm Hg diastolisch überschreiten.

Blutdruckmessung bei Kindern:

Im Gegensatz zu Erwachsenen wird bei Kindern der diastolische Blutdruck bei Phase 4 (leiser werdende Töne, „muffling") abgelesen. Die Ultraschall-Doppler-Methode bietet sich besonders bei Säuglingen und Kleinkindern an, wobei der diastolische Wert weniger zuverlässig ist als der systolische. Durch Schreien der Kinder kann der systolische

Druck um 30—50 mm Hg erhöht werden. Für Kinder unter einem Jahr gibt es Spezialverfahren, wie z. B. die sphygmographische Methode oder die Flush-Methode (116). Bei Kindern verwendet man schmalere Manschetten: 2, 5 oder 8 cm breit und 13 cm lang, wobei diejenige angelegt wird, welche zwei Drittel der Oberarmlänge bedeckt.

Blutdruckmessung in der Schwangerschaft:

Als diastolischer Wert gilt nicht das Aufhören, sondern das Leiserwerden der KOROTKOV-Geräusche (Phase 4). In der Frühschwangerschaft sinkt der diastolische Blutdruck um 10—15 mm Hg und erreicht im letzten Schwangerschaftsdrittel den Ausgangswert. Dies gilt sowohl bei normotonen Frauen als auch bei Hochdruckschwangeren. Ein systolischer Blutdruckwert von 140 mm Hg oder mehr und/oder ein diastolischer Wert von 90 mm Hg ist in der Schwangerschaft als eindeutig pathologisch zu betrachten.

Auskultatorische Lücke:

Ausschlaggebend für das Auftreten des akustischen Phänomens nach KOROTKOV ist der durch die Manschette erzeugte Druckgradient in der A. brachialis. Dieser Druckgradient kann während des Meßvorganges vermindert oder aufgehoben werden, u. a. durch pulsatorisch zu rasch eingepumptes Blut, verminderte periphere Gefäßkapazität bei Arteriosklerose und bei Lagewechsel des Meßarmes. Der periphere diastolische Druck überschreitet in diesen Fällen vorübergehend den diastolischen Wert proximal der Manschette, das akustische Phänomen bleibt aus. Bei weiterem Abfall des Manschettendruckes wird dieser hemmende Mechanismus geringer, da der periphere diastolische Druck parallel zum Manschettendruck ebenfalls abnimmt. Das akustische Phänomen tritt erneut auf. Diese auskultatorische Lücke kann zu erheblichen Fehlbestimmungen führen. So ist eine Verwechselung des Beginns der auskultatorischen Lücke mit dem diastolischen Wert und ihr Abschluß mit dem systolischen Wert möglich. Dies kann vermieden werden durch die palpatorische Bestimmung des systolischen Blutdruckes und Auskultation bis zum Druckabfall gegen 0, insbesondere bei Erstuntersuchungen und bei fraglichen Meßergebnissen.

Körperliche Belastung:

Bei körperlicher Belastung können auf Grund der erhöhten Strömungsgeschwindigkeit des Blutes zu hohe systolische und zu niedrige diastolische Druckwerte gemessen werden. Bei niedrigem oder fehlendem Manschettendruck kann es zu Turbulenzen kommen, die niedrige Blutdruckwerte bis gegen 0 vortäuschen können.

Es können Korrekturen des auskultatorisch gemessenen Blutdruckes bei einheitlicher Manschettenbreite vorgenommen werden (1218).

Arteriosklerose:

Bei ausgeprägter Arteriosklerose sind gleichfalls Zweifel an der Richtigkeit der gemessenen Blutdruckwerte erlaubt. Auf Grund einer relativen Gefäßstarre sind gelegentlich über den intravasalen Druck hinausgehende Manschettendrucke zum Verschluß der A. brachialis notwendig.

Arrhythmie:

Bei Arrhythmie sind wiederholte Messungen erforderlich, aus denen ein Mittelwert zu bilden ist. Durch einen unregelmäßigen Herzrhythmus verändert sich das Schlagvolumen und damit gleichzeitig die Blutdruckamplitude. Bei einer langen Diastole nimmt das Schlagvolumen auf Grund verlängerter Füllungszeit zu, die systolischen Blutdruckwerte werden höher, die diastolischen niedriger.

Schock:

Im Schock ist bei reduziertem zirkulierendem Blutvolumen der periphere Widerstand erhöht und die Strömungsgeschwindigkeit des Blutes herabgesetzt. Die Ausbildung des KOROTKOV-Phänomens ist nicht mehr in vollem Umfang gewährleistet und kann falsche niedrige Blutdruckwerte zur Folge haben. Bei intraarteriellem Druckwert unter 70 mm Hg sind KOROTKOV-Phänomene nur noch unregelmäßig festzustellen, so daß hier die herkömmlichen Meßmethoden an Wert verlieren.

10.1.2.8. Druckmessung in der Mikrozirkulation

Die Messung in diesem Mikrobereich mit genügend hoher Grenzfrequenz bereitet besonders große Schwierigkeiten. Für die direkte Messung müssen Mikropipetten verwendet werden mit einem Spitzendurchmesser unter 50 mm. WIEDERHIELM u. Mitarb. (1265) haben ein aktives Meßsystem entwickelt, welches eine genügend hohe Grenzfrequenz besitzt und eine dynamische Messung unter Verwendung üblicher passiver Manometer möglich macht. Dieses System beruht auf dem Prinzip der Nichtverschiebung der Grenze zwischen Blut und Pipettenflüssigkeit.

10.2. Elektrokardiographie

Das Elektrokardiogramm (EKG) ist die Registrierung der elektrischen Potentiale, welche durch die Herzkontraktion erzeugt werden und den Ablauf der Herzaktion erfassen. Über das Schrittmachersystem des Herzens werden diese Biopotentiale in das Myokard fortgeleitet und breiten sich im Gesamtorganismus aus. Der Erregungsausbreitung liegen bioelektrische Vorgänge zugrunde. Der Austausch von Kalium und Natrium an der Zellgrenzmembran ist die Ursache der Zellerregung, die aus einer Depolarisations- und einer Repolarisationsphase besteht, das Kalzium ist dabei ein wichtiger Aktivator der mechanischen Kontraktion.

Man kann das EKG von der Hautoberfläche aus, aber auch herznah mit Hilfe von Ösophagus-Elektroden bzw. intrakardial (rechtes Vorhof-EKG, His-Bündel-EKG) registrieren. Das EKG liefert wichtige Informationen bei der Diagnostik der koronaren

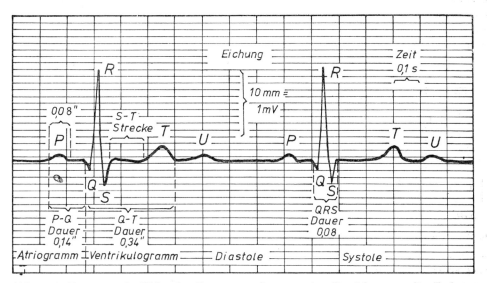

Abb. 10.2. Das normale Elektrokardiogramm mit genormten Bezeichnungen für Zacken und Strecken (aus: RITTER u. FATTORUSSO: Atlas der Elektrokardiographie, S. Karger, Basel, 1951)

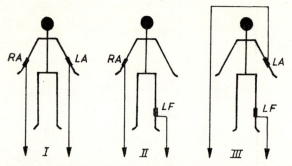

Abb. 10.3. Die Standardableitungen (nach EINTHOVEN). Die Elektroden werden an jedem Handgelenk und am linken Knöchel angelegt und folgendermaßen verbunden:

Ableitung I: Linker Arm — Rechter Arm
Ableitung II: Linkes Bein — Rechter Arm
Ableitung III: Linkes Bein — Linker Arm

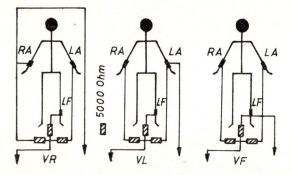

Abb. 10.4. Die unipolaren Extremitätsableitungen (nach WILSON)

(Als indifferente Elektrode wird die durch Kurzschluß der drei Extremitäten über je 5000 Ohm gebildete „WILSONsche Zentralelektrode" benutzt. Die Extremität, deren Potential erforscht werden soll, wird mit zwei Elektroden angeschlossen, von denen die eine mit der Zentralelektrode und die andere als Tastelektrode mit dem Galvanometer verbunden wird)

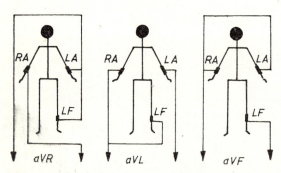

Abb. 10.5. Die unipolaren Extremitätsableitungen (nach GOLDBERGER)

(Wie bei den unipolaren Extremitätenableitungen nach WILSON wird der positive Pol des Elektrokardiographen an die Tastelektrode, die an der zu erforschenden Extremität liegt, angeschlossen. Der negative Pol wird aber ohne Zwischenwiderstände mit den beiden anderen Extremitäten kurzgeschlossen)

Herzkrankheiten, der Vorhof-Ventrikel-Vergrößerung, der Peri- und Myokarditis, Elektrolytenstörungen sowie der Wirkung von Medikamenten. Mit Ausnahme der Veränderungen beim akuten Myokardinfarkt sind die EKG-Varianten nicht als absolut spezifisch anzusehen, d. h. ein von der Norm abweichendes EKG ist nicht der Beweis einer vorliegenden Herzkrankheit, und genauso kann eine sogar schwere Herzerkrankung ein normales oder leicht verändertes EKG-Bild aufweisen. Das EKG allein erlaubt kein Urteil über die mechanischen Vorgänge des Herzens, über seinen Dekompensations- oder Kompensationszustand, über die Ätiologie und die Prognose des Herzleidens (617, 699, 998). Die absolute Domäne des EKG ist die Analyse von Rhythmus- und Reizleitungsstörungen. Eine wiederholte Kontrolle des EKG kann Entwicklung und Prognose einer koronaren Herzkrankheit erkennen lassen. Abbildung 10.2. zeigt ein normales EKG mit den üblichen Zacken und Streckennomenklatur. Nach der Hypothese von EINTHOVEN stellen die Punkte R, L, F die Spitzen eines gleichseitigen Dreiecks dar, welche sich in gleicher Entfernung vom Herzen befinden. Das EINTHOVENsche Dreieck erlaubt die Darstellung des Vektors, welcher der elektrischen Achse des Herzens in der Frontalebene entspricht (192, 617, 699). Üblicherweise werden in der Klinik 12 Ableitungspositionen praktiziert:

1. die bipolaren EINTHOVEN-Standard-Ableitungen I—III, Abb. 10.3;
2. die unipolaren GOLDBERGER-Ableitungen aVR, aVL, aVF, Abb. 10.4;
3. die unipolaren WILSON-Brustwandableitungen V_1-V_6 (368, 1272), Abb. 10.5.

Die unipolaren präkordialen Ableitungen nach WILSON (1272) sind heute der obligate Bestandteil jeder EKG-Registrierung geworden (Abb. 10.6.).

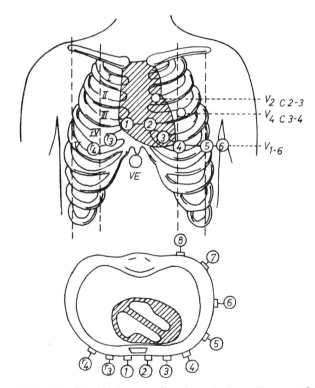

Abb. 10.6. Die Ableitungsstellen der unipolaren Brustwandableitungen nach WILSON (gemäß standardisierter Nomenklatur der American Heart Association)

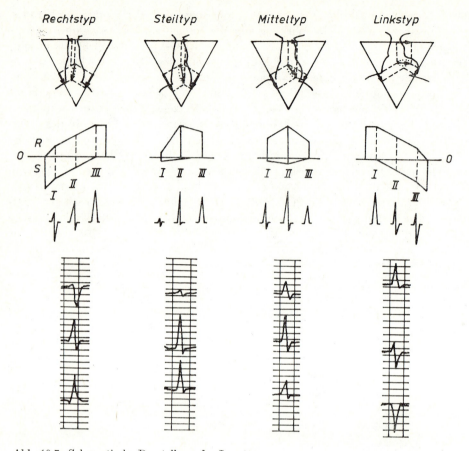

Abb. 10.7. Schematische Darstellung der Lagetypen

Oben: Darstellung der anatomischen Herzlage und der elektrischen Herzachse in der Frontalebene
Mitte: Entwicklungsrichtung der Hauptschwankung in den drei Standardableitungen mit den typischen R/S-Proportionen
Unten: Beispiele entsprechender Stromkurven

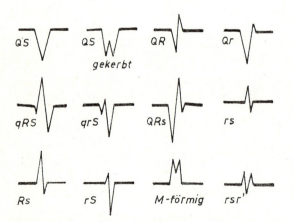

Abb. 10.8. Die Nomenklatur des QRS-Komplexes (nach RITTER u. FATTORUSSO)

Abbildung 10.7. macht die schematische Darstellung der Lagetypen deutlich, deren Überschreitung („überdreht") pathologische Myokardveränderungen ausdrückt (523). Bei der Nomenklatur der QRS-Gruppe ist es üblich, große Amplituden mit großen und kleine Amplituden mit kleinen Buchstaben zu bezeichnen (gebräuchliche Nomenklatur der Kammerkomplexe S. Abb. 10.8.; Abb. 10.9.).

Bei der systematischen Beurteilung des EKG sind zu berücksichtigen: Amplitude und Dauer der P-Zacke, das PQ (PR)-Intervall (atrioventrikuläre Überleitungszeit), welches normalerweise isoelektrisch verläuft, der QRS-Komplex (Initialschwankung, Erregungsausbreitung) mit besonderer diagnostischer Bedeutung durch das regelrechte Verhältnis R/S von rechts nach links.

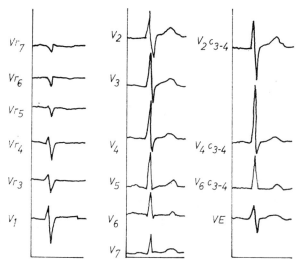

Abb. 10.9. Normales Brustwand-EKG bei einem Gesunden

Tabelle 10.1. Charakteristische Zeichen einer Linkshypertrophie (523, 998)

Linkshypertrophie

	Periphere Ableitungen		Thoraxableitungen
I	$R_I + S_{III}$ über 25 mm	V1	R unter 1 mm
II	Index der Achsenabweichung über 20	V	S über 24 mm
III	T_I unter 1 mm QRS = 0,10 bis 0,11″	V5 oder	Q-Zacke vorhanden
aVR	T-Welle positiv	V6	R_{V5} über 33 mm

aVL	R über 11 mm
	R-S über 10 mm
	S-T-Stück über 0,5 mm gesenkt
	T isoelektrisch oder negativ
	  bei einer R-Zacke von mindestens
	  6 mm
			R_{V6} über 26 mm
			Größte Negativitätsbewegung
			über 0,05 Sek.
			S-T-Stück über 0,5 mm gesenkt
			T isoelektrisch oder negativ
			R/T über 10

aVF	R über 20 mm
	S-T-Stück über 0,5 mm gesenkt
	T isoelektrisch oder negativ
	  bei einer R-Zacke von mindestens
	  6 mm
			Übergangszone nach links
			verschoben
			$R_{V5(V6)} + S_{V1}$ über 35 mm
			$\dfrac{R/S \text{ in } V5}{R/S \text{ in } V1}$ über 1

Tabelle 10.2. Charakteristische Zeichen einer Rechtshypertrophie (523, 998)

I, II	Elektrische Achse über 110° nach rechts verschoben
V1	R über 7 mm S unter 2 mm R/S über 1 Größte Negativitätsbewegung über 0,04 Sek.
V5 oder V6	S über 7 mm R unter 5 mm R/S unter 1
	$R_{V1} + S_{V5(V6)}$ über 10,5 mm $\dfrac{R/S \text{ in } V5\,(V6)}{R/S \text{ in } V1}$ unter 0,4

Wichtig ist dabei die „intrinsincdeflection" als Beginn der örtlichen Negativitätsbewegung („oberer Umschlagpunkt"). Die ST-Strecke (Zwischenstück) bewegt sich normalerweise um die isoelektrische Linie. Die T-Zacke (Nachschwankung) stellt die Erregungsrückbildung der Kammer zusammen mit der QT-Strecke dar.

10.2.1. Nehb-EKG

Als Ergänzung zu den drei Ableitungen werden noch die bipolaren Brustwandableitungen nach Nehb (856) praktiziert („kleines Herzdreieck"). Die Nehb-Ableitungen umfassen das Herz in einer schrägen Ebene und werden nach folgender Standardmethode durchgeführt: Rechte Armelektrode an Sternalansatz der 2. rechten Rippe, linke Armelektrode in hintere Axillarlinie in Höhe des Herzspitzenstoßes, linke Beinelektrode über Herzspitzenstoß.

10.2.2. Mapping-EKG

Zur Infarkt- bzw. Ischämiearealgrößenbestimmung werden das sogenannte Präcordiale EKG-Mapping und zur Computerdiagnostik des EKG die Frank-Ableitungen angewendet. Das präcordiale „Mapping" stellt eine Aufzeichnung von Summationspotentialen des Herzens dar. Mittels rechts- und linksthorakal angelegter Multielektroden können viele Brustwand-EKG abgeleitet werden. Die integrierte bzw. summierte ST-Streckenelevation diese EKG stellt einen indirekten Parameter für die myokardiale Nekrosezone dar. Es werden 35–240 präcordiale Ableitungen praktiziert. Das Mapping-EKG allein ist nicht ausreichend aussagekräftig und durch Störfaktoren limitiert; die Ermittlung der Infarktgröße ist prognostisch und therapeutisch von Bedeutung. Es sind jedoch weitere nuclearmedizinische, elektrokardiographische und enzymkinetische Verfahren notwendig (992).

10.2.3. EKG nach Frank

Die Frank-Ableitungen stellen orthogonale Ableitungen der räumlichen Potentialdifferenzen am Herzen mit den drei Koordinaten (Ableitungsachsen) x, y und z dar. Sie werden vornehmlich bei der Vektorkardiographie und zur Computerdiagnostik des Elektrokardiogramms verwendet. Das Frank-EKG (319) erlaubt spezielle Aussagen beim Myokardinfarkt, bei Herzhypertrophie (Abnahme der summierten R-Potentiale und Zunahme der QR-Relation). Die Korrelation zwischen der Summe der R-Potentiale (x, y, z) und der Auswurfsfraktion des linken Ventrikels erlaubt eine nichtinvasive Beurteilung der Ventrikelfunktion (762).

10.2.4. Das Vektor-Kardiogramm (VKG)

Das VKG gibt nicht nur über die Spannung, Positivität oder Negativität Aufschluß, sondern auch über die Richtung der vektoriellen Aufzeichnung der elektromotorischen Potentiale. Im Unterschied zum EKG wird beim Vektorkardiogramm die Projektion der elektrischen Potentiale des Herzens auf eine Ebene der Körperoberfläche registriert. Die Vektorschleife wird gewöhnlich auf die frontal-horizontal- und sagittale Ebene projiziert und als eine zweidimensionale Projektion konstruiert.

Im normalen VKG unterscheidet man 3 Schleifen: die kleinere P- und T-Schleife sowie die größere QRS-Schleife, welche eine elliptische Form hat. Die Vektorschleife stimmt mit der anatomischen Herzachse überein (1254) 10.10.

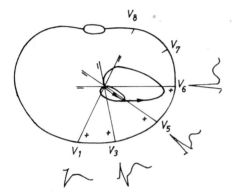

Abb. 10.10. Schematische Darstellung der Projektion der Vektorschleife in die horizontale Ebene: Große Schleife = Erregungsausbreitung (QRS); kleine Schleife = Erregungsrückbildung (TI der Kammern)

Die Vorteile von VKG gegenüber dem EKG sind nicht überzeugend ersichtlich. Das VKG kann eine diagnostische Hilfe sein, wenn das EKG kein zum klinischen Syndrom passendes Bild ergibt. Dies gilt besonders für die Erkennung einer rechts- oder linksventrikulären Hypertrophie. Das VKG findet auch bei der Diagnose von Infarkten Anwendung bei gleichzeitiger Auswertung von Schenkel-Block-Bildern. Es erweist sich als nützlich bei angeborenen und erworbenen Herzvitien (992).

Das VKG und andere orthogonale Ableitungssysteme beruhen auf der Dipoltheorie, welche besagt, daß in jedem gegebenen Augenblick die Potentialdifferenz zwischen zwei Ableitungspunkten der Projektion des Dipolvektors auf diese betreffende Ableitungsachse proportional ist. Das VKG steht in einer ungünstigen Kosten-Nutzen-Relation (998, 1041).

10.2.5. Oesophagus-EKG

Das Oesophagus-EKG ist eine herznahe Ableitung mit Hilfe eines Elektrodenkatheters. Je nach Tiefe lautet die Nomenklatur von Oe 28—Oe 40 cm. Da der rechte Vorhof vom linken aktiviert wird, ist die P-Zacke aufgesplittet. Das Oesophagus-EKG erlaubt eine Analyse der Vorhöfe, wobei meistens unipolar abgeleitet wird. Auch Vorhofinfarkte kann man mit Hilfe dieser Methode erkennen. Nach Einführung des intrakardialen Elektrokardiogramms ist das Oesophagus-EKG nicht mehr so gebräuchlich (1295).

10.2.6. Das intrakardiale EKG oder Endo-EKG

Das intrakardiale oder Endo-EKG (262) vermittelt durch herznahe Elektroden Lokalpotentiale. Während der QRS-Komplex fast dem konventionellen EKG entspricht, zeigt das Endo-EKG einen vollständigen Vorhofkomplex und erlaubt eine Analyse von

AV-Rhythmusstörungen. Diese Methode mit Hilfe eines Elektrodenkatheters wird über eine Armvene praktiziert; die Länge zur Vorhofableitung beträgt 25 und zur Kammerableitung 45 cm. Eine bestimmte Elektrolytenkonzentration und -zusammensetzung ist nicht ohne Bedeutung.

Komplikationen: Schwierigkeiten bei Einführung des Katheters, Rhythmusstörungen und Läsionsphänomene, beschrieben sind auch Kammerflimmern, Asystolie, Katheterknickung, Thrombophlebitis, Embolien und Gefäßverletzungen.

10.2.7. Das His-Bündel-EKG

Beim His-Bündel-EKG werden sowohl Sonden-Elektroden als auch Katheter-Elektroden über die vena saphena eingeführt. Es werden nur bipolare Ableitungen empfohlen. Zur Nomenklatur des PQ-Intervalls gehören die Erregung durch den Atrioventrikularknoten, das Hissche Bündel, die Tawaraschenkel und die Purkinje-Fasern. Das PQ-Intervall wird in Zeitabschnitte eingeteilt: P-A, A-H und H-V.

P-A-Zeit: Intraarterielle Leitungszeit hormoral = 25–45 ms,
A-H-Zeit: Leitungszeit im A-V-Knoten normal = 50–120 ms,
H-V-Zeit: (auch H-R-Zeit genannt): Leitungszeit vom Hisschen Bündel zur Ventrikelmuskulatur normal = 35–45 ms (1295).

10.2.8. Elektrokardiographie unter körperlicher Belastung

EKG-Untersuchungen unter Belastung zeigen provozierte Veränderungen, die als Zeichen einer Herzerkrankung gewertet werden (am häufigsten eine ST-Streckensenkung). Sensibilität und Spezifität von ergometrischen Belastungen werden auf den jeweiligen coronarographischen Befund bezogen (579).

Mit annähernd gleicher Empfindlichkeit werden folgende Belastungsteste praktiziert:

1. **Master-Test:** Der Patient besteigt wiederholt 2 Stufen von jeweils 24 cm. Diese Belastung kann 1,5 oder 3 Minuten durchgeführt werden. Mit dem Takt eines Metronoms werden die Stufenschritte „diktiert". Das EKG wird nach Ruhebedingungen geschrieben, sofort nach Belastung, nach 3–6 Minuten bis zur Erreichung der Normalisierung der EKG-Kurve. Eine Modifikation des MASTER-Testes stellt
2. der **Kletterstufen-Test** dar. Dieser erlaubt eine EKG-Kontrolle während der Belastung (580).
3. Der **Fahrrad-Ergometer-Test** mit Dreh- oder Tretkurbel ist zur submaximalen und maximalen Belastung unter kontrollierbaren Bedingungen geeignet. Von diagnostischer Bedeutung sind: V_2, V_4, V_5 sowie I, II, III. Als positive Belastungskriterien gelten: Senkung der ST-Strecke um mindestens 0,5 Millimeter, in den Brustwandableitungen um mehr als 1 Millimeter, tiefer Abgang von ST, negative U-Wellen, gehäuftes Auftreten von Rhythmusstörungen.
4. Das **Steh-EKG** ist mehr eine Funktionsprobe bei orthostatischen Dysregulationen. Nach 10 Minuten Stehen gelten als pathologische Zeichen: Überhöhung von P II und P III, geringe Senkung von ST und T-Abflachung in Ableitung II und III.

10.2.8.1. Belastungsprüfungen des Herzens und des Kreislaufes

Die Belastungsprüfung erfaßt einmal die Arbeitskapazität des Gesamtorganismus, zum anderen gezielte Funktionswerte des Herz-Kreislaufsystems, wobei dieses eng mit der Lungenfunktion gekoppelt ist. Im Sinne einer Funktionssteigerung ist die körperliche Belastung die Methode der Wahl; sie erlaubt:

1. die quantitative maximale Bruttoleistung,
2. Erfassung einer Herzinsuffizienz,
3. Diagnostik der Coronarinsuffizienz,
4. belastungsprovozierte Rhythmusstörungen,
5. Klärung der Diagnose einer Belastungshypertonie, Belastungshypotonie, eines hyperkinetischen Herzsyndroms, einer Durchblutungsstörung im Frühstadium,
6. Prüfung der Lungenfunktion (Ergospirometrie).

Alle diese Untersuchungen sind entscheidend für die therapeutischen, prophylaktischen und Rehabilitationsmaßnahmen.

Nach der WHO wird eine Reproduzierbarkeit der physischen Belastung mit Quantifizierbarkeit der Leistung empfohlen, beginnend bei 25 Watt (1276, 1289).

Nach HUGENHOLTZ (531) werden folgende nichtinvasive Belastungstests zur Erfassung kardialer Parameter angegeben:

Belastungstoleranz	Belastungsstufe
	Symptome
hämodynamische Anpassung	Herzfrequenz,
	Blutdruck
Myokardischämie	Angina pectoris,
	ST-Senkung (Hebung),
	Thallium-Szintigraphie
Dysfunktion des linken	Blutdruckabfall,
Ventrikels	Abnahme der Auswurffraktion
Arrhythmien, Leitungsstörungen	

Eine Überwachung (Langzeit-EKG) mit Analyse der Herzfrequenz und des ST-Segments, gekoppelt mit einer ^{201}Thallium-Szintigraphie, sind von besonderem diagnostischen Wert, jedoch mit unterschiedlicher Sensitivität und Spezifität.

Die unterschiedlichen Belastungsformen ergeben ein differenziertes Verhältnis von äußerer Arbeit A (gemessen in mkp, wobei 1 mkp = 2,34 cal ist) zur Energieaufnahme E (= Sauerstoffaufnahme). Belastungsstufen von 300 kp · m/min entsprechen somit ca. 50 Watt.

Als orientierende Richtlinien gelten:

25 Watt = normales Gehen,
50 Watt = schnelles Gehen,
75 Watt = langsames Laufen,
100 Watt = mittelschnelles Laufen.

Ruhiges Gehen auf ebener Strecke erfordert eine Leistung von 25 Watt, Höchstleistungen trainierter Sportler liegen bei 400—450 Watt (992). Hierbei ist zu berücksichtigen, daß ein „steady state" der verschiedenen Meßgrößen nach unterschiedlichen Belastungszeichen erreicht wird (181). Das Verhalten des systolischen Blutdruckes und ergometrischer Belastung ist abhängig von der Ausgangshöhe und liegt nach der Erholungsphase etwas höher im Vergleich zum Ruhewert (Abb. 10.11.) (321).

Während das Herzzeitvolumen und die Sauerstoffaufnahme erst nach 2—4 Minuten ansteigen, zeigt die Herzfrequenz von Anfang der Belastung an eine erhöhte Tendenz (992).

Die Bruttoleistungsfähigkeit (Aerobekapazität) ist mit der biochemischen Leistung des Gesamtorganismus verbunden, gemessen am Sauerstoffverbrauch pro Zeiteinheit. Dieser Energieumsatz läßt sich ermitteln durch: Lactatkonzentration, Lactat-Pyruvatquotient, pH-Wert, Standardbicarbonat (HCO_3) und arteriellen CO_2-Partialdruck unter ansteigender Belastung. Die maximale Sauerstoffaufnahme ist vom Alter, Geschlecht

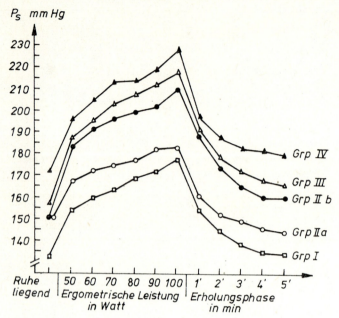

Abb. 10.11. Das unterschiedliche Verhalten von Ps unter ergometrischer Leistung im Vergleich zum Ruhewert

und Herzfrequenz abhängig (679); außerdem lassen sich ermitteln: Sauerstoffpuls $\left(\frac{VO_2}{HR}\right)$, respiratorischer Quotient $\left(RQ = \frac{VCO_2}{VO_2}\right)$, Atemäquivalent $\left(A\ddot{A} = \frac{AMV}{VO_2}\right)$.

Abbildung 10.12. zeigt die kardiopulmonalen Veränderungen bei einer normalen Person von 50 Jahren bei Belastung in 6minütigem staircase-Verfahren. Die Plateau-Phasen des relativen steady state werden schon bei 50 und 75 Watt bereits ab der 2., bei 100—125 Watt ab 3.—4. min erreicht. Die Sollfrequenz (80% bzw. 85% der maximalen altersabhängigen Herzfrequenz) wird erst ab 125 Watt überschritten. Bei 175 Watt überwiegt der anaerobe Stoffwechsel mit Abbruch nach spätestens 2—3 min infolge der Lactatanhäufung (821).

Die Korrelation der maximalen Sauerstoffaufnahme (VO_2 max) mit den klinischen Schweregraden der Herzinsuffizienz entspricht der Einteilung der NYHA 1945 (941). So liegt z. B. der systolische Blutdruckwert signifikant höher bei Hypertonikern in Abhängigkeit von Sauerstoffaufnahme und Altersgruppe im Vergleich zu Normalpersonen (19).

Physische Belastungen werden vom Organismus mit Hilfe isometrischer Muskelspannung bewältigt. Daraus wurde die Handdynamometerbelastung (Handgrip-Test) in der Herz-Kreislauf-Funktionsdiagnostik entwickelt (258). Isometrische Belastung führt bei Normalpersonen zu einer Zunahme von Ps und Pd und damit verbunden eine Zunahme des „afterload". Im Gegensatz zu einer dynamischen Belastung sind die Änderungen des Herzminutenvolumens gering. Beim Handgrip-Test üben die Probanden 3 Minuten lang mit der rechten Hand durch Faustschluß einen Druck von 3 N auf ein geeichtes Ballondynamometer aus:

Nach einer vorherigen Ruhepause von 3 Minuten erfolgt die isometrische Muskelarbeit mit anschließender 3minütiger Erholung. Während des Versuchsverlaufes werden Pulsfrequenz und Blutdruck gemessen. Wenn auch die Änderungen der Herz-Kreislauffunktion nicht mit Sicherheit interpretierbar sind, so ist der Handgrip-Test schon zur Früherkennung von kardiovaskulären Störungen, insbesondere hypertoner Zustände, nützlich und vor allem technisch einfach durchführbar (47, 688).

Andere Provokationsteste sind das Hypoxie-EKG, die Elimination von pathologischen Zeichen

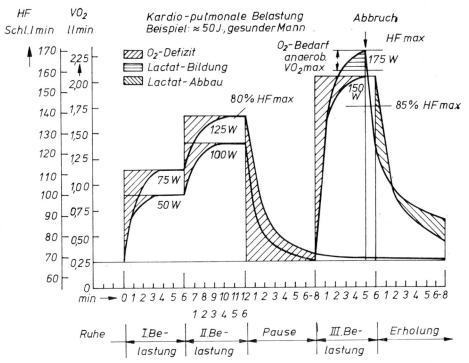

Abb. 10.12. Kardiopulmonale Veränderungen bei 6minütiger Stufenbelastung in der aeroben und anaeroben Phase bei einem 50jährigen „gesunden" Mann (nach MEYER-ERKELENZ et al.)

durch Nitrokörper und Betarezeptorenblocker, diese führen also zu negativen falschen Resultaten. Psychpharmaka und Antiarrhythmika sowie Betarezeptorenstimulatoren können zu falsch positiven Ergebnissen führen (129).

10.2.8.2. Langzeitspeicher-EKG

Bei unregelmäßiger Herztätigkeit, Brustschmerzen, Schwindelzuständen und Tachykardien ist die 24-Stunden-EKG-Registrierung mit tragbarem Magnetband nach HOLTER (517) zu empfehlen. Dabei werden ca. 100000 Herzzyklen erfaßt.

10.3. Mechanokardiographie

Darunter verstehen wir das Erfassen (Registrieren) von Schwingungen und Bewegungen an der Körperoberfläche, welche durch die Aktion des Herzens bedingt sind, d. h. unblutige Aufzeichnungen aller Pulsation. Die mechanischen Phänomene werden zeitlich meistens auf das EKG bezogen und erlauben auch eine quantitative Erfassung.

Die Registrierungen erfolgen einmal zu diagnostischen Zwecken, geben aber zum anderen auch Aufschlüsse zu Prognose und Therapieerfolgen (869).

10.3.1. Phonokardiographie

Diese mechanographische Untersuchungsmethode registriert die Schallphänomene des Herzens oder der Gefäße über ein Mikrofon. Die Herzgeräusche haben ein Frequenzspektrum zwischen 10 und 1000 Hz, wobei vor allem die Herzgeräuschphänomene unter 250 Hz von Interesse sind.

In der Praxis werden Filtersysteme angewendet, welche eine Differenzierung charakteristischer Herzschallphänomene erlauben:

$t_1 = 35$ Hz, $m_1 = 70$ Hz, $mg = 140$ Hz (gehörähnlich), $m_2 = 140$ Hz, $h_1 = 250$ Hz, $h_2 = 400$ Hz (Filtersystem nach Maas-Weber, 754).

Abgeleitet wird nach der Auskultation nach folgenden Punkten:

Mitralareal:	Herzspitze,
Tricuspidalklappe:	5. ICR links parasternal und über dem Sternum,
Aortenklappe:	5. ICR links parasternal und über dem Sternum, 2. ICR parasternal rechts,
Erb-Punkt:	3. ICR links parasternal,
Pulmonalklappe:	2. ICR links parasternal (1027).

Der Ursprung der Herztöne entsteht durch:

1. einen Stopp der Klappenbewegung,
2. eine Beschleunigung oder Abnahme des Blutflusses während des Klappenschlusses,
3. die Bewegungsgeschwindigkeit der Klappen.

Echokardiographische Untersuchungen zeigen, daß eine erweiterte Aorta oder Pulmonalarterie Hochfrequenztöne hervorrufen kann.

Wir unterscheiden den

1. Herzton, bei dem der erste Teil mit dem Schluß der Mitralklappe, der zweite Teil mit dem Schluß der Tricuspidalklappe zusammenfällt. Eine dritte Spaltung wird bei gleichzeitiger schneller Dehnung der Aorta oder Pulmonalarterie beobachtet.

Der **2. Herzton** hat eine aortale (A2) und eine pulmonale (P2) Komponente, die mit dem Schluß der entsprechenden Klappen in der frühen Diastole zusammenfallen. Das A2-P2-Intervall ist proportional dem Grad einer Pulmonalarterienstenose. Bei Aorten- und Pulmonalklappenstenose kann ein Austreibungsklick registriert werden, der durch die schnelle Öffnung der Klappe aufgrund einer Stenose entsteht. Ein kurzer scharfer Eröffnungston (OS, opening snap) entsteht in der Frühdiastole bei Mitral- und Tricuspidalstenose. Je kürzer der Abstand A2—OS, desto schwerer ist die Stenose. Ein großer Durchstrom durch eine Klappe kann einen Eröffnungston verursachen.

Der **3. Herzton** kommt aufgrund einer schnellen Füllung des linken Ventrikels in der Frühdiastole zustande wie z. B. bei einer Mitralinsuffizienz. Bei jungen Menschen kommt der 3. Herzton auch physiologisch vor (protodiastolischer Galopp).

Ein **4. Herzton** wird mit niedriger Frequenz registriert bei hoher Geschwindigkeit der Vorhofkontraktion und reduzierter Ventrikeldehnbarkeit, er liegt meistens präsystolisch.

Herzgeräusche hoher Frequenz hört man häufig bei einer Druckdifferenz zwischen beiden Ventrikeln. Austreibungsgeräusche sind spindelförmig und treten bei Aorten- und Pulmonalstenosen auf. Ein mesosystolisches Austreibungsgeräusch ist für eine Ausflußbahnstenose charakteristisch wie z. B. bei der hypertrophen obstruktiven Kardiomyopathie.

Man unterscheidet organische, funktionelle und akzidentelle Geräusche. Physiologische Geräusche finden wir bei jüngeren Patienten und besonders bei hohem Herzminutenvolumen. Sie treten in der Protosystole auf. Diastolische Geräusche können bei der Aorteninsuffizienz vorkommen und sind meistens von hoher Frequenz. Kürzere diastolische Geräusche sind bei einem erhöhten Durchfluß durch die normalen AV-Klappen hörbar wie z. B. bei dem Vorhof- und Ventrikelseptumdefekt und einer schweren Mitralinsuffizienz. Kontinuierliche Geräusche finden wir bei einem systolisch-diastolischen Druckgefälle wie z. B. bei einem offenen Ductus Botalli oder bei einem AV-Shunt. Vaskuläre Geräusche können auch über den peripheren Arterien registriert werden, vor allem bei einer Stenose (610).

10.3.2. Die Apexkardiographie (Ventrikelsphygmographie)

Bei dieser Methode werden die auf die Thoraxwand übertragenen niederfrequenten Schwingungen des Herzens an der Stelle des maximalen Herzspitzenstoßes mit einem Mikrophon langer Zeitkonstante registriert. Der Herzspitzenstoß resultiert aus folgenden Faktoren:

— Kontraktion des Herzmuskels,
— Volumenverschiebung der Blutmenge,
— Druckentwicklung im Herzen und
— Rotation des Herzens während der Systole um die Längsachse.

Registriertechnik:
Wichtig ist die Lagerung des Patienten in 45 Grad Linksseitenlage mit erhobenem linkem Arm. Dabei liegt das Herz am stärksten der Thoraxwand an. Registriert wird gewöhnlich mit einem piezoelektrischen Pulsmikrofon mit langer Zeitkonstante von 3—4 sec, empfindlich für einen

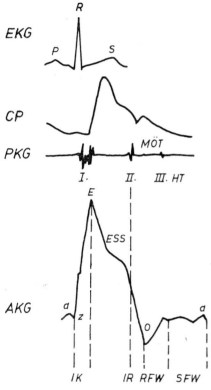

Abb. 10.13. Normales Apexkardiogramm (nach GROHMANN, 390)

Es bedeuten: a   = a-Welle
              z   = z-Punkt, Ende der Diastole
              E   = maximaler systolischer Anstieg
              EES = endsystolische Schalter
              0   = Nullpunkt der Kurve bzw. Öffnungspunkt der Mitralklappe
            RFW = schnelle Füllungswelle
            SFW = langsame Füllungswelle
            IK   = islvolumetrische Kontraktion
            IR   = isovolumetrische Relaxation

Frequenzbereich von 0,3—50 Hz, wie es handelsübliche Carotispulsmikrophone sind. An der Stelle des maximalen Herzspitzenstoßes wird unter leichtem Druck der Pulsabnehmer aufgesetzt. Synchron werden das EKG, das Phonokardiogramm und die Carotispulskurve registriert.

Linss (719) hat auf die Möglichkeit hingewiesen, die konventionelle Apexkardiographie durch Kalibrierung und Differenzierung zu erweitern und zu präzisieren: Kalibrierte Apexkardiographie. Aber auch die KAKG hat ihre Grenzen durch die Beschaffenheit des Thorax und durch die Unsicherheit über die Strecke Herz—Thoraxwand. Die Nomenklatur ist international nicht einheitlich, was die Vergleichbarkeit der Ergebnisse erschwert (720).

Nomenklatur: Die a-Welle entsteht durch Volumenverschiebung vom Vorhof in die Klappen, daran schließt sich die systolische Welle an (E-Punkt = ejection point), auch MSP (maximum systolic peak) genannt.

Die zeitlichen Abläufe und die hämodynamische Interpretation sind aus Abbildung 10.13. zu entnehmen.

Eine hohe a-Welle bedeutet eine große einströmende Blutmenge wie z. B. bei einer Mitralinsuffizienz, eine kleine oder nicht vorhandene finden wir bei Mitralstenosen. Die Füllungswelle RFW (rapid filling wave) ist im Alter und beim akuten Myokardinfarkt abgeflacht. Die idiopathische hypertrophische subvalvuläre Stenose (IHSS) hat eine hohe a-Welle und eine typische doppelgipflige systolische Kurve, wie man sie auch in der Carotispulskurve findet. Bei Mitralstenose mit Rechtshypertrophie und kleinem linken Ventrikel ist das Apexkardiogramm unzuverlässig (120, 247, 364, 390).

Ein Apexkardiogramm synchron mit einem EKG, CPK und PKG erlaubt eine Bestimmung der Ejektionsfraktion (EF) und der mittleren Geschwindigkeit der zirkumferenziellen Faserverkürzung ($\overline{V}_{CF}$).

10.3.3. Die Venenpulskurve (Phlebogramm)

Die Venenpulskurve erhält man durch Aufsetzen eines Druckabnehmers auf den Bulbus venae jugulalaris. Sie spiegelt die Volumenänderungen im Bereiche der großen Halsvene wider. Zur Leberpulsregistrierung wird eine Druckkapsel auf die unterhalb des rechten Rippenbogens zu fühlende Leber aufgesetzt.

Abbildung 10.14. zeigt den Venenpuls mit seiner Nomenklatur, synchron geschrieben mit einem EKG und den Herztönen. Bei rechtsventrikulärer Drucksteigerung ist die a-Welle (wie z. B. Pulmonalstenose und pulmonale Hypertonie) erhöht. Bei der Tricuspidalinsuffizienz kann die x-Welle fehlen, der diastolische Kollaps (y) ist ausgeprägt durch den erhöhten Volumeneinstrom. Eine pathologische Jugulärvenenpulskurve findet man bei einer rechtsventrikulären Hypertrophie, bei einer Tricuspidalstenose und einer Tricuspidalinsuffizienz sowie einer konstriktiven Perikarditis (16, 447).

10.3.4. Carotispulskurve

Die indirekte Carotispulskurve kann zu diagnostischen Zwecken herangezogen werden. Nach einer kleinen Vorschwankung folgt der steil aufsteigende anakrote Schenkel mit einem Kurvengipfel und Übergang zu einem zweiten Gipfel (dikrote Welle). In dem steil abfallenden Schenkel findet man die typische Incisur als Ausdruck des Aortenklappenschlusses. Das Carotissphygmogramm ist gegenüber dem EKG, Phonokardiogramm und Apexkardiogramm zeitlich verzögert. Diese Verzögerung wird durch die zentrale Pulswellenzeit bestimmt, welche zwischen dem aortalen Segment des 2. Herztones und der Incisur gemessen werden kann. Sie ist bei Hypertonie und Arteriosklerose beschleunigt.

Die zeitlichen Bezüge der Carotispulskurve ergeben sich durch die simultane Registrierung von EKG und Phonokardiogramm. Aus dieser Syntropie lassen sich die einzelnen mechanischen Parameter der Herztätigkeit ableiten.

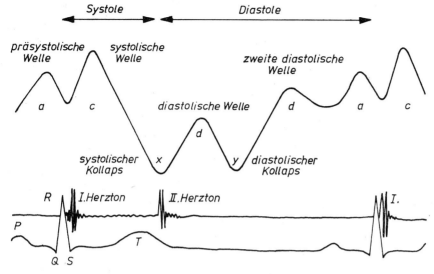

Abb. 10.14. Venenpuls, EKG und Herzschall

a = a-Welle (Vorhofkontraktion)
c = c-Welle (Fortleitung der Carotispulskurve)
x = systolischer Kollaps (Tiefertreten der Ventrikelebene)
y = diastolischer Kollaps (Ventrikelfüllung)

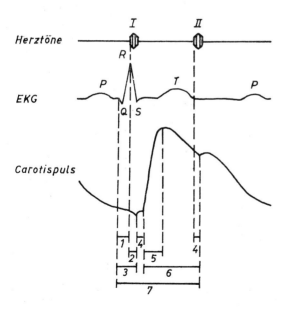

Abb. 10.15. Das Mechanokardiogramm aus der Syntropie von Herzton, EKG und Carotispuls

Abbildung 10.15. zeigt das Mechanokardiogramm mit den zeitlichen Intervallen, abgeleitet durch die synchrone Registrierung von EKG, KPK und Herzton (992). Daraus läßt sich errechnen:

1 = Umformungszeit: Beginn der Q-Zacke bis zum Beginn des 1. Herztons (0,05—0,06 sec)
2 = Druckanstiegszeit: Beginn des Hauptsegments des I. Herztons bis zum Steilanstieg des Carotissphygmogramms minus zentrale Pulswellenlaufzeit (0,03—0,04 sec)
3 = Anspannungszeit: Umformungszeit + Druckanstiegszeit (0,08 sec)
4 = zentrale Pulswellenlaufzeit: Beginn des II. Herztons — aortales Segment — bis zur Incisur: Verspätung des Carotissphygmogramms gegenüber den Vorgängen am Herzen (0,02 bis 0,04 sec)
5 = Pulskurvenanstiegszeit: Beginn des Steilanstiegs bis zum Gipfelpunkt (0,06 sec)
6 = Austreibungszeit: Pulskurvenanstieg bis zur Incisur (0,28 sec)
7 = Systolendauer: Beginn der elektrischen Kammerregelung bis zum Beginn des II. Herztons (0,34 sec, abhängig von Herzfrequenz).

Nomenklatur:

PEP = Anspannungszeit
LVET = Austreibungszeit = linksventrikuläre Ejektionszeit
QS_2 = Elektromechanische Systole (112, 512, 992).

Eine synchrone Registrierung von A. carotis und A. femoralis erlaubt die Ableitung der Pulswellengeschwindigkeit, angegeben in den Dimensionen m/sec. Aus den angegebenen sphygmographischen Registrierungen lassen sich unblutige hämodynamische Analysen nach bestimmten Formeln von WEZLAR und BOGER sowie BROEMSER und RANKE (160, 1662) ermitteln bzw. berechnen: Die Herzfunktionsgrößen sowie Pulswellengeschwindigkeit (a), der elastische Widerstand (E'), Schlagvolumen (Vs) in cm³, Minutenvolumen (Vm) in l/min, Herzarbeit (HA), Herzleistung (HL), außerdem der periphere Gesamtwiderstand (W) und der mittlere Blutdruck (pm) unter Berücksichtigung des Dämpfungsfaktors $\frac{E'}{W}$, des spezifischen Gewichtes des Quecksilbers (13,6) × Erdbeschleunigung (981) = 1,33 und des Aortenquerschnittes.

Der Carotispuls ist bei der valvulären Aortenstenose verändert (Hahnenkamm-Phänomen). Bei der idiopathischen Subaortenstenose (obstruktive Kardiomyopathie) finden sich entsprechend der funktionellen Zweiteilung des linken Ventrikels auch zwei Gipfel in der Carotispulskurve (Krebsschere). Eine pathologische Carotispulskurve sehen wir bei einer schweren Aorteninsuffizienz (Doppelgipfligkeit mit mesosystolischem Druckabfall). Bei Vorliegen einer Herzinsuffizienz mit niedrigem Schlagvolumen sind sowohl die Aufwärts- als auch die Abwärtsbewegungen des systolischen Teiles langsam mit einer breiten dikroten Welle.

10.3.5. Impedanzkardiographie

Die Impedanzkardiographie ist ein unblutiges Verfahren nicht nur zur Bestimmung des peripheren Strömungswiderstandes. Das Prinzip beruht auf folgenden Gesetzmäßigkeiten:

1. Gleicher Druck bei parallel geschalteten Kreisläufen,
2. der Gesamtstrom ist gleich der Summe der Teilströme,
3. Anwendung des OHM'schen Gesetzes.

Ein Impedanzkardiogramm synchron mit einem EKG ermöglicht eine Bestimmung der systolischen Zeitintervalle. Neben der Ejektionszeit läßt sich auch die Präejektionsperiode PEP direkt messen.

Methodisch werden zwei ringförmige Meßelektroden im Herz-Thoraxbereich angelegt. Durch zwei weitere Sendeelektroden wird ein Wechselstrom von 100 kHz und 6 mA durch den Meßbereich geschaltet und die Impedanzänderung (dz/dt) gemessen. Aus der gleichzeitig bestimmten Totalimpedanz läßt sich das Schlagvolumen errechnen. Aus der gleichzeitig geschriebenen Carotispulskurve kann man Austreibungszeit, Strömungswiderstand, Schlagvolumen, Herzminutenvolumen, Schlagarbeit und Schlagleistung berechnen. Diese leicht reproduzierbare Methode wird angewendet zur:

1. Bestimmung des peripheren Widerstandes und der Beurteilung des effektiven Cirkulationsvolumens im Orthostasetest,
2. Abschätzung des AV-Shunts,
3. Beurteilung der Herz-Kreislaufverhältnisse bei Cirkulationsstörungen wie hyperkinetischem Herzsyndrom, vegetativer Fehlsteuerung,
4. Beurteilung der Herzleistung und Arbeit bei cardialen Insuffizienzen,
5. Beurteilung und Differenzierung der Hypertonie,
6. Überprüfung kreislaufwirksamer Medikamente (910),
7. Auskunft über den Flüssigkeitsgehalt der Lungen.

Tabelle 10.3. Methodische Einflußfaktoren für die Impedanzkardiographie (nach LINSS, 719)

Einflußfaktoren	Korrekturmöglichkeiten
Pleuraergüsse	klinischer und röntgenologischer Ausschluß
Aorten- und Mitralklappeninsuffizienz/Shuntvitien	Ausschluß anhand der Klinik, des EKG und PKG
Hämatokrit	Korrektur nach ZWYJAGINTSEW (1982)
Abstand der Meßelektroden	anatomisch orientierte Positionierung
Meßstromart	Wahl der geeigneten Stromart und -frequenz
Elektrodenmaterial, -breite und -form	Wahl entsprechend KINNEN (1965), KUBICEK (1966) (1967), FEDER (1968) und LÜDT (1973)

10.3.6. Ultraschalldiagnostik

Die Ultraschallmethode ist sowohl in der Untersuchung des Herzens als auch der peripheren Gefäßkrankheiten ein kostengünstiges und vielseitiges Verfahren. Beim Ultraschall handelt es sich um Schallwellen mit einer Frequenz über 2000 Hz. In der Kardiologie verwendet man Frequenzen zwischen 2 und 7 MHz. Ein piezoelektrischer Kristall wird auf die Thoraxwand aufgesetzt und sendet Ultraschallimpulse einer Größenordnung von 2 MHz und mit einer Geschwindigkeit von 1000 m/sec. Diese Impulse werden reflektiert, wenn sie zwischen zwei Medien mit verschiedener akustischer Impedanz treffen. Vom Echokardiograph wird die Zeit gemessen, die zwischen Aussendung des Ultraschallimpulses und der Rückkehr des Echos verstreicht. Die zum Schaltgeber reflektierte Schaltenergie wird in einen elektrischen Impuls umgewandelt, der zur Analyse bildmäßig dargestellt werden kann.

Abbildung 10.16. veranschaulicht das echokardiographische Verfahren:
Der Schallkopf wird parasternal im 4. ICR links angelegt. Das Schallbündel 2 verläuft senkrecht von vorn nach hinten durch die vordere Herzwand, rechte Ventrikelhöhle (RV), Septum interventriculare (SIV), linke Ventrikelhöhle (LV) mit den freistehenden Rändern der vorderen

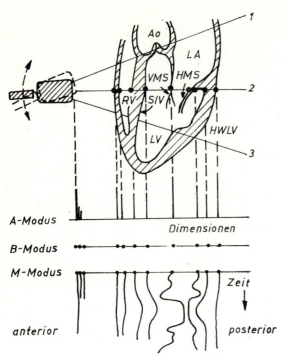

Abb. 10.16. Prinzip des Echokardiogramms: Schematische Darstellung eines zweidimensionalen Längsachsenquerschnittes des Herzens mit Einbeziehung der Herzstrukturen (nach ROELANDT und BOM)

(VMS) und hinteren Mitralklappensegel (HMS) und hintere Wand des linken Ventrikels (HWLV) → LA = linkes Atrium, AO = Aorta. Die Echos erscheinen in drei Formen von oszillographischen Bildern: A-, B- und M-Modus (Amplitude, Helligkeit, Zeit—Weg). Der A-Modus entspricht der Höhe und Amplitude sowie der Intensität der von den Grenzflächen reflektierten Energie. Der B-Modus stellt eine Zwischenstufe dar und drückt die jeweilige Intensität durch ihre Helligkeit aus. Der M-Modus (Strahl 2) ist das traditionelle Echokardiogramm, bei dem der B-Modus mit konstanter Geschwindigkeit über den Schirm läuft. Daraus wird eine Analyse von Bewegung und Struktur des Herzens vorgenommen. Den Schallkopf kann man auch in Richtung der Aorta (Strahl 1) sowie zur Herzspitze (Strahl 3) lenken. Diese Winkelverschiebung ermöglicht eine Interpretation von strukturellen Beziehungen wie z. B. bei der Erkennung von Mitral- und Aortenveränderungen und Septum-Aorten-Kontinuität (1005, 1044).

Das Echokardiogramm, kombiniert mit EKG, erlaubt Dimensionsmessungen: Enddiastolischer Durchmesser (EDD), Endsystolischer Durchmesser (ESD), Ventrikelvolumen, prozentuale Verkürzungsfraktion (% FS), mittlere zirkumferenzielle Faserverkürzungsgeschwindigkeit, maximaler systolischer Wandstreß (Determinante des myokardalen Sauerstoffverbrauches) (MVO_2) (1218).

Je nach Orientierung des Schallkopfes können die Durchmesser der Aorta ascendens, des linken Vorhofes, des rechten Ventrikels und des linken Ventrikels sowie die Dicke des Ventrikelseptums und der Hinterwand des linken Ventrikels erfaßt werden. Nach FEIGENBAUM (296) gelten für den Erwachsenen in Rückenlage die in Tabelle 10.4. angegebenen Werte (spezielle Abkürzungen der Ultraschallkardiographie siehe Anhang).

Eine Reihe von pathologischen Zuständen lassen sich durch das Echokardiogramm präzise diagnostizieren. Bei der Mitralstenose ist die Bewegung der Mitralsegel typisch

Tabelle 10.4. Echokardiographische Werte für Erwachsene

	Mittelwert cm/m²	Bereich cm/m²
Aortenwurzel	1,5	1,2—2,2
Linker Vorhof	1,6	1,2—2,2
Rechter Ventrikel	0,9	0,4—1,4
Linker Ventrikel	2,6	1,9—3,2
	cm	cm
Dicke des Septums	0,9	0,6—1,1
Dicke der Hinterwand	0,9	0,6—1,1

verändert. Die frühdiastolische Schließungsgeschwindigkeit ist vermindert, das hintere Segel bewegt sich in der Diastole gleichsinnig wie das vordere. Normalerweise zeigt das vordere Mitralsegel in der frühen Diastole eine rasche Vorwärtsbewegung, gefolgt von einer Schließungsbewegung nach hinten. Beim Mitralsegelprolapssyndrom (phonokardiographisch charakterisiert durch einen mesosystolischen Klick oder telesystolische Geräusche) sehen wir im Echokardiogramm in der 2. Hälfte der Systole eine abnorme Bewegung der Mitralsegel nach vorne. Der Hauptbefund wird in der späten Systole registriert. Typische Bilder finden wir bei der Mitralstenose, bei der Aortenstenose, der Aorteninsuffizienz und bei Verkalkung der Klappen (992, 1006). Praktisch lassen sich durch Echokardiographie sämtliche Klappen in ihrer Funktion und Struktur abtasten. Von besonderer diagnostischer Bedeutung ist das Echokardiogramm bei der obstruktiven Kardiomyopathie. Typisch für diese Erkrankung ist die Verdickung des interventrikulären Septums und die systolische Bewegung des vorderen Mitralsegels nach vorne; dabei kommt es zu einer Stenose während der Austreibungsphase (1006). Bei einem Perikarderguß ist der Abstand zwischen Rückschall der Ventrikelhinterwand und dem Perikard vergrößert; diese Distanz erlaubt eine brauchbare Einschätzung des Volumens des Perikardergusses (296).

Das Doppler-Verfahren mit Ultraschall basiert auf einem kontinuierlichen Ultraschall statt auf einem pulsierenden. Trifft dieser Strahl ein Klappensegel oder eine Wandoberfläche, so ändert sich die Frequenz des zurückkommenden Ultraschallsignals. Diese Frequenzänderung ist als „Doppler-Verschiebung" (Doppler-Shift) bekannt. Dieses Verfahren eignet sich besonders für Untersuchungen von peripheren Gefäßerkrankungen (59, 220); für das Herz ist es keine selbständige Methode. Das Gerät erlaubt vor allem qualitative Messungen der Strömungsgeschwindigkeit und segmentale Blutdruckmessungen an den Extremitäten.

In letzter Zeit kann man auch echokardiographische Daten unter Belastungsbedingungen bei Patienten mit koronarer Herzkrankheit gewinnen.

In der von AUTENRIETH et al. (47) entwickelten Methode kommt eine fraktionierte pharmakologische, mittels Angiotensin-Infusion erzeugte Erhöhung der Nachlast des linken Ventrikels in Kombination mit einer ergometrischen Belastungsform (isometrischer Faustschluß) zur Anwendung. Bei Patienten mit koronarer Herzkrankheit wird bei diesem Verfahren der Belastungs-Echokardiographie die Kontraktionsamplitude von Hinterwand und Ventrikelseptum statistisch signifikant stärker reduziert als bei Normalpersonen, außerdem nimmt das Ausmaß und die Geschwindigkeit der linksventrikulären Durchmesser- und Umfangsverkürzung ebenfalls wesentlich stärker ab (127).

Abbildung 10.17., ein komplettes normales Mechanokardiogramm.

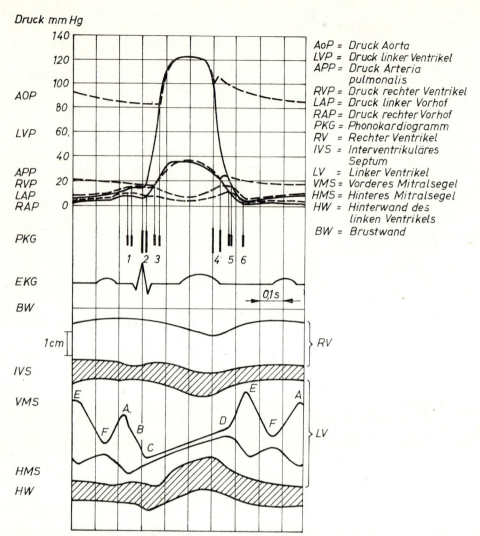

Abb. 10.17. Darstellung der Herztöne, des normalen Druckes und Echokardiogramms, Druck, Töne und Strukturen des linken und des rechten Herzens in Beziehung zum Elektrokardiogramm (EKG)

1 = Vorhofton (4. Ton), rechts früher als links
2 = Segelklappenschluß (1. Ton), links früher als rechts
3 = Semilunarklappenöffnung (frühsystolischer Klick), rechts früher als links
4 = Semilunarklappenschluß (2. Ton, A2 und P2), A2 früher als P2
5 = Segelklappenöffnung (Trikuspidal-, Mitralöffnungston, rechts früher als links
6 = Füllungston (3. Ton)

(nach SIEGENTHALER: Klinische Pathophysiologie, Georg Thieme Verlag, Stuttgart, 1979, 1041)

Gebräuchliche echokardiographische Verfahren:
1. Monoscan, A-mode, B-mode, M-mode (größte praktische Bedeutung), Sectorscan, mechanisch;
2. Sectorscan a) mechanisch, b) elektronisch (phased array);
3. Parallel Scan (Multiscan) (23).

Über quantitative und qualitative Veränderungen des Echokardiogramms bei Herz-Vitien siehe Anhang.

10.4. Oszillographie

Die Oszillographie ist eine einfache Methode, die die pulssynchronen Druckänderungen aus der Volumenänderung des Extremitätenabschnittes registriert. Die Volumenänderungen ergeben sich durch den arteriellen Ein- und den venösen Rückstrom unter einer lufthaltigen Manschette. Solche werden am Oberschenkel, am Knie und Knöchel angelegt, entsprechend auch am Arm. Allgemeine Anwendung findet der Oszillograph nach GESENIUS/KELLER. In letzter Zeit wird diese mechanische Methode durch eine elektronische Oszillographie ersetzt. Die Auswertung erfolgt nach Amplituden der Oszillationen und ihrer Form. Diese Methode ist besonders für Screening-Zwecke geeignet und erlaubt eine Lokalisation des Gefäßverschlusses; die Aussage hat einen Pauschalcharakter (472).

10.5. Rheographie

Es handelt sich um eine Methode, die synchrone Pulsschwankungen über Elektroden erfaßt. Diese Schwankungen sind abhängig von der Leitfähigkeit des Gewebes und letztere wiederum vom Grad der Blutfülle (472). Die Volumenpulskurven entsprechen weitgehend einer elektronischen Oszillographie.

10.6. Plethysmographie

Das Prinzip dieser Methode beruht auf der Registrierung der Volumenzunahme einer Extremität nach plötzlichem Stopp des venösen Druckstromes. Es existieren eine Reihe von plethysmographischen Abnehmern, u. a. mit Wasser-, Luft-, Impedanz- und Dehnungsmeßstreifen sowie mit photoelektrischen Verfahren.

Durch standardisierte Tabellen kann aus der Schnelligkeit und Ausprägung des Kurvenanstiegs die Ruhedurchblutung in ml/100 g Gewebe ermittelt werden (472). Mit Hilfe plethysmographischer Verfahren können 4 Arten von Informationen gewonnen werden: Analyse der Pulswellenform, Aufzeichnung des Extremitätenvolumens, Blutdruckmessung an den Extremitäten und Bestimmung der Durchblutung der Extremitäten.

10.7. Impedanzplethysmographie

Die Impedanzplethysmographie ist eine neue Methode zur Thrombose-Erfassung. Dabei wird die elektrische Impedanz im Wadenbereich gemessen nach folgendem Prinzip:

Am mittleren Oberschenkel wird eine Druckmanschette angebracht, mit deren Hilfe Veränderungen des Blutvolumens in den tiefen Venen der Wadenmuskulatur bewirkt werden. Liegt eine Venenobstruktion vor, so ist die Geschwindigkeit der venösen Entleerung reduziert. Die Entleerungsgeschwindigkeit der Venen wird indirekt durch Widerstandsveränderungen bei einer bestimmten Stromstärke von dem Impedanzplethysmographen als Kurve aufgezeichnet (573).

Mittels tetrapolarer Impedanzplethysmographie lassen sich das quantitative Aortenfluß- und Herz-Minuten-Volumen bestimmen, eine besonders für Tierexperimente geeignete Methode (1128).

10.8. Strömungsmeßmethoden

Von historischer Bedeutung ist die LUDWIGsche Stromuhr, das erste Strömungsmeßinstrument, bei dem am proximalen Ende eines Rohres von bestimmter Länge und bestimmtem Querschnitt distal die Folge der Luftblasen registriert wird (Bubble Flowmeter) (166).

Nach dem Prinzip der Änderung des Wärmetransportes wurde zur Durchblutungsmessung am ungeöffneten Gefäß die REINsche Thermostromuhr entwickelt. Zwischen 2 gegengeschalteten wärmeleitenden Thermoelementen, die auf dem Gefäß liegen, befindet sich ein Heizelement konstanter Leitung. Das fließende Blut bewirkt entsprechend seiner Geschwindigkeit eine unterschiedliche Kühlung der Thermoelemente.

Nach diesem Prinzip wird die Thermosonde von HENSEL (488) zur Registrierung relativer Durchblutungsmessungen angewendet. Heute bevorzugt man die Ultraschallmethode. Elektromagnetische Strömungsmeßmethoden sind in der experimentellen Forschung für akute und chronische Versuche verbreitet. Das elektromagnetische Prinzip wird als Strömungsmeßsonde nach WILLIAMS und BAREFOOT in der Chirurgie der peripheren Gefäße angewendet (1247).

10.9. Röntgenologische Untersuchungen des Herzens

Schon die Röntgendurchleuchtung kann eine Verkalkung der Coronararterien erkennen lassen. Sie gibt Aufschluß über die Größe der Herzkammer, des linken Vorhofes und der Pulmonalarterien. Eine Stauungslunge ist durch ein abweichendes Bild mit schattenreichen Netzkonturen erkennbar sowie Lungengefäßkonturen, pulsatorischen Phänomenen und einer Doppelkontur eines Aortenaneurysmas. Bei tiefer Einatmung und Drehen des Patienten schräg nach links kann eine Verkalkung der rechten Coronararterie wahrgenommen werden (1123).

Die geläufigste röntgenologische Untersuchung ist die Herzfernaufnahme. Durch einen Abstand von 2 m und parallelem Strahlengang wird die Herzgröße verzerrungsfrei dargestellt.

Außer der Frontalaufnahme wird bei der röntgenologischen Untersuchung ein rechtes vorderes und ein linkes vorderes Schrägbild aufgenommen.

Erster schräger Durchmesser oder „Fechterstellung":

Der Patient wird mit der rechten Schulter zur Filmebene nach vorn gedreht. Man erhält folgende Randkonturen: die Aorta aszendens, den truncus pulm., den Conus pulm., den linken Ventrikel, den linken und rechten Vorhof und Vena inferio cava. Der Raum hinter der Wirbelsäule, der nach unten vom Zwerchfell begrenzt wird, heißt retrocardialer Raum.

Zweiter schräger Durchmesser oder „Boxerstellung":

Der Patient ist zur Filmebene mit der linken Schulter nach vorn gedreht. Randbildend sind: Aorta aszendens, rechtes Herzrohr, rechter Ventrikel, Pulmonalgefäße und linker Vorhof.

Die Herzgröße läßt sich durch Ermittlung der einzelnen Abstände bzw. des Durchmessers bestimmen: Mr = rechter Medianabstand, Ml = linker Medianabstand, Mr + Ml = Transversaldurchmesser (Tr: 10—15 cm), L = Längendurchmesser (11—16 cm), oBr = oberer Breitendurchmesser, uBr = unterer Breitendurchmesser, oBr + uBr = Herzbreite (B: 8—11 cm), Alpha (α) = Neigungswinkel des Herzens (45°). Der Transversaldurchmesser und die Herzhöhe sind vom Neigungswinkel abhängig (1073).

Bei der Herzaufnahme besteht die Möglichkeit, das Herzvolumen zu berechnen. Dieses besteht aus dem Produkt des größten Längen- (l) und Breiten(b)-Durchmessers mit dem größten Tiefendurchmesser (t_{max}) und einem Korrekturfaktor, welcher bei einem Focusabstand von 2 Metern 0,4 beträgt. Die Formel für die Berechnung des Herzvolumens in Milliliter lautet:

$$V = 1 \cdot b \cdot t_{max} \cdot 0,4 \quad \text{(Abb. 10.18.) (213)}$$

Das Herzvolumen ist vom Körpergewicht, Geschlecht und körperlichen Training abhängig (853).

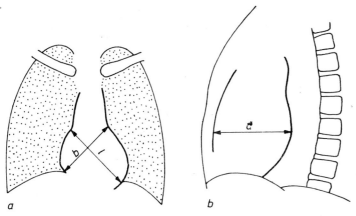

Abb. 10.18. Herzdurchmesser zur Bestimmung des röntgenologischen Herzvolumens (nach COCCHI et al.)

10.9.1. Flächenkymographie

Dieses Verfahren registriert die Bewegung der Herzwandkonturen, die in pathologischen Fällen aufgehoben oder reduziert sein können.

Durchführung: Während der Röntgenaufnahme wird zwischen Kassette und Objekt parallel zur Filmebene und senkrecht zum Bleischlitz ein Bleiraster bewegt (0,5 Millimeter breite Schlitze im Abstand 1,2 cm je 1,5 sec). Dabei wird jede quer zu den Schlitzen bewegte Bildlinie in eine Kurve ausgezogen. Anomalien der Flächenkymographie finden wir bei Infarkten, Aneurysmen, bei Klappenfehlern, Gefäßverkalkungen und Perikarditis. Eine bessere Beurteilung der Amplitudenhöhe kann durch Anwendung eines EKG-getriggerten Flächenkymogramms erreicht werden. Dabei lassen sich Endsystole und Enddiastole gut voneinander abgrenzen (466, 1218).

10.9.2. Computer-Tomographie

Heute ist die Röntgen-CT eine nichtinvasive densitometrische Routinemethode und stellt mit der digitalen Gefäßdarstellung und Bildsubtraktion eine Bereicherung der Röntgendiagnostik des Herzens dar (615).

Das Meßsystem besitzt ein dreidimensionales Koordinatensystem (X, Y, Z). Das vollständige CT-Bild muß zwei Abbildungseigenschaften haben: räumliches und Dichteauflösungsvermögen (1172).

Eine klinische Weiterentwicklung bildet die Angio-CT, bei welcher durch zusätzliche Applikation eines Kontrastmittels pathologische Gefäßstrukturen wie Aneurysmen, Obliterationen und arteriovenöse Mißbildungen erfaßt werden können (Verdichtungseffekt im Bereich der blutgefüllten Strukturen, sogenanntes „enhacement") (590).

10.10. Nuklearmedizinische Methoden

Der Einsatz von nuklearmedizinischen Verfahren ermöglicht eine nichtinvasive Erfassung von Ventrikel- und hämodynamischen Funktionsgrößen. Man bedient sich dabei neu entwickelter radioaktiver Tracer, Gamma-Kamerasysteme und Computerprogramme.

In der Routineanwendung haben sich von den zahlreichen verwendeten Isotopen das ^{99m}Technetiumpyrophosphat (^{99m}TcPYP) und Thalliumchlorid bewährt. Die Thalliumszintigraphie wird heute vor allem als Belastungsszintigraphie zur Unterscheidung reversibel ischämischer Myokardzonen von Herzmuskelschwächen durchgeführt. ^{99m}Technetiummarkierte Erythrozyten werden zur szintigraphischen Darstellung der Herzhöhlen und der großen Gefäße allgemein verwendet (Radionuklidventrikulographie). Bei ausreichend hohem Auflösungsvermögen des Kamera-Daten-Verarbeitungssystems können die Zeiten selektiv für die einzelnen Herzabschnitte ermittelt werden.

Die nuklearmedizinisch bestimmten Kreislaufzeiten sind direkt proportional dem enddiastolischen Volumen des linken Ventrikels und dem Pulmonalarterienmitteldruck, andererseits proportional dem Herzminutenvolumen ohne eine Beziehung zum enddiastolischen Druck beider Ventrikel (149, 282). Die Verlängerung der Kreislaufzeiten korreliert mit dem durch Messungen ermittelten Herzindex, enddiastolischen Druck. Auswurffraktion und Pulmonalarterienmitteldruck sind abhängig vom hämodynamischen Schweregrad der Herzerkrankung.

Als Normalwerte der mittleren Transitzeiten gelten:

Rechter Ventrikel — Lungenperipherie: $2{,}54 \pm 0{,}44$ sec; Lungenperipherie — linkes Herz: $3{,}87 \pm 0{,}6$ sec; die Peak-Zeit (rechter Ventrikel — linker Ventrikel) beträgt normalerweise $5{,}6 \pm 0{,}9$ sec (992).

Es lassen sich bei guter Gleichverteilung des Nuklearpharmakons im Organismus, gekoppelt mit R-Zacken-getriggertem EKG über dem linken Ventrikel, Sequenzszintigramme aufnehmen und volumenäquivalente Kurven ermitteln. Der Kurvenverlauf ergibt folgende Bestimmungen:

1. isovolumetrische Anspannungszeit,
2. mechanische Systolenzeit,
3. mechanische Diastolenzeit,
4. Auswurffraktion des linken Ventrikels (relativ),
5. mittlere Auswurfrate (relativ) (747),
6. Blutvolumenbestimmung.

Neben der Erfassung von intra- und extrakardialer Kreislaufzeit nach der Methode der Funktionsszintigraphie besteht die Möglichkeit, durch Radioindikatorpassage mit besonderen Techniken die regionale und globale Wandbewegung des linken Ventrikels zu registrieren. Eine selektive coronare Perfusionsszintigraphie mit radioaktiven Tracern erlaubt eine qualitative und quantitative Aussage über die regionale Myokardperfusion. Zur Differenzierung zwischen den Versorgungsgebieten der linken und rechten Coronararterie können auch Doppel-Isotopen-Methoden angewendet werden. Nach dem Prinzip der radioaktiven Auswaschtechniken läßt sich die Coronardurchblutung ermitteln.

Mit Hilfe der Coronarflow-Bolustechnik kann man die globale Coronarperfusion bestimmen. Durch das leicht diffundierbare Xenon^{133} ist nach der Formel von KETY und SCHMIDT (612) die Myokardperfusion feststellbar.

10.10.1. Szintigraphie

Die Szintigraphie ist die bildhafte Darstellung von Radionukleotiden im Körper, welche, angereichert in bestimmten Organen, durch Messung von außen erfaßt werden. Die Verteilung des Nuklearpharmakons ist zweidimensional. Die Anreicherungsmechanismen sind für die einzelnen Organe unterschiedlich (837). Mit Hilfe der Thallium^{201}-Myokard-Szintigraphie ist die Speicherung abhängig von Kontraktion und Perfusion des Myokards. Diese sind z. B. unterschiedlich bei Infarkt, coronarer Herzkrankheit oder Muskelhypertrophie. Unter körperlicher Belastung lassen sich nach dieser Methode ischämisch belastungsinduzierte Myokardstrukturen aufdecken (Belastungsszintigraphie). Dieses Verfahren gilt derzeit als das empfindlichste zur Erfassung von quantifizierbaren Störungen der funktionellen Muskelmasse des Herzens.

Es ist auch eine aufschlußreiche Verlaufskontrolle und Diagnose des akuten Myokardinfarktes.

Zahlreiche intravenös applizierte radioaktive Substanzen besitzen die Eigenschaft, in akut infarziertem Gewebe zu penetrieren. Experimentelle und klinische Untersuchungen zeigen, daß eine Aufnahme des Tracers in das infarzierte Myokard nach ca. 10 Stunden nach Beginn des Infarktgeschehens möglich ist. Nach 14 Tagen wird im allgemeinen kein Tracer mehr vom Infarktgewebe aufgenommen. Diese Methode erlaubt die Bestimmung der Infarktgröße und eine Abgrenzung zwischen Innenschicht, Ischämien und Innenschichtnekrosen (958). Als Grund für die persistierende vermehrte Tracer-Einlagerung im Myokard wird eine langsam fortschreitende Nekrotisierung angenommen (178).

Neuere Untersuchungen zeigen, daß Patienten mit einer stabilen Angina pectoris ohne Infarzierung eine vermehrte ^{99m}TcPYP-Einlagerung ins Myokard aufwiesen (6). Bei chronischer Angina pectoris besteht kein nachweisbarer Zusammenhang zwischen dem Grad der Gefäßerkrankung und der Tracereinlagerung in den Herzmuskel.

Von diagnostischem Wert sind solche Untersuchungen, die zeigen, daß die TcPYP-Aktivität vor einer erfolgreichen aortacoronaren Bypassoperation postoperativ deutlich abnimmt oder ein völliges Schwinden der Traceraktivität im Myokard festzustellen ist (571). Es sei bemerkt, daß eine vermehrte Tracer-Einlagerung nicht nur bei coronaren Herzkrankheiten, sondern auch bei Vitien, entzündlichen und anderen Myopathien vorkommt. Es scheint, daß neben der Nekrose der Herzmuskelzelle auch eine starke Ruheischämie, welche zu Veränderungen an der Zellmembran führt, die Ursache für einen vermehrten Einstrom von TcPYP in die Herzmuskelzelle sein kann (572). Brustschmerzen mit einem normalen Belastungs-EKG können durch ein Szintigramm eine coronare Durchblutungsstörung nachweisen oder ausschließen. Zur neueren Entwicklung gehören radioaktive Nukleotide, die an metabolische Substanzen gebunden werden (z. B. ^{14}C-Palmitat), die den zellulären Stoffwechsel des Herzens beobachten lassen (572).

10.10.2. Hirn-CT und Szintigraphie

Auch bei zerebrovaskulärer Insuffizienz sind nichtinvasive radioaktive Untersuchungsmethoden üblich:

Das Emissions-Computer-Tomogramm (ECT) ist eine Variante der Szintigraphie, welche nach Inhalation von ^{133}Xenon durchgeführt wird. Damit wird die Perfusion des Hirngewebes in ml/100 g/min erfaßt und in einem Farbbild dargestellt. Die Wiedergabe der Verteilung des Isotops erfolgt mit Hilfe der rasch rotierenden Gamma-Kamera dreidimensional. Das ECT mit ^{133}Xenon kann den Grad einer Minderdurchblutung des Gehirns erfassen und eine chronische zerebrovaskuläre Insuffizienz von anderen Hirnprozessen abgrenzen.

Die Positronen-Emission-CT mit Photonenpaaren (PECT) ist eine wichtige Neuentwicklung zur Erfassung von metabolischen Prozessen im Gehirn (589). Aufgrund bestimmter Formeln können auch separat für graue und weiße Hirnsubstanz sowie für minderdurchblutete Areale die Transportgeschwindigkeit für Glukose und die lokale Perfusion in ml/min/g Hirnsubstanz berechnet werden (589).

10.10.3. Szintigraphie der Lungen

Neben Röntgenbild und EKG sei als Ergänzung zur Diagnostik der Lungenembolie auf die Perfusionsszintigraphie und Ventilationsszintigraphie der Lungen hingewiesen. Die erste Methode beruht auf dem Prinzip, daß ein radioaktiv markiertes Kolloid, intravenös appliziert, das Lungenkapillarbett erreicht und die Verteilung des Blutes vom rechten Herzen bis ins Lungenparanchym anzeigt. Ein externer Szintilationszähler zeichnet die Perfusionsverteilung auf. Der Perfusionsszintigraphie ist nicht spezifisch für die Diagnose Lungenembolie. Als Ergänzung wurde in den letzten Jahren die Ventilationsszintigraphie der Lunge eingeführt durch Ventilation mit radioaktivem Xenon[133]. Beide Methoden können differentialdiagnostisch außer bei der Lungenembolie auch bei anderen Krankheiten herangezogen werden (458, 672, 846, 961).

10.11. Angiographie des Herzens und der Gefäße

10.11.1. Ventrikulographie

Die Kontrastmittelapplikation erfolgt mit Hilfe von Kathetern über die Vena oder Arteria femoralis in den rechten bzw. linken Ventrikel. Nach der SONES-Technik (1065) wird der Katheter durch die rechte A. cubitalis über die Aorta ascendens retrograd in den linken Ventrikel eingeführt. Nach der JUDKINS-Technik (563) erfolgt das Einführen des Katheters über die A. femoralis mittels SELDINGER-Technik. Maschinellen Injektionsspritzen wird gegenüber manuellen Techniken der Vorzug gegeben (höhere Flußgeschwindigkeit, größere Kontrastmittelmengen). Die röntgenologische Aufnahmetechnik erfolgt in der Regel kinematographisch mit einer Bildfrequenz von 50/sec. Es ist vorteilhaft, ein zweidimensionales, d. h., ein Röntgenverfahren in 2 Ebenen simultan anzuwenden.

Die Ventrikulographie ist bei einer Mitralinsuffizienz indiziert, um den Kontrastmittelreflux bei einer Schlußunfähigkeit der Mitralklappe zu objektivieren, bei einer hypertrophischen obstruktiven Kardiomyopathie, dabei werden ventrikulographische Meßdaten ermittelt. Aus dem Flächenbild lassen sich das endsystolische und enddiastolische Volumen errechnen. Die Auswertung erfolgt anhand von kinematographischen Registrierungen.

Die Differenz aus dem endsystolischen Volumen (ESV) und enddiastolischen Volumen (EDV) ergibt das Schlagvolumen (SV). Das Produkt aus Schlagvolumen und Herzfrequenz entspricht dem Herzzeitvolumen. Die Auswurffraktion (AF) berechnet sich aus dem Quotienten Schlagvolumen (SV) dividiert durch enddiastolisches Volumen (EDV).

Eine starke Herabsetzung der Auswurffraktion findet man bei coronaren Herzkrankheiten, bei schweren Formen von Herzklappenfehlern sowie bei Kardiomyopathien. Geringe Abweichungen der hämodynamischen Größen ergeben sich aus den unterschiedlichen Methoden: Achsenmethode, Flächen-Längen-Methode und Flächen-Schwerpunkt-Methode (39, 254, 355, 382, 579).

Die Ventrikulographie erlaubt die Ermittlung folgender Parameter: Ventrikeldimension, Wandstärke, Auswurffraktion, Ventrikelvolumina (endsystolische und enddiastolische), ventrikuläre Druckgrößen und Ventrikeldehnbarkeit.

Für die Bestimmung der Inotropie des Herzmuskels wird neuerdings Dobutamin zur Untersuchung der regionalen Kontraktionsstörungen des Ventrikelmyokards verwendet (Dobutamin-Test) (226).

10.11.2. Aortographie

Die Röntgenographie der Aorta aszendens, des Aortenbogens sowie von diesem abgehenden Gefäße erfolgt durch eine mittels Katheter im Bereiche der Aortenwurzel injizierte Kontrastmittelmenge (40—60 ml Urografin). Ein retrogrades Vorgehen über die A. femoralis ist möglich, jedoch kontraindiziert bei der Annahme einer Aortenisthmusstenose.

Indikationen für die Aortographie: Aortenisthmusstenose (Coarctatio aortae), dissezierendes Aortenaneurysma, Aortenbogensyndrom (Diagnostik der Abgangsstenosen), Aortenklappeninsuffizienz (zur Feststellung des Regurgitationsvolumens an der Aortenklappe), angeborene Anomalien der großen Gefäße.

10.11.3. Pulmonalisangiographie

Zur Darstellung kommen herznahe Pulmonalisstenosen, die Angiographie erfolgt aus dem rechten Ventrikel. Das Kontrastmittel wird in den Pulmonalarterienstamm injiziert.

Indikationen: Periphere Pulmonalarterienstenosen, Thromboembolie, hämodynamisch wirksame pulmonalarteriovenöse Kurzschlußverbindungen. Bei Verdacht auf Lungenembolie wird die Einführung des Katheters in eine Armvene vorgenommen (992).

10.11.4. Coronarangiographie

Die Coronarangiographie ist eine röntgenologische Darstellung der Coronararterien und ihrer Äste mittels Kontrastmittel zur Feststellung von Stenosierungen bzw. Anomalien der Herzkranzgefäße. Sie ist die Voraussetzung für die Indikationsstellung zu einem chirurgischen Eingriff.

Man bedient sich dabei der JUDKINS-Technik (563) nach dem SELDINGER-Prinzip, d. h. erst Einführen eines Führungsdrahtes durch die Punktionskanüle in die A. femoralis, nach Zurückziehen der Punktionskanüle Einführung des Katheters. Für die Coronarographie der linken und der rechten Coronararterie sowie für die Ventrikulographie sind 3 verschiedene Katheter erforderlich, die durch die Punktionsstelle nacheinander eingeführt werden. Die Katheter für die Coronararterien werden nach vorsichtiger Durchspülung durch den Aortenbogen bis zur Aortenwurzel bei fortlaufender Druckmessung vorgeschoben. Nach Messen des Blutdruckes in den Herzkammern erfolgt die Sondierung der Coronararterien. Das Kontrastmittel wird in RAO- und LAO-Positionen eingeführt und entspricht dem Vorgehen nach der SONES-Technik (1105).

Die Passage des Kontrastmittels (2—5 sec) führt vorübergehend zu einer Anoxie mit einer Symptomatik von Myokardischämie, Nekrosen und Rhythmusstörungen. Während der Kontrastmittelpassage zeigt das EKG typische Ischämiezeichen (84).

Indikationen zur Coronarangiographie nach STRAUER (1105):

— Angeborene Coronararterienanomalien, Vitien und Perikarderkrankungen
— Typische und atypische Angina pectoris
— Coronarinsuffizienz
— Abgelaufener Myokardinfarkt (älter als 3 Monate)

Präoperativ: Coronar- und Ventrikelchirurgie, Aorten- und Mitralvitien mit Angina pectoris
Postoperativ: Kontrolle von Bypass-Implantaten

— Herzwandaneurysma
— Kardiomyopathie
— Ungeklärte Kardiomegalie
— Ungeklärte Herzrhythmusstörungen
— Rechtsherzhypertrophie mit Angina pectoris
— Fakultative Indikationen
— Ungeklärte EKG-Veränderungen (ST-, T-Anomalien, ungeklärte Leitungs- und Überleitungsanomalien)
— Papillarmuskelinsuffizienz.

Die morphometrische Analyse der Coronararterien erlaubt die Einengung des prästenotischen Durchmessers (D) in % ausgedrückt: $\frac{D \text{ präst.} - D \text{ sten.}}{D \text{ präst.}} \cdot 100$.

Die Stenosierung bei der selektiven Coronarographie wird in 4 Schweregrade eingeteilt:

Stenosen Grad I: Einengungen kleiner als 50%
Stenosen Grad II: Einengungen von 50—75%
Stenosen Grad III: Einengungen von 75% bis zum subtotalen Verschluß
Stenosen Grad IV: Gefäßverschluß.

Als Komplikationen bei der Coronarangiographie werden angegeben: Rhythmusstörungen, Myokardinfarkt, Blutdruckabfall, kardiogener Schock, Thrombosen, Embolien, Perforation von Arterien, Hämatothorax, Übelkeit bis Erbrechen. Die meisten Komplikationen liegen unter 1% (992, 1105).

10.11.5. Angiographie

Die Röntgenuntersuchung als Leeraufnahme kann schon manche sklerotischen Prozesse und Stenosen erkennen lassen. Die Kontrastmitteleinführung kann durch eine direkte Punktion erfolgen oder durch Katheterangiographie.

Zur Diagnostik arterieller Erkrankungen gehören neben Oszillographie, Plethysmographie, Ophthalmodynamometrie, Thermographie, Doppler-Ultraschallsonographie sowie spezielle Methoden mit Isotopen, Fremdgas und elektromagnetischen Flowmeter (588, 992, 1004).

10.11.6. Phlebographie

Diese relativ einfache röntgenologische Darstellung des venösen Systems nach einer Kontrastmittelinjektion erlaubt die Beurteilung von Durchfluß und Abfluß in eine obliterierte oder eine ektatische Vene.

Man unterscheidet eine *indirekte* Phlebographie durch eine intraarterielle Kontrastmittelapplikation, eine *retrograde* Phlebographie und die am häufigsten angewandte intravenöse *aszendierende* Phlebographie. Bei der röntgenologischen retrograden Venendarstellung kann die Klappenfunktion beurteilt werden. Bei der Diagnostik der Venenthrombosen werden neben gängigen Phlebographien nuklearmedizinische Verfahren angewendet (1073, 1226).

10.12. Regionale Durchblutung mit Hilfe von Tracer-Mikrosphären

Durch diese Methode ist eine gleichzeitige Messung der Durchblutung mehrerer Organe bzw. Regionen dieser Organe möglich, sie eignet sich aber nur für Versuchstiere.

Die Größe der Mikrosphären muß so gewählt werden, daß sie die Kapillaren des zu untersuchenden Gefäßbettes nicht passieren können. Ihre Zahl in einem bestimmten Gewebe ist proportional zu dem Blutfluß in diesem Gewebe.

Zur Zeit werden verschiedene Isotope markierter Mikrosphären eingesetzt, was mehrere Messungen des Blutflusses nacheinander ermöglicht. Diese sogenannten Tracer-Mikrosphären (TM) werden anhand ihrer Radioaktivität ausgezählt. Da der Blutfluß proportional der Anzahl der zurückgehaltenen Mikrosphären ist, kann man verschiedene hämodynamische Größen nach bestimmten Formeln berechnen, so die regionale Durchblutung einzelner Organe in ml/min/100 g = Herzminutenvolumen durch totalen peripheren Widerstand. Die Mikrosphären lassen sich in die Vene injizieren oder mit Hilfe eines Katheters in eine größere Arterie einbringen („Reference-Flow-Methode") (32, 505, 1020).

10.13. Intravasale und intrakardiale Meßmethoden

Die Kathetertechniken — bereits beschrieben — werden bei der Erfassung von Meßgrößen entweder durch eine Katheterisierung des rechten und des linken Herzens angewendet. Von besonderer Bedeutung ist die Aufzeichnung des sogenannten Pulmonalkapillardruckes (Pc oder Pulmonary wedge pressure). Zu diesem Zweck wird der Katheter so weit in einen peripheren Ast einer Lungenarterie vorgeschoben, bis er diesen vollständig verschließt. Die intrakardiale Einführung der Katheter erfolgt unter Röntgendurchleuchtungskontrolle. Durch Applikation eines Kontrastmittels erfolgt eine röntgenologische Darstellung in einer oder in zwei Ebenen. Falls erforderlich, werden Blutproben entnommen und Indikatorverdünnungskurven geschrieben.

Die Katheterisierung des rechten Herzens mittels einer Einschwemmkathetertechnik ist bei Verlaufskontrollen hämodynamischer Herzgrößen indiziert.

Die Sondierung des Sinus Coronarius (SC) erlaubt Untersuchungen der Coronardurchblutung über verschiedene Methoden, wie z. B. Fremdgasmethode, Thermodilutionsverfahren und Doppler-Flow-Techniken.

Außerdem können oxymetrische Analysen vor und nach Belastungen vorgenommen werden sowie auch metabolische Faktoren wie Bestimmung von Lactat, Adenosin, Inosin, Hypoxanthin u. a. Die gebräuchlichsten Verfahren zur Messung der Coronar- bzw. Myokarddurchblutung sind Fremdgasmethoden und radioaktive Techniken. Unter Coronarreserve versteht man das Verhältnis des Coronarwiderstandes unter der Ausgangslage zum Coronarwiderstand bei maximaler Dilatation der Herzkranzgefäße. Die Bestimmung der Coronarreserve ist bei allen Coronarerkrankungen indiziert, bei

Tabelle 10.5. Normalwerte auxotoner Volumen- und Kontraktilitätsparameter

HZV	$7{,}17 \pm 0{,}49$ (l/min)
HI	$3{,}97 \pm 0{,}23$ (10(min · m^2))
SV	107 ± 6 (ml)
SVI	58 ± 4 (ml/m^2)
AF	$70-72\%$
V_{CF}	$1{,}62 \pm 0{,}13$ (circ/sec)
MNSER	$2{,}52 \pm 0{,}18$ (vol/sec)

HZV = Herzzeitvolumen; HI = Herzindex; SV = Schlagvolumen; SVI = Schlagvolumenindex; AF = Auswurffraktion; V_{CF} = mittlere circumferentielle Verkürzungsgeschwindigkeit; MNSER = „mean normalized systolic ejection rate"

Tabelle 10.6. Normalwerte isovolumetrischer Geschwindigkeitsindices

dp/dt_{max}	1690 ± 90 (mm Hg/sec)
dp/dt_{min}	1303 ± 79 (mm Hg/sec)
$t - dp/dt_{max}$	61 ± 5 (msec)
$dp/dt_{max}/IP$	35 ± 4 (1/sec)

dp/dt_{max} = maximale Druckanstiegsgeschwindigkeit im linken Ventrikel; dp/dt_{min} = maximale Druckabfallsgeschwindigkeit; $t - dp/dt_{max}$ = Zeitintervall vom Beginn der Ventrikelkontraktion bis zum Erreichen von dp/dt_{max}; $dp/dt_{max}/IP$ = Quotient aus maximaler Druckanstiegsgeschwindigkeit und dem isovolumetrischen Druck zum Zeitpunkt von dp/dt_{max}

Tabelle 10.7. Normalwerte ventriculärer Dehnbarkeitsindices

dP/dV	0,151 ± 0,008 (mm Hg/ml)
dV/dP	6,78 ± 1,02 (ml/mm Hg)
dV/dP · V	0,079 ± 0,009 (l/mm Hg)
LMFS	508 ± 98 (rel. Einheiten)
dp/dt_{diast}	32 ± 4 (mm Hg/sec)

dP = spätdiastolischer Druckanstieg im linken Ventrikel;
dV = spätdiastolischer Volumeneinstrom;
dp/dV = Steifigkeitsindex;
dV/dP = Dehnbarkeitsindex (Volumendehnbarkeit);
LMFS = linear muscle fiber stretch = $T_{diast} \cdot (dV \cdot d/3V \cdot dP)$;
dp/dt_{diast} = spätdiastolische Druckanstiegsgeschwindigkeit
im linken Ventrikel

Tabelle 10.8. Funktionsgrößen des linken Ventrikels (Normalwerte)

EDV	81 ± 6 (ml/m^2)
ESV	24 ± 4 (ml/m^2)
AF	70–72%
dV	33,5 ± 6 (ml/m^2)
D_{diast}	0,62 ± 0,02 (cm/m^2)
d_{syst}	0,98 ± 0,05 (cm/m^2)
LVMM	92 ± 6 (g/m^2) bzw. 2,35 g/kg
LVMM/EDV	1,14

EDV = enddiastolisches Volumen; ESV = endsystolisches Volumen;
AF = Auswurffraktion; dV = spätdiastolischer Volumeneinstrom;
d_{diast} = diastolische circumferentielle Wanddicke des linken Ventrikels;
d_{syst} = systolische Wanddicke; LVMM = linksventrikuläre Muskelmasse;
LVMM/EDV = Masse-Volumen-Relation des linken Ventrikels

Tabelle 10.9. Quantitative Ventriculographie
(Normalwerte, Herzleistungsgrößen)

T_{diast}	26 ± 3 (10^3 dyn/cm^2)
T_{syst}	221 ± 27 (10^3 dyn/cm^2)
T_{ges}	246 ± 11 (10^3 dyn/cm^2)
$T_{syst} \cdot n$	16 280 (10^3 dyn/cm^2/min)
$T_{syst} \cdot SVI$	11 220 (rel. Einheiten)

T_{diast} = circumferentielle enddiastolische Wandspannung
des linken Ventrikels; T_{syst} = maximale systolische,
circumferentielle Wandspannung; T_{ges} = Gesamtspannung;
$T_{syst} \cdot n$ = Herzleistung (Produkt aus systolischer Wandspannung
und der Herzfrequenz) entsprechend dem Wandspannungs-
Zeit-Integral; $T_{syst} \cdot SVI$ = Herzleistung
(Produkt aus systolischer Wandspannung und dem Schlagvolumenindex)
entsprechend der Druck(-Spannungs-)Volumen-Leistung
des linken Ventrikels

Angina pectoris mit normaler Coronarangiographie, coronaren Kollagenosen, congestiven Cardiomyopathien und Herzklappenfehlern.

Normalwerte coronarer Funktionsgrößen nach RIECKER (992): P_{cor} (= coronarer Perfusionsdruck) 82 ± 2 mm Hg; $avDO_2$ (arteriocoronarvenöse Sauerstoffdifferenz) 12,2 Vol.-%; V_{cor} (Coronardurchblutung des linken Ventrikels) 71 ml/(min · 100 g); R_{cor} (Coronarwiderstand) $1,15 \pm 0,04$ mm Hg · min · 110 g · ml^{-1}. Die Tabellen 10.5. bis 10.9. zeigen die Normalwerte bei der Beurteilung der Herzfunktion in ihrer diastolischen und systolischen Phase nach RIECKER (639, 992).

Bei der Beurteilung der Herzfunktion sind die Druck- und Volumenbelastungen entscheidend, die sich aus der quantitativen Analyse der Katheterdiagnostik ermitteln lassen.

10.13.1. Bestimmung des Herzzeitvolumens

Die Bestimmung des Herzzeitvolumens (HZV) bzw. des Herzminutenvolumens (HMV) erfolgt nach dem FICKschen Prinzip oder nach abgeleiteten Verfahren, wie z. B. Indikatorverdünnungstechniken.

In der Regel wird das Herzzeitvolumen in l/min angegeben.

Für das FICKsche Prinzip gilt folgende Formel:

$$HMV = \frac{O_2\text{-Aufnahme (ml/min)} \cdot 100 \text{ (ml/min)}}{\text{arteriovenöse } O_2\text{-Differenz (Vol.-\%)}}$$

Der Sauerstoffverbrauch wird unter „steady-state"-Bedingungen über 3 Minuten gemessen. Die Ermittlung der arteriovenösen Sauerstoffdifferenz (av Do_2) erfolgt aus Blutproben einer Arterie und aus der A. pulmonalis. Die Blutgasanalyse sollte immer direkt den O_2-Gehalt ermitteln. Die geschieht über die Messung des Hb-Gehaltes, da 1 g Hb 1,34 Vol.-% O_2 bindet. Bei einem Sauerstoffverbrauch von 220 ml/min errechnet sich das

$$HZV = \frac{220 \text{ ml/min} \cdot 100}{19,4 \text{ Vol.-\%} - 15,0 \text{ Vol.-\%}} = \frac{220 \text{ ml/min} \cdot 100}{4,4 \text{ Vol.-\%}} = 5,0 \text{ l/min (353)}.$$

Die Stickoxydulmethode wurde von KETY und SCHMIDT (612) zur Bestimmung der Gesamthirndurchblutung angegeben und von BING u. Mitarb. 1949 zur Messung der Coronardurchblutung angewandt.

Zuverlässige und reproduzierbare Meßergebnisse liefern die Indikatorverdünnungstechniken (468, 753). Ein definierter Kälte- oder Farbstoffbolus wird in das rechte Herz injiziert, nach Passage der Lungenstrombahn und des linken Herzens gelangt der Testbolus in den großen Kreislauf. Mittels eines intraarteriell eingeführten Thermoelementes wird die ankommende Kältemenge als Verdünnungskurve registriert (Thermodilutionskurve). Man verwendet eine kalte Salzlösung, Thermistoren und Messung der Temperatur mit Thermoelementen.

Die quantitative Auswertung der Zeit-Temperatur-Kurve geschieht mit Hilfe der semilogarithmischen Extrapolation. Bei Verwendung von Farbstoffen wird arterielles Blut abgesaugt und durch ein Fotosystem geleitet; man mißt die Farbstoffkonzentration und ermittelt die Farbstoffverdünnungskurve. Nach Extrapolation des absteigenden Kurvenabschnittes bis zur 0-Linie wird das Integral der Konzentrations-Zeit-Kurve des Indikators ermittelt und das Herzzeitvolumen ausgerechnet (468, 639). Die Temperaturverdünnungskurven sind zur Feststellung von Kreislaufzeiten ungeeignet. Die Indikatorverdünnungskurven ermöglichen nicht nur eine Berechnung des Strom-Zeit-Volumens, sondern gestatten auch Einblicke in die Strömungsverhältnisse

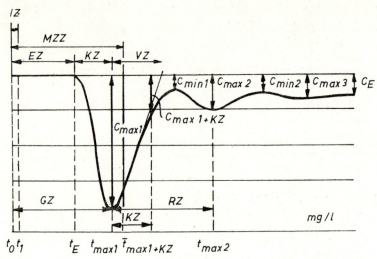

IZ: Injektionszeit
EZ: Erscheinungszeit
KZ: Konzentrationszeit
VZ: Verdünnungszeit
GZ: Gipfelzeit (Zeitpunkt der 1. Maximalkonzentration) = EZ + KZ
MZZ: mittlere Zirkulationszeit
RZ: Rezirkulationszeit

$c_{max1}, c_{max2}, c_{max3}$, erste, zweite und dritte Maximalkonzentration,
c_{min1}, c_{min2}, erste und zweite Minimalkonzentration,
c_E, Endkonzentration nach gleichmäßiger Durchmischung,
$c_{max1+KZ}$: Konzentration im Zeitpunkt Gipfelzeit + Konzentrationszeit

Abb. 10.19. Unterteilung einer Farbstoff-Verdünnungs-Kurve hinsichtlich ihres Zeit- und Konzentrationsablaufes (nach HEGGLIN u. Mitarb., 468)

innerhalb des Kreislaufes. Zu diesem Zweck werden die zeitlichen Zuordnungen bestimmter Punkte der Verdünnungskurve ausgemessen.

Abbildung 10.19. zeigt die wichtigsten Kreislaufzeiten sowie die diversen Maximal- und Minimal-Konzentrationen einer Farbstoffverdünnungskurve mit der dazu üblichen Nomenklatur.

Die große klinische Bedeutung der mittleren Kreislaufzeit (MZZ) besteht darin, daß man mit ihrer Hilfe durch Multiplikation mit dem HZV das sogenannte zentrale Blutvolumen (ZBV) oder besser das Volumen zwischen Injektionsort und Meßstelle ermitteln kann:

$$ZBV = HZV \cdot MZZ.$$

Neben der Errechnung der Zeitvolumina und Kreislaufzeiten lassen sich mit dem Indikatorverfahren Shunt- und Regurgitationsvolumina feststellen (74). Ein verzögerter Indikatordurchgang zeigt einen Links-rechts-Shunt, ein verfrühter einen Rechts-links-Shunt.

Anhand der Kurvenanalyse können die Shuntvolumina ausgerechnet werden. Zur Ermittlung von Regurgitationen wird das Thermoelement in den Herzabschnitt gebracht, in den das Blut zurückfließt, z. B. linker Vorhof bei Mitralinsuffizienz und linker Ventrikel bei Aorteninsuffizienz. Zur quantitativen Shunt-Volumen-Berechnung und zur Lokalisationsdiagnostik werden oxymetrische sowie Indikatorverdünnungstechniken eingesetzt. Die Oxymetrie gewährt eine genaue Lokalisation mit quantitativer Beurteilung eines Links-rechts-Shunts. Bei der Bestimmung von Rechts-links-Shunts bedient man sich folgender Meßverfahren: Angiographie bzw. Ventrikulographie, Registrierung der Indikatorpassage und der Oxymetrie. Die quantitative Ermittlung von Shunt-Volumina kann über die Berechnung des pulmonalen und des Systemflusses erfolgen (468, 639, 992).

Der Lungendurchfluß (PBF) errechnet sich als Quotient aus dem Sauerstoffverbrauch und der Sauerstoffgehaltsdifferenz (ml/l) zwischen Lungenvenen (PV) und Pulmonalarterie (PA). Die Größe des Shunts (l/min) ergibt sich aus der Differenz zwischen Lungendurchfluß und systematischem Blutfluß (SBF) (Tab. 10.10.).

Tabelle 10.10. Intrakardiale Kreislaufzeiten bei Herzklappenerkrankungen nach ZIECKER (991)

	Peak-Zeit vom rechten zum linken Ventrikel ($\bar{x} \pm SD$)
Herzgesunde	$5{,}6 \pm 0{,}9$ sec
Leichter Schweregrad (I)	$8{,}2 \pm 1{,}6$ sec
Mittlerer Schweregrad (II)	$12{,}7 \pm 1{,}9$ sec
Hoher Schweregrad (III)	$16{,}3 \pm 3{,}7$ sec

10.13.2. Hämodynamische Größen

Nach diesem Meßverfahren lassen sich hämodynamische Größen wie Herzindex, Schlagvolumen und Schlagvolumenindex ermitteln.

Aus dem Herzminutenvolumen (l/min) wird durch Einbeziehung der Körperoberfläche (m^2) der Herzindex errechnet ($l/(min/m^2)$).

Das Schlagvolumen ergibt sich durch Division des Herzminuten-Volumens durch die Herzfrequenz (ml). Für die Ermittlung des Schlagvolumenindexes ($ml/(Schla/m^2)$) ist das Schlagvolumen durch die Körperoberfläche zu dividieren. Schlagvolumen und Schlagvolumenindex lassen sich ausschließlich bei regelmäßigem Rhythmus berechnen.

Der Strömungswiderstand (dyn/cm^2) im großen Kreislauf berechnet sich aus der Druckdifferenz der Mitteldrucke zwischen dem arteriellen System (^sdM), dividiert durch das Herzzeitvolumen. Außerdem ist eine Berechnung des Strömungswiderstandes im großen Kreislauf, im Lungenkreislauf und des sogenannten Lungenstromwiderstandes möglich (74, 639).

Die systolischen Zeitintervalle (STI) des Herzzyklus lassen sich invasiv und nichtinvasiv ermitteln.

Zu STI gehören: PTT = Pulswellentransmissionszeit; LVET = linksventrikuläre Ejektionszeit; QS_2 = elektromechanische Systole; Präejektionsperiode PEP = QS_2 − LVET; isovolumetrische Kontraktionszeit ICT = (S_1 bis S_2) − LVET.

Totaler peripherer Widerstand: $TPR = \dfrac{AoP - RAP}{HMV} = 900 - 1300 \; dyn \cdot s \cdot cm^{-5}$

Pulmonaler Gesamtgefäßwiderstand: $\text{PVP} = \dfrac{\text{PAP}}{\text{HMV}} = 12-27 \text{ kPa} \cdot \text{s} \cdot \text{l}^{-1}$

Pulmonaler Arteriolenwiderstand: $\text{PAR} = \dfrac{\text{PAP} - \text{LAP}}{\text{HMV}} = 4{,}5-10 \text{ kPa} \cdot \text{s} \cdot \text{l}^{-1}$

Berechnung des SV ist nach Pulskonturenverfahren möglich (1218).

Mit Hilfe der Thermodilution-Methode lassen sich HMV-Ejektionsfraktion (FS) und die mittlere Transitzeit (MTT) berechnen (1218). Diese Methode erlaubt auch eine kontinuierliche Durchblutungsmessung.

10.13.3. Blutgasanalyse

Bei der Herzkatheterisierung werden Blutproben aus den großen Venen, aus dem rechten und linken Vorhof, der A. pulmonalis und dem linken Ventrikel entnommen. Die Blutproben werden unmittelbar nach der Entnahme analysiert. Die Sauerstoffsättigung wird mit einem Oxymeter oder nach dem Prinzip der Reflexionsoxymetrie bestimmt (1303). Mit Oxymetriekathetern ist es möglich, eine fortlaufende intravasale Messung der Sauerstoffsättigung zu registrieren. Die Beziehung zwischen der Sauerstoffsättigung (%) und dem Sauerstoffpartitialdruck (mm Hg) ist durch die Dissoziationskurve des Hämoglobins bestimmt. Der CO_2-Partialdruck ist von der Temperatur und dem pH-Wert abhängig. Der pO_2-Druck wird in der Praxis mit Hilfe von Elektrodentechnik ermittelt. Der CO_2-Partialdruck gibt einen Anhaltspunkt für die Ventilation der Lunge. Der pO_2-Partialdruck steht in metabolischer Beziehung zu den Hämorezeptoren (Tabelle 10.11.).

Tabelle 10.11. Normalwerte der arteriellen Blutgasanalyse nach RIECKER (353, 992, 1041)

pH	7,38—7,44
O_2-Sättigung (%)	94
pO_2 (mm Hg)	85—90
pCO_2 (mm Hg)	37—43
CO_2-Gehalt im Plasma (mM/l)	21—28
Plasmabicarbonatkonzentration (mVal/l)	21—27
Standardbicarbonatkonzentration (mVal/l)	21—27
(pCO_2 = 40 mm Hg, O_2-Sättigung = 100%)	
Basen-Exzeß (mVal/l)	−3 bis +3
(pCO_2 = 40 mm Hg, pH = 7,4)	
Pufferkapazität (mVal/l)	44—48

11. Strukturell-funktionelle Mechanismen des kardiovaskulären Systems (Physiologische Grundlagen)

11.1. Funktioneller Bauplan des Kreislaufsystems

Zum Kreislaufsystem gehören das Herz und die peripheren Gefäße. Die Funktion des Kreislaufes ist es, jede Zelle des Organismus mit Nährstoffen und Wärme zu versorgen und Stoffwechselprodukte (z. B. Kohlendioxid und Wasser) und Wärme von jeder Zelle abzuführen.

Die Blutmenge, die zu jeder Zelle gelangt, muß deren aktuellen speziellen Bedürfnissen angepaßt sein und dadurch dem dazugehörigen Organ eine optimale Funktion gewährleisten.

Funktionell kann das kardiovaskuläre System in parallel- und reihengeschaltete Abschnitte eingeteilt werden (313).

Abbildung 11.1. zeigt die reihengeschalteten Abschnitte des Kreislaufes und ihre Beziehung zum Blutdruckniveau. Die einzelnen hintereinandergeschalteten Kreislaufabschnitte können folgendermaßen charakterisiert werden:

1. Die Aorta als Windkessel wirkt ausgleichend und gewährt einen gleichmäßigen Strom.
2. Die präkapillaren Widerstandsgefäße haben den größten Anteil an dem Gefäßwiderstand. Die Gewebsdurchblutung wird durch Schwankungen ihres Radius bestimmt. Die Kreislaufregulation ist so eingerichtet, daß das Druckgefälle (pressure head) ziemlich konstant gehalten wird (310). Die präkapillaren Widerstandsgefäße sind sowohl nerval gesteuert als auch durch lokale Reaktion reguliert.
3. Die präkapillaren Sphinktergefäße bestimmen die Zahl der Kapillaren, die durchströmt werden müssen, und regulieren die Austauschoberfläche bzw. die sogenannte mittlere Diffusionsdistanz. Die Regulation vollzieht sich vorwiegend lokal.

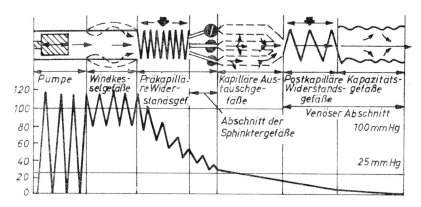

Abb. 11.1. Schema der verschiedenen reihengeschalteten Abschnitte des Blutkreislaufs und der Blutdruckabfall in diesen Abschnitten (nach FOLKOW, 313)

4. Die Austauschgefäße sind die echten Kapillaren und nehmen eine Schlüsselstellung im kardiovaskulären System ein. Hier findet der wichtigste Nitrationsvorgang statt, und zwar die Diffusion bzw. Filtration und Absorption (675). Die treibenden Kräfte sind die Konzentrationsdifferenz bzw. die Osmose und auch der kolloidosmotische Druck. Die Filtration ist die Kraft, die durch eine hydrostatische Druckdifferenz bestimmt wird, und zwar durch den intravasalen und interstitiellen Druck. Kapillar- und Filtrationsdruck lassen sich genau bestimmen (313, 353). Letzten Endes sind Herz und Gefäßsystem bestrebt, einen ausgeglichenen, dem Bedarf angepaßten Kapillardurchfluß zu gewähren.

5. Die postkapillaren Widerstandsgefäße sind nur zum geringen Teil am Gesamtwiderstand beteiligt. Das Verhältnis zwischen prä- und postkapillarem Widerstand ist ein wesentlicher Faktor für die Bestimmung des Kapillardruckes und damit für die Regulierung der Flüssigkeitsverteilung zwischen intra- und extravasalem Raum. Die Summe aus präkapillarem und postkapillarem Widerstand bestimmt den Durchfluß, und eine Veränderung ihres Verhältnisses beeinflußt die Blutvolumenregulation.

6. Die Kapazitätsgefäße beinhalten den venösen Anteil des Kreislaufes. Diese beeinflussen die Füllung des Herzens und damit das Minutenvolumen, ohne daß dabei der gesamte Gefäßwiderstand verändert zu sein braucht. Da diese Größen dem Blutkreislauf als Ganzes dienen, verlangt ihre Speicherfunktion eine übergeordnete zentralnervöse Regulation.

7. Die Shuntgefäße finden sich in allen Geweben, und unter Umgehung der Austauschgefäße haben sie besondere Funktionen, wie z. B. die atriovenösen Anastomosen der Haut, die für die Temperaturregulation von Bedeutung sind und übergeordnet noch durch das Nervensystem gesteuert werden.

Selbstverständlich überdecken sich hier einige der beschriebenen Funktionen. Das Lumen der Gefäße und ihre Schwankungen können auch überall Speicherfunktionen übernehmen.

Einen Maßstab für den Durchblutungsbedarf der verschiedenen Organe erhält man durch die Bestimmung des O_2-Verbrauches. Der Sauerstoffverbrauch korreliert linear mit dem Herzminutenvolumen und beträgt normalerweise $4 \pm 0,5$ Vol.-% (Abb. 11.2.).

Der O_2-Verbrauch ist eine Funktion der Arbeitsform und Leistung. Wie bekannt, werden nur 25—30% der Sauerstoffmenge, die mit dem arteriellen Blut zu den Geweben gelangt, von diesem verbraucht, also hat das venöse Blut noch ca. 75% des O_2-Gehaltes des arteriellen Blutes. 100 ml Blut transportieren ca. 20 ml O_2. Wenn das Herzminutenvolumen 5000 ml beträgt, dann sind in dieser Blutmenge 1000 ml O_2 enthalten, wovon 25% (= 250 ml) verbraucht werden (182, 353). Dieser Zusammenhang läßt sich durch die sogenannte „Extraktionsgleichung" darstellen:

$$\frac{\text{arterieller } O_2 - \text{venöser } O_2}{\text{arterieller } O_2} \cdot 100$$

Die Extraktionsgleichung ist in verschiedenen Organen unterschiedlich, und es ist wenig bekannt, wieviel Sauerstoff aus dem arteriellen Blut jeweils entnommen wird. Die O_2-Aufnahme ist z. B. im Muskel höher als in der Niere. Der Sauerstoffverbrauch ist in den einzelnen Organen abhängig vom arteriellen Blutangebot, d. h. vom Blutfluß in ml/min. Die Mechanismen von An- und Abtransport- sowie Austauschgefäßen sind dem Bauplan zugeordnet. Der Systemkreislauf wird durch das linke Herz, der Pulmonalkreislauf durch das rechte Herz gewährleistet.

Eine wichtige vom Blutvolumen abhängige Größe ist der sogenannte mittlere Füllungsdruck (MCp), der häufig auch als „statischer Blutdruck" bezeichnet wird. Nach GUYTON (421) besteht

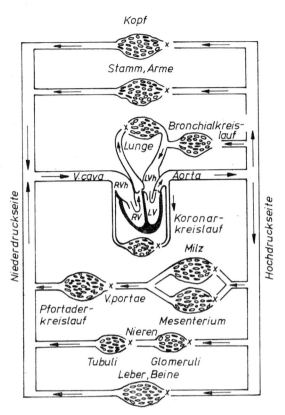

Abb. 11.2. Schematische Darstellung der parallel geschalteten Kreislaufabschnitte, durch die das Blut von der Aorta bis zur V. cava fließt. RVh = rechter Vorhof, LVh = linker Vorhof, RV = rechter Ventrikel (aus GREEN: Circulation: Physical principles. In GLASSER, O. (ed.) Medical Physics. Vol. 1, p. 210. The Year Book Publishers, Chicago, 1949)

Tabelle 11.1. Prozentuale Verteilung eines Herz-Minuten-Volumens auf die wichtigsten Organgebiete (nach WITZLEB)

Organgebiet	ml · min^{-1}	% HMV	Organgebiet	ml · min^{-1}	% HMV
Gehirn	700	14	Muskel (Ruhe)	750	15
Koronarien	150	3	Haut (kühl)	300	6
Bronchien	150	3	Knochen	250	5
Nieren	1100	22	Schilddrüse	50	1
Leber total	1350	27	Nebennieren	25	0,5
A. hepatica	300	6	Sonstige	175	3,5
V. portae	1050	21	Lunge	5000	100

eine Abhängigkeit zwischen Blutvolumen und mittlerem Füllungsdruck. Beide Kreislaufteile haben unterschiedliche Kapazitäten und passiv-elastische Systemeigenschaften, d. h., die Verteilung der Blutvolumina ist auch unterschiedlich in den verschiedenen Kreislaufabschnitten. Daraus resultiert für das Niederdrucksystem eine Compliance von 3 ml/mm Hg/kg Gewicht und für das Hochdrucksystem eine Compliance von 0,015 ml/mm Hg/kg Gewicht (353, 1160).

11.1.1. Interstitieller Raum

Zwischen interstitiellem Flüssigkeits- und Blutvolumen (V_{IF}) besteht ein Zusammenhang, der ein Fließgleichgewicht gewährleistet. Die zeitliche Abnahme von V_{IF} wird durch das Urinvolumen und die Zeit der H_2O-Ausscheidung bestimmt:

$$V_U = - \frac{dV_{IF}}{dt}$$

Die Wasserausscheidung ist vom mittleren arteriellen Blutdruck abhängig. Die Urinexkretion beginnt erst bei PA = 8 kPa, beim PA = 13,3 kPa beträgt sie $1 \text{ ml} \cdot \text{min}^{-1}$ und steigt dann proportional zum Blutdruck an. Oberhalb von $V_{IF} = 22 \text{ l}$ bleibt das Blutvolumen konstant, und die Flüssigkeitszunahme führt zum Ödem (421).

Das interstitielle Volumen wird im Zusammenhang von System-, Hämodynamik und Mikrozirkulation reguliert. Die Struktur des interstitiellen Gewebes ist ein Netzwerk von polymerisierter Hyaluronsäure und anderen Mucopolysacchariden. In diese Grundsubstanz ist ein Geflecht von Kollagenen und anderen Fasern (Bindegewebe) eingelagert. Bei normaler Drucknegativität ist die Mobilität der interstitiellen Flüssigkeit fast Null, da die Spalten kollabiert sind. Bei Druckpositivität im interstitiellen Raum entstehen Ödeme.

Man kann das Interstitium als instabiles Gebilde mit kollabierbaren Spalten ansehen (1160).

Die Wirkung von positiven und negativen Drücken im interstitiellen Raum führen zu Veränderungen des Gewebswiderstandes, Flüssigkeitsverschiebungen und zu Ödemen, was GUYTON u. Mitarb. (416) zeigten.

Auch GAUER und seine Schule (353) haben den ganzen extrazellulären Raum in ihre Betrachtungen zur Volumenregulation einbezogen, und zwar nach der Formel

$$\boxed{ECFV = IFV + PV}.$$

Dabei haben sie das Lymphgefäß im interstitiellen Raum mit berücksichtigt. Mit dem Plasmavolumen untersuchten sie den großen Schwankungen ausgesetzten „flüssigen" Teil des totalen Blutvolumens.

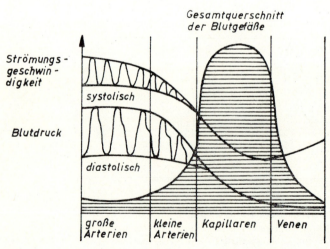

Abb. 11.3. Das Verhalten des Blutdrucks und der Strömungsgeschwindigkeit der reihengeschalteten Abschnitte des Kreislaufes

Beim gesunden Menschen schwankt der ECTV zwischen 11 und 21 Litern, das Plasmavolumen zeigt eine geringe Schwankung von 2,1—2,8 Litern. Das Kochsalz hat hier eine stark regulative Wirkung, die Dehnbarkeit bzw. das Druckvolumenverhältnis des vasalen und interstitiellen Raumes bestimmen oder determinieren die Größe des gesamten ECFV (353, 1160).

Die Strömungsgeschwindigkeit nimmt ab, je größer der Querschnitt der Blutgefäße ist, dies geht parallel mit dem Verhalten des systolischen und diastolischen Blutdruckes in den verschiedenen reihengeschalteten Gefäßabschnitten (Abb. 11.3; Tab. 11.2.).

Tabelle 11.2. Blutvolumen und Sauerstoffverbrauch in % sowie Blutfluß in verschiedenen Kreislaufabschnitten (182, 313, 353)

Organ	Blutvolumen in %	O_2-Verbrauch in %	Blutfluß in ml/min
Gehirn	12—15	10—12	750—800
Herz	5—8	10—12	250—280
Niere	22—25	10—13	1200—1500
Leber und Intestinaltractus	16—22	14—20	1400—1600
Muskel	12—15	30—42	1000—1200
Haut	3—8	4—6	180—200
Skelett und übrige Organe	10—15	8—10	700—850

11.2. Durchblutungsgrößen einzelner Stromgebiete

11.2.1. Lungenkreislauf

Die Lunge ist allen anderen Kreislaufabschnitten des Körpers vorgeschaltet. Das gesamte Minutenvolumen von 5—6 l/min fließt demnach durch die Lunge. Der Lungenkreislauf hat als Reservoir für den linken Ventrikel eine wichtige Speicherfunktion.

Das Blut ist mit einem O_2-Gehalt von etwa 15 dl/min gemischt, das Blutvolumen der Lungen wird auf 300—700 ml geschätzt (353). Die Fläche der Lungenkapillaren beträgt 90 m² mit einem Inhalt von 100 ml. In der Passage der Lungenkapillaren wird das Blut bei normalem Gasaustausch fast vollkommen arterialisiert. Die nutritive Durchblutung, welche durch die Bronchialarterien die Lunge erreicht, macht etwa 2% des Ruheminutenvolumens aus. Grundsätzlich hängt die Sättigung des Blutes beim Durchgang durch die Alveolen ab vom Verhältnis der alveolären Ventilation Vt (Atemzugsvolumen — Totraum) mal Atemfrequenz und der Durchblutung Q. Der Quotient V_A/Q heißt Ventilations-Perfusions-Koeffizient (353).

Der Strömungswiderstand der Lungenstrombahn hängt vom Lungenvolumen ab, so z. B. bei extremer In- oder Exspiration. Die Inhomogenität der Lungendurchblutung hat Konsequenzen für den O_2-Austausch zwischen Alveolarluft und Kapillarblut. Lagebedingte Änderungen führen zu Verschiebungen im Lungenstrombett mit Veränderung von Ps und Pd in der Pulmonalarterie (353).

Für die Dehnung und Füllung der Lungengefäße spielt der transmurale Druck eine besondere Rolle. Ein Ansteigen des intrapulmonalen Druckes reduziert den transmuralen Druck und preßt das Blut aus den Lungen (CPAP: continuous positive airway pressure).

Bei einer Behinderung der Atemwege (Unterdruckatmung) kommt es zu einer Erhöhung des zentralen Blutvolumens. Die Alveolen sind von einem dichten Kapillarnetz umgeben. Der durchschnittliche Kapillardruck wird mit 0,8—1,1 kPa angegeben. Dieser niedrige Wert stellt eine Sicherung gegenüber der Entstehung eines pulmonalen Ödems dar, da der kolloidosmotische Druck von 3 kPa eine transkapilläre Filtration verhindert (609). Die muskulären Lungengefäße werden sympathisch inerviert. Ein lokal regulierender Faktor ist der Sauerstoffpartialdruck, bei seiner Abnahme reagiert der Lungenkreislauf mit einer Kontraktion. Es sei darauf hingewiesen, daß Serotonin, Noradrenalin, Histamin sowie Kinine die Lungengefäße kontrahieren, Prostaglandin erweitert sie.

Die Lunge hat neben Filtrations- auch Stoffwechselfunktionen, wie z. B. beim enzymatischen Abbau oder bei der Aktivierung von Peptidhormonen. Es sei hier erwähnt, daß die Aktivierung des Angiotensin II durch das „converting enzyme" im Endothel der Lungenkapillaren stattfindet. Der O_2-Mangel der Alveolarluft wirkt chemosensibel über die Alveolen und führt zur Zunahme des Strömungswiderstandes der Lunge (264). Messungen mit radioaktivem CO_2 zeigen die Abhängigkeit des pulmonalen Flusses zu Lungenblutfluß und Ventilation. Bei aufrechter Haltung sind die Lungenspitzen wenig ventiliert, und es kommt zu einer unterschiedlichen partiellen Lungendurchblutung („blood shunt"). Es ist typisch für die Lunge, daß sie durch Umleitung der Durchblutung unterbelüftete Areale in normal belüftete umsetzen kann (313). O_2-Anreicherung führt zu einer Vasokonstriktion der Lungenarterien.

Das Verhältnis des Blutvolumens zwischen Körper- und Lungenkreislauf beträgt 1:2. Bei kardiovaskulären Krankheiten ist die Blutverteilung so verändert, daß der Lungenkreislauf den größeren Teil des Blutvolumens enthält, was eine Erhöhung des Druckes im Lungenkreislauf und linken Herzen bewirkt. Eine starke Erhöhung des Lungenkapillardruckes führt rasch zu einem Lungenödem.

Die Blutvolumenverteilung unter Ruhebedingungen beträgt in ml: Pulmonalarterien 400, Lungenkapillaren 60, Venolen 140, Pulmonalvenen 700, gesamt 1300 (182, 513).

Eine Stimulation der Barorezeptoren führt zu einer Dilatation der Lungenarterie, eine solche der Chemorezeptoren führt zur Vasokonstriktion.

11.2.2. Skelettmuskulatur

Die Skelettmuskulatur beträgt 40—50% des Körpergewichtes. Unter körperlicher Belastung haben die Muskelfasern die Fähigkeit, den Stoffwechsel mit einer Zunahme der Durchblutung um das 100fache auf das 20fache des Ruhewertes zu steigern. Die Durchblutung des ruhenden Muskels beträgt 2—5 ml/100 g · min, bei maximalen Belastungswerten dagegen 50—75 ml/100 g · min. Der O_2-Verbrauch beträgt demnach ca. 0,4 ml/min · 100 ml Gewebe, umgerechnet eine Durchblutung 600—900 ml/min bei einem sehr niedrigen O_2-Verbrauch. Unter maximaler Arbeit steigt die Durchblutung der Muskelmasse auf ca. 15 l/min bei einem entsprechendem Herzminutenvolumen von 20 l/min. Die Struktur der Muskelfasern ist je nach Funktion in tonische langsame (rote) und phasische schnelle (weiße) Muskelfasern eingeteilt.

Die Regulation der Gefäße der Skelettmuskulatur ist sympathisch gesteuert mit Aktivierung der Alpharezeptoren, die durch Betarezeptoren induzierte Dilatation ist schwächer. Adrenalin wirkt sowohl auf die Alpha- als auch auf die Betarezeptoren, so daß dieses in geringen Dosen auch eine Dilatation hervorrufen kann. Die Betarezeptoren besitzen für Adrenalin eine niedrige Schwelle. Außerdem liegt eine Innervation von cholinergisch-sympathischen Fasern vor, welche die Muskelarbeit durch eine Vasodilatation aktivieren. Metabolische autoregulative Vorgänge sind an die Freisetzung von K$^+$- und H$^+$-Ionen gekoppelt sowie an eine Erhöhung des osmotischen Druckes. Wichtig ist, daß bei Sauerstoffmangel das gefäßerweiternde Adenosin freigesetzt wird. Die Kontraktion der Muskulatur senkt den transmuralen Druck in Richtung einer Gefäßerweiterung und begünstigt den venösen Abstrom (313, 609).

11.2.3. Hautdurchblutung

Die Haut nimmt beim erwachsenen Menschen eine Fläche von 1,7—1,8 m^2 ein und hat ein Gesamtgewicht von ca. 2 kg. Die Durchblutung der Haut ist der Thermoregulation unterworfen und beträgt etwa 200 ml/min bis 3 l/min. Bei extremer Vasokonstriktion kann die Blutversorgung fast total unterbrochen werden. Bei starker Erhöhung der Körpertemperatur kann die Durchblutung 4—6 l erreichen. Die großen Schwankungen der Blutströmung in der Haut sind gewährleistet durch ein reiches subkutanes Netzwerk mit zahlreichen arteriovenösen Anastomosen.

Das Kinin kann eine regionale Gefäßerweiterung bewirken. Es besteht ein Zusammenhang zwischen Schweißdrüsenfunktion (1—2 l/h) und Aktivierung des Fermentes Kallikrein. Letzteres bildet aus einem Globulin das stark gefäßdilatierende Nonapeptid Bradykinin (609).

Eine Sympathikusstimulation sowie Katecholamin führen zur Konstriktion der AV-Anastomosen. Entzündungsprozesse, Schmerzen und Kältestreß verändern die Hautdurchblutung, wobei eine diametrale Durchblutung von Muskulatur und Haut vorliegt (313).

11.2.4. Gastrointestinale- und Leberdurchblutung

Folgende anatomisch-funktionelle Teile werden je nach Bedarf mit einer schwankenden Blutmenge versorgt:
1. die glatte Muskulatur,
2. die Sekretion der Drüsenzellen von 6—8 l und
3. die Differenzierung der Absorbtion und Nutrition der Epithelzellen.

20% des Sauerstoffs werden vom gastrointestinalen System verbraucht. Der Leberkreislauf benötigt 25—30% des Blutflusses und 40—50% des Sauerstoffes. Das Splanchnicus-Gebiet beansprucht 50% des Herzschlagvolumens, ungefähr 1 500 ml/min bei einem 70 kg schweren Menschen. 25—30% entfallen auf das Leber-Arterien-System (313).

Neben den nervalen Mechanismen spielen vor allem Kallikrein, Kininogen, Bradykinin und das Decapeptid Kallidin eine Rolle. Die Sekretion wird parasympathisch gesteuert. Magen- und Intestinalkreislauf zeigen ein ähnliches Gefäßsystem. In der Mucosa, Submucosa und Muscularis sind die kleinen und großen adaptativen Gefäßwiderstände der Mesenterialarterie verbreitet und gehen in Shunts und Kapillaren über, die dann die Lebervene erreichen. Die Durchblutung der glatten Muskulatur beträgt 40 l/min/100 g, der Anteil der Sekretionsdrüsen liegt bei 400 ml/min/100 g (313).

Bei einer maximalen Dilatation kann die Magendurchblutung bis 150 ml/min/100 g erreichen. Solche und höhere Werte bis 300 ml/min/100 g hat man bei maximaler Dilatation mit Öffnungen des AV-Shunts registriert. Präkapillare und Kapillare werden nerval gesteuert und haben auch autoregulatorische Mechanismen. Bei einer Sympathikusstimulation nimmt das Blutvolumen in den Splanchnicusgefäßen mit einer gleichzeitigen Zunahme des Blutflusses ab. Der Sympathikus bewirkt auch eine Kontraktion der Milz, was zu einer Erhöhung des Blutvolumens von 20% führen kann.

Durch das Kapillarsystem der Leber strömen etwa 1 000 ml venöses Blut aus der Pfortader und etwa 350—500 ml aus der A. hepatica. Die Leber wiegt 1 500 g und kann 350—500 ml Blut speichern. Der Druck in der Pfortader beträgt 1—2 kPa (609). Der Pfortaderdruck entspricht in der Regel dem Druck in der vena cava und gehört funktionell zum Niederdrucksystem. Bei physischer Belastung nehmen die Durchblutung und das Blutvolumen ab. Das Blut der Pfortader setzt sich aus dem Kapillargefäßsystem des Magens und des Darmes (850 ml/min) sowie der Milz und des Pankreas (250 ml/min) zusammen.

Die Drüsentätigkeit der intestinalen Organe ist vagal gesteuert, hat aber auch ihre autoregulatorische Mechanismen. In der Leber und Milz ist das reticuendotheliale System stark vertreten, verbunden mit einer Filterfunktion und immunbiologischen Vorgängen (313, 353, 609).

11.2.5. Knochen- und Fettgewebe

Beide zeichnen sich durch eine intensive Kapillarisation aus. Das Skelett mit 10—20 kg des Gesamtkörpergewichtes zeigt eine Durchblutung von 200—300 ml/min und ist kaum großen Schwankungen unterworfen. Das Fettgewebe, individuell von erheblich unterschiedlicher Menge, ist ein Wärmeisolator und Energiespeicher. Bei einem Gesamtgewicht von ca. 10 kg wird eine Durchblutung von 3—10 ml/100 g · min angegeben (609).

11.2.6. Gehirnkreislauf

Bei einem Gewicht des menschlichen Gehirns von ca. 1500 g beträgt die Blutströmung 750 ml/min, und zwar 100 ml/100 g · min für die graue Substanz und 20 ml/100 g · min für die weiße Substanz.

Aktive Hirngebiete, insbesondere die graue Substanz, zeigen eine Zunahme der lokalen Durchblutung um 40% gegenüber ruhenden Arealen. Die Hirngefäße (Hirnkapillaren) weisen eine selektive Permeabilität mit der schützenden Bluthirnschranke auf. Lokale Faktoren und Autoregulation mit metabolischen Prozessen sind von besonderer Bedeutung für die Hirndurchblutung. Eine Erhöhung des CO_2-Partialdruckes führt zu einer Erweiterung der Hirngefäße. Bei Hyperventilation sinken der CO_2-Partialdruck und die H^+-Ionenkonzentration, was zu einer Vasokonstriktion führt (353, 609).

Die Sauerstoffutilisation mit 3,5 ml/min/100 g liegt relativ hoch. Die quantitative Messung des Blutflusses ist nach der Methode von KETY und SCHMIDT (612) noch immer gebräuchlich. Neuerdings werden Clearance-Methoden ^{85}Krypton oder ^{133}Xenon angewendet (537).

Das Barrieren-System (BBB — ,,blood brain-barrier'') über die Kapillaren ist an lypophile und hydrophile Substanzen gebunden. Der Barriereneffekt kann ,,aktiv'' oder ,,passiv'' vonstatten gehen. Die nervale Regulation des Gehirns ist an die Emission von Impuls/sec gebunden (611). Die Hirndurchblutung hat ausgeprägte autoregulative reflektorische Mechanismen (z. B. Gehirn-Ischämie-Reflex).

11.2.7. Nierenkreislauf

Das Gesamtgewicht der Nieren beträgt ca. 300 g, die Durchblutung 1250 ml/min. Das entspricht einer Plasmaströmung von ca. 600 ml/min. 20% des Blutflusses werden durch die Glomeruli filtriert. Der Sauerstoffverbrauch liegt ungefähr bei 20 ml/min. Anders als bei den übrigen Organen steigert die Niere mit zunehmender Durchblutung ihren O_2-Verbrauch. Dieser ist von den zurückresorbierten Na^+-Ionen abhängig. Etwa 90% der Durchblutung fließt durch die Rinde. Das Nierenmark mit einer kleinen Blutströmung wird über die Hypophyse gesteuert und reguliert die Rückresorption des Wassers.

Die Niere hat auch autoregulative Mechanismen, insbesondere durch Chemo- und Barorezeptoren der Gefäßwand. Dies gewährleistet einen konstanten Perfusionsdruck, und zwar bei Blutdruckschwankungen zwischen 80 bis 200 mm Hg.

Im Bereich der Nierengefäße bilden die sogenannten juxtaglomerulären Zellen in den afferenten Arteriolen das Enzym Renin (Bildung von Angiotensin I in Angiotensin II). Das Angiotensin II hat auch eine lokalregulierende Wirkung auf die Niere und beeinflußt die glomeruläre Filtration. Die Durchblutung des Nierenmarks wird durch lokal entstehende Prostaglandine reguliert. Der Sympathikus hat eine konstriktorische Wirkung auf die Niere, was mit einer Verschiebung der humoralen Faktoren verbunden ist (609). Der Blutfluß der Niere wird durch Clearance-Verfahren bestimmt (313). Die kortikale und medulläre Nierendurchblutung wird neuroreflektorisch mitreguliert und kann diametral verlaufen (1118). Das Dopamin hat für die Autoregulation der Niere, verbunden mit dem Natriumaustausch, eine besondere Bedeutung: L-Dopa wird über die Glomeruli durch Na in den tubulären Zellen stimuliert zu L-Dopa-Decarboxylase. Das daraus resultierende Dopamin führt über spezifische Rezeptoren zu einer Natriumuresis und/oder einer Vasodilatation. Das Dopamin wird dann über die Oxydation (Aminooxydase) abgebaut.

11.3. Physikalische Grundlagen des Kreislaufsystems

Die Pumpleistung des Herzens als Funktion beider Ventrikel, welche den Blutfluß im großen und kleinen Kreislauf gewährleisten, kann nach dem OHMschen Strömungsgesetz quantifiziert werden:

$$I = U/R.$$

Sobald in einer horizontalen Röhre ein Druckgefälle Δp vorhanden ist, entsteht eine Stromstärke I (Dimension $l \cdot s^{-1}$ = Volumen/Zeit). Bei einer konstanten Stromstärke spricht man von einer stationären laminaren Strömung. Darunter versteht man eine Strömung, bei der die Strömungsgeschwindigkeit an jeder Stelle innerhalb des horizontalen Rohres zeitlich konstant ist. Rein laminar heißt die Strömung, bei der sich Parallelschichten von Strömungen nicht durchmischen lassen, ihre Teilchen jedoch eine gleiche Geschwindigkeit besitzen. Dabei muß die REYNOLDsche Zahl kleiner als 1160 sein. Der kritische Wert liegt bei 2000, es kommt zu einer Übergangsströmung mit einer überwiegend radialen Geschwindigkeitskomponente, und bei Re über 2500 beginnt die Turbulenz. Der Strömungswiderstand R (Einheit: $kPa \cdot s \cdot l^{-1}$) läßt sich folgendermaßen berechnen:

$$I = \frac{P}{R}.$$

Homogene oder NEWTONsche Flüssigkeiten besitzen einen konstanten Koeffizienten der inneren Flüssigkeitsreibung (dynamische Zähigkeit/Viskosität), der nur von der Temperatur abhängig ist (Viskosität = $mPa \cdot s$). Zur Berechnung der Stromstärke muß sie über die einzelnen Schichten von der Rohrmitte bis zum inneren Rohrrand integriert werden. Die Stromstärke (I) ist definiert als das pro Zeit (dt) durch der Rohrquerschnitt (Q) fließende Volumen (dV): $I = \dfrac{dV}{dt} = Qv$, v ist hierbei die über den Querschnitt gemittelte Strömungsgeschwindigkeit. Die sogenannte Kontinuitätsbedingung, welche für den Kreislauf von besonderer Bedeutung ist, besagt, daß bei gegebener Stromstärke die mittlere Strömungsgeschwindigkeit umgekehrt proportional zum Gesamtquerschnitt ist. Bei der „turbulenten" Strömung werden die einzelnen Teilchen zwischen den Flüssigkeitsschichten in radialer Richtung ausgetauscht. In den Arterien und herznahen Venen ist die Strömung pulsierend laminar und kann auch turbulent sein. Durch die Elastizität der Gefäßwand nimmt der Radius des Gefäßes mit steigendem Druck zu und alteriert die Stromstärke. Bei der pulsierenden Strömung in den Arterien vollzieht sich diese in longitudinaler und radialer Richtung (183, 906).

Der Druck-Fluß ist von der Viskosität des Plasmas und des Bluthämatokrits abhängig. Mit Zunahme des letzteren steigt die relative Viskosität an (313). Die pulsierende Strömung in starren Röhren von inkompressiblen Flüssigkeiten kommt in dem NAVIER-STOKESschen Gleichgewichtssystem zum Ausdruck. Dabei sind die Kräfte auf die Volumeneinheit der Flüssigkeit bezogen; Dichte, Viskosität, Geschwindigkeit der Flüssigkeit, ihr Druck sowie Beschleunigung und Reibungskraft bestimmen dieses System, welches nicht linear ist und nur auf bestimmte Strömungsformen zurückgeführt werden kann. Die Verteilung der Strömungsgeschwindigkeit in starren und elastischen Röhren ist unterschiedlich. Mit der Entwicklung der Ultraschall-Doppler-Strömungsmessung ist es möglich, die Geschwindigkeitsprofile in Arterien in vivo zu registrieren, was in den letzten Jahren zu neuen Erkenntnissen über die pulsatorische Strömungsgeschwindigkeit geführt hat.

Die Gefäßgeometrie spielt eine wesentliche Rolle bei der Strömung. In der Anlaufstrecke ist die Geschwindigkeit niedrig, um dann zuzunehmen (Kontinuitätsbewegung). Strömt eine Flüssigkeit aus einem Reservoir über die Anlaufstrecke in ein gekrümmtes Rohr, so wird das Strömungsbild durch Zentrifugalkräfte beeinflußt (Haupt- und Sekundärströmung) (183). Der Axialstrom hat die größte Geschwindigkeit. Für engere Röhren (z. B. Arteriolen und Kapillaren) wächst der Widerstand umgekehrt proportional dem Quadrat des Querschnittes (Q) (der 4. Potenz des Radius) und verhält sich direkt proportional zur inneren Reibung (Viskosität η) der Flüssigkeit, also $R = \frac{\eta x L}{Q_2}$ x Konstante oder $Vt = \Delta p \times \frac{q^2}{L} \times$ Konstante (HAGEN-POISEUILLEsches Gesetz) oder die Stromstärke I errechnet sich für das ganze Rohrsystem: $I = \Delta p \frac{\pi}{8} \frac{1}{\eta} \frac{r^4}{L}$. Der Faktor $\frac{1}{\eta}$ ist der Viskositätsfaktor. Nach der Formel ist die Stromstärke eine lineare Funktion des Druckes. Der Druck (von der arteriellen zur venösen Seite) und die transmuralen Drücke, die die lichte Weite und damit den Widerstand der Gefäße bestimmen, sind völlig unabhängig voneinander.

Bei der pulsierenden Strömung sind die Verhältnisse kompliziert. Die Dehnung der elastischen Wand führt zu lokalen Querschnittserweiterungen, und im Wechselspiel zwischen Volumenspeicherung und Weiterbewegung mit Beschleunigung des gespeicherten Volumens kommt die Pulswelle mit ihren drei Druckphänomenen zustande: Druckpuls, Strompuls und Querschnittspuls (Volumenpuls).

Anhand von Schlauchmodellen wurden unter Berücksichtigung von potentieller und kinetischer Energie mathematische Wellengleichungen nach D'ALEMBERT und FOURIER entwickelt (183, 1261).

Im großen Kreislauf mit Parallelschaltungen haben wir eine Strömungs- und Druckverteilung in verzweigten Teilkreisläufen. Die vom linken Herzen gelieferte Stromstärke (I) wird entsprechend den Teilwiderständen der einzelnen Organe und Systeme aufgeteilt:

$$I = I_1 + I_2 \ldots + In.$$

$$R_1 \cdot R_2 = R_2 \cdot I_1 = \ldots Rn \cdot In.$$

$$\frac{I}{P} = \frac{1}{R} = \frac{1}{R_1} + \frac{1}{R_2} + \ldots \frac{1}{Rn}.$$

Der pulmonale Widerstand beträgt 12% des Systemwiderstandes; das entspricht dem Verhältnis der Druckgradienten in beiden Kreisläufen (Tab. 11.3.).

Tabelle 11.3. Widerstandsverteilung R
der verschiedenen Organgebiete (in $kPa \cdot s \cdot l^{-1}$)
(nach OPITZ und PFEIFFER, 907)

Organgebiet	R ($kPa \cdot s \cdot l^{-1}$)
Gehirn	1 140
Koronarien	5 300
Bronchien	5 300
Niere	720
Leber	590
Systemkreislauf	160
Muskel	1 070
Haut	2 660
Knochen	3 200
Schilddrüse	16 000
Nebenniere	32 000
Sonstige	4 550
Lungenkreislauf	20,4

11.3.1. Gefäßstruktur und Strömung

Die Bauelemente der einzelnen Gefäßabschnitte bestimmen ihre Funktion. Die Gefäßdimensionen nehmen vom Herzen aus zur Peripherie zu, bezogen auf Gesamtquerschnitt, Gesamtvolumen und Anzahl. Das Gesamtvolumen der Arteriolen ist kleiner als das der Kapillaren; die Vasomotorik der Arteriolen hat Einfluß auf den peripheren Widerstand, weshalb man sie als Widerstandsgefäße im Gegensatz zu den kapazitiven Gefäßen bezeichnet. Für den Stoffaustausch ist die Vergrößerung des Gesamtquerschnittes von Bedeutung, d. h. eine Vergrößerung der Oberfläche der Kapillaren im Verhältnis zu ihrem Volumen. Die Gesamtoberfläche der Kapillaren beträgt 1 600 cm³. Wenn man diese Zahl durch den Querschnitt der Einzelkapillaren dividiert, erhält man eine Gesamtzahl der Kapillaren von 2 100 000 000 (313, 353).

Anatomisch unterscheidet man bei den Gefäßen die Intima, Media und Adventitia. Die Intima (mit Ausnahme der Glomuskörperchen) besteht aus einer einfachen Lage von platten Zellen mit der Eigenschaft einer selektiven Permeabilität. Die vaskulären Endothelzellen erneuern sich ständig durch Zellteilung. In der letzten Zeit hat die Endothelzelle bei Herz-Kreislauferkrankungen an Bedeutung zugenommen. Zellkulturen, elektrophysiologische und biochemische Untersuchungen haben gezeigt, daß die Endothelzelle Syntheseprodukte und Rezeptoren besitzt. Der Angiotensinmechanismus über das Convert-Enzym spielt sich an der Endothelzelle ab; sie hat Rezeptoren für Makroglobuline, Heparin, Histamin, Insulin, Serotonin u. a., aber auch Syntheseprodukte wie PGI_2/I_3, Kollagen E, ADP, Plasminogenaktivator u. a. An der Endothelzelle findet eine Lipidakkumulation statt, speziell von Cholesterol (1035). Daraus entnehmen wir, daß die biophysikalische Bedeutung der Endothelzelle nur einen Teil ihrer Funktion darstellt.

Unter dem Einfluß des Vasomotorentonus der Arterien kann die Endothelzelle das Lumen der Arterie einengen, ja sogar verschließen. In allen Gefäßen — außer den Kapillaren — sind reichlich elastische Fasern mit einer großen Dehnbarkeit vorhanden. Sie haben die Aufgabe, eine elastische Spannung auszuüben und dem Blutdruck Widerstand zu leisten. Histologische Schnitte zeigen, daß die elastischen Fasern in der Intima spiralig oder gefaltet vorkommen. Die kollagenen Fasern sind in der Media und Adventitia zu finden und haben eine geringere Elastizität. Bei erhöhter Dehnung werden sie gestreckt. Bei der Ermittlung der Spannungs-Dehnungs-Kurve der Arterien spielen die kollagenen Fasern eine dominierende Rolle. Beide Fasernsysteme bestimmen das Verhalten der glatten Muskulatur, welche in der Gefäßwand spiralförmig oder zirkulär eingelagert ist. Sie besitzt die Fähigkeit, sich aktiv zu kontrahieren. Diese aktive Spannung vollzieht sich unter biochemischer Energie, verknüpft mit einem Sauerstoffverbrauch. Die spindelförmigen glatten Muskelzellen haben einen Durchmesser von 4—7 µm und eine Länge von 15—20 µm. Auch in den Venen gibt es glatte Muskelfasern, die reichlich mit Nerven versorgt sind (56). Der Gefäßtonus ist durch eine spontane elektrische Aktivität erfaßbar (374). Die Kontraktion der glatten Muskulatur ist mit einem biochemisch-energetischen Mechanismus verknüpft. Die rhythmische Kontraktion der glatten Muskelzellen ist von der extrazellulären K^+-Konzentration abhängig.

Abbildung 11.4. zeigt in 4 Phasen den Kontraktionsmechanismus der glatten Muskelzelle. Die Übersetzung der Muskelspannung in Druck erfolgt nach dem Prinzip des LAPLACEschen Gesetzes. Dieser Mechanismus wird durch die Gefäßgeometrie bestimmt, d. h. Gefäßinnenradius (r_i) und Gefäßwanddicke (h) (122).

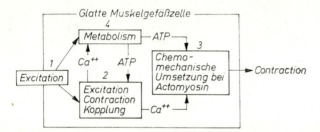

Abb. 11.4. Kontraktionsmechanismen der glatten Muskelzelle (nach BOHR)

Abbildung 11.5. veranschaulicht das Verhalten von Gefäßdurchmesser, Wanddicke, Gefäßvolumen und histologischem Bau des arteriellen und venösen Systems (313). Außerdem ist die Kontraktionsfähigkeit der einzelnen Gefäße zu entnehmen. Die Länge der Muskelfasern bzw. die Proportion von Wanddicke und Radius entscheidet über den Grad einer maximalen Kontraktion respektive Dilatation.

Die Arteriolen können sich durch eine kräftige Kontraktion ihrer Wandmuskulatur vollständig verschließen. Die Endothelzellen können durch Vorspringen in das Lumen den Fluß regulieren. Die elastischen Wandeigenschaften der Gefäße erlauben eine Ableitung von Wellengleichungen und sind durch die Compliance charakterisiert. Die mechanische Interpretation der Gefäßfunktion ist unbefriedigend, und deshalb versucht man durch Materialkonstanten, sogenannte Elastizitätsmodulen, das elastische Verhalten der Gefäße zu charakterisieren. Die Dehnbarkeit steht in einem linearen Zusammenhang zu Spannung (Streß) und Dehnung (strain) (1261).

Die Spannung ist durch die einwirkende Kraft auf eine Querschnittfläche definiert, die Dehnung ist eine Längenänderung, bezogen auf die Ausgangslage. Die Spannung in einem Gefäßsegment läßt sich als Modell und mathematisch durch longitudinale, tangentiale und radiale Richtungskräfte nachweisen. Die Arterien werden durch die vom Herzen erzeugten Pulsationen rhythmisch gedehnt und dann entlastet, ein dynamisch-elastisches Verhalten, das abhängig von Druck- und Volumenschwankungen ist. Wellengeschwindigkeit und -dämpfung sowie Wellenreflexion spielen bei der Blutströmung eine Rolle. Je nach Auslenkung der Richtung der Gefäßwand unterscheidet

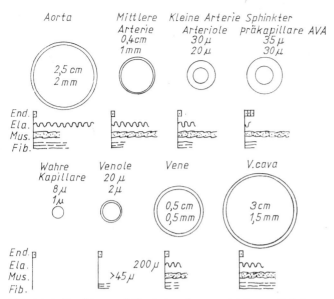

Abb. 11.5. Struktur und Funktion der verschiedenen Gefäßteile (nach FOLKOW u. NEJL)

man radiale Wellen, Längs- und Torsionswellen. Die durch die Herztätigkeit entstehende radiale Pulswelle im Arteriensystem hat eine Geschwindigkeit entlang der Blutgefäße, die man Pulswellengeschwindigkeit nennt. Letztere ist ein wesentlicher Indikator für die Beschaffenheit und Funktion des arteriellen Systems.

Die Pulswellengeschwindigkeit (Pwg) ist ein einfaches Mittel für die Beurteilung der Gefäßwandelastizität (z. B. Berechnung der Pulswellengeschwindigkeit, Aorta/Arteriaformalis) als Abstand der Meßstelle Δ = Verspätung, das ist die Pwg c $1/\Delta t \times$ cm $\times$ sec^{-1}. Die Pgw ist also der Quotient aus Elastizitätsmodul und Dichte des Blutes. Die Dichte des Blutes läßt sich ermitteln durch das spezifische Gewicht 1 cm³/Beschleunigung (981 cm/sec). Die Pwg in der Aorta beträgt ca. 4 m/sec, in den peripheren Arterien 7–12 m/sec und nimmt im höheren Alter zu.

Die Umsetzung von Gefäßinnendruck in Wandspannung nach LAPLACE ist durch die Geometrie des Gefäßes determiniert. Der daraus resultierende Volumenelastizitätsquotient E' zeigt an, wieviel zusätzliches Volumen in einem bestimmten Gefäßabschnitt aufgenommen werden kann. Dies kann an dem damit verbundenen Druckanstieg gemessen werden:

$$E = \frac{\Delta p}{\Delta V} \; (\text{dyn} \cdot \text{cm}^{-5})$$

E' ist der Volumenelastizitätskoeffizient eines elastischen Volumens V. Der Kehrwert der Volumenelastizität ist die Weitbarkeit der Gefäße. Die Gesamtweitbarkeit stellt die algebraische Summe der einzelnen Weitbarkeiten dar (353):

$$\frac{1}{E'\,\text{total}} = \frac{1}{E_1'} + \frac{1}{E_2'} + \frac{1}{E_3'} \cdots \frac{1}{E_n'}$$

Der Begriff Gefäßtonus ist schwer zu definieren, läßt sich jedoch erfassen. Durch den elektrischen Aktivitätsquotienten wird das Ruhemembranpotential mit Hilfe von Mikroelektroden gemessen. In der glatten Gefäßmuskulatur schwankt er rhythmisch mit wechselnden Gefäßamplituden und hat einen Mittelwert von -40 mV (374).

Der Volumenelastizitätsmodul ($\varkappa$) spiegelt das Elastizitätsverhalten der Volumenarbeit wider:

$$\Delta p = \varkappa \cdot \frac{\Delta V}{V}; \quad = \frac{\Delta p}{\Delta V} \cdot V = E' \cdot v \; (\text{dyn} \cdot \text{cm}^{-2})$$

Der Volumenelastizitätsmodul hat eine direkte Beziehung zur Fortpflanzungsgeschwindigkeit (c) der Pulswelle. Das hämodynamische Prinzip des arteriellen Systems besteht darin, daß der intravasale Druck im wesentlichen durch die Pumpleistung des Herzens zustande kommt und den Widerstand, der das Herzzeitvolumen zu überwinden hat. Dies ist mit einem Energieaufwand verbunden. Das Stromzeitvolumen bzw. die Stromstärke (I) (cm^3/sec), der Druck p (dyn · cm^{-2}) und der Widerstand W (R) sind durch das OHMsche Gesetz verknüpft.

Das Strömungsvolumen/Zeit (Q) ist abhängig von der treibenden Kraft (Δp), d. h. vom Druckabfall im Kreislaufsystem (z. B. von der Arterie zur Vene) und dem Widerstand (R) gegen die Strömung in dem entsprechenden Abschnitt des Kreislaufes. Die Regulation beruht auf zwei Prinzipien:

1. Veränderung des treibenden Druckes
2. Veränderung des Strömungswiderstandes in den hintereinander oder parallel geschalteten Kreisläufen.

$$\text{Absolute Volumendehnbarkeit} = \frac{\text{Volumenzunahme } \Delta V}{\text{Druckzunahme } \Delta p}$$

$$\text{Pulsdruck} = \frac{\text{Schlagvolumen}}{\text{Dehnbarkeit der Arterien}}$$

Nach dem Gesetz von LAPLACE wird durch die Spannung in den Wänden verschiedener Gefäße mit unterschiedlichen Radien der aktuelle Blutdruck geregelt. Wenn der Gewebsdruck vernachlässigt wird, entspricht der Blutdruck dem sogenannten „transmuralen" Druck. Die gesamte Wandspannung ergibt sich aus dem Produkt Radius und Druck (Tab. 11.4.).

Tabelle 11.4. Verschiedene Gefäßabschnitte und der für diese charakteristische Mitteldruck, innere Druck, Radius und Wandspannung (nach BURTON, 182)

Gefäßart	Mittlerer Druck (mm Hg)	innerer Druck (dyn/cm^2)	Radius (R)	Wandspannung (T) (dyn/cm)	Gehalt an elastischem Gewebe
Aorta und große Arterien	100	13 × 10^4	1,3 cm oder weniger	170 000	2 sehr elastische Schichten
Kleine Arterien	90	12 × 10^4	0,5 cm	60 000	Viel elastisches Gewebe, aber mehr Muskulatur
Arteriolen	60	8 × 10^4	0,15 mm — 62 μ	1200—500	Nur dünne elastische Intima
Kapillaren	30	4 × 10^4	4 μ	16	Keiner
Venolen	20	2,6 × 10^4	10 μ	26	Keiner (nur die größten Venolen besitzen elastisches Gewebe)
Venen	15	2 × 10^4	200 μ	400	Elastische Fasern treten wieder auf
V. cava	10	1,3 × 10^4	1,6 cm	21 000	Sehr elastisch, elastische Fasern relativ dick

Den Widerstand, der zusammen mit dem Herzzeitvolumen die Höhe des Blutdruckes bestimmt, nennt man totalen peripheren Widerstand. Bei hintereinander geschalteten Widerständen erhält man den daraus resultierenden Widerstand (Wr) als die Summe der Teilwiderstände:

$$Wr = W_1 + W_2 + W_3 + \cdots + W_n$$

Bei Parallelwiderständen addieren sich die Leitfähigkeiten (KIRCHHOFF-Gesetz). Man kann danach die Leitfähigkeit (L) als Kehrwert des Widerstandes einsetzen:

$$L = \frac{I}{W} \quad \text{und} \quad I = p \cdot L; \quad Lr = L_1 + L_2 + L_3 \quad \text{oder} \quad \frac{1}{Wr} = \frac{1}{W_1} + \frac{1}{W_2} + \frac{1}{W_3}$$

Bei der Betrachtung des arteriellen Widerstandes müssen wir „passive" Effekte von „aktiven" unterscheiden; die passiven sind mechanische Variablen des Kreislaufsystems, wie z. B. Autoregulation und passive Dilatation. Die aktiven Faktoren sind nicht von den mechanischen Variablen des Kreislaufsystems abhängig, z. B. das sympathische Nervensystem, Viskosität des Blutes u. a. (Tab. 11.5.).

Tabelle 11.5. Relative Durchblutung einzelner Organe und hieraus berechnete lokale Widerstände beim digitalen Computersimulationsmodell (nach NEUS, 862)

Gefäßgebiet	Prozentsatz an der Gesamtdurchblutung	Widerstand (mm Hg · sec/ml)
Gehirn	15%	6,67
Herz	6%	16,67
Eingeweide (Splanchnikus)	24%	4,17
Niere	20%	5,00
Muskeln	20%	5,00
Haut	6%	16,67
sonstige	9%	11,11

11.3.2. Strömung in den Venen

Die Venen haben sehr viel dünnere Wände und besitzen kleinere Elastizitätsfasern als die Arterien und haben Klappen, die eine Rückwärtsströmung des Blutes verhindern. Hauptbestandteil der Venenwand sind kollagene Fasern, welche in Längs- und Querrichtung verlaufen. Dazwischen liegen die Muskelfasern als flache Muskelbündel in mehreren Schichten spiralförmig angeordnet. Zur Adventitia hin nehmen die elastischen Fasern zu. Die postkapillären Venolen sind Endothelrohre. Die Dicke der Wandmuskulatur schwankt je nach Größe der Vene (861). Die Pulswellen breiten sich in den Venen mit einer niedrigen Geschwindigkeit aus, bedingt durch das kleine Wanddicke-Radius-Verhältnis. Die Pulswellengeschwindigkeit beträgt bei einem transmuralen Druck von ca. 4 mm Hg (ca. 0,5 kPa) nur etwa 1 m/sec. In den herznahen Venen treten phasische Verschiebungen der Stromstärke auf, hervorgerufen durch Herzaktionen.

Die Querschnittsregulation der Venen erfolgt hauptsächlich über den Sympathikus. Konstriktorische Rezeptoren für Vasopressin, Angiotensin, Adrenalin, Noradrenalin, Dopamin, Prostaglandin F_2, α und Serotonin sind bekannt. Die Venen besitzen auch vasodilatorische Rezeptoren (Histamin, Bradykinin, Acetylcholin, Prostaglandine) (17). Es gibt organspezifische Unterschiede in der Struktur und Funktion der Venen. In den zentralen Abschnitten beträgt der Druck in den Venen etwa 0,5—0,9 kPa (4 bis 7 mm Hg) und unterliegt starken individuellen Schwankungen. Hydrostatische Effekte in den einzelnen Stromgebieten regulieren die Venenfunktion, so z. B. im Bereiche des Gehirns und des Abdomens. Der transmurale Druck im Thorax verändert die Konfiguration der Venen, insbesondere während der In- und Exspiration, ähnlich bestimmen auch die Systole und Diastole des Herzens den Venenfluß (183, 313).

11.3.3. Energetische Aspekte des Kreislaufs

Nach BURTON (182) ist die treibende Kraft, die eine Strömung bewirkt, nicht nur eine Druckdifferenz, sondern die Differenz der „gesamten Energie in einer Flüssigkeit" zwischen 2 beliebigen Punkten. Nach dem BERNOULLI-Prinzip setzt sich der Gesamtdruck längs eines Gefäßes aus meßbarem statischem Druck p und Staudruck $v^2 \cdot \rho/2$ zusammen, d. h., daß der Gesamtdruck bei einer Verteilung über Änderungen des Stromquerschnittes linear abfällt, jedoch nicht der statische Druck, wenn sich die Strömungsgeschwindigkeit ändert. Die Gesamtenergie je 1 cm³ Flüssigkeit setzt sich aus folgenden Teilenergien zusammen:

1. Druck p als potentielle Energie,
2. schwerkraftbedingte potentielle Energie (Schweredruck),
3. Staudruck der strömenden Flüssigkeit (= kinetische Energie).

Der statische Flüssigkeitsdruck resultiert aus 1. und 2. Es muß eine Druckarbeit geleistet werden, um die Flüssigkeiten zu bewegen: Arbeit = Druck × Volumen der bewegten Flüssigkeit (182).

Die Umwandlung von Druckenergie in eine kinetische Energie und umgekehrt ereignet sich im Gefäßbett überall dort, wo sich der Gesamtquerschnitt ändert. Der Druck z. B. im Bereich einer Gefäßstenose nimmt besonders stark ab. Eine Abnahme des normalen Querschnittes um ein Drittel eines Gefäßes (z. B. bei der Arteriosklerose) führt zu einer 9fachen Erhöhung der Blutströmungsgeschwindigkeit. Nach BURTON ist die Definition des mechanischen Wirkungsgrades der Quotient aus verrichteter mechanischer Arbeit und dem gesamten Energieumsatz. Der Aufwand für die Erhaltungswärme ist viel größer als der für die mechanische Arbeit. Die Energiemenge, die dem Kreislauf durch das Herz zugeführt wird, kann an der mechanischen Arbeit des Herzens gemessen werden. Die hydrostatischen Faktoren haben bei starker Beschleunigung einen wesentlichen Einfluß auf das Herz-Kreislaufsystem (z. B. Kunstflugfiguren). Bei Schwerelosigkeit ist der hydrostatische Faktor gleich Null. Diese Problematik ist in den letzten Jahren durch die Weltraummedizin noch im Fluß und erst teilweise geklärt.

11.3.4. Zur Hämodynamik des arteriellen Systems

11.3.4.1. Windkessel und pulsierende Strömung

Die sichtbar pulsierende Strömung auf der arteriellen Seite nennt man Druckpuls, jene auf der venösen Volumenpuls. Typisch für die elastischen Gefäße ist ihre Windkesselfunktion. Ein Teil des Schlagvolumens wird unter elastischer Dehnung der Aorta aufgenommen, der Rest fließt während dieser Zeit mit einer bestimmten systolischen Stromstärke und Überwindung des peripheren Widerstandes in die Peripherie. In der Diastole entleert sich der Windkessel; das systolische Speichervolumen wird in diastolische Stromstärke umgesetzt. In der Austreibungsphase wird potentielle Energie gespeichert, die dann in der Diastole in kinetische Energie der Blutströmung umgewandelt wird. Der aortale Windkessel ist von seiner Struktur und seiner Elastizität abhängig, was durch Druckvolumendiagramme nachweisbar ist (1048).

Die Windkesselfunktion des arteriellen Systems ist nicht nur auf die Aorta beschränkt. Der Volumenelastizitätskoeffizient (E') der Aorta ergibt sich nach GAUER (353):

$$E'_{Aorta} = \frac{\Delta p}{\Delta v} = \frac{40 \text{ mm Hg}}{30 \text{ ml}} = 1{,}3 \text{ mm Hg pro 1 ml Volumenzunahme.}$$

Zur Umrechnung in absolute Einheiten des cgs-Systems muß dieser Wert mit ρ für Hg (13,6) und g (981) multipliziert werden; wir erhalten:

$$E'_{Aorta} = 0{,}13 \cdot 13{,}6 \cdot 981 \, \frac{\text{dyn} \cdot \text{cm}^{-2}}{\text{cm}^3} = 1730 \text{ dyn} \cdot \text{cm}^{-5}.$$

Als Faustregel gilt, daß bei der Zunahme der Füllung des gesamten arteriellen Systems um 1 ml der Druck um 1 mm Hg zunimmt. Gleichzeitige Registrierung des arteriellen Druckes in verschiedenen Arterien zeigt unterschiedliche Formen der Druckkurven. In der Kreislaufperipherie wird die Pulswelle gedämpft. Durch die Superposition der Wellen (in beiden Richtungen) entsteht die Grundschwingung. Die Windkesselfunktion läßt sich anhand des Volumenelastizitätskoeffizienten sowie von Blutdruck und Blutdruckamplitude berechnen. In die Formel sind Pulswellengeschwindigkeit und Dichte des Blutes einbezogen (353). Die Windkesselfunktion (als systolischer Hochdruck) ist bei der arteriellen Hypertonie entscheidend (736).

Der diastolische Druck ist eine wesentliche Kenngröße der Windkesselfunktion. Je größer die Compliance, der periphere Widerstand, der systolische Blutdruck und je kürzer die Diastolendauer ist, um so höher ist der diastolische Druck. Bei der Windkesselfunktion bleibt der mittlere Druck konstant.

Bei hoher Pulsfrequenz, kleinem Schlagvolumen und hohem peripherem Widerstand wird der Pulsdruck kleiner. Letzterer ist ein Maß für die kontinuierliche Windkesselfunktion. Je kleiner der Pulsdruck, desto kleiner ist auch der Strömungspuls, welcher die Blutströmung charakterisiert. Die Aortenpulswellengeschwindigkeit ist vom mittleren Blutdruck und vom Alter abhängig. (907). Aus der Grundschwingung des Femoralispulses und der Pulswellengeschwindigkeit der Aorta deszendens läßt sich die funktionelle Windkessellänge abschätzen (907).

Die Windkesselfunktion ist vom Schlagvolumen und Blutdruck abhängig, wobei die Dehnbarkeit des aortalen Windkessels die Herzfunktion wesentlich beeinflußt.

In den extrathorokalen Venen sind Druckpulse kaum nachweisbar, dies ist nur bei einem erhöhten zentralen Venendruck möglich. Mit Beginn der Kammersystole wird die geschlossene Tricuspidalklappe kranialwärts gezogen, damit setzt eine Entspeicherung der großen Venen ein — Ventilebenenmechanismus.

Unter Berücksichtigung von Blutdruck-, Blutgeschwindigkeits- und Querschnittsverteilung über den gesamten Kreislauf lassen sich folgende Aussagen nach OPITZ und PFEIFFER (907) treffen:

1. Im Bereich der Windkesselgefäße (Aorta, große und mittlere Arterien) besteht bei gering abfallendem Mitteldruck eine ausgeprägte Druckpulation. Die Amplituden nehmen peripherwärts zu, was durch Überlagerung reflektierter Druckwellen erklärt wird.

2. Im Bereich der Widerstandsgefäße (kleine Arterien, Arteriolen) fällt der Mitteldruck steil ab, gleichzeitig verschwindet die Pulsation.

3. Im Bereich der Systemkapillaren ist bei niedrigem Blutdruck und geringem Druckabfall keine Pulsation vorhanden, wohl aber in den Lungenkapillaren, weil der Pulmonalkreislauf kaum Arteriolen mit Widerstandsverhalten hat.
4. Im Bereich der Venen ist wenig Druckabfall zu beachten; herznah treten wieder kleine Pulsationen auf. Die Verteilung des mittleren Blutdrucks folgt der Widerstandsverteilung.
5. Die mittlere Strömungsgeschwindigkeit $\bar{v}$ ist in den Arterien hoch, in den Kapillarbetten minimal und steigt in den Venen wieder an, erreicht aber nicht die arteriellen Werte.

11.3.4.2. Der Blutdruck

Der systolische Blutdruck ist durch das linksventrikuläre Schlagvolumen und die Distensibilität der Aortenwand determiniert; Auswurfgeschwindigkeit und -kraft sind mitbestimmend. Der diastolische Blutdruck ist der Druck nach der Systole und dem Verschluß der Aortenklappe. Die Mechanismen der Blutdruckregulation haben nicht nur mechanische, sondern auch neurohumorale und nervale Aspekte, auf die später eingegangen wird.

Abbildung 11.6. zeigt alle bekannten Faktoren, die einen Einfluß auf den Systemblutdruck haben (1022). Die Blutdruckamplitude ΔP ist gleich $P_s - P_d$ und nimmt von der Aorta zur Peripherie hin zu.

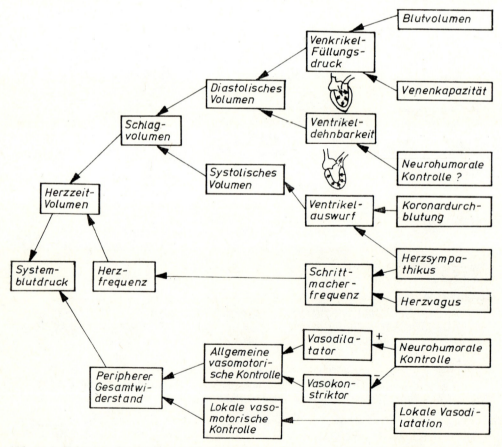

Abb. 11.6. Faktoren, die den Systemblutdruck determinieren (nach RUSHMER, 1022)

Der arterielle Mitteldruck (Pm) ist das Zeitintegral des Druckes über eine Pulsperiode, dividiert durch die Periodendauer T_p:

$$Pm = \frac{1}{T_p} \int_0^{T_p} P(t)\,dt.$$

Für die Praxis ergeben sich folgende Formeln zur Ermittlung des Blutdruckes nach WOLYNSKI, ISSAKOW, JAKOWLEW und KEISER (in: 865):

P systolisch = 102 + (0,6 × Alter in Jahren) mm Hg,
D diastolisch = 63 + (0,4 × Alter in Jahren) mm Hg.

WEISS (1246) gibt außerdem die Formel an: Ps = 65 + 2U bzw. Pd = 40 + U, wobei U = Arm- oder Beinumfang in mm ist.

Der mittlere Blutdruck (Pm), ein wichtiges Kriterium für die Kreislaufregulation, entspricht annähernd der Summe des systolischen und diastolischen Druckes durch 2 geteilt.

Nach WETZLER-BÖGER ist der mittlere Arteriendruck: Pm = Pd + ΔP × 0,43 oder Pm = Pd + (0,43 × ΔP) × 1 334 oder anders ausgedrückt: Pm = (Pd + ΔP) × 0,43. Außerdem: ΔP = (Ps − Pd) × 1,334.

Nach LILJESTRAND und ZANDER beträgt der sogenannte

„reduzierte Blutdruck" = $\dfrac{\text{Blutdruckamplitude} \times 100}{\text{Mitteldruck}}$

Mitteldruck = $\dfrac{Ps + Pd}{2}$

Mittlerer Aortendruck = $\dfrac{Ps \times 2 \times Pd}{3}$

Unter bestimmten Voraussetzungen gilt das Gesetz von POISEUILLE: F = P/R. Danach verhält sich der Druck (P) proportional zum Zeitvolumen (F = flow) und zum Strömungswiderstand (R).

Bei dem angegebenen Druck handelt es sich um den Mitteldruck von mm Hg, der nicht dem arithmetischen Mittel entspricht, sondern in der Größenordnung von diastolischem Druck + 1/3 der Blutdruckamplitude liegt. Die Blutdruckamplitude bezeichnet die Differenz zwischen systolischem und diastolischem Druck (1041).

Die Blutdruckmessung mit der Manschette ergibt einen Wert, der zwischen dem Staudruck und dem Lateraldruck liegt (Lateraldruck = Druck auf die Gefäße). Der Lateraldruck ist nach dem Gesetz von BERNOUILLE (90) um so niedriger, je höher die Strömungsgeschwindigkeit ist. Als Zeitvolumen nach der Formel von POISEUILLE (957) wird das Sekundenvolumen (ml/sec) praktiziert und nicht das Herzminutenvolumen wie in der Klinik (l/min). Der Strömungswiderstand errechnet sich als gesamter peripherer Widerstand aus dem Quotienten von Mitteldruck und Zeitvolumen und wird in dyn × sec × cm^{-5} angegeben (1041).

Berücksichtigt man das spezifische Gewicht von Quecksilber sowie die Erdbeschleunigung und außerdem das Zeitvolumen in ml/sec bzw. seine Umrechnung aus 1/min, erhält man den gesamten peripheren Widerstand mit ausreichender Exaktheit durch Multiplikation des Quotienten mit 80:

$$R = \frac{P\ (\text{mm Hg})}{F\ (\text{l/min})} \cdot 80$$

Der so errechnete gesamte periphere Widerstand ist das Produkt aus der Konstanten $8/\pi$ und dem eigentlichen Gefäßwiderstand I/r^4 mit der Dimension cm^{-3} und der Viskosität mit der Dimension dyn · sec · cm^{+2}. Die großen Gefäße vom elastischen Typ zeigen einen geringeren Widerstand. Damit ist auch ihre Windkesselfunktion während der Systole als Blutreservoir geklärt. In der Diastole lassen diese Gefäße Blut in einer Menge von etwa 40% des Schlagvolumens kontinuierlich weiterfließen. Eine Zunahme des mittleren arteriellen Druckes führt bei einem gleichen Tonus der Gefäßmuskulatur zu einer Querschnittsvergrößerung des Gefäßbettes, was eine Verminderung des Gefäßwiderstandes zur Folge hat. Andererseits führt eine Blutdruckabnahme bei unverändertem Gefäßtonus zu einer Widerstandszunahme und „täuscht eine Vasokonstriktion vor", meint SIEGENTHALER (1044). Dadurch sind die Veränderungen des Gefäßwiderstandes bei hypotonen Zuständen nicht immer eindeutig.

Eine **Veränderung** des systolischen und diastolischen Druckes kann durch verschiedene Verschiebungen der Kreislaufparameter zustandekommen.

Einer *Zunahme des diastolischen Druckes Pd* kann zugrunde liegen:

1. eine Zunahme der Frequenz bzw. des Minutenvolumens,
2. eine Steigerung von W,
3. eine Abnahme von E', d. h. eine Zunahme der Dehnbarkeit,
4. die gleichzeitige Änderung verschiedener Variablen.

Eine *Zunahme des systolischen Druckes Ps* kann bedingt sein durch:

1. eine Zunahme des Schlag- und Minutenvolumens,
2. eine Zunahme von E',
3. eine Zunahme von W,
4. gleichzeitige Änderung mehrerer dieser Größen.

Eine *Zunahme der Blutdruckamplitude* Δp kann zustandekommen durch:

1. Zunahme des Schlagvolumens V_s,
2. Abnahme der Pulsfrequenz, eine Zunahme des E',
3. Abnahme von W,
4. gleichzeitige Änderung von 2 oder mehr Variablen.

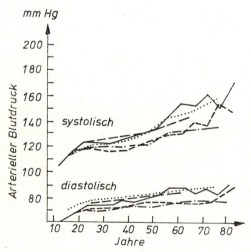

Abb. 11.7. Die Mittelwerte des Blutdruckes beim männlichen Geschlecht in verschiedenen Lebensaltern: ——— HAMILTON, PUCKERING, ROBERTS und SOWRY (1954); .... WETHERBY (1942) — — — MASTER, DUBLIN, MARKS (1950); ------ ROBINSON, BRUCER (1939); —.—.— SALLER (1927/28) (nach HAMILTON, PICKERING, ROBERTS und SOWRY, 1954)

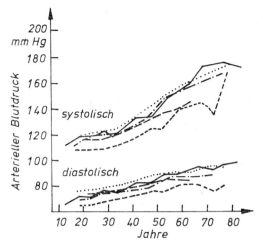

Abb. 11.8. Die Mittelwerte des Blutdruckes beim weiblichen Geschlecht in verschiedenen Lebensaltern: ——— HAMILTON, PICKERING, ROBERTS und SOWRY (1954); ..... WETHERBY (1932); – – – MASTER, DUBLIN, MARKS (1950); ------ ROBINSON, BRUCER (1939); —.—.— SALLER (1927/28) (nach HAMILTON, PICKERING, ROBERTS und SOWRY, 1954)

Durchschnittliche Blutdruckwerte beim Kind (nach KIRSCHSIEPER):

Alter	Mittelwerte mm Hg
0— 3 Monate	74/58
3—12 Monate	85—89/63—68
1— 9 Jahre	91—97/58—63
9—14 Jahre	100—109/61—70

Abbildung 11.7. und Abbildung 11.8. veranschaulichen den systolischen und diastolischen Blutdruck in Abhängigkeit von Geschlecht und Alter nach verschiedenen Autoren.

Die Einfachheit der Blutdruckmessung ist für die kardiovaskulären Krankheiten zum Verhängnis geworden. Man hat diese Meßgröße als wichtigsten Parameter hingestellt und dazu oft den Fehler begangen, nur den systolischen Wert zu ermitteln. Die Blutdruckhöhe ist eine sehr labile Größe und von vielen Faktoren abhängig: Lage, Tageszeit, Menstruationszyklus, Klima, Konstitution, Psyche, Belastung (Tab. 11.6.).

Tabelle 11.6. Normale Blutdruckwerte unter Belastung

| | Blutdruck (mm Hg) | |
	systolisch	diastolisch
Ausgangs- bzw. Ruhe-Wert	130	85
50 Watt	150	90
75 Watt	160	95
100 Watt	170	90—100
125 Watt	180	90—105
150 Watt	190—200	90—110

Wir dürfen nicht vergessen, daß sowohl die Hyper- als auch die Hypotonie neurohumorale Regulationskrankheiten sind und schon im Frühstadium von vielen Patienten als Gefühl des Krankseins erlebt werden, bei denen sich der Blutdruckwert noch im Bereiche der Norm bewegt (865).

11.4. Das Herz und seine Pumpfunktion

Das normale Herz hat je nach Alter und physischer Belastung ein Gewicht zwischen 300 und 500 Gramm. Das Herzvolumen beträgt in der enddiastolischen Füllung 600 bis 800 ml, wobei sich der Anteil der Vorhöfe um ca. 200 ml und der der Ventrikel um ca. 300 ml Blut bewegt. Das Herzgewicht ist proportional zum Körpergewicht. Die Herzmuskelzelle ist durch eine zentrale Lage des Zellkernes charakterisiert und stellt ein Synzytium dar (?), geordnet in Muskelfasern mit einer Länge von 100 μm und einer Breite von 15 μm. Ein Sarkomer zeigt eine Querstreifung von sogenannten C- und H-Zonen, bedingt durch die kontraktiven Proteine Aktin und Myosin (Abb. 11.9.). Die Automatie der Herzkontraktionen ist durch die Besonderheit der muskulären Elemente gewährleistet. Ein Sarkomer hat je nach Dehnung und Kontraktionszustand eine Länge von etwa 1,5—3,0 μm. Elektronenoptische Aufnahmen zeigen, daß der Herzmuskel reich an Mitochondrien ist. Dies ist mit dem energiereichen Metabolismus der Herzmuskelzelle verbunden (Zytochrome in den Mitochondrien). Die Muskelfasern sind durch das Sarkolemm abgegrenzt und in quergestreifte Myofibrillen zusammengefaßt. Aus den Myosinfilamenten ragen die Myosinquerbrücken heraus, welche Träger der kontraktilen ATPase sind und in Gegenwart von Ca^{++}-Ionen mit den Aktinfilamenten in Aktion treten. Jedes Myosinfilament hat ca. 150 Querbrücken. Bei diesen periodischen Bewegungen werden die Aktinfilamente zur Sarkomermitte gezogen, und es kommt zu einer Muskelverkürzung. Das zur Aktivierung dieser Prozesse erforderliche Kalzium

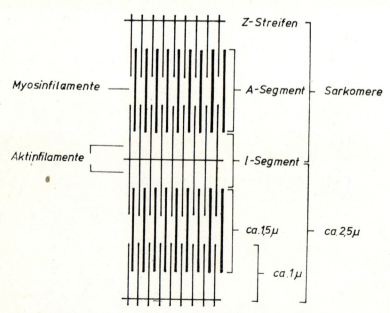

Abb. 11.9. Schematische Darstellung der Anordnung von Myosin- und Aktinfilamenten innerhalb eines Sarkomers

(Ca^{++}) wird in Reaktion auf ein Aktionspotential über Erregung der T-Tubuli und der Speicherbläschen des sarkoplasmatischen Retikulums (SR) aus dem SR ausgeschüttet und an die Aktinfilamente gebunden. Gleichzeitig strömt Ca^{++} aus dem Extrazellulärraum ein. Ist die Erregung vorüber, wird das Ca^{++} wieder in das SR bzw. den Extrazellulärraum zurückgepumpt; die Kontraktion ist vorüber. Den Mitochondrien kommt hierbei eine noch nicht ganz geklärte Funktion als Ca^{++}-Speicher bzw. -Puffer zu (1066).

Das Myosinmolekül ist mit den elastischen Elementen der Skelettmuskulatur identisch (532). Bei der Anatomie des Herzmuskels unterscheiden wir einmal die Arbeitsmuskulatur und zum anderen das spezifische Muskelsystem. Die Arbeitsmuskulatur bildet ein zusammenhängendes Geflecht und feine Querstreifung, das spezifische Muskelsystem zeigt in den Fasern viel Sarkoplasma und Zellkerne und ist arm an Myofibrillen. Die Arbeitsmuskulatur läßt einen Aufbau aus verschiedenen Faserzügen erkennen. Ihre Anordnung ist für den Entleerungsmechanismus der betreffenden Herzhöhlen wichtig (tiefe bulbospirale Muskelzüge, papilläre Muskeln, superficiale bulbospirale Muskeln, tiefe sinospirale Muskelfasern, superficiale sinospirale Muskeln und superficiale bulbospirale Muskelzüge) (1022). Zu den anatomischen Komponenten der Herzfunktion gehören außer den zwei Ventrikeln die Semilunarklappen zu der Aorta- und Pulmonalarterie von elastischer Struktur mit dem Anschluß beider Coronararterien von der Aorta oberhalb der Klappe, die atrioventrikulären Klappen (Mitral, Tricuspidal), welche an den Papillarmuskeln funktionell fixiert sind. Diese Klappen bzw. ihre Segel hängen an den Chordae tendinae, welche in die Papillarmuskeln übergehen. Die Muskelzüge in den Vorhöfen spielen für die Erregungsausbreitung eine nachweisbare Rolle. Muskelfasern in diesem Bereich sind die kürzesten Verbindungen zwischen Sinusknoten und verschiedenen Herzteilen (sinu-kraniale, sinu-kaudale und interaurikuläre Bündel). Der Sinusknoten befindet sich zwischen dem rechten Vorhof (KEITH-FLACK) (604) und der einmündenden Vena cava sup. (2—3 cm subepikardial

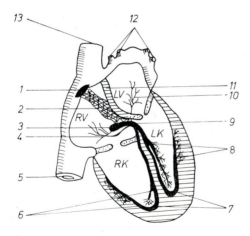

1. Sinusknoten; 2. Brückenfasern (nach dem Sinus coronarius);
4. Br. nach dem rechten Vorhof; 10. nach dem linken Vorhof; 3. Av-Knoten;
5. Vena Cavar inferior; 6. rechter Tawara-Schenkel; 7. Purkinje-
Fasern; 8. linker Tawara-Schenkel; 9. Stamm des Hisschen Bündels;
11. Septum a.v.; 12. Venae pulmonales; 13. Vena cava superior

Bindegewebe   unspezif. Muskulatur   spez. Muskulatur

Abb. 11.10. Anatomie des Herzens mit dem Reizleitungssystem

und 2 mm lang). In der Grenze zwischen rechtem Vorhof und Kammer ist der Atrioventrikular- (Av-) oder Tawara-Knoten, der reich an Ganglien und Nervenfasern ist (5 mm lang und 3 mm breit). Der AV-Knoten hat einen Vorhof- und Kammerteil und geht in das Hissche Bündel über, welches von besonderer Bedeutung ist, da es die einzige muskuläre Verbindung zwischen Vorhöfen und Kammern darstellt, die durch bindegewebige Ringe getrennt sind. Der parallelfasrige Stamm des Hisschen Bündels teilt sich nach wenigen Millimetern in einen rechten und linken Tawara-Schenkel. Dieses Geflecht erreicht subendokardial die Kammern und verzweigt sich in drei Äste: vorderer Papillarmuskel, mittlere Herzspitze, hinterer Papillarmuskel. Die Endfasern des spezifischen Systems sind die Purkinjeschen Fasern, welche über die Innenfläche der Herzkammern die Arbeitsmuskulatur erreichen (210, 523, 1067) (Abb. 11.10.).

11.4.1. Entstehung und Steuerung der Herzkraft

Die Förderleistung des Herzens ist abhängig von der Funktion beider Kammern, ihrer Form und ihrer Größe. Das Ausmaß der Ventrikelfüllung ist bei der jeweiligen Anpassung des Kreislaufs wichtig.

Das Besondere an den Herzmuskelzellen ist ihre Fähigkeit, unter Veränderung des Druckes und Volumens die Herzventrikel zu transformieren. Kraft und Länge der Herzmuskelzellen ist ein experimentelles Prinzip von Herzmechanismen.

Das klassische Herzmuskel-Modell nach SONNENBLICK (1066) veranschaulicht unter Belastung die Speicherung von potentieller Energie. Unter isometrischen Bedingungen (Last ist zu schwer) erscheint die potentielle Energie als isometrische Kraft. Gelingt es dem Muskel, diese Last zu heben, so wird die potentielle Energie in Arbeit umgesetzt (Kraft · Weg), was bei der Systole der Anspannung und Austreibung gleichkommt.

Es wurde bereits erwähnt, daß für die Sarkomerverkürzung (Ultrastruktur der Herzmuskelzelle) das Myosin und Aktin verantwortlich sind. Bei der elektromechanischen Kopplung fließt das notwendige Kalzium in die Herzmuskelzelle, sein größter Anteil stammt aus dem sarkoplasmatischen Retikulum. Bei der Erschlaffung des Herzmuskels wird das Kalzium in umgekehrter Richtung aktiv gepumpt. Die Kontraktion wird durch Bindung von Ca^{++}-Ionen an die spezifischen Akzeptoren des Aktins ausgelöst (Troponinmoleküle). Bei der Bewegung Ca^{++}-Ionen zur

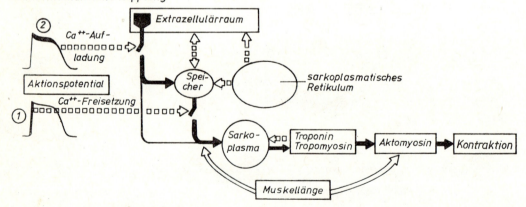

Abb. 11.11. Die elektromechanische Kopplung mit ihrer mechanischen, biochemischen und elektrophysiologischen Interaktion unter Berücksichtigung der Struktur der Herzmuskelzelle und Bedeutung des Kalziums

Aktivierung der kontraktilen Proteine kommt es zu einer Kopplung der membran-elektrischen Mechanismen mit der mechanischen Kontraktion (= elektromechanische Kopplung). Dieser Vorgang hat auch eine biochemische Komponente.

Abbildung 11.11. veranschaulicht die elektromechanische Kopplung vom Aktionspotential bis zur Kontraktion der Herzmuskelzelle (490, 556).

FRANK-STARLING-Mechanismus:

Dieser Mechanismus bewirkt, daß das Herz um so mehr Blut auswerfen kann, je stärker es gefüllt ist und wird allgemein in Form einer Druck-Volumen-Beziehung dargestellt. Mit steigender Sarkomerlänge erhöht sich die Kontraktionskraft, um dann bei ca. 2,3 µm wieder abzufallen. Die Kraftentwicklung mit steigender Sarkomerlänge ist von der intrazellulären Ca^{++}-Ionen-Konzentration abhängig. Es kann heute gelten, daß das Druck-Volumen-Diagramm des Ventrikels auf die Beziehung von Kraft und Länge der einzelnen Herzmuskelzellen zurückgeführt wird (Abb. 10.12.).

Abbildung 11.13. zeigt nach LANG (677) das Druck-Volumen-Diagramm des Herzens unter verschiedenen Bedingungen.

Parameter der Muskelfunktion (Myokardmechanik):

1. Vorlast (preload) besteht aus ED-Spannung, ED-Druck (LVEDP), ED-Volumen (LVEDV) während der Füllungsphase.
2. Nachlast (afterload) besteht aus dem Widerstand, aortalem Blutvolumen, elastischen Eigenschaften des arteriellen Systems.
3. Die Kontraktilität setzt sich aus der Präejektionsphase und Ejektionsphase zusammen.

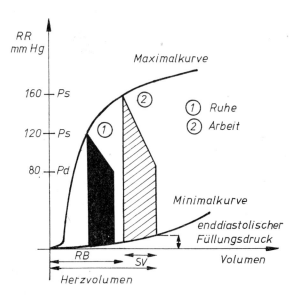

Abb. 11.12. Die Verhaltensweise des Herzens während Ruhe und bei Belastung nach den klassischen Herzgesetzen von FRANK, STARLING u. STRAUB

1 = Arbeitsfläche des Herzens während Ruhe
2 = Arbeitsfläche des Herzens während körperlicher Belastung
(P_s = systolischer Blutdruck, P_d = diastolischer Blutdruck, RB = Restblut, SV = Schlagvolumen)

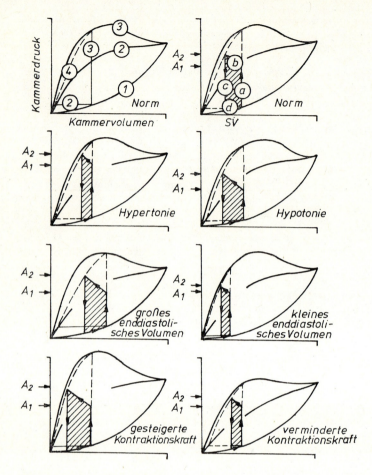

Abb. 11.13. Das Druck-Volumen-Diagramm des Herzens bei verschiedenen Bedingungen. Die Breite der Säulen gibt jeweils das Schlagvolumen wider, die Fläche der Säulen die vom Herzen geleistete Arbeit ohne die Beschleunigungsarbeit

1 = Ruhedehnungskurve des Herzmuskels
2 = bei isotoner Kontraktion maximal ausgeworfenes Volumen
3 = bei isometrischer Kontraktion maximal entwickelter Druck
4 = Unterstützungskurve gibt an, wieviel Volumen unter welchem Druck bei einer auxotonen Kontraktion ausgeworfen wird

a = Anspannungsphase, b = Austreibungsphase, c = Erschlaffung, d = Füllung;
A1 = diastolischer Aortendruck, A2 — systolischer Aortendruck, SV = Schlagvolumen

Qualitative Beurteilung:

1. Normokinesie (normale Wandbeweglichkeit),
2. Hypokinesie (eingeschränkte Kammerbewegung),
3. Akinesie (fehlende Kammerbewegung),
4. Dyskinesie (systolische Auswärtsbewegung eines Wandareals) (1218).

11.4.1.1. Herzarbeit und Herzleistung

Das Herz als Pumpe leistet mechanische Arbeit; die Kontraktion der Vorhöfe unterstützt die Füllungsphase des Herzens. Der Ablauf der Ventrikelkontraktion schreitet von der Spitze zur Basis hin. Die vier Phasen des Herzzyklus sind:

1. *Füllungsphase* (Einlaßklappen geöffnet, Auslaßklappen geschlossen): Dauer 0,1 sec. Die Füllungsphase wird abrupt durch die Ventrikelkontraktion beendet, und zwar wenn der Druck in der Kammer über den Druck im Vorhof ansteigt.

2. *Isovolumetrische Kontraktion* (Einlaß- und Auslaßklappen geschlossen): Das Ventrikelvolumen bleibt unverändert, die Spannung nimmt zu, die Entfernung zwischen Spitze und Basis wird kürzer; in dem Augenblick, in dem der Druck in der Kammer höher wird als in der Aorta, öffnen sich die Auslaßklappen (Aorten- und Pulmonalklappen). Diese Phase wird auch *Anspannungsphase* genannt (Dauer 0,3 sec.).

3. *Austreibungsphase* (Einlaßklappe geschlossen, Auslaßklappe geöffnet): In dieser Phase wird das Blut in der Aorta schnell ausgeworfen, und zwar schneller als es aus der Aorta in die Körperarterien abfließen kann. Der Aortendruck steigt dann weiter mit Ventrikeldruck, liegt jedoch um 2–3 mm Hg niedriger als im Ventrikel. Wenn ca. zwei Drittel der Austreibungsphase vergangen sind, hört die Ventrikelkontraktion auf, und zwar wird der Ventrikeldruck niedriger als der Aortendruck (2. Herzton durch Schluß der Aortenklappe, Incisur in der Carotispulskurve, Dauer 0,2 sec.).

4. *Isovolumetrische Erschlaffung*, wird auch *Entspannungsphase* genannt: In dieser Periode kann die Kammer ihr Volumen nicht ändern. Die Spannung der Ventrikelmuskulatur läßt nach, der intraventrikuläre Druck sinkt unter den des Vorhofes. Die atrioventrikuläre Klappe öffnet sich, die Herzphase ist nach 0,1 sec. beendet. Der Herzzyklus wird in Systole (Anspannungszeit, Austreibungszeit) und Diastole (Entspannungs- und Füllungszeit) eingeteilt.

Alle diese Phasen sind nicht nur von kardialen Faktoren abhängig, sondern auch von der aktiven Blutmenge, Füllungsdruck, Herztonus, Druckdifferenz zwischen präsystolischem Venendruck und diastolischem Aortendruck, Herzfrequenz, Gefäßwiderständen sowie Schnelligkeit des Abstroms in den peripheren Gefäßen.

Die maximale Steilheit des Druckanstiegs im linken Ventrikel beträgt während der Anspannungszeit $(dp/dt)_{max}$ 250 ± 20 kPa/s (183). Die Arbeit des Ventrikels ist $A = P \cdot V$, dazu muß die Fläche der Druckvolumenkurve ($\int P \cdot dV$) ermittelt werden. Die Druckvolumenarbeit einer Herzkammer entspricht annähernd dem Produkt aus mittlerem systolischen Ventrikeldruck und Schlagvolumen. Wenn der mittlere Ventrikeldruck links von 13,3 kPa und rechts von 2 kPa zugrunde gelegt wird, ergeben sich für das Schlagvolumen von 70 ml 0,93 J für den linken und 0,14 J für den rechten Ventrikel. Die Gesamtarbeit beider Ventrikel pro Systole beträgt 0,13 mkp. Durch Multiplikation mit der Herzfrequenz ergibt sich eine Leistung von 9,1 mkp/min. Der Quotient aus Gewicht und Leistung (Leistungsgewicht) beträgt beim Herzen 150 kp/PS. Dieses Leistungsgewicht ist bei weitem höher als bei vielen Kraftmaschinen. Das Herz leistet auch eine Beschleunigungsarbeit, die für jeden Ventrikel 0,0126 J beträgt. Die pro Herzschlag geleistete Arbeit ist 1,1 J; umgerechnet auf eine Schlagfrequenz von 70 min^{-1} ergibt das 1,28 W (907).

Der Sauerstoffverbrauch bei der Herzarbeit steht zur Druck-Volumenfläche in Beziehung. Eine Steigerung des Minutenvolumens erfordert einen proportionalen Anstieg der Koronardurchblutung (907). Bei einem Gewicht von etwa 300 g leistet das Herz als Pumpe 0.0027 PS und pumpt mit 70 Schlägen in der Minute stündlich 300 l Blut durch ein Gefäßsystem von 100000 km Länge. In 70 Jahren schlägt das Herz über 2,5 Milliarden mal und pumpt dabei mehr als 200 Millionen Liter Blut.

11.4.2. Elektrophysiologie des Herzens

Die autonome Herzregelung mit ihrer Entfaltung eines elektrischen Aktionspotentials gewährleistet einmal die Pumprhythmik und erlaubt, Arrhythmien zu klären. Normalerweise geht der elektrische Impuls vom Sinusknoten aus, um über den AV-Knoten und das Hissche Bündel bis zu den Purkinjeschen Fasern das Kammermyokard zu aktivieren. Die intrazellulären Registrierungen mittels Mikroelektroden, die Messung des Ionenflusses durch die Membran mit der „voltage-clamp"-Methode und der Gebrauch selektiver Hemmer der Membranleitfähigkeit (g) für die an der Elektrogenese beteiligten Ionen (g_{Na^+}, $g_{Ca^{++}}$, g_{K^+}) ermöglichen die Identifikation verschiedener Typen von Herzmuskelfasern. Das Aktionspotential einer Zelle des Arbeitsmyokards zeigt ein Ruhepotential von -80 mV, erreicht bei Reizauslösung eine Amplitude von etwa 120 mV, um dann in eine schnelle Depolarisation überzugehen (823, 963, 1201).

Abbildung 11.14. veranschaulicht die Aktionspotentiale, abgeleitet durch Mikroelektroden, in den Hauptpunkten des Reizleitungssystems sowie im Ventrikelmyokard synchron mit dem Summationspotential im Sinne eines Oberflächen-EKG. Die Aktionspotentiale sind Membranphänomene: Die semipermeable Membran hat die Eigenschaft, bestimmte Ionen über „Kanäle" zu transportieren. Im Ruhezustand befindet sich das Kalium (K^+) intrazellulär und das Natrium (Na^+) extrazellulär („Natrium-Kalium-Pumpe"). In der Ausgangslage ist die Permeabilität für Kalium höher als für Natrium, was zu einer Erhöhung positiver Ladungen außerhalb der Zelle führt. Das Ruhe-Membran-Potential (-80 bis -90 mV) bleibt solange bestehen, bis ein elektrischer Reiz die Zellmembran erreicht. Bei einem Impuls nimmt der Einstrom von Natrium zu, die Zellmembran wird depolarisiert, das transmembrane Potential nähert sich dem Nullpunkt. Die kritische „Schwelle" bei -60 mV öffnet die Natriumkanäle. Dadurch strömt Natrium nach einem „Überschuß" des Aktionspotentials zu der Polarisation

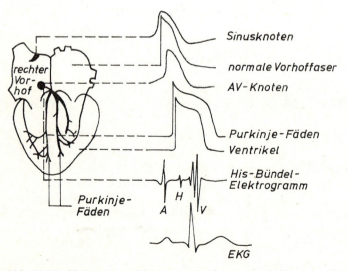

Abb. 11.14. Aktionspotentiale in verschiedenen Abschnitten des Herzens, intrakardial abgeleitet

hin. Nach dieser Phase kommt es zu einer Aktivierung durch Einströmen von Kalzium. Nach der maximalen Depolarisation und Schluß der Natriumkanäle kommt es zu einer schnellen Repolarisation. Das Plateau bzw. die Repolarisationsperiode stellt eine Balancierung von Na^+-, K^+- und Cl^--Ionen dar. Ein Kalziumeinstrom hält positive Membranpotentiale aufrecht. Am Ende dieser Phase nimmt die Permeabilität für Ka^+-Ionen zu, und das Ruhepotential wird erreicht. In bezug auf Ionenströme und Membranpermeabilität spricht man von „schnellen" und „langsamen" Kanälen. Schrittmacher-Zellen des Herzens zeigen eine Phase-4-Depolarisation. Dieses Spontanphänomen gewährt die „Automatie". Die Refraktärzeit ist eine Periode, während der eine Myokardzelle im Anschluß an ein Aktionspotential nicht erregbar ist (absolute und relative Refraktärperiode). Die Fortleitung kardialer Impulse ist komplex und abhängig von der Funktion des Reizleitungssystems.

Die Reizleitung in den Herzmuskelfasern ist ein rein elektrisches Phänomen ohne chemische Mediatoren oder Synapsen (funktionelles Synzytium). Das Sarkolemma besteht im wesentlichen aus einer Phospholipidschicht (Isolator?). Über Proteinmoleküle werden die Kanäle für den Ionenaustausch gebildet (963). Man unterscheidet nach charakteristischen Eigenschaften schnelle und gehemmte Fasern (963). In den schnellen Fasern ist die Refraktärzeit kurz, die langsamen Fasern finden sich vorwiegend im Sinus- und AV-Knoten sowie in bestimmten Abschnitten des Mitralklappengewebes. Im Gegensatz zu den schnellen Fasern dauert es länger bis zur Repolarisation. Je nach Intensität des Ionenaustausches und elektrophysiologischen Eigenschaften gibt es noch die sogenannten gehemmten schnellen Fasern (963).

Die Automatik des Sinusknotens hängt zum größten Teil von der Abnahme des Ka^+-Ausstroms und von einem depolarisierenden Strom ab. Eine extrazelluläre Ca^{++}-Konzentration beschleunigt die Depolarisation in der Diastole (963). Mit steigender Herzfrequenz wird das Aktionspotential des Arbeitsmyokards kürzer (1201).

11.4.3. Stoffwechsel des Myokards

Die spezifische Leistung des Herzmuskels ist die Transformation chemischer Energie in mechanische. Im Gegensatz zum Skelettmuskel leistet das Herz eine Dauerarbeit, wenn auch die Stoffwechselmechanismen sich ähneln. In der Resorptionsphase wird Glucose zu Glykogen polymerisiert, und bei der Energieversorgung wird letzteres zu CO_2 oxidiert. Der gesunde Herzmuskel verwertet zwar das Lactat, produziert es jedoch nicht.

In der Resorptionsphase katalysiert der Herzmuskel folgende Vorgänge:

1. Glykogensynthese aus Glukose,
2. Deckung des Energiebedarfs durch Glukose- und Lactat-Oxydation zu CO_2.

Nach der Resorptionsphase verwertet der Herzmuskel vorwiegend Fettsäuren, aber auch Ketonkörper und Lactat. Die Deckung des Energiebedarfes erfolgt durch Beta-Oxydation von Fettsäuren, Oxydation von Ketonkörpern (Ketolyse), Oxydation von Lactat und bei stärkerer körperlicher Belastung Glykogenabbau zu CO_2 (567).

Die Substratumsetzung im Herzmuskel kann nur bei genügenden Vorräten von Adenosintriphosphat (ATP) und Kreatinphosphat (KrP) gewährleistet werden. Diese energiereichen Phosphatverbindungen haben zwei energetisch bedeutsame Aufgaben, einmal im „Ruhe"-Stoffwechsel des Myokards die Synthesereaktionen sowie Zellregeneration und -struktur aufrecht zu erhalten und zum anderen im Tätigkeitsstoffwechsel die Kontraktionsenergie und den „Betriebsstoff" zu liefern und Ionen-Pumpen im Zustand bioelektrischer und mechanischer Aktivität zu garantieren (aktiver Na⁺-, K⁺- und Ca⁺⁺-Transport).

Die Spaltung von ATP erfolgt durch das entsprechende Enzym ATPase. Die Natrium-Kalium-Pumpe, die (Na⁺K⁺)-ATPase, ist nach Skou (1056) ein Enzymsystem, welches in der Zellmembran lokalisiert ist und in der Anwesenheit von Na⁺, K⁺ und Mg⁺⁺ das ATP in ADP und anorganisches Phosphat spaltet:

$$3\,\text{Na}^+_{innen} + 2\,\text{K}^+_{außen} + \text{ATP} \rightleftharpoons 3\,\text{Na}^+_{außen} + 2\,\text{K}^+_{innen}\,\text{ADP} + \text{Pi}$$

Katecholamine und Hormone wandern von ihrem Bildungsort zur Erfolgszelle und werden an spezifische Rezeptoren an der Membranaußenseite gebunden.

Nach der Konzeption eines „second messengers" von Sutherland (1117) sind diese Hormone „erste Boten". Die Konfigurationsänderung aktiviert ein an der Membraninnenseite vorhandenes Enzym, die Adenylatzyklase, welches cAMP aus ATP bildet. cAMP löst seinerseits (als „zweiter Bote") über intrazelluläre Systeme den Hormoneffekt aus. Die intrazelluläre cAMP-Konzentration hängt von 2 Enzymen ab:

1. Adenylatzyklase, welche die Bildung von cAMP gewährleistet, und
2. Phosphodiesterase, die das zyklische cAMP wieder abbaut.

Noradrenalin stimuliert die cAMP-Bildung. Dieser Effekt kann sowohl durch Alpha- als auch durch Betablocker gehemmt werden.

Bei den positiv-inotropen Mechanismen des Herzmuskels spielen Ca⁺⁺-Ionen eine besondere Rolle (second messengers). Katecholamine oder Herzglykoside verändern die Membrankonstellation des Herzmuskels; indem Betarezeptoren gebunden werden und das cAMP zunimmt, wird das Sarkolemma durchlässiger für Kalzium-Ionen, und die kontraktilen Prozesse werden positiv moduliert (490).

Durch die Untersuchungen von Krebs (659) (Krebs-Zyklus) wurde die adrenerge Regulation des Glykogenstoffwechsels im Skelettmuskel geklärt. Die adrenergen Histamin- und Glukagon-Rezeptoren sind in der Herzmuskelzelle an die Adenylatzyklase gekoppelt (1012). Die Isozymverteilung der Proteinkinasen im Herzmuskel ist von cAMP abhängig (630). Die Membraneiweißphosphorylierung ist für die Regulation des Ca⁺-Transportes im Herzen von Bedeutung (1270, 1282). Die Energiequellen des Myokards sind das ATP und KrP. Die Bereitstellung von ATP erfolgt anaerob durch Glukoseabbau (Substratkettenphosphorylierung) und aerob durch Oxydation des Substratwasserstoffes im intramitochondrialen System der Atmungskette (Atmungskettenphosphorylierung): ATP + Kr = KrP + ADP.

Das Kreatinphosphat (KrP) ist nicht nur Energiespeicher, sondern auch ein Energieüberträger aus dem mitochondrialen in den sarkoplasmatischen Raum. Die Herzmuskelmitochondrien sind durch die starke Konzentration an Atmungskettenenzymen (Zytochromen) von Bedeutung, die für die aerobe Phase des Energiestoffwechsels notwendig sind (Abb. 11.15.). Bestimmte Enzymmuster charakterisieren den Energiestoffwechsel des Herzens:

Bei der Glykolyse GAPDH = Glyceroaldehydphosphat-Dehydrogenase, bei dem Citratcyklus CE = condensing enzyme und beim Fettsäureabbau HAD = Beta-Hydroxy-Acyl-CoA-Dehydrogenase (97).

Durch die Technik der Koronarsinuskatheterisierung ist es möglich, die Substratextraktion des Herzens unter verschiedenen Bedingungen zu untersuchen. Die Substrataufnahme ist durch die arteriovenöse Substratdifferenz gegeben; durch die gleichzeitige Bestimmung der O_2-Differenz können die entsprechenden O_2-Äquivalente berechnet werden. Das O_2-Äquivalent gibt an, wieviel O_2 erforderlich ist, um die vollständige Oxydation eines Substrates zu erreichen (Tab. 11.7.) (613).

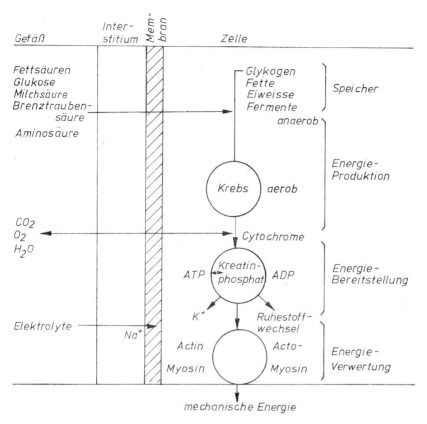

Abb. 11.15. Darstellung des normalen Herzstoffwechsels von der Energiegewinnung bis Energieverwertung unter Berücksichtigung der anaeroben und aeroben Phasen

Tabelle 11.7. Substratverbrauch als prozentualer Anteil an der O_2-Extraktion ($A\overline{V}DO_2$) des Herzens (O_2-Extraktionsquotient in %) in Ruhe und während der Arbeit (nach KEUL u. Mitarb.)

O_2-Extraktionsquotient %	Herzmuskel		Skelettmuskel	
	Ruhe	Arbeit (200 Watt)	Ruhe	Arbeit (200 Watt)
Glucose	31,0	15,8	95	73
Lactat	27,9	61,3 (!)	—	Abgabe im Venenblut (!)
Freie Fettsäuren	33,8	20,8	—	27
Pyruvat	2,2	—	—	—
β-Hydroxybutyrat	4,5	2,0	—	—
Acetacetat	0,6	0,1	—	—

O_2-Äquivalente: 1 mol Glucose = 6 mol O_2
1 mol Lactat = 13 mol O_2
1 val freie Fettsäuren = 23 mol O_2
(Molekulargewicht freie Fettsäuren = 256)

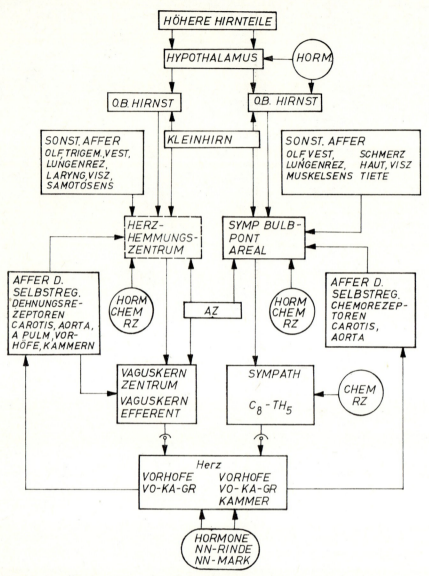

Abb. 11.16. Übersicht über die wichtigsten Einflußgrößen der Herztätigkeit (nach B. LUEKEN: Verhdl. d. Ges. f. exp. Med. d. DDR, 8, 1966, 155—207)

Die Herzfunktion mit ihren hämodynamischen Größen Rhythmus und Metabolismus wird trotz der großen Automatie dieses Organs durch neuro-humorale Faktoren mitreguliert. Von besonderer Bedeutung sind die beta-adrenergen Rezeptoren, deren Funktion von Katecholaminen abhängig ist (511). Das vegetative Nervensystem (Sympathikus und Vagus) greift in die Herztätigkeit ein. Der Sympathikus hat einen dominierenden Einfluß auf das Herzbildungs- und Leitungssystem, aber auch auf das Arbeitsmyokard. Der Vagus hat im allgemeinen über cholinerge Rezeptoren eine diametrale Wirkung auf die oben erwähnten Faktoren. Efferente und afferente Innervation des Herzens von verschiedenen kortikalen und subkortikalen Hirnstrukturen beeinflussen die Kontraktionsmechanismen des Herzens.

Die Nervenzellen der postganglionären Nerven liegen in den zervikalen sympathischen Ganglien (Nervi cardiaci cervicales) und in den oberen Thorakalganglien des Grenzstranges (Nervi cardiaci thoracici), einige wenige auch in verstreuten Ganglien entlang der Herznerven oder im Plexus cardiacus. Die Vagusphasen entspringen im unteren Hirnstamm, im ventralen Vaguskern (Nucleus ambiguus) (411).

Die Sympathikusüberträger sind entscheidend bei der Proteinphosphorylierung nach dem „2-Boten-Modell". Unter Einfluß des vegetativen Nervensystems sowie durch Pharmaka oder unter pathologischen Bedingungen kann die Reizschwelle des Herzens beeinflußt werden (positive und negative bathmotrope Wirkung). Eine positive und negative chronotrope Aktion kommt durch die Beeinflussung des Reizbildungszentrums (Frequenz) zustande. Die Geschwindigkeit der Erregungsausbreitung innerhalb des Herzens läßt sich auch durch Reizung der Nn. accelerantes positiv dromotrop und über die Vagusimpulse negativ dromotrop beeinflussen. Die Kontraktionskraft des Herzens, welche durch biochemische Prozesse der Herzmuskelzelle determiniert ist (ATP, AMP und Kalzium), läßt sich über den Sympathikus im Sinne eines positiv inotropen Effekts verlängern. Ein Vagusreiz führt zu einer negativ inotropen Wirkung, der Kontraktionsgipfel ist verkürzt (708). Abbildung 11.16. zeigt nach LUEKEN (745) in einem Blockschema sämtliche neuro-humoralen und reflektorischen Faktoren, von denen eine intakte und adaptative Herzfunktion abhängt.

11.5. Koronarkreislauf

Es besteht eine direkte Beziehung zwischen Koronarfluß und Myokardstoffwechsel (Sauerstoffbedarf). Normalwerte: Koronardurchblutung

$13,3$ ml $\cdot$ kg^{-1} $\cdot$ sec^{-1}

av Do_2 12 ml pro 100 ml Blut (12 Vol.-%)

Güte der Durchblutung $= \dfrac{O_2\text{-Angebot}}{O_2\text{-Verbrauch}}$ (183, 907).

Die Regulation der Durchblutungsgröße des Herzens über die Koronargefäße erfolgt vorwiegend über eine Senkung des diastolischen Gefäßwiderstandes. Der koronarvenöse Sauerstoffgehalt beträgt 5 Volumen-%, die Sättigung im Koronarsinus 30%, und die Sauerstoffspannung liegt bei 18 mm Hg. Die Durchblutungsgröße im Koronarsystem sowie der Sauerstoffverbrauch werden auf den linken Ventrikel bezogen: 80 bis 100 ml/g/min. Die maximale Durchblutungsgröße liegt bei 300—400 ml/100 g/min. Für das Gesamtherz beträgt die Durchblutung in Ruhe 200—250 ml/min. Der Sauerstoffverbrauch liegt in Ruhe bei 8—10 ml/100 g/min. Die koronare arteriovenöse Sauerstoffdifferenz (AVD$_c$O$_2$) beträgt in Ruhe 14 ml/dl und bei maximaler Arbeit 16 ml/dl. Die Koronarstromstärke (q_c) wird in Ruhe mit 70 ml/100 g $\cdot$ min angegeben und bei maximaler Arbeit mit 300 ml/100 g $\cdot$ min (609). 4—5% des Herzminutenvolumens fließt durch die Koronargefäße (524).

Alle Methoden der Koronardurchfluß-Messungen beim Menschen sind mit Fehlern behaftet und spiegeln nicht den wahren Blutdurchfluß und die reale Myokardperfusion wieder. Nur die Verbindungen mit dem Stoffwechsel sind gegenwärtig für die Klinik relevant (929).

Die rechte und die linke Koronararterie entspringen aus dem Sinus valsalvae der Aorta ascendens oberhalb der Aortenklappe. Die großen Koronaräste verlaufen epikardial zur Herzspitze und verzweigen sich in kleinen Arteriolen in die Myokardtiefe (Abb. 11.17.).

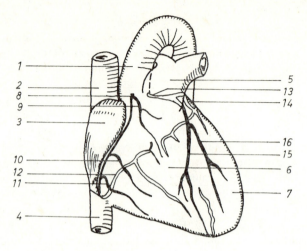

1 = Aorta; 2 = V. cava cran.; 3 = Re.Herzohr; 4 = V. cava caud.; 5 = A.pulmonalis;
6 = Re.Herzkammer; 7 = Li.Herzkammer; 8 = Re.Kranzarterie; 9 = Aa. praeventriculares;
10 = Ramus lateralis dextra; 11 = A.marginalis dextra; 12 = A.circumflexa dextra;
13 = Li.Kranzarterie; 14 = A.circumflexa sinistra; 15 = A interventricularis
(A.descendens anterior); 16 = A.marginalis sinistra.

Abb. 11.17. Verlauf der beiden Koronararterien mit ihren Hauptästen

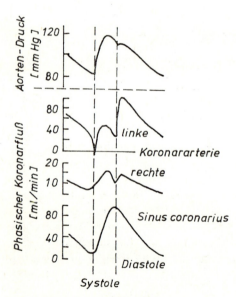

Abb. 11.18. Phasische Durchblutung in Koronararterien und im Sinus coronarius
(nach H. Hirche, 384, 524)

Man unterscheidet beim Menschen 2 Typen: Überwiegen der Blutversorgung durch die linke Koronararterie in 20% und durch die rechte in 50%. Bei 30% ist die Bedeutung beider Koronaräste gleich. Das venöse Blut strömt über den Koronarsinus in den rechten Vorhof, ein geringer Teil fließt direkt über kleine Venen in den rechten Vorhof und beide Ventrikel (Abb. 11.18.).

Jede Muskelfibrille des Herzens wird von einer Kapillare versorgt. Das Vorhandensein oder die Bildung von Kollateralen ist bei den ischämischen Herzkrankheiten von besonderer Bedeutung.

Abbildung 11.19. zeigt die Regulationsmechanismen der Koronardurchblutung unter Berücksichtigung der Alpha- und Betarezeptoren und neurohumoraler Faktoren. Es liegt auch eine Autoregulation der Koronargefäße vor: Bei Änderungen des Perfusionsdruckes zwischen 40 und 160 mm Hg verschiebt sich der Strömungswiderstand jeweils in dem Sinne, daß die Koronardurchblutung annähernd konstant bleibt (524). Zu einer metabolischen Regelung kann heute angenommen werden, daß Adenosin als Mediator bei der Anpassung der Höhe der Koronardurchblutung an den jeweiligen O_2-Bedarf des Herzens eine entscheidende Rolle spielt.

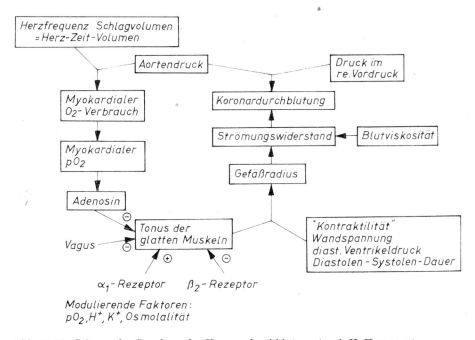

Abb. 11.19. Schema der Regelung der Koronardurchblutung (nach V. HOMBACH)

11.6. Das Niederdrucksystem und der venöse Rückstrom

Das Niederdrucksystem umfaßt alle postkapillaren Gefäßteile: Venolen, Venen, rechtes Herz mit dem Lungenkreislauf sowie linker Vorhof und linker Ventrikel während der Diastole. Der mittlere Blutdruck in diesem Bereich bewegt sich um 2,0 kPa (15 mm Hg). Die Kapillaren und Lymphgefäße und das mit dem intravasalen Raum verbundene Interstitium bilden eine funktionelle Einheit mit dem venösen System und werden als extravasaler Anteil dem Niederdrucksystem zugerechnet (620). GAUER hat das venöse System als Niederdrucksystem definiert und es dem Hochdrucksystem gegenübergestellt.

Der Druck des Niederdrucksystems ist eine Funktion von Kapazität des Gesamtkreislaufes und totalem Blutvolumen.

Blutvolumenverteilung im Niederdrucksystem: (1264)

Postkapillare Venolen	4,3%
Venolen	33,7%
Kleine Venen	25,0%
Venen	21,4%
	84,4%

Das Niederdrucksystem als funktionelle Einheit ist wesentlich an der Blutvolumenverlagerung bei Lagewechsel beteiligt. Die quantitative Ermittlung des Fassungsvermögens (Weitbarkeit) wird als Volumendehnbarkeit definiert: Compliance $C = \Delta V / \Delta P$. Bei Lagewechsel (Übergang in Orthostase) kontrahieren sich die Beinvenen nicht, etwa 400 ml Blut versacken (351).

Das zentrale Blutvolumen ist durch die Pulmonal- und Aortenklappe begrenzt. Es umfaßt das Blutvolumen der Lungengefäße (300—700 ml) und das des linken Ventrikels in der Diastole (etwa 200 ml) (620). Die Elastizität des Lungengewebes verhindert eine vollständige Entleerung, was als Reserve ausgeschüttet werden kann (ca. 6 Schlagvolumina). Diese Reserve stellt ein Gleichgewicht zwischen Auswurfvolumen und venösem Rückstrom dar. Das „intrathorakale Blutvolumen" umfaßt das zentrale Blutvolumen, das Volumen des rechten Ventrikels und das der intrathorakalen Venen. Das Niederdrucksystem ist ein passiv elastischer Behälter; die Kollapseigenschaft der Venenwand spricht für die Fähigkeit einer Autoregulation der Venenstromstärke. Das arterielle System kann viel weniger Flüssigkeit aufnehmen als das venöse. Rückstrom- und Auswurfmechanismen haben GUYTON u. Mitarb. eingehend analysiert. Die Beziehung von Herzarbeit (Herzauswurf) zu den Vorhofdrücken sind für beide Kammern fast analog (1028).

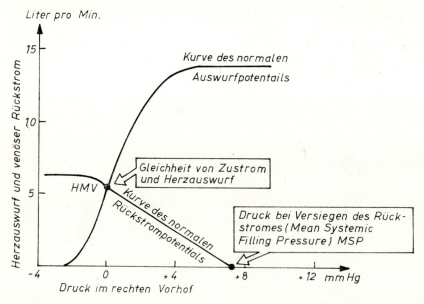

Abb. 11.20. Die Potentiale des Rückstroms und des Herzauswurfs, das aktuelle Herz-Minuten-Volumen (aus: SCHOLER: Das Blutvolumen und die Füllungsdrücke des Kreislaufs, Verlag H. Huber, Bern, Stuttgart, Wien, 1982)

Ein optimaler Rückstrom ist bei einem Vorhofdruck zwischen −4 und 0 mm Hg festzustellen. Der Rückstrom wird durch niedrige Vorhofdrücke begünstigt. Rückstrom und Auswurf müssen gleich sein und resultieren aus dem aktuellen Herzzeitvolumen.

Abbildung 11.20. zeigt nach GUYTON Rückstrom und Herzauswurf beim aktuellen Herzminutenvolumen. Der pulmonale Rückstrom erfolgt im Thorax, d. h. unter den gegebenen Bedingungen des Druckes. Er ist bei einem Druck von +1 mm Hg schon sehr hoch und versiegt beim mittleren Füllungsdruck des Lungenkreislaufs, der in der Norm bei +5 mm Hg liegt. MPP = +5 mm Hg (1160).

Abbildung 11.21. veranschaulicht die venösen Rückströme beider Kreisläufe in Abhängigkeit von den Vorhofdrücken. Der pulmonale venöse Rückstrom und der Rückstromwiderstand sind abhängig vom Druck im linken Vorhof (415). Der venöse Rückstrom ist einmal abhängig vom Druck im rechten Vorhof bei unterschiedlichem mittlerem Füllungsdruck, welcher vom Blutvolumen bestimmt wird und zum anderen vom totalen peripheren Gefäßwiderstand. Mechanische Faktoren beim venösen Rückstrom sind: Ventilebenenmechanismus, negativer intrathorakaler Druck und das Herz als Muskelpumpe.

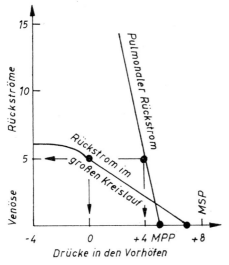

Abb. 11.21. Rückströme in beiden Kreisläufen (nach GUYTON)

11.7. Mikrozirkulation und Lymphsystem

Der Stoffaustausch zwischen Blut und Gewebe vollzieht sich in der Endstrombahn bzw. Mikrozirkulation. Auch im Bereich der Venolen finden Austauschvorgänge statt. Bei dem Filtrationsdruck spielen die vorgeschalteten Arteriolen bei der lokalen Durchblutung und beim Stoffaustausch eine regulative Rolle.

Die Muskelkapillare besteht aus einer Epithelschicht. Die Permeabilität für Elektrolyten und Eiweiß ist abhängig von der Porosität der Epithelschicht, Dicke und Dichte der Basalmembran und Anordnung der perikapillaren Zellen (86).

Die Architektur der terminalen Strombahn ist unterschiedlich in verschiedenen Organen. Die Arteriolen haben einen Durchmesser zwischen 40 und 100 Mikromillimetern, die Media besteht aus glatter Muskulatur in korkenzieherartiger Anordnung. Die terminalen Arteriolen haben einen Durchmesser von 20−40 Mikromillimetern und glatte Muskelzellen. Im Verlauf dieser Gefäße verschwindet die Elastica interna, zwischen Endothel und glatter Muskulatur liegt die Basalmembran. Zur Mikrozirkulation gehören noch die Metaarteriolen mit einem Durchmesser von 80—20 Mikromillimetern und eingelagerten Muskelzellen. Die Kapillaren haben einen Durchmesser von 3—8 μm und bestehen nur aus Endothelzellen und Basalmembran. Dies betrifft sowohl die arteriellen als auch die venösen Kapillaren. Die venösen Kapillaren münden in die postkapillaren Venolen, welche einen Durchmesser von 8—30 μm und keine Muskulatur besitzen sowie vorwiegend kollagene Fasern neben Endothelzellen und Basalmembran haben. Die Wanddicke der Terminalgefäße beträgt zwischen 1 und 8 μm. Die Steuerung erfolgt neurogen und humoral. Der Elastizitätsmodul für Kollagen beträgt 10^4 N/cm², von Elastin 10^1 N/cm² und glatte Muskulatur je nach Tonus $10^{-1}-10^2$ N/cm². Das Verhältnis zwischen Wandstärke und Innenradius der arteriellen und venösen kleinen Gefäße ist vom Gefäßdurchmesser abhängig. In den arteriellen Kapillaren ist die relative Wand stärker als in den venösen Kapillaren (341). Der Druckverlust über ein verzweigtes Mikrogefäß steigt mit zunehmender Annäherung an die Kapillaren deutlich an. In den Venolen ist er aufgrund der geringeren Stromstärke niedriger als in gleichkalibrigen Arteriolen (1311). Die Permeabilität der Kapillaren ist eng mit ihrer Struktur verbunden.

Der Stofftransport erfolgt durch Diffusion; die treibende Kraft dabei ist die Konzentrationsdifferenz. Der Transport von Lösungsmitteln erfolgt durch Ultrafiltration (Osmose). Der kolloidosmotische Druck in Plasma und Interstitium zeigt eine Druckdifferenz, durch welche eine Flüssigkeitsbewegung durch die Basalmembran entsteht, eine Filtration von Wasser. Die hydrostatische und onkotische Druckdifferenz spielt beim Transport von Lösungsmitteln eine nicht unwesentliche Rolle.

Abbildung 11.22. verdeutlicht die Filtration in der Kapillare: Die Größe des hydrostatischen Druckes und des onkotischen Druckgefälles regulieren die Filtration, aber auch der intravasale und interstitielle Druck beeinflussen diese. Zu Beginn der Kapillare

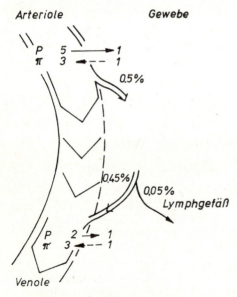

Abb. 11.22. Schema der Filtration in den Kapillaren:

P = hydrostatischer Druck, durchzogene Pfeile,
π = onkotischer Druck, unterbrochene Pfeile (nach LANG)

werden durch das Überwiegen des hydrostatischen Druckes 0,5% des Plasmas filtriert, davon am Ende der Kapillare 0,45% aufgenommen, 0,5% werden durch Lymphgefäße abtransportiert. Intravasaler und interstitieller Druck werden in kPa angegeben (353, 677).

Die Kapillaroberfläche beträgt bei 100 g Muskelgewebe ca. 7000 m² (353). Lipoidlösliche Stoffe, aber auch größere Moleküle, wie z. B. Eiweiß, passieren die Kapillaren durch große, mittlere und kleine Poren. Die Porosität und Dichte sind in den verschiedenen Organen unterschiedlich. Für die Kreislaufphysiologie ist der Volumentransport durch Filtration von besonderer Bedeutung. Die Perfusion wird durch lokale Dilatation der kleinen Gefäße mitreguliert. Bei raschen Blutverlusten kann binnen ca. 30 Minuten etwa 40% des verlorenen Volumens durch Einstrom interstitieller Flüssigkeit ersetzt werden (597). Es liegt immer eine Interaktion zwischen Filtration und Absorption vor. Das Interstitium ist mit einem Gel angefüllt, in dem ultramikroskopische Tröpfchen eingelagert sind sowie größere Partikel von Hyaluronsäuremolekülen (687).

Der kolloidosmotische Druck ist in den verschiedenen Organen unterschiedlich je nach Eiweißgehalt und Permeabilität. In allen Kapillargebieten läßt sich der Kapillardruck (PK) als Funktion der arteriellen und venösen Drücke (PA, PV) sowie der prä- und postkapillaren Widerstände berechnen (925):

$$PK = \frac{PA \cdot \frac{rV}{rA} + PV}{1 + \frac{rV}{rA}}$$

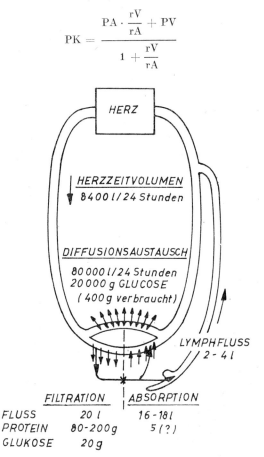

Abb. 11.23. Stofftransport pro Tag durch Diffusion und Filtration im Bereich der Mikrozirkulation und des Lymphsystems im Vergleich zum Herzzeitvolumen. Der Transport der Substrate des Stoffwechsels erfolgt fast ausschließlich durch Diffusion. Der Flüssigkeitsaustausch ist eng mit der Mechanik des Kreislaufs verknüpft (nach LANDIS und PAPPENHEIMER)

Die Lymphkapillaren umspinnen überall das Gewebe und sind an ihren Enden verschlossen. Ihre Wände bestehen aus Epithelien, und sind durchgängig für Eiweiß, Fett, Zucker und Elektrolyten. Größere Lymphgefäße enthalten glatte Muskelfasern. Die Lymphe wird durch die Lymphknoten filtriert und ergießt sich über den Ductus thoracicus in das Venensystem. Die Filtrationsgeschwindigkeit beträgt 1—1,5 lm/min. Abbildung 11.23. veranschaulicht schematisch die tägliche Volumenleistung des Herzens und des lymphatischen Systems sowie den Stoffwechseltransport im Bereich der Mikrozirkulation (675, 807).

11.8. Wichtige Mechanismen der Kreislaufregulation

Ausgehend von kybernetischen Aspekten gibt es in der Kreislaufphysiologie drei Formen der Informationsverarbeitung: Humoralhormonale, neurale und gemischte. Die nervalen Informationsimpulse spielen sich im Bereich von einem Tausendstel von Sekunde ab und werden im Nervensystem durch spezifische Gewebsstrukturen als Kodierung, Leitung und Dekodierung übermittelt (Rezeptoren, Nervenfasern, Synapsen). Die humoralen Signale haben einen geringen Schaltaufwand und bewegen sich in Reaktionszeiten um 10 sec, bei hormonalen Signalen betragen die Reaktionszeiten 5—20 Tage. „Alle Systeme biologischer Regler haben die Tendenz, einen infolge der Störung erhöhten Energieumsatz im lebenden System wieder auf ein Minimum zurückzuführen" (WAGNER, 1232). In der Kreislaufregulation gibt es Veränderungen, die nicht nur durch Störgrößen, sondern auch durch Alteration der Führungsgrößen hervorgerufen werden. Der Angriffspunkt dieser Führungsgrößen ist im lebenden Organismus nicht immer festzustellen. Die Analyse der Kreislaufmechanismen endet in der Organisation der Blutdruckregulation. KRAMER (655) hat in Anlehnung an OPPELT (909) wesentliche Merkmale der Autoregulation erkannt:

1. Die Kreisglieder bilden ein geschlossenes Wirkungsfeld.
2. Die Meß- und Stellglieder sind über den Zentralapparat gekoppelt.
3. Regel- und Stellgrößen sind informativ funktionell fixiert.

KEIDEL (602) hat die Blutdruckregulation als eine neuro-humorale Informationsverarbeitung dargestellt (Abb. 11.24.). KOEPCHEN (642) hat auf die mechanischen, nervösen (afferente und efferente Verbindungen) und chemischen Kopplungsmöglichkeiten zwischen Kreislauf und Atmung hingewiesen. Die Augenblickswerte aller geregelten Größen verändern sich fortlaufend. Diese Änderungen haben meistens periodischen Charakter; man unterscheidet:

1. endogen selbst erregte Schwingungen,
2. exogen angestoßene Schwingungen, die nach jedem Anstoß gedämpft anklingen,
3. exogen von äußeren Schwingungen fortlaufend angestoßene fremd erregte Schwingungen.

Bei den Regelungsvorgängen kann man folgende Formen unterscheiden:

1. stetiger Regler mit unterkritischer Dämpfung,
2. stetiger Regler mit negativer Dämpfung,
3. unstetiger Regler,
4. Optimumregler,
5. Regler mit adaptierendem bzw. ermüdendem Sollwert,

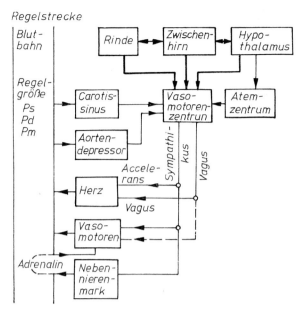

Abb. 11.24. Schema der Blutdruckregelung: P_s = systolischer, P_d = diastolischer und P_m = mittlerer arterieller Blutdruck (aus: KEIDEL: Grenzen der Übertragbarkeit der Regelungslehre auf biologische Probleme. Naturwissensch. 48, 1961, 264)

6. langfristige Umstellung und Adaptation,
7. positive Adaptation ist Stabilisierung beim Training,
8. negative Adaptation eine Labilisierung beim Übertraining (41).

Die Güte eines Reglers hängt von einem möglichst guten Einstellen des neuen Wertes ab, die Regelfläche muß klein sein. Das Verlassen der Ruhelage und die Rückkehr zu dieser, genannt Regelzeit, müssen kurz sein. Die Steuerung und Regelung im Organismus sind funktionell-dynamische Größen, und ein technisches Schema läßt sich nur teilweise auf den Kreislauf übertragen, erlaubt jedoch eine gewisse einheitliche kausale Betrachtung. Unstete Regler können keine kontinuierliche Stellgröße unterhalten, was entscheidend für die Regelgüte ist. Das Steuerungsprogramm ist ein kortiko-subkortikaler Vorgang, der in viszerale (efferente) Impulse umgesetzt wird. Bei Willensimpulsen und Bewußtseinsvorgängen dominieren die kortikalen Areale.

Von besonderer Wichtigkeit für diese Betrachtung ist es, daß Beeinflussungen und Störungen jeden Teil des Regelkreises betreffen können. Für die Berechnung ist wichtig, daß die Glieder des Regelkreises linear arbeiten, was jedoch bei der Kreislaufregulation nicht immer zutrifft. So läßt sich auch der Frequenzgang der Regelkreise nicht immer bestimmen. Die Zentren des Regelkreises liegen stets im ZNS, und zwar vorwiegend in den vegetativen Arealen.

Wir unterscheiden: Vasomotorenzentren *1. Ordnung*, d. h. die primären bulbären Kreislaufzentren der Medulla oblongata sowie ihre afferente und efferente Beziehung zu Zwischenhirn und Kortex. Die Zentren *2. Ordnung* sind die Ganglien des Grenzstranges, die als Umschaltstellen angesehen werden und deren Unterbrechung den Blutdruck senkt. Schließlich sind die Zentren *3. Ordnung*, die Axonreflexe, verbunden mit Gewebshormonen und Stoffwechselprodukten, die lokal die Durchblutung regulieren, ohne einen direkten Einfluß auf Blutdruckhöhe zu besitzen.

Jede Änderung der Regelgröße ruft durch Rückkopplungsmechanismen (feed back) gegenregulatorische Maßnahmen hervor, die meistens über das Vasomotorenzentrum laufen und die Regelgröße verändern.

Es ist möglich, entsprechend den aktuellen Anforderungen die Betriebsgröße bzw. den Sollwert innerhalb gewisser Grenzen zu verändern und zu halten. Diesen Mechanismus hat WAGNER 1942 als Sollwertsteller bezeichnet. Die Güte eines Reglers hängt außerdem von der Laufzeit ab, d. h. vom Augenblick der Änderung der Regelgröße bis zum Wirksamwerden der Gegenschaltung (Abb. 11.25.).

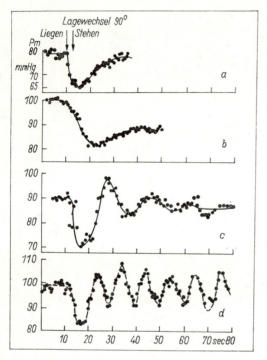

Abb. 11.25. Einschwingungsformen des Blutdruckes (nach MECHELKE)

a) stabile Regelung; b) statisch labile Regelung; c) gedämpfte Regelung; d) dynamisch labile Regelung

Berücksichtigt man die Kompliziertheit, z. B. der Blutdruckregulation unter dem Einbau aller Faktoren einschließlich der Organunterregelkreise, so sprechen wir von einer Vermaschung des Regelkreises. Man kann nicht nur den Blutdruck in den Mittelpunkt kybernetischer Betrachtung stellen, sondern muß auch andere wichtige Kreislaufgrößen, wie z. B. Blutvolumen, peripherer Widerstand usw., berücksichtigen. Auch bei diesen Größen erhalten wir ein komplizierteres vermaschtes Regelsystem.

Es existieren viele geistreiche und nützliche Modelle kardiovaskulärer Mechanismen durch Analog- und Digitalauswertung mit gezielten Programmen und vielseitiger Anwendung (644).

Die Herz-Kreislauffunktion kann ihren Zweck unter Beteiligung vieler Faktoren erfüllen, d. h., es ergeben sich in der Wechselwirkung qualitative und quantitative Korrelationen zwischen den einzelnen Kreislaufgrößen. Nur bei einer intakten Ausgewogenheit ist das System anpassungsfähig.

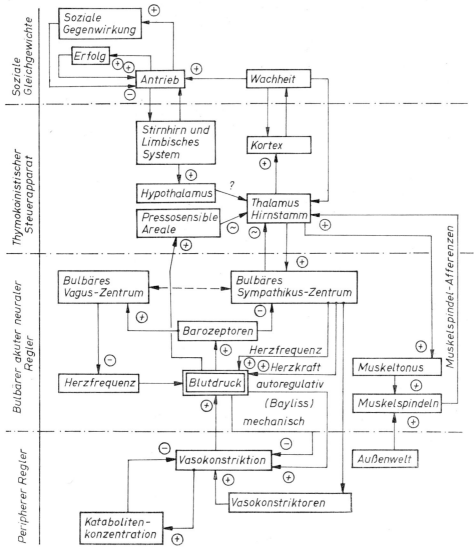

Abb. 11.26. Blockschaltbild der Vermaschung der kreislaufwirksamen Regel- und Steuerkreise. Links sind die einzelnen Systeme angegeben, zu denen die Blöcke gehören. Die Pfeile geben die Richtung der Beeinflussung an, die Vorzeichen die Art der Wirkung von einem Block zum anderen (in Anlehnung an SCHAEFER)

Bei der Blutdruckhomöostase sind folgende wichtige Regelsysteme beteiligt (317):
1. Die Regelung der Blutversorgung der einzelnen Organe (Blutfülle und Stromstärke);
2. Die Abstromregelung des Blutdruckes durch Vasomotoren;
3. Die Zustromregelung des Blutdruckes durch das Herz:
    a) Gleichgewichtszustände (STARLINGsche Gesetze),
    b) Regelung der Herzfrequenz,
    c) Regelung der Kontraktionsgröße (Herzkraft),
    d) Regelung der Herzfüllung;
4. Regelung der zirkulierenden Blutmenge;
5. Regelung der Gesamtblutmenge.

Die wichtigsten Regel- und Steuerkreise des Kreislaufsystems sind vermascht (Abb. 11.26.). Im Mittelpunkt steht — wie meistens — der Blutdruck, welcher von der Vasokonstriktion, Herzfrequenz und Herzkraft abhängt. Diese Kreislaufgrößen werden vom Vagus und Sympathikus nicht nur antagonistisch beeinflußt, sondern auch über die Barorezeptoren. Die Subst. ret. des ZNS, insbesondere aber das aktivierende aufsteigende System, hat eine stimulierende Wirkung auf den Muskeltonus, das bulbäre sympathische Zentrum und auf die psychische Wachheit. Dieses Schema simplifiziert die Mechanismen. Soweit die Pfeilrichtungen einen geschlossenen Kreis ergeben, liegt eine Rückkopplung vor. Treten in einem geschlossenen Kreis nur ein oder drei Minuszeichen auf, so handelt es sich um eine Steuerung mit negativer Rückkopplung mit einem vorgegebenen Sollwert. Finden sich nur Plus- oder zwei Minuszeichen, so ist der Kreis positiv rückgekoppelt (circulus vitiosus) und strebt einem maximalen oder minimalen Grenzwert der zu beeinflussenden Größe zu.

Abbildung 11.27. veranschaulicht nochmals die Kompliziertheit der Blutdruckregulation durch die Vermaschung vieler einzelner Regelkreise und wichtiger hämodynamischer Faktoren. Das Bild lehnt sich an das technische Modell ohne Analogie an (868). Diese hämodynamisch wirkenden Faktoren und angeführten Kreislaufgrößen besitzen auch ihre eigenen Haupt- und Nebenmechanismen.

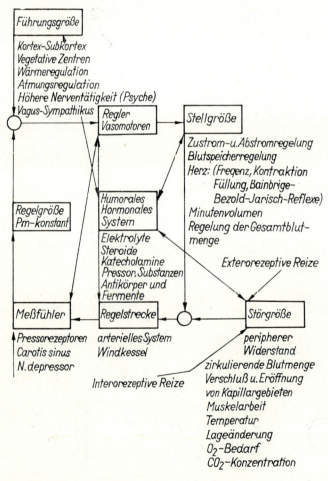

Abb. 11.27. Vermaschter Regelkreis der Blutdruckregulation (nach NITSCHKOF.)

11.8.1. Volumenregulation

Bei der Volumenregulation handelt es sich um eine Anpassung der Blutmenge an die wechselnde Kapazität des Gefäßsystems. Die Regulation des Blutvolumens erfolgt durch Mechanismen des Plasmawassers mit den Elektrolyten, die Eiweißmenge des Plasmas sowie durch das Gesamtvolumen der Erythrozyten. Der Teil des extrazellulären Volumens (EZV) im Plasmavolumen wird durch ein Gleichgewicht zwischen Flüssigkeitsaufnahme und -abgabe durch die Nieren reguliert.

Bei konstantem EZV kann der Kreislauf durch Steuerung der Filtrationsdrücke im Bereich der Mikrozirkulation eine Änderung des Plasmavolumens bewirken. Der HENTRY-GAUER-Reflex besagt: Bei Dehnung der Venen- und Vorhofwände durch Zunahme des intrathorakalen Blutvolumens oder Aufblasen eines Ballons im linken Vorhof werden Mechanorezeptoren gereizt, deren vagale Afferenzen im neuro-endokrinen System Hypothalamus-Neurohypophyse eine Hemmung der Ausschüttung von antidiuretischem Hormon (ADH) bewirken. Hierdurch wird die fakultative H_2O-Resorption aus den renalen Sammelrohren eingeschränkt, und die Diurese führt zu einer Volumenentlastung des interstitiellen und Plasmaraumes (481).

Beim Menschen besteht eine Abhängigkeit der Harnausscheidung vom arteriellen Blutdruck sowie ein Zusammenhang zwischen Blut- und interstitiellem Flüssigkeitsvolumen (415). Das Blutvolumen ist für die Füllungsdrücke des Kreislaufes entscheidend (einschließlich Venentonus und extrazellulärer Faktoren).

Man kann das Blutvolumen als Regelgröße mit einem spezifischen Aufbau und Konstanthaltung auffassen. Das Blutvolumen kann seinen Sollwert verschieben, indem es mit einer Vergrößerung des mittleren Füllungsdruckes und erhöhtem Rückstrom zunimmt. Eine Erhöhung des Blutvolumens kann regulatorisch zu einer Verminderung der Viskosität führen. Der Gefäßtonus hat eine Wirkung auf den mittleren Füllungsdruck und den venösen Rückstrom (425). Blutvolumen und venöser Rückstrom stehen in Beziehung zum Druck im rechten Vorhof. Unter Füllungsdrücken des Kreislaufs verstehen wir:

1. **Mittlerer Füllungsdruck** (Mean Circulatory Pressure — MCP —) ist der Druck, der an allen Stellen des Kreislaufsystems gefunden wird.
2. **Mittlerer Füllungsdruck der Großkreislaufs** (Mean System Pressure — MSP —) ist der Druck an einer bestimmten Stelle des Systemkreislaufes unter Ausschluß von Ein- und Abstrom in diesem System.
3. **Mittlerer Füllungsdruck des Lungenkreislaufes** (Mean Pulmonary Pressure — MPP —) ist der Druck, der an einer Stelle im Pulmonalkreislauf gemessen wird, wenn Ein- und Abstrom ausgeschlossen werden (1160).

GUYTON u. Mitarb. (425) haben diese Druckgrößen bestimmt und Beziehungen zwischen den drei Füllungsdrücken errechnet (Norm: MSP > MCP > MPP, bei Lungenstauung: MPP > MCP > MSP).

Für die Regulation aller drei Druckformen sind folgende Faktoren entscheidend: Größe des Blutvolumens, Gefäßtonus, Venentonus, zusätzliche extravasale Druckwirkungen. MSP-MAP ist gleichzeitig der Druckgradient des Rückstromes (1160). Die Regelung des ECFV und des Plasmavolumens sind Bestandteil der Größe der „Effektiven Compliance der Zirkulation" nach ECHT u. Mitarb. (266):

$$= \frac{\text{Blutvolumen}}{\text{Zentraler Venendruck} \times \text{kg Körpergewicht}}$$

Bei der Regulation des Blutvolumens, speziell für die Verteilung des extrazellulären Flüssigkeitsvolumens, ist neben der Nierenfunktion der Filtrationsdruck von Bedeutung.

Der Durstmechanismus bei der Volumenregulation wird durch das Renin-Angiotensin-System gesteuert (302). Das intrathorakale Blutvolumen greift in die Regulation des Blutplasmas über endokrine und humorale Mechanismen ein (353).

Abbildung 11.28. demonstriert die Steuerung des Plasmavolumens über hormonal-humorale und reflektorische Vorgänge. Die Blutfülle im Thorakalgebiet kann ansteigen (Blutinfusion, Kälte, Bettruhe u. a.) oder reduziert werden (Aderlaß, Orthostase, venöse Stauung, Hitze).

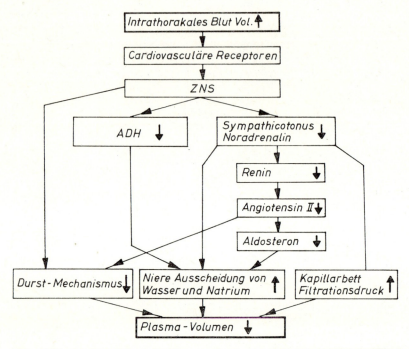

Abb. 11.28. Die Regulation des Plasmavolumens in Beziehung zum intrathorakalen Blutvolumen (nach SCHOLER: Blutvolumen und Füllungsdrücke des Kreislaufs, Verlag H. Huber, Bern, Stuttgart, Wien, 1982)

11.8.2. Rezeptoren

Rezeptoren sind Proteine in der Zellmembran als Empfänger vielfältiger exogener und endogener Informationen. Die meisten Rezeptoren werden nur von Molekülen bestimmter chemischer Strukturen erkannt. Die Anordnung der Moleküle ist von dem einwirkenden Partner abhängig; durch Bindung solcher „Liganden" an den spezifischen Empfänger werden Reaktionen ausgelöst, bis der entsprechende Effekt auftritt.

Man unterscheidet löslich-zytoplasmatische und membrangebundene Rezeptoren. Zu den zytoplasmatischen Rezeptoren zählt die Wechselwirkung zwischen Steroidhormon und Rezeptor durch Diffusion. Hormone und Katecholamine („first messengers") reagieren nach einem analogen Mechanismus: An der Innenseite der Membran wird die Adenylatzyklase aktiviert, was zu einer gesteigerten Synthese und Akkumulation von cAMP („second messenger") führt. Das cAMP wirkt intrazellulär als Mediator des Katecholamin- und Hormoneffektes, die Enzymaktivitäten und Permeabilität werden dabei verändert. Über die Proteinkinasen kommt es zu katalytischen Mechanismen, welche die Phosphorylierung verschiedener Proteine hervorrufen. Eine „Kaskade" biochemischer

Reaktionen wird ausgelöst, die zu mechanischen, genetischen, metabolischen und elektrochemischen Vorgängen innerhalb der Zelle führt (1122). Für die Katecholamine und einige Neurotransmitter sind die α- und β-Rezeptoren von besonderer Bedeutung. Das Histamin ist an die H_2-Rezeptoren gebunden. Die dualistische Theorie von AHLQUIST (3) gilt heute noch unter dem Nachweis funktionell und morphologisch getrennter Membranstrukturen. Neuere Untersuchungen zeigen, daß die Rezeptoren als „dynamische Strukturen mit einem beträchtlichen Grad an molekularer Plastizität oder Flexibilität in der Konfiguration sowohl bei normalen als auch bei pathologischen Zuständen zu betrachten sind". (1122).

Die α-Rezeptoren werden nach anatomischen Kriterien in post- und präsynaptische Typen unterschieden ($α_1$- und $α_2$-Rezeptoren).

Im Gegensatz zu den β-Rezeptoren gibt es keine Subklassifizierung durch Agonistenkriterien. Prazosin ist ein hochintensiver $α_1$-Blocker und Yohimbin ein $α_2$-Blocker (93). Mit einer Senkung des cAMP werden die α-adrenergen Signale über verschiedene Effektorsysteme vermittelt (594). Bei den bisher charakterisierten α-Rezeptoreneffekten, die an das Adenylat-Zyklase-System gekoppelt sind, handelt es sich um den $α_2$-Subtyp. Die $α_1$-Rezeptoren sind an den Phosphatidylinositol-Zyklus gekoppelt mit Hilfe des Kalziums als „second messenger". Die hemmende Wirkung der α-Komponente auf die Katecholamine kann durch Blockierung der stimulierenden β-Komponente nachgewiesen werden. Infolge relativer Unterschiede für Agonisten und Antagonisten können die postsynaptischen als $α_1$- und die präsynaptischen als $α_2$-Rezeptoren bezeichnet werden.

Die Rezeptoren sind ubiquitär mit unterschiedlicher Verteilung und Dichte. Ihre Untergruppen weisen differenzierte Dissoziationskonstanten auf (z. B. $β_1$, $β_2$ und $β_3$) (278). Pharmakologische Analysen der intrinsischen sympathomimetischen Aktivität (ISA) zeigen, daß eine selektive $β_2$-Adrenozeptorenstimulation möglich ist.

$β_1$- und $β_2$-Rezeptoren können in ein und demselben Gewebe nebeneinander vorkommen. Der Untertyp $β_1$ ist mehr noradrenalingebunden (wird aus sympathischen Nervenfasern freigesetzt), während der $β_2$-Untertyp empfindlicher für Adrenalin ist (597). $β_1$-Rezeptoren sind vorwiegend in der Herzmuskulatur verteilt. β-Blocker mit ISA setzen den peripheren Gefäßwiderstand herab, ohne das Herzminutenvolumen zu verändern. Über die blutdrucksenkende Wirkung von Beta-Blockern existieren mehrere Theorien:

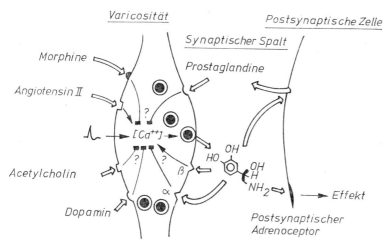

Abb. 11.29. Präsynaptische Rezeptorsysteme in einer noradrenergen Synapse (nach STARKE)

1. Herzminutenvolumen-Theorie,
2. Theorie der Autoregulation der Gewebsdurchblutung,
3. Renin-Theorie,
4. Zentralnervensystem-Theorie mit efferentem „Resetting" des Baroreflexes,
5. Theorie der präsynaptischen β-Rezeptoren (769).

In noradrenergen Neuronen sind die synaptischen „Knospen" entlang dem Axon in Form von Erweiterungen (Varicositäten) verteilt. Die peripheren noradrenergen Synapsen setzen in das Blut Noradrenalin frei („synaptischer Überlauf"). Deshalb finden wir bei Stimulierung von Sympathikusneuronen eine Erhöhung des Noradrenalins im Blut und der VMS im Urin. Die noradrenergen Synapsen arbeiten im Prinzip zentral und peripher analog. Abbildung 11.29. zeigt ein präsynaptisches adrenerges Rezeptorensystem (1080) (Tab. 11.8.).

Tabelle 11.8. Sympathomimetrische Wirkung von α- und β-Rezeptoren auf verschiedene Organe und Gewebe (68)

Organ	α-Rezeptoren	$β_1$-Rezeptoren	$β_2$-Rezeptoren
Herz		*positiv ino- und chronotrop*	
Sinusknoten		Frequenz ↑	
AV-Knoten		Leitungsgeschwindigkeit ↑	
		funkt. Refraktärzeit ↓	
Vorhof		Kontraktilität ↑	
Ventrikel		Kontraktilität ↑	
Arterielle Gefäße			
Muskelgefäße			Dilatation
Mesenterialgefäße	Konstriktion		(Blutfluß ↑)
Nierengefäße	Konstriktion		
Haut- und Schleimhautgefäße	Konstriktion		
Hirngefäße	schwache Konstriktion		
Koronargefäße		Dilatation[1]	
Glatte Muskulatur			
Bronchien			Relaxation
Darm	Relaxation	Relaxation	
Harnblase	Relaxation		Relaxation
Ureter	Kontraktion		
Vas deferens und Samenblase	Kontraktion		
Auge			
M. dilatator iridis			
Kontraktion			
Stoffwechsel			
Fettstoffwechsel		Lipolyse	
KH-Stoffwechsel		Glykogenolyse[2]	

[1] wahrscheinlich in Koronargefäßen $β_1$-Rezeptoren vorhanden
[2] nicht sicher klassifiziert

11.8.3. Humoral-hormonale Faktoren

11.8.3.1. Katecholamine-Neurotransmitter

Viele kreislaufaktive Substanzen sind in ihrer Funktion eng mit dem zentralen Nervensystem und seinen efferenten und afferenten Bahnen gekoppelt. Insbesondere wirken die Katecholamine als Neurotransmitter auf die Neuronen bzw. auf ihre zentralen und peripheren Funktionen. Für das Kreislaufsystem sind von den Katecholaminen die Hormone des Nebennierenmarks Adrenalin (A) und Noradrenalin (NA) am wichtigsten.

Die Synthese der Katecholamine ist aus Abbildung 11.30. (1051) zu entnehmen. Die Synthese und Speicherung von NA (Granula) erfolgt über die Tyrosinhydroxylase (TH), Dopa-Decarboxylase (DD) und ATP. Das ATP wird durch das Enzym Dopamin-β-Hydroxylase (DBH) und Mg^{++} in Noradrenalin umgesetzt. Über den synaptischen Spalt kommt es zu einer Kopplung mit den adrenergen Rezeptoren (α und β) (389).

Das Noradrenalin wirkt als Neurotransmitter, wird aber auch im Nebennierenmark als Granula gespeichert (Hormon). Die Adrenalin synthetisierenden Zellen enthalten

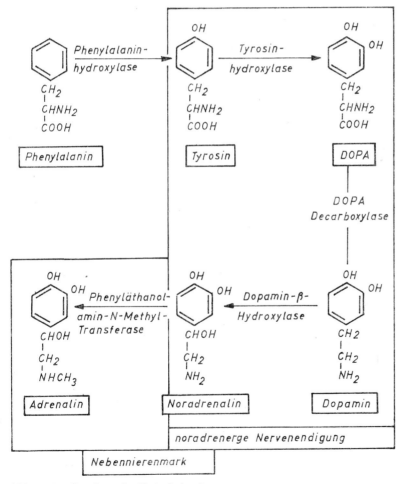

Abb. 11.30. Synthese der Katecholamine

zusätzlich die zytosolische Phenyläthanolamin-N-Methyltransferase (PNMT), durch die Noradrenalin mit Hilfe von S-Adenosylmethionin zu Adrenalin methyliert wird. In Notfallsituationen (Streß) kann das A um 2000% und das NA um 600% ansteigen- (567). Die chromaffinen Zellen des Nebennierenmarks produzieren bei Sympathikusreizen 80% A und 20% NA. Enzymatische negative Feedback-Mechanismen regulieren die Katecholaminsynthese (Abb. 11.31.).

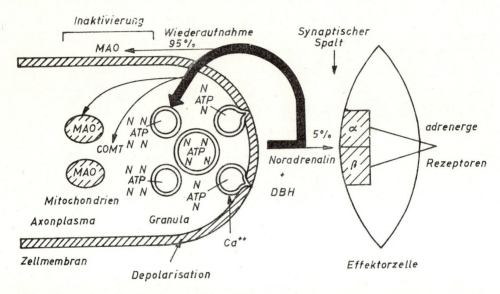

Abb. 11.31. Freisetzung, Wiederaufnahme und Inaktivierung von Noradrenalin in sympathischen Nervenendigungen (nach GROBECKER, 1050)

MAO = Monoaminooxidase, DBH = Dopamin-Beta-Hydroxylase, COMT = Catechol-O-Methyltransferase, ATP = Adenosintriphosphat, N = Noradrenalin

Die postganglionären Neuronen sind bis zum Organ noradrenerg. Die präsynaptischen Rezeptoren spielen bei der Noradrenalinfreisetzung eine besondere Rolle. Die Impulsfrequenz und pro-Impuls-Freisetzung bestimmen den noradrenergen Input an den postsynaptischen Zellen. Die Zellmembran der Neuronen ist an zwei Stellen mit Rezeptoren versehen: am Ort der Erregungsaufnahme und am Ort der Erregungsweitergabe (1080). Das Acetylcholin hemmt die pro-Impuls-Freisetzung von Noradrenalin und vermindert den Einstrom von Kalzium, nachdem das Aktionspotential beginnt (852). Angiotensin II stimuliert die pro-Impuls-Freisetzung von Noradrenalin, möglicherweise durch eine Verstärkung des depolarisationsbedingten Kalziumanstiegs (1079). Noradrenalin kann zwei entgegengesetzte Wirkungen ausüben: über α-Rezeptoren hemmt es, über β-Rezeptoren steigert es die pro-Impuls-Freisetzung. Das Prostaglandin spielt bei den synaptischen Rückkopplungsmechanismen bei der Freisetzung von Noradrenalin eine Rolle. Die präsynaptischen α- und β-Rezeptoren sprechen möglicherweise auf verschiedene Konzentrationen von Noradrenalin an (1079). Die Arterien enthalten sympathische Nerven mit präsynaptischen α-Rezeptoren; die glatte Muskulatur enthält postsynaptische α-Rezeptoren, deren Aktivierung zu Vasokonstriktion führt. α-Rezeptor-Agonisten (z. B. α-Methyldopa) können den Blutdruck senken, indem sie in den depressorischen Synapsen vorwiegend postsynaptische α-Rezeptoren aktivieren.

Eine intrarenale Noradrenalininfusion führt zu folgenden biochemischen und hämodynamischen Veränderungen in der Niere (1050):

Anstieg von arteriellem Mitteldruck, Plasmareninaktivität, Plasma-Aldesteron, peripherem Widerstand, Abnahme von renalem Plasmafluß mit erhöhter Natriumretention.

Das Blutzucker steigernde Hormon **Glukagon**, welches in den α-Zellen des endokrinen Pankreas gebildet wird, hat einige gemeinsame biologische Wirkungen mit Adrenalin. Es kann den Katecholamin-Plasmaspiegel schon bei niedrigen Dosen um über 80% erhöhen (671). Außerdem hat es Einfluß auf die Enzymaktivität des Myokards (s. Tab. 11.9.).

Tabelle 11.9. Wirkung von Adrenalin und Noradrenalin

System	Adrenalinwirkung	Noradrenalinwirkung
Herzfrequenz	Tachykardie	Bradykardie
Blutdruck	leichter Anstieg	starker Anstieg
Blutdruckmechanismus	Minutenvolumenhochdruck	Widerstandshochdruck
Hautgefäße	Konstriktion	Konstriktion
Muskelgefäße	Dilatation	Konstriktion
Zentralnervensystem	Erregung	kein Effekt
Stoffwechsel (GU)	starker Anstieg	kaum Anstieg
Blutzucker	starker Anstieg	kaum Anstieg
Leukozyten	starker Anstieg	kaum Effekt
Schweißdrüsen	Anregung	Anregung
Pupillen	Erweiterung	kaum Erweiterung
Rektaltemperatur	Anstieg	kein Effekt

Ein wichtiges Katecholamin und Neurotransmitter ist das **Dopamin**. Es ist in Hirnneuronen vorhanden und wirkt im peripheren Nervensystem hauptsächlich als Vorläufer von Noradrenalin. Nervenimpulse setzen Dopamin aus dem Aminspeicher-Granula in den synaptischen Spalt frei. Das Dopamin hat eigene postsynaptische Rezeptoren. Synthese, Speicherung und Abbau laufen fast analog zu Adrenalin und Noradrenalin ab (340, 567). Das Dopamin hat im ZNS seine Nervenbahnen. Das **Serotonin** (5-Hydroxytryptamin) ist eine vasokonstriktorische Substanz. Dieser Stoff, der als Überträgersubstanz im Zentralnervensystem besonders bei der Regulierung des Schlafes große Bedeutung hat, wird in relativ großer Menge von den enterochromaffinen Zellen des Darmes gebildet. Das Serotonin wird aus Tryptophan synthetisiert, das aus dem Blut stammt. Es kontrahiert die Venen und fördert die Thrombosebildung; es hat auch eine konstriktorische Wirkung auf die Gefäßmuskulatur, insbesondere auf die Nierengefäße. Das Serotonin ist in Neuronen des ZNS lokalisiert, wird in den Thrombozyten gespeichert und bei der Thrombozyten-Aggregation freigesetzt. Synthese und Abbau von Serotonin erfolgt in serotonergen Synapsen. Es hat auch bei der Stimmungslage eine Bedeutung (567).

Die Neurotransmitter im afferenten sensorischen Nervensystem sind noch nicht identifiziert. Im efferenten Nervensystem existiert neben Noradrenalin der Carbonsäureester Acetylcholin. Die cholinergen Neuronen (Acetylcholin als Neurotransmitter) fungieren in Prä- und Postneuronen des Parasympathikus und in präganglionären Neuronen des Sympathikus. Die Acetylcholin-Rezeptoren unterscheidet man in nicotinerge und muscarinerge. Das Acetylcholin wird in Nervenendigungen aus Acetyl-CoA und Cholin synthetisiert. Das Acetyl-CoA stammt aus den Mitochondrien. Es hat je nach Rezeptor eine hemmende oder erregende Wirkung auf die Organe.

Der Abbau erfolgt in Cholin und Acetat. Die cholinergen Rezeptoren haben eine stimulierende Wirkung auf die chromaffinen Zellen im Nebennierenmark.

Sowohl **Antidiuretin (Vasopressin-ADH)** als auch **Oxytocin** sind zyklische Nonapeptide, die im Hypothalamus gebildet und im Bereich des Hypophysenhinterlappens gespeichert und bei Bedarf freigesetzt werden. Die Synthese erfolgt über ein Prohormon. Das ADH fördert die Wasserrückresorption im distalen Nierentubulus. Die Regulation erfolgt über Osmorezeptoren im Hypothalamus, welche auf Änderung der Salzkonzentration reagieren. Ihre Stimulierung führt zur Ausschüttung von ADH und damit zur Steigerung der Wasserrückresorption und zur Bildung von konzentriertem Urin (567). Das Vasopressin führt zur Gefäßverengung, vor allem durch Sensibilisierung des Noradrenalins. Diese Verstärkung der Wirkung wird auf eine Aktivierung der Adenylatzyklase und verstärkte Bildung von zyklischem 3',5'-AMP zurückgeführt. Bereits geringe Mengen von Vasopressin hemmen auch völlig die durch Oxytoxin bedingte Zunahme der Nierendurchblutung.

Das Hormon spielt also im Zusammenspiel mit anderen Hormonen durchaus eine Rolle bei der Regulierung des Gefäßtonus.

Zu den Neurotransmittern im ZNS gehören das Gamma-Aminobutyrat (GABA) und Glycin und Glutamat. GABA und Glycin als Neurotransmitter haben ausschließlich hemmende Funktionen, GABA vorrangig im Kleinhirn, Glycin vorwiegend im Rückenmark und Hirnstamm. Strychnin löst Krämpfe aus, weil es die physiologische Hemmfunktion des Glycins ausschaltet. Glutamat und Asparaginat gelten als exzitatorische Transmitter im Zentralnervensystem (698).

Die **Substanz P** ist ein lineares Peptid von elf Aminosäuren. Es beeinflußt die synaptische Übertragung und ist vorwiegend in den Basalganglien, im Hypothalamus und im Rückenmark lokalisiert (primäre afferente Neuronen). Es hat eine Wirkung auf die glatte Muskulatur von Darm und Gefäßen. Substanz P gilt als ein Neurotransmitter afferenter Nerven. Dieses Peptid hat salivatorische Effekte und wird heute synthetisiert. Die Spinalganglien enthalten eine hohe Konzentration von Substanz P. Sie hat wahrscheinlich einen depolarisierenden Effekt auf die motorischen Vorderhornzellen. Substanz P hat eine Langzeitwirkung auf die höhere Nerventätigkeit bei Primaten, löst vegetative Reaktionen aus, senkt den Blutdruck und ist dosisabhängig (1086).

Die Substanz P greift offensichtlich in viele physiologische und pathophysiologische Mechanismen des Organismus ein, wahrscheinlich über das ZNS regulierend (567, 1086). Das Tridecapeptid-Neurotensin und Substanz P haben verschiedene neuroendokrine Funktionen, Substanz P ist ein Antagonist des α-Endorphins. Eine Neurotransmitterfunktion haben auch die **Endorphine** und **Enkephaline.**

11.8.3.2. Kortikoide

Mineralo- und Glukokortikoide haben eine begünstigende Wirkung auf die Vasokonstriktion.

Die Biosynthese des Aldosterons läuft über Cholesterin → Pregnenolon → Progesteron → Cortexon, Desoxy-Kortikosteron (DOC) → Kortikosteron → 18-Hydroxy-Kortikosteron → Aldosteron (Pregnen-11β, 21-diol-3,20-dion-18al).

Die Synthese erfolgt über die Hydroxylasen und 18-Dehydrogenase. Die Sekretion beträgt in 24 Stunden 0,06—0,25 mg. Die Sekretion von Aldosteron, welches in der Nebennierenrinde entsteht (zonag lomerulosa), wird durch Abnahme des Plasmavolumens und Zunahme von K^+ und Angiotensin stimuliert. Durch Erhöhung der Natriumkonzentration und Plasmavolumen wird die Sekretion gehemmt.

Wirkung von Aldosteron:

1. Na$^+$-Rückresorption = Zunahme von (Na$^+$) Blut,
2. H$_2$O-Retention = Zunahme von Plasmavolumen,
3. K$^+$-Ausscheidung = Abnahme von (K$^+$) Blut (448, 567).

Die Mineralkortikoide Desoxykortikosteron und Aldosteron wirken vorwiegend über eine Einlagerung von Natrium in die Gefäßwand. Die Wasserbindung des Natriums verkleinert den Durchmesser der Gefäße, so daß bereits physiologische konstriktorische Reize den peripheren Widerstand stärker erhöhen als im Normalfall.

Die Glukokortikoide, wie Kortisol und Hydrokortison, erhöhen dagegen die Ansprechbarkeit der glatten Gefäßmuskulatur gegen Adrenalin und Noradrenalin, nicht aber gegen Vasopressin. Die Erklärung für die Zunahme der vasokonstriktorischen Wirkung von Adrenalin und Noradrenalin wird in einer Zunahme der Affinität dieser Stoffe zum α-Rezeptor gesucht (1042). Die Schilddrüse stimuliert auch die Nebennierenrinde zur Sekretion von Glukokortikoiden und Mineralkortikoiden. Neben dem Einfluß auf den interstitiellen Raum und die Niere haben die Steroide auch eine Wirkung auf die Leber (1127).

11.8.3.3. Renin

Das Enzym Renin hat ein Molekulargewicht von 40000—45000. Man unterscheidet eine inaktive („big renin") und eine aktive Reninform.

Das Renin ist ein thermolabiles nicht dialysierbares Eiweiß. Intravenöse Applikation von Renin ruft einen vorübergehenden dosisabhängigen Blutdruckanstieg hervor. Das Renin wird bei allen Spezies in den renalen juxtaglomerulären Zellen (JGZ) der Niere synthetisiert und gelagert, während die sogenannten Pseudo-Renine in allen Körperflüssigkeiten und Geweben vorkommen (346). Die JGZ liegen nicht in der Media der afferenten Arteriolen der Nierenglomeruli. Barorezeptoren dieser Gefäße regulieren die Ausschüttung von Renin: Verminderte Dehnung führt zur Vermehrung des Renins, erhöhte Dehnung zu seiner Abnahme (1193). Intrarenale Chemorezeptoren sind an der Regulierung der Reninfreisetzung beteiligt. Das Renin greift in das Angiotensin-Aldesteron-System (RAAS) bei der Blutdruckhomöostase ein. Die biologische Wirkung von Renin wird an der „renin-like-Aktivität" gemessen: Blutdruckanstieg durch Aktivierung des Angiotensins.

Abbildung 11.32. zeigt das anatomisch-funktionelle Verhalten eines Nephrons und die Zusammenhänge zwischen Renin-Angiotensin-Aldosteron. Die juxtaglomerulären Zellen haben eine sympathisch-sekretorische Innervation und reagieren auch auf zirkulierende Katecholamine (44). In nächster Nähe der juxtaglomerulären Zellen liegen

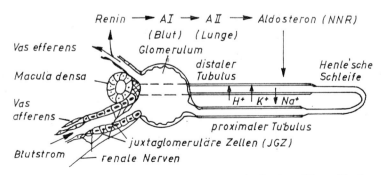

Abb. 11.32. Morphologisch-funktionelle Bestandteile eines Nieren-Nephrons

viele adrenerge Neuronen. Bereits das Aufstehen aus ruhender Lage vermehrt die Reninsekretion und auch die sympathischen efferenten Impulse im Nierensympathikus. Auch Adrenalin und Isoproterenol erhöhen die Plasma-Renin-Aktivität. Eine elektrische Reizung des Nierensympathikus und des Obex in der Medulla oblongata führen zu einer Vermehrung des Renins (393, 1293). Auch Elektrostimulation in hypothalamischen Hirnstrukturen erhöht die Plasma-Renin-Aktivität (448). Calcitonin ruft ebenfalls einen Anstieg der Plasma-Renin-Aktivität mit Abnahme der Serumelektrolyte und des arteriellen Mitteldruckes hervor. Glukagon senkt das Plasma-Renin und den arteriellen Mitteldruck mit Anstieg der Herzfrequenz.

Zu einer Stimulation der Renin-Aktivität kommt es durch cAMP (1256). Renin-Antikörper sind nachgewiesen worden; Reninsubstratpräparate mit unterschiedlichen Peptidlängen liegen vor (696, 1052).

11.8.3.4. Angiotensin

Von den Eiweißkörpern im Serum hat die Beta-Globulin-Fraktion eine konstriktorische Wirkung auf die glatte Gefäßmuskulatur (370, 393).

Das System Renin-Angiotensin (RAS) ist ein vasokonstriktorischer Faktor ähnlich wie Noradrenalin. Sympathikolytika beeinflussen die pressorische Wirkung. Abbildung 11.33. veranschaulicht den biochemischen Vorgang der Angiotensin-Synthese.

Aus Abbildung 11.34. ist die Wirkung von Angiotensin II auf Herzkreislauf, Niere, Nebenniere und vegetatives Nervensystem zu ersehen (448, 1078, 1206).

Die Blutvolumenregulation ist an das Renin-Angiotensin-Aldosteron-System (RAAS) unter Mitwirkung von Elektrolyten und ADH gebunden (420, 694) (Abb. 11.35.).

Das Angiotensin II wird hauptsächlich in der Lunge abgebaut. Es hat auch eine Beziehung zur Kininase II und dadurch zum Kallikrein- und Reninsystem. Das Renin-Angiotensin-System hat Einfluß auf zerebrale Mechanismen (höhere Nerventätigkeit, Veränderungen bioelektrischer Potentiale in kortikalen und subkortikalen Hirnstruk-

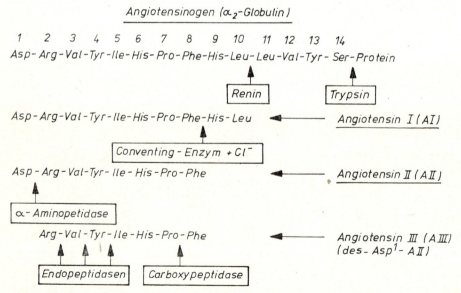

Abb. 11.33. Aminosäure-Sequenz und enzymatischer Abbau im Renin-Angiotensin-System (RAS)

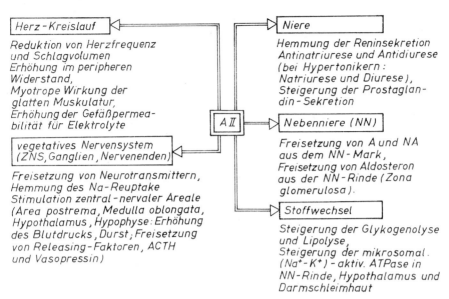

Abb. 11.34. Wirkungsspektrum und Regulationssysteme des Angiotensin II

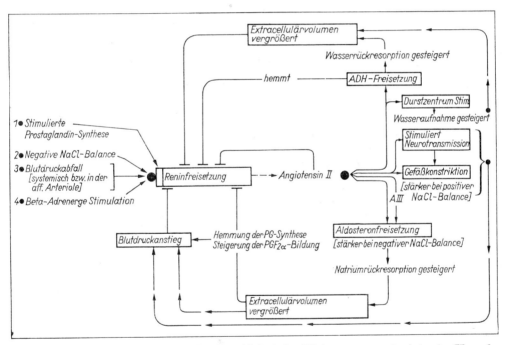

Abb. 11.35. Stimulation der Reninsekretion, biologische Wirkungen von Angiotensin II und Rückkopplungsmechanismen

Zu 1: z. B. bei renaler Ischämie, beim Bartter-Syndrom, nach Furosemid- oder Arachidonsäuregabe

Zu 2: z. B. bei niedriger NaCl-Zufuhr, Morbus Addison

Zu 3: z. B. bei Blutung, Schock, Nierenarterienstenose

Zu 4: bei labiler Hypertonie („high renin essential hypertension"), Orthostase (nach WEBER u. MANN: Internist 18, 529—537, 1977)

turen) (197, 877). Heute weiß man, daß das Hirn Renin, Angiotensin I und Angiotensin II konvertierendes Enzym und sogar Angiotensinase enthält, so daß GANTEN (345) den Begriff „intrinsic renin-angiotensin-system" einführte. Dieses System ist unabhängig vom renalen Reninsystem. Das α_2-Globulin-Angiotensinogen wird in der Leber gebildet (unwirksam), das Converting-Enzym findet man in den Lungengefäßen, aber auch in den Organen. Angiotensin III hat wahrscheinlich einen Einfluß auf die Steroidbildung (426).

11.8.3.5. Prostaglandine

Die meisten Prostaglandine wirken vasodilatorisch und werden in der Niere gebildet. Ihre natürliche Konzentration ist gering, der Abbau rasch. Ihre Struktur ist aufgeklärt, und sie können synthetisiert werden. Alle Prostaglandine gehören einer Gruppe von ungesättigten Karbonsäuren mit 20 Kohlenstoffatomen an, die als Derivate einer Prostansäure angesehen werden können (640).

Die Prostaglandine werden in der Medulla der Niere gebildet (307). Nur das PGE_2 und das $PGF_{2\alpha}$ verstärken vasokonstriktorische Phänomene. Dieser Effekt läuft über den Sympathikus bzw. Noradrenalin. Die Bedeutung dieser Befunde liegt vor allem darin, daß die Prostaglandine PGE_2 und $PGF_{2\alpha}$ in der Niere vorkommen und bei Drosselung der Nierendurchblutung zusammen mit Renin ausgeschüttet werden. Es gelangen allerdings nur etwa 5—10% der freigesetzten Prostaglandine auf die arterielle Seite des Kreislaufs, da die übrige Menge in der Lunge zerstört wird. Eine Drosselung der Nierendurchblutung durch Reizung der sympathischen Nierennerven oder Noradrenalininfusion setzt bereits diese Prostaglandine frei (717). PGE_1 erhöht die FFA und Glycerol im Plasma und senkt den Blutdruck mit leichter Erhöhung der Herzfrequenz. PGA I erhöht den Koronarfluß.

Auslösende Reize für Prostaglandinsynthese: Gewebsschäden (entzündlich, allergisch, traumatisch), Hormone, Mediatoren (z. B. Kinine), Nervenerregung, Kälte, Gifte und

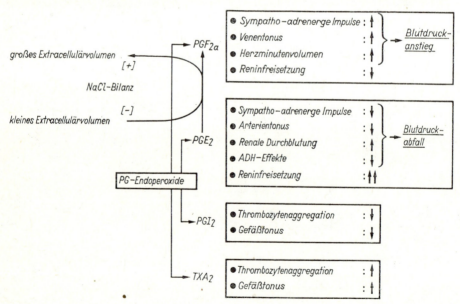

Abb. 11.36. Biologische Wirkungen der Prostaglandine (nach WEBER u. MANN: Internist 18, 529 bis 537, 1977)

Pharmaka. PG(F_{2a}) spielen bei Myokardkontraktion, Schlagvolumen sowie arteriellem und venösem Druck eine Rolle (640).

Abbildung 11.36. verdeutlicht die Wirkung der PG auf die Blutdruck- sowie Blutvolumenregulation.

PGL_2-Infusion senkt TPW und PAEDP und erhöht den Herzindex. PGE und PGF aktivieren die 9-Ketoreduktase und beeinflussen damit die Kininsynthese (1121).

11.8.3.6. Das depressive Kinin-Kallikreinsystem

Ursprünglich gehen vom Pankreas stammende hydrolytische Enzyme in die Blutbahn über (Pankreas-Proteinasen). Auf diesem Wege kommt es in der Peripherie zu einer Wirkung auf den Kreislauf. Einige Proteinasen (Kallikreine) setzen aus Serum-α_2-Globulin (Kininogen) die Kinine Bradykinin und Kallidin (567) frei.

Kinine sind kurzkettige Peptide mit den Hauptvertretern Bradykinin und Kallidin (Lysyl-Bradykinin). Die Bildung von Kininen wird durch den HAGEMANN-Faktor (XII) im subendothelialen Kollagen der Gefäßwand stimuliert, außerdem bei Verletzungen und Entzündungen. Über den HAGEMANN-Faktor kommt es indirekt zur Bildung von Plasminogen. Bei diesem Prozeß werden Polypeptide gespalten, die sogenannten Präkallikrein-Aktivatoren. Es kommt zur Bildung von Kallikreinogen in der Leber bzw. von aktivem Kallikrein. Kallikrein spaltet von den Kininogenen I und II des Plasmas (α-Globulin aus der Leber) Bradykinin ab. Die Kinine sind sowohl vasoaktiv als auch chemotaktisch. Die Synthese der Kinine bleibt lokal begrenzt. Das Bradykinin ist ein Vasodilatator und erhöht die vaskuläre Permeabilität. Über Kininasen wird es zu Aminosäuren und inaktivem Peptid abgebaut (567) (Abb. 11.37.).

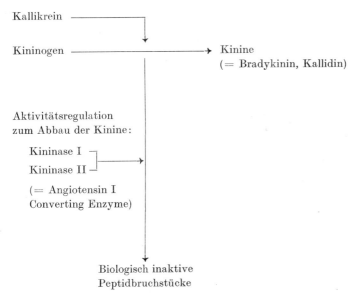

Abb. 11.37. Das Kallikrein-Kininogen-System

Tabelle 11.10. Größenordnung prozentualer Verteilung einzelner Komponenten des Renin-Angiotensin-Prostaglandin- und Kallikrein-Kinin-Systems in der Niere (nach WEBER und MANN, 1240)

	Renin	Converting Enzym $\triangleq$ Kininase II	Kallikrein	PG-Synthese	PGE_2-9-Ketoreduktase	PG-Abbau	Syntheseverhältnis $PGE_2:PGF_{2\alpha}$
Nierenrinde	100	90	95	10—20	80—90	95	1:1
Nierenmark	0	10	5	80—90	10—20	5	3:1

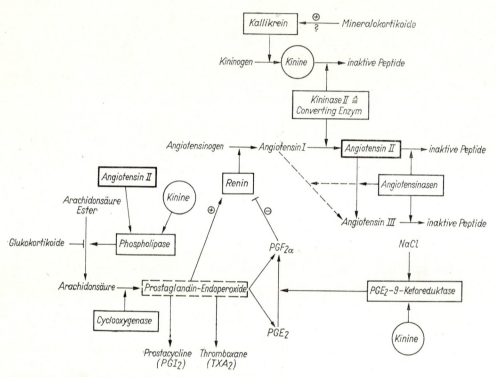

Abb. 11.38. Interaktion der Komponenten des Renin-Angiotensin-, Kallikrein-Kinin- und Prostaglandin-Systems in der Niere (nach WEBER u. MANN: Internist 18, 529—537, 1977)

Tabelle 11.10. veranschaulicht die renalen Gewebshormone, die bei der Kreislaufregulation eine wesentliche hormonale Rolle spielen.

Abbildung 11.38. verdeutlicht die funktionelle humorale Verknüpfung von Renin-Angiotensin, Kallikrein-Kinin und Prostaglandinen.

11.8.3.7. Lokale Einflüsse auf das Gefäßsystem durch Gewebshormone

Es besteht eine Wechselwirkung zwischen nervalen und lokalen Einflüssen; in Ruhe überwiegt die neurale Kontrolle über den Sympathikus und Parasympathikus. Auf die α- und β-Rezeptoren wurde schon hingewiesen. Bei mechanischer oder chemischer Reizung können vasodilatorische Effekte ausgelöst werden. Die glatte Gefäßmuskulatur zeigt elektro-physiologische Phänomene, welche vom Typ der Arterie abhängig sind. Die präkapillaren Widerstandsgefäße sind besonders für Dehnung empfindlich, eine

Zunahme der transmuralen Druckdifferenz erhöht den myogenen Tonus. Die Durchblutung ist vom Radius der Arteriolen und Perfusionsdruck in Kreislaufabschnitten mit Autoregulation (Nieren-, Koronar-, Hirn- und Muskelkreislauf) abhängig.

Eine Senkung der Temperatur unter 37 °C führt zu einer Abnahme des Gefäßtonus. Eine Vasokonstriktion durch Abkühlung beschränkt sich auf die Widerstandsgefäße, arteriovenöse Anastomosen und oberflächliche Venen (619). Das Verhalten der Gefäße ist mit metabolischen Vorgängen gekoppelt, der O_2-Bedarf ist für die Gefäßweite maßgebend. Der pO_2-Druck reguliert die Kontraktion der Gefäße: Niedriger pO_2 führt zur Erschlaffung der glatten Muskulatur, verbunden mit Dilatation und stärkerer Durchblutung. Ein typisches Beispiel ist die reaktive Hyperämie: Chronischer O_2-Mangel fördert die Vaskularisation. Bei einer Stoffwechselsteigerung kommt es zu einer zellulären Produktion von CO_2, welches die Blutgefäße umgibt. Eine erhöhte K^+-Ionen-Konzentration kann — wie auch CO_2 — die Kontraktilität der Widerstandsgefäße vermindern. Bei Sauerstoffmangel bilden sich Lactat und Pyruvat und steigt die H^+-Ionen-Konzentration. Die aktive Muskelzelle kann auch Adenosin und Adeninnukleotide und anorganisches Phosphat bilden; alle diese Stoffe wirken vasodilatorisch. Eine Ausnahme sind die Lungengefäße, welche bei lokaler Abnahme von pO_2 mit Vasokonstriktion reagieren. Das CO_2 erweitert die Gefäße im Hirn-, Haut-, Skelett-Muskel-, Myokard- und Nierenkreislauf. Eine Erhöhung der Konzentration der K^+-Ionen und des Plasma-Kaliums führt zu einer Vasodilatation im Skelettmuskel- und Koronarkreislauf. Eine erhöhte K^+-Konzentration über 20 mmol/l ruft eine Gefäßkonstriktion hervor. Hier spielt offensichtlich die Membranpolarisation eine wesentliche Rolle. Auch das bei Sauerstoffmangel entstehende ATP bzw. sein Abbau zu ADP, AMP und Adenosin hat eine starke dilatatorische Wirkung. Möglicherweise wirkt das Adenosin auf Membranrezeptoren der glatten Gefäßmuskelzelle. Nach neueren Erkenntnissen gilt die „Kalziumpumpe" als ein zentraler Mechanismus für den Tonus der glatten Muskelzelle der Gefäße: Ca^{++} kann durch potentialabhängige Kanäle in die Zelle eintreten; zusätzliche rezeptorgesteuerte Ca^{++}-Kanäle können als Folge einer Aktivierung von α-adrenergen Rezeptoren im Sarkolemma in Funktion genommen werden. Eine Aktivierung der β-Rezeptoren führt zu einer Abnahme der intrazellulären Ca^{++}-Konzentration durch Phosphorylierung über das cAMP (140). Abbildung 11.39. zeigt die „Kalziumpumpe" als zentralen Mechanismus bei der Regulation des Tonus glatter Muskelzellen in der Phase der Dilatation und Konstriktion über die adrenergen und cholinergen Rezeptoren (776). Zu den Gewebshormonen zählt das Serotonin, das bei der Gerinnung aus den Thrombozyten freigesetzt wird. Auf die Hirngefäße hat das Serotonin eine ausgeprägte vasokonstriktorische Wirkung. Im gastrointestinalen Trakt aktiviert es die parasympathischen Nerven und reguliert durch eine gesteigerte Kapillarpermeabilität die Sekretion der Verdauungssäfte.

Histamin wird hauptsächlich in den Mastzellen gebildet und bei Gewebsschädigungen, Antigen-Antikörper-Reaktionen und Entzündungen freigesetzt. Es erweitert die Arteriolen, steigert die Kapillarpermeabilität und verengt die Venen. Das Kininogen und Kallidin, von denen sich das Bradykinin ableitet, findet man in den Körperflüssigkeiten. Alle Kinine dilatieren die Arteriolen, erhöhen die Kapillarpermeabilität und kontrahieren die Venolen. Die Zellmembranen enthalten die langkettige Arachidonsäure, die aus der essentiellen Linolensäure synthetisiert wird. Die Arachidonsäure transferiert Endoperoxide in Prostaglandine (Prostacyclin, Prostaglandin, Thromboxane). Bei Gewebsverletzung wird Arachidonsäure frei. Im allgemeinen sind Prostaglandine der A-Serie vasodilatorisch und die der F-Serie vasokonstriktorisch. Auf die Beziehung von Prostaglandinen zur Blutdruckregulation und zu Neurotransmittern

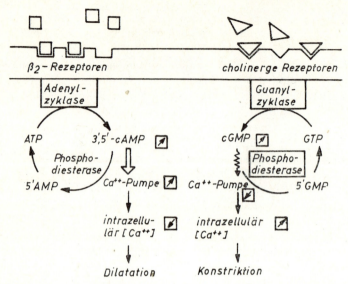

Abb. 11.39. Regulation des Tonus der glatten Gefäßmuskulatur (nach MARTIN u. RADIELOCIC)

wurde hingewiesen. Auch die Katecholamine haben eine lokale Wirkung auf die Vasomotorik. Es sei bemerkt, daß zwischen lokalen und neuralen Einflüssen auf die Gefäßfunktion eine Wechselwirkung vorliegt, welche je nach Konstellation moduliert werden kann.

11.9. Steuerungsreflexe des Herz-Kreislaufsystems

Es handelt sich teilweise um autoregulatorische Vorgänge, ausgelöst durch Baro-, Dehnungs- und Chemorezeptoren.

1. Bei dem **Bayliss-Effekt** handelt es sich um myogene Autoregulation der glatten Gefäßmuskulatur. Bei mechanischer Dehnung kommt es zu einer Senkung der Entladungsschwelle und Vergrößerung der spontanen Erregungsfrequenz.
2. **Axonreflexe** sind neurale Einflüsse auf die Hautdurchblutung, die bei mechanischer oder chemischer Reizung der Haut entstehen und eine vasodilatorische Reaktion auslösen. Dieses Phänomen verläuft ohne sympathische Innervation. Als Transmitter kommen ATP, Substanz P und Prostaglandine in Frage. Der Dermographismus beruht wahrscheinlich auf dem Axonreflex (619).
3. **Kardiale Mechanorezeptoren** befinden sich vor allem in den Vorhöfen und den Kammern, weitere Dehnungsrezeptoren finden wir an der Einmündung der Hohlvenen und im Carotissinus. Sie werden vorwiegend von afferenten markhaltigen und marklosen Vagusfasern innerviert. Auch im Herzsympathikus konnten afferente markhaltige Nervenfasern nachgewiesen werden. Die Vorhofrezeptoren sind durch die Atmung beeinflußbar. Die Kammerrezeptoren sind unabhängig von der Atmung. Neben den vagal innervierten Kammerrezeptoren sind noch sympathische Afferenzen vorhanden, deren Aktivität bei der Myokardspannung zunimmt.
4. **Volumenentlastungsreflexe** beruhen auf intrathorakalen Dehnungsrezeptoren des Niederdrucksystems. Diese Mechanismen finden wir auch bei der Regulation des Nierenkreislaufes. Der linke Vorhof mit seinen β-Rezeptoren ist ein Meßglied für den HENRY-GAUER-Diurese-Reflex.

5. Der **Bainbridge-Reflex** basiert auf einer schnellen Vorhofdrucksteigerung über die A-Rezeptoren. Er ist mit einer ausgeprägten Tachykardie gekoppelt.
6. Der **Bezold-Jarisch-Reflex** ist auf eine Sensibilisierung der Kammerrezeptoren zurückzuführen, verbunden mit Bradykardie und Vasodilatation.
7. **Unspezifische Afferenzen** können Herz-Kreislauf-Phänomene auslösen, so z. B. Reizung peripherer Nerven (N. laryng. sup., N. ischiadicus, N. saphenus, Perikard, Pleura, Peritoneum u. a.). Diese sind mit Hemmung pressorischer Neuronen verbunden und gekoppelt mit Vasodilatation und Blutdruckabfall bis zu vaso-vagalen Synkopen und Kreislaufkollaps (538). Bei Reizung von sensiblen viszeralen Afferenzen kommt es zum Blutdruckanstieg und Herzfrequenzzunahme, wahrscheinlich durch Abnahme des Vagustonus und Aktivierung von pressorischen Neuronen (538).
8. **Valsalvascher Preßdruckversuch:** Nach tiefer Inspiration bei geschlossenen Atemwegen willkürliche Anspannung und Erhöhung des intrathorakalen Druckes: Blutdrucksenkung mit Bradykardie; dies erfolgt durch Wegfall der Vagushemmung neben hydromechanischen Ursachen. Eine Tachykardie kommt durch eine Reizung der Chemorezeptoren zustande.

11.9.1. Chemorezeptoren

Der Hauptanteil der Chemorezeptoren liegt im Glomus caroticum und ist nicht nur an der Regulation der Atmung (O_2- und CO_2-Partialdruck, pH-Wert) beteiligt, sondern auch an der Herz-Kreislaufregelung. Ihre Afferenzen laufen mit den barosensiblen Nerven zusammen.

Ihre Abhängigkeit von der CO_2-Erhöhung im Blut führt nicht nur zu einer Atmungssteigerung, sondern auch zu Vasokonstriktion in den Muskeln und Intestinalgefäßen (525). Markhaltige Fasern der Sinusnerven stammen von den Chemorezeptoren. Ihre Reizung führt zu einer Aktivierung der vagalen Herzäste, aber auch der thorakalen und humoralen Sympathikusfasern. Bei Druckabfall im Carotissinus kommt es zu einer Hypoxie der Paraganglien. Die Aktivitätszunahme der Chemorezeptoren unterstützt den pressorischen Baroreflex, und zwar in einem Bereich, in dem die Reizschwelle der Barorezeptoren unterschritten ist. Die pressorische Wirkung der Chemorezeptoren bewegt sich von 5—10 kPa (299). Aktivierung der Chemorezeptoren in den Carotiden führt zu einer Abnahme des „cardiac output" und der Herzmuskelkontraktion, dagegen eine Reizung der Aorten-Chemorezeptoren zu einer Zunahme des „cardiac output" (1096, 1162). Bei Reizung der Chemorezeptoren der linken Arteria carotis mit Nikotin ist eine Dilatation der Koronarien, Abnahme des Sauerstoffdruckes im coronaren Sinus, Zunahme des Systemblutdruckes, Zunahme des Druckes im linken Ventrikel, Zunahme von dp/dt (LF) und Abnahme der Herzraten zu beobachten. Eine Hyperkapnie führt zu einer reflektorischen Vasodilatation der Hirngefäße, verbunden mit einer Aktivation der Chemorezeptoren. Ein Stimulation der Chemorezeptoren führt zu einer Vasodilatation des Skelettmuskels. Es kommt zu einer selektiven Aktivierung der efferenten sympathischen Bahnen des Herzens unter Kontrolle des ZNS.

11.9.2. Barorezeptoren (Pressorezeptoren)

Für diese hauptsächlich den Blutdruck regulierenden Rezeptoren ist der adäquate Reiz eine Dehnung der Gefäßwand durch den intravasalen Druck. Solche barosensiblen Zonen finden wir in dem Aortenbogen (N. depressor sinister), weiter im Truncus brachiocephalicus, am Abgang der A. subclavia und entlang der rechten A. carotis communis.

Diese werden vom rechten Aortennerven (N. depressor dexter) innerviert. Die Aortennerven sind Vagusäste, vagal werden auch die Barorezeptoren in der Bifurkation in der A. pulmonalis innerval gesteuert.

Die wichtigsten drucksensiblen Zonen liegen in der Verzweigung der A. carotis communis, bekannt als Carotissinusnerv (CSN). Die Afferentation erfolgt über Äste des N. glossopharyngicus (479, 489, 614, 638). Die Druckrezeptoren des CS lassen sich durch Veränderung der Elektrolytverteilung im Experiment beeinflussen (1235). Die Abhängigkeit arteriellen Druckes vom Carotissinusdruck am Carotissinuspräparat ist nach Koch (638) und Hering (489) als ein klassisches Modell eingegangen. Eine Denervation der CS- und Aortennerven führt mit Zunahme der Herzfrequenz zu einem Blutdruckanstieg, ,,Entzüngelungshochdruck". Der CS wird auch als ,,Blutdruckzügler" bezeichnet. Eine elektrische Reizung des CS führt zu Blutdruckabfall. Abbildung 11.40. veranschaulicht die Abhängigkeit des Druckes im CS und des daraus resultierenden arteriellen Druckes.

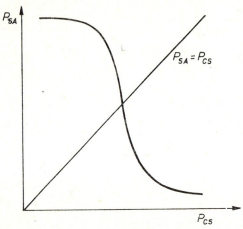

Abb. 11.40. Schematische Darstellung einer Blutdruckcharakteristik
(P_{cS} = Druck im Carotissinus, P_{SA} = resultierender arterieller Druck)

Ableitungen am isolierten CS-Präparat haben folgende Rezeptoreigenschaften: Bei Erhöhung des statischen CS-Druckes ($dP/dt \sim 0$) beträgt die Entladungsfrequenz verschiedener Einzelfasern mit unterschiedlichen Schwellendrücken 20—40 Impulse/sec bei einem Blutdruckwert von 50—60 mm Hg. Bei weiterem Druckanstieg (150—200 mm Hg) nimmt die Impulsfrequenz fast linear zu (Maximalfrequenz 40—80 Impulse/sec). Eine weitere Frequenzsteigerung ist nicht mehr möglich. Am isolierten CS-Präparat konnte Langren (681) bei Einzelfaserableitungen vom Sinusnerven nachweisen, daß die Impulsmuster der einzelnen Fasern verschiedene Bilder (Frequenzen) bei gleichbleibender Amplitude aufweisen. Es bestehen Beziehungen zwischen transmuralem mittleren Blutdruck im CS-Gebiet und Herzfrequenz bzw. arteriellem Mitteldruck. Bei Zunahme des transmuralen CS-Druckes nehmen Herzfrequenz und arterieller Mitteldruck ab (1190).

Abbildung 11.41. zeigt eine der ersten Ableitungen von Summationspotentialen des Carotissinusnerven in Abhängigkeit vom arteriellen Blutdruck nach Bronk und Stella (161). Wenn auch der CS-Reflex bei der Blutdruckregulation für die Kurzzeitregelung des Blutdruckes von wesentlicher Bedeutung ist, so hat er außerdem auch auf andere zentrale und damit verbundene periphere Mechanismen einen Einfluß nicht nur über die Kreislaufzentren, sondern auch über das vegetative Nervensystem. Abbildung 11.42.

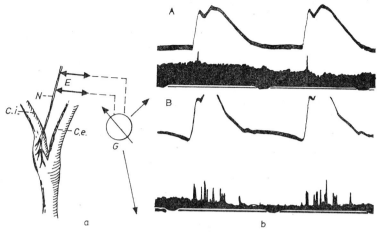

Abb. 11.41. Aufzeichnung der Aktionsströme des Carotissinusnerven:
a = Versuchsanordnung, b = Summationspotentiale.
Jede systolische Drucksteigerung führt zu einer Entladung:
A = bei niedrigem arteriellem Blutdruck, B = bei höherem arteriellem Blutdruck. Beispiel eines P-D-Steuerkörpers

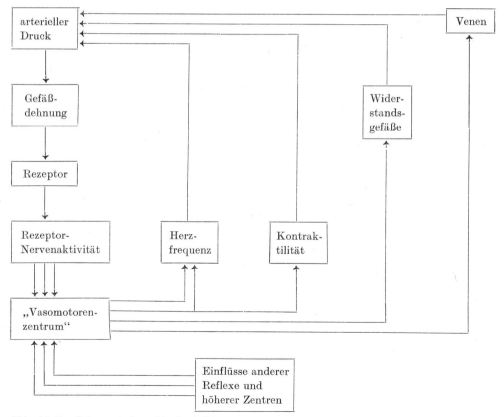

Abb. 11.42. Schematisches Blockschaltbild und Verknüpfung des Carotissinusreflexes (nach NEUS), 862)

verdeutlicht die Vermaschung des Baroreflexes mit peripheren und zentralen Stellgliedern.

In den juxtapulmonalen Kapillaren liegen Dehnungsrezeptoren (Typ J), deren Aktivierung eine hemmende Wirkung auf die Vasomotorenzentren hat und eine reflektorische Vasodilatation auslöst (922). Eine Erhöhung des Pulmonaldruckes auf 60 mm Hg führt zu einer reflektorischen Senkung des Blutdruckes und einer Verlangsamung der Herzfrequenz (1176). Die Vorhofdehnungsrezeptoren sind Rezeptoren des Niederdrucksystems, d. h., bei niedriger Schwelle haben sie charakteristische Entladungsmuster (35). Man unterscheidet A-Rezeptoren, welche während der Vorhofsystole aktiviert werden, und B-Rezeptoren, die während der Ventrikelfüllung in der Diastole tätig sind (353). A- und B-Fasern haben eine langsame Leitungsgeschwindigkeit. Zu einer Verstärkung der Reflexe dienen die schnellen C-Fasern. Die pressorezeptorischen Reflexe wirken auf verschiedene Gefäßsysteme unterschiedlich: Wirkung auf die Widerstandsgefäße der Muskulatur, Senkung des arteriellen Druckes in den Nierengefäßen mit einer reflektorischen Konstriktion. Bei orthostatischen Reaktionen spielen die pressorezeptorischen Reflexe als Kurzzeitregulatoren eine wesentliche Rolle. Bei einer reflektorisch-akuten Hypotonie sowie einer experimentellen Hypertonie werden die depressorischen C-Afferenzen des Carotissinusnerven aktiviert (575).

Eine schnelle Erhöhung des endosinualen Druckes auf 200 mm Hg ruft eine respiratorische Arrhythmie und Verstärkung der TRAUBE-HERINGschen Blutdruckwellen hervor (1176). Der CS zeigt auch einen Effekt auf den Tonus der Harnblase und des Magens; nach Dezerebrierung ist dieses Phänomen nicht auslösbar (1177). KOCH (638) konnte durch eine Erhöhung des endosinualen Druckes auf 200 mm Hg beim Hund einen Schlafzustand erreichen. Es ist auch eine Beeinflussung des Carotissinus-Reflexes durch psychische Belastung bekannt (1095).

BRATTSTRÖM (137) hat auf die Adaptation der pressorezeptorischen Reflexregulation des arteriellen Blutdruckes unter psychischen und physischen Leistungsansprüchen hingewiesen. Die Rezeptoraktivität ist offensichtlich auch mit minimalen Resettings verbunden. Die Realisierungsmöglichkeiten der Adaptation liegen nicht nur in einer pressorezeptorischen efferenten Kontrolle, sondern auch in der Beeinflussung des Sollwertes und der Stell- und Meßglieder. NEUS (862) leitete die Rezeptoraktivität in

Tabelle 11.11. Abhängigkeit hämodynamischer Variabler von einer Verschiebung der Reizschwelle des Barorezeptoren: P_{SA} = Mitteldruck, HMV = Herzminutenvolumen, F = Herzfrequenz, R = Widerstand (nach NEUS)

Hämodynamische Variable		Reizschwelle p_0 (mm Hg)					Prozentuale Änderung
		47	67	87	107	127	
P_{SA}	(mm Hg)	85,20	94,30	104,10	115,50	128,20	+50%
HMV	(l/min)	5,37	5,72	6,42	6,07	6,78	+26%
F	(min^{-1})	63,50	57,80	62,40	67,60	73,80	+38%
$\overline{R}_{SA}$	(mm Hg · sec/ml)	0,97	0,99	1,01	1,05	1,09	+12%
R_{eff}	(mm Hg · sec/ml)	0,85	0,88	0,93	0,98	1,03	+21%
$\overline{R}_A$	(mm Hg · sec/ml)	1,97	2,08	2,20	2,34	2,49	+26%
$\overline{R}_B$	(mm Hg · sec/ml)	1,92	1,89	1,88	1,90	1,95	+ 8%
GBV	(l)	1,63	1,67	1,71	1,75	1,79	+10%
P_{SV1}	(mm Hg)	9,50	10,00	10,40	10,90	11,30	+19%
Rezeptoraktivität		20,50	18,00	16,20	14,90	14,10	−31%

Einheiten in Abhängigkeit vom Mitteldruck ab: Bei einer Blutdruckamplitude von 40 mm Hg entspricht der Rezeptoraktivität von 10 Einheiten ein Mitteldruck von 90 mm Hg, bei 20 Einheiten ein Mitteldruck von 120 mm Hg. Der Blutdruck fällt zwischen 10 und 20 Einheiten der Rezeptoraktivität um ca. 40 mm Hg; daraus ergibt sich ein gain von etwa 1,33 (1025). Die Reizschwelle der Barorezeptoren kann eine schnelle Verstellung erfahren, woraus eine Variabilität hämodynamischer Größen resultiert (Tab. 11.11.). Die Höhe des Blutdruckes moduliert auch die Sensibilität der Barorezeptoren. CLARK (211) hat die „Transferfunktion" der Barorezeptoren biokybernetisch als Modell und im Experiment über die Relationen von intrasinualem Druck, Systemblutdruck und Analyse der Sensivität des Barorezeptors eingehend untersucht. Wichtig ist die Tatsache, daß es durch eine Denervation der Barorezeptoren zu einer extremen Labilität des Blutdruckes kommt (222, 867).

11.9.3. Die nerval-zentrale Steuerung des kardiovaskulären Systems

Das ZNS hat eine direkte oder indirekte Steuerung bei der Zirkulation physiologischer und pathophysiologischer Zustände. Die selektive zentral-nervale Kontrolle beinhaltet folgende regulative Mechanismen:

1. medulläre Zentren und efferente Bahnen,
2. afferente neurogene Stimuli,
3. zentrale Integration der Reflexe,
4. Modulation durch die neurale Kontrolle der humoralen Faktoren.

Dabei müssen wir zwei Grundmechanismen unterscheiden:

1. die kurzzeitige „Momentregulation" durch das Vasomotorenzentrum und die peripheren mit einer Verarbeitung von efferenten Impulsen, die als multiple inputs integriert werden,
2. die selektive efferente Innervation mit spezifischen vaskulären Effekten als pressorische und depressorische Reflexe mit einer Modifikation des Blutflusses bzw. der Gewebsdurchblutung.

Die wichtigsten fünf differenzierten Funktionen der Kreislaufgefäße werden direkt oder indirekt nerval gesteuert je nach der Konstellation:

1. Die Verteilung des Herzzeitvolumens „cardiac afterload",
2. Widerstand der Arteriolen mit dem optimalen Blutfluß,
3. die präkapillaren Sphinkter,
4. die venöse Regulation mit dem postkapillaren Widerstand bzw. kapillare Filtration und intravaskuläre Volumina,
5. Regulation der Venenweite mit Beeinflussung der „cardiac filling pressure" und „cardiac output".

Der „Zentren"-Begriff der Kreislaufregulation muß funktionell und nicht anatomisch aufgefaßt werden. Es handelt sich um komplexe Leistungen verschiedener Areale des ZNS. Dabei spielen gegenseitige intrazerebrale Beeinflussungen, afferente und efferente fördernde oder hemmende Impulse sowie humorale Einflüsse auf die Funktionsweise der Kreislaufzentren eine entscheidende Rolle. Die meisten Versuche beruhen auf Elektrostimulation oder Koagulation der kreislaufrelevanten Hirnstrukturen, aber auch auf biochemischen, elektrophysiologischen und histochemischen Untersuchungsmethoden (206, 893).

Beim Versuchstier kann im allgemeinen der Blutdruck gehalten werden, auch nach Dezerebrierung. Vorübergehend sinkt er bei einer Querschnittstrennung zwischen Pons und Med. obl. Eine Spinalisation führt zum Blutdruckabfall, der durch die große Autonomie des spinalen

Sympathikus reversibel ist. Von besonderer Bedeutung sind die bulbären Kreislaufzentren, welche einer dauernden kortikalen und dienzephalen Steuerung unterworfen sind. Systematische Untersuchungen der Medulla oblongata führten zu der Erfassung von pressorischen und depressorischen dominierenden Kreislaufzentren. Schon 1855 konnten SCHIFF (1142) und 1873 DITTMAR (252) das bulbäre Zentrum über der Spitze des Calamus scriptorius der Med. obl. nachweisen. Durch elektrische Reizung und Koagulation fand man pressorische und depressorische Punkte in der Med. obl., wobei die medialen Areale mehr pressorische, die lateralen mehr depressorische Blutdruckreaktionen auslösen. Hier erkannte OBERHOLZER (893) eine Schaltstelle von der Mitte des dorsolateralen Nucleus hippoglossus für die aortal-sinusalen depressorischen Afferenzen. Man kann von derselben Hirnstruktur durch verschiedene Reizparameter unterschiedliche Gefäßreaktionen erzielen (51, 654, 713, 841, 972). ALEXANDER (9) definierte die Medulla als ein sympathisches kardiovaskuläres Zentrum mit reflektorischen Regulationsmechanismen. Abbildung 11.43. veranschaulicht die Lage der pressorischen und depressorischen Zonen in der Med. obl.. Der Depres-

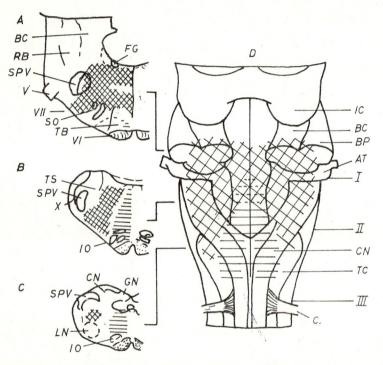

Abb. 11.43. Aufsicht auf das Gebiet des vierten Ventrikels. Approximative Lage pressorischer und depressorischer Zonen in der Medulla oblongata nach Reizversuchen an Katzen. Horizontalgestricheltes Areal = depressorische, gekreuzt gestricheltes Areal = pressorisches Gebiet. Von den Querschnitten I bis III führt I zu geringer, II zu maximaler, III wegen Ausfall beider Zentren zu geringerer Blutdrucksenkung als II.
Die wichtigsten Leitstrukturen sind:

AT = tuberculum acusticum
BC = brachium conjunctivum
BP = brachium pontis
SO = Oliva superior
C_1 = Cervicalis I
CN = Nucleus cuneatus

GN = Nucleus Goll
TS = Tractus (fasciculus) solitarius
JC = Collicus inferior
JO = Oliva inferior
SPV = Radix spinalis trigemini

(nach ALEXANDER, J. Neurophysiol. 9, 208, 1946)

sorzone läßt sich eine Schaltstelle für die aortalen und sinusalen Depressorafferenzen zuordnen, und zwar dorsolateral von der Mitte des Nucleus hypoglossi im Subnucleus magno cellularis nuclei tractus solitarii (716).

Aus Mikroableitungen ist heute nachgewiesen, daß der NTS afferente Fasern aus den Dehnungsrezeptoren des arteriellen und venösen Systems, aus den Dehnungsrezeptoren der Lunge und aus den Chemorezeptoren enthält. Damit spielt er als erste Synapse eine wesentliche Rolle bei der Kreislauf- und Atemregulation. Neuere Untersuchungen zeigen, daß sich pressorische und depressorische Punkte überlappen. Wir können gegenwärtig die medullären (rhombenzephalen) Kreislaufzentren als Neurone bezeichnen (auch im unteren Hirnstamm), von denen sympathische Afferenzen ausgehen, und als Umschaltstellen der Pressorezeptorenreflexe ansehen.

Es existiert auch eine mesencephale Kreislaufsteuerung mit pressorischen Reaktionen, ausgehend vom Nucl. ruber und der medialen Formatio retic. mesencephali (FRM). Die FRM ist eine Koordinationsstelle zwischen hypothalamischen und bulbospinalen kreislaufaktiven Hirnstrukturen. Hier wurden auch vasodilatatorische Fasern nachgewiesen (714).

Die hypothalamische Kreislaufregulation ist seit den Arbeiten von HESS (493) bekannt. Sie wirkt nicht nur direkt über das bulbäre Vasomotorenzentrum, sondern auch über vegetative sympathische und parasympathische Leitungsbahnen und nimmt eine zentrale Stellung in dem vermaschten neurohumoralen Regelkreis der Blutdruckhomöostase ein. Es ist bewiesen, daß ventromediale hypothalamische Kerne den Blutdruck senken und posterolaterale ihn erhöhen. THOMPSON und BACH (1188) machten die Beobachtung, daß durch Reizung des hinteren Hypothalamus ausgelöste Blutdruckanstiege durch gleichzeitige Reizung des „inhibitory systems" (758, 759) der Med. obl. aufgehoben werden konnten. Umgekehrt war der Blutdruckanstieg kaum mehr zu erhalten, wenn die lateralen Partien der medullären Retulärsubstanz („Facilitatory") zerstört waren (161, 219, 492, 649, 760). Über die Bedeutung der Stammganglien für die Kreislaufregulation sind die Ergebnisse widerspruchsvoll, und es ist anzunehmen, daß sie unspezifische Alterationen auslösen (492, 1024, 1069).

Eine Kortikalisation vegetativer Funktionen der Kreislaufregulierung muß angenommen werden. Neben tierexperimentellen Untersuchungen gibt es Beobachtungen am Menschen (Hypertonikern), bei denen nach Leukotomien Blutdrucksenkungen auf Jahre hinaus erzielt wurden, insbesondere bei Eingriffen in das Temporalhirn (200, 322). Psychomotorische Anfälle mit sympathikovasalen Krisen lassen sich durch elektrische Abtastung des vorderen Schläfenlappens provozieren (199, 200). Blutdruckeffekte bei Reizung des sensomotorischen Kortex wurden bereits von STRICKER (1111) gefunden, ähnliche auch durch Reizung des Lobus orbitalis des Rhinencephalons, des Lobus temporalis, des Gyrus cinguli (506, 509, 750). Die Formatio reticularis mesencephali gehört zum unspezifischen aktivierenden und hemmenden System des Hirnstammes (845). Demnach aktiviert die Formatio reticularis nicht nur verschiedene Hirnfunktionen, sondern hemmt sie auch, und zwar sowohl ascendierend hirnrindenwärts als auch descendierend rückenmarkwärts, wobei es zu einer Selektion für die aktuelle Situation adäquater und inadäquater Reize kommt. Die Formatio reticularis ist eng mit den Strukturen des Thalamus verbunden, und es bestehen doppelläufige Verbindungen zwischen Vorderhirn, Thalamus und Hypothalamus.

Das Gehirn wirkt als ganzes, und es findet ständig eine Fazilation (Bahnung) oder Inhibition (Hemmung) der Spontanaktivität bzw. des aktuellen Funktionszustandes inklusive des Kreislaufgleichgewichtes statt. Emotional ausgelöste kardiovaskuläre Reaktionen erhalten eine physiologische Basis, wenn man sie als Bestandteil kortikalsubkortikaler organisierter Antriebe bzw. Grundmotivationen auffaßt (871). Absteigend lassen sich die vasodilatatorische Rezeption im Hypothalamus lateralis, in den Vierhügeln, in der Substantia reticularis der Med. obl. bis in die Seitenstränge des Spinalmarks verfolgen. Die letzte intrazelluläre Schaltstelle liegt wahrscheinlich im Mesencephalon; von dort aus verlaufen die Fasern ungekreuzt und durchziehen die Med. obl. Die Pyramidenbahnen sind wichtig für die Übermittlung vasomotorischer Impulse aus den sensomotorischen Arealen und der Großhirnrinde. Die pressorischen Fasern des hinteren Hypothalamus verlaufen diffus in der Subst. reticularis von Pons und Med. obl. und erreichen die Seitenstränge des spinalen Rückenmarks. Die experimentellen Effekte sind anhand der Literaturangaben nicht einheitlich und schwer vergleichbar; da es nicht gleichgültig ist, ob man Fasern oder Zellen reizt bzw. ausschaltet. Bekannt ist der Verlauf des sympathiko-cholinergen Systems für die Vasodilatation der Extremitätenmuskulatur (714). Die mesenzephalen Zellen in den „Relaisstationen" koordinieren Vasokonstriktion und Vasodilatation. Von besonderer Bedeutung ist die Beziehung zur limbischen Region, welche die psychoemotionelle Seite der Kreislaufregulation bestimmt. Experimente mit defensiven Reaktionen bei hypothalamischen Reizungen führen zu einer aktiven Vasodilatation der Skelettmuskulatur über die sympathischen vasodilatatorischen cholinergen Bahnen. Diese beginnen beim frontalen Kortex und führen über den Hypothalamus zu der ventralen Medulla. Sie modulieren vorwiegend den Widerstand der Arteriolen und der Gefäße (1163, 1220).

Eine aktive Vasodilatation kommt auch während eines emotionalen Stresses vor. Ein aktiver Vasodilatator-Reflex findet sich beim Menschen nach einer adrenergen Blockade.

Wichtig ist der „hypothalamic input", der auch emotional beeinflußbar ist. Es kommt zu einer Hypertension durch eine längere Stimulation der hinteren hypothalamischen Strukturen (161, 312). Die hypothalamische Stimulation führt zu einer Konstriktion der Resistenzgefäße der Haut, in den Bauchorganen und Nieren mit gleichzeitiger Dilatation und Durchblutung der Skelettmuskulatur. Dieser Effekt der Blutumverteilung mit erhöhter Perfusion der Skelettmuskulatur ist eine Defensivreaktion. Bei der Erhöhung des Blutdruckes und „cardiac output" kommt es unter Aktivierung des Hypothalamus zu einer Unterbindung der Barorezeptoren bzw. Herzhemmung. Eine Ausschaltung des vorderen Hypothalamus führt schlagartig zu einer arteriellen Hypertension bei Ratten mit Ausschüttung von Katecholaminen. Gleichzeitig kommt es zu einer Insulinausschüttung mit einem vorübergehenden Effekt von Hypoglykämie (855, 939).

Die Abbildung 11.44. zeigt schematisch den Verlauf der vasomotorischen Bahnen und den Einfluß mesencephaler Strukturen auf die Blutdruckregulation (872). Eine wesentliche periphere Regulation ist die sympathische Vasokonstriktion.

Durch Reizung des Sympathikus und seiner vasokonstriktorischen Fasern kann das Verhältnis des präkapilaren zum postkapilaren Widerstand erhöht werden. Außerdem steigt der Gesamtwiderstand an, und es wird Depotblut aus dem Kapazitätssektor mobilisiert (808). Man unterscheidet 2 Typen der glatten Gefäßmuskulatur, die sogenannten Multiunit, welche aus vielen funktionellen Einheiten bestehen, und den sogenannten viszeralen Typ (136). Der erste Typ wird ausschließlich von exzitatorischen Nervenfasern reguliert, der zweite Typ hat eine autonome Aktivität und leitet die Erregung von Zelle zu Zelle.

Es ist von Bedeutung, daß die kleinen Arterien über vasokonstriktorische Nervenfasern nur mit den oberflächlichen Schichten der Media in Verbindung stehen, während in anderen Gefäßabschnitten alle glatten Muskeln in allen Schichten der Wandung mit Nerven versorgt sind.

Die nicht innervierten Muskelschichten der Gefäße vom viszeralen Typ spielen offen-

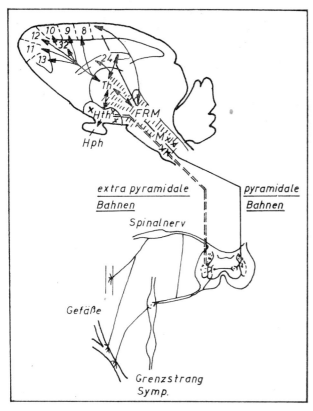

Abb. 11.44. Schema der vasomotorischen Bahnen

sichtlich bei der lokalen Regulation eine besondere Rolle. Die Depotgefäße unterliegen auch einer Regulation durch vasokonstriktorische Fasern. Manche Gewebe sind mit spezifisch vasodilatatorischen Nervenfasern ausgestattet, wie die Muskeln, welche nur bei Alarmreaktionen eingesetzt werden, mit cholinergen sympathischen Fasern bzw. parasympathischen, um einen erhöhten Blutzufluß zu gewährleisten (311, 808). Die reflexbedingten Veränderungen im Verhältnis des präkapillaren zum postkapillaren Widerstand erlauben, die Flüssigkeitsverteilung zwischen intra- und extrazellulären Räumen auf einem aktuellen Niveau zu halten. Bei Belastungen physischer Art spielen die vasodilatatorischen Metaboliten eine dominierende Rolle. Diese vasodilatatorischen Faktoren haben vorwiegend im Abschnitt der präkapillaren Sphinktergefäße und präkapillaren Widerstandsgefäße einen Einfluß, während die nervöse Regulierung sich mehr im Abschnitt der postkapillaren Gefäße abspielt. Viele zentralnervöse Regulierungsmechanismen sind dabei noch unbekannt.

Zwischen nervöser Konstriktion und metabolischer Dilatation der Gefäße besteht ein Zusammenhang. Zusammenfassend läßt sich sagen, daß bei der Anpassung des kardiovaskulären Systems die Steigerung der Gesamtkreislaufleistung durch Erhöhung des Herzminutenvolumens durch nervale Vorgänge bestimmt ist, die örtliche Mehrdurchblutung dagegen von lokalen Faktoren beherrscht wird. Eine Koordination der regulatorischen Mechanismen entsteht durch eine zentrale Steuerung und wird durch die Rückmeldung aus der Peripherie moduliert. Histamin ist z. B. ein indirekter Mediator einer neurogenen vasodilatatorischen Reaktion (158, 159).

Die Kreislaufsteuerung steht auch im Dienste der Temperaturregelung im Sinne eines „Wärmetransportorgans". Hier spielen lokale temperaturabhängige Reaktionen auf die glatte Muskulatur der peripheren Gefäße mit Auslösung spinaler Reflexe eine Rolle. Die Umstellung des Kreislaufes bei Temperaturänderungen wird hauptsächlich durch hypothalamische Zentren gesteuert. Aufgabe dieser Regulation ist die Erhaltung einer adäquaten und konstanten Temperatur. Die zentrale Organisation der kardiovaskulären Kontrolle hat ihre intrazerebralen efferenten und afferenten Wechselbeziehungen (196). Die koordinierende Funktion hämodynamischer Parameter hat auch reflektorische Mechanismen (962). Das ZNS organisiert die kardiovaskuläre Kontrolle über das neurovegetative sympathische und parasympathische System. Dieses hat eine direkte oder indirekte Wirkung auf das Herz und die glatte Muskulatur der Gefäße, bestimmt ihren Tonus und realisiert die notwendige Funktion über die cholinergen und adrenergen Rezeptoren. Die adrenergen prä- und postsynaptischen Mechanismen wurden bereits erwähnt (567).

Abbildung 11.45. verdeutlicht das ZNS mit seinen hemmenden und erregenden Synapsen und Wirkungsweisen auf die glatte Gefäßmuskulatur. Das ZNS hat einen integrierenden Einfluß auf die kardiovaskuläre Kontrolle (649).

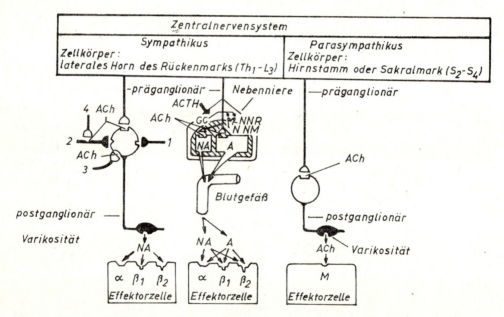

Abb. 11.45. Schematische Darstellung zur Organisation und zur Wirkungsweise sympathisch-adrenerger und parasympathisch-cholinerger Nerven auf die glatte Gefäßmuskulatur. Das Nebennierenmark ist als „umgewandeltes sympathisches Ganglion" ein Teil des Sympathikus

ACh = Acetylcholin, NA = Noradrenalin, A = Adrenalin, NNR = Nebennierenrinde, GC = Glucocorticoide, NNM = Nebennierenmark, ACTH = adrenocorticotropes Hormon, 1—4 = hemmende und fördernde Einflüsse von anderen präganglionären sympathischen Neuronen, ▪] = erregende Synapse, ▪ = hemmende Synapse, ⊔ = nicotinartiger ACh-Rezeptor, ⌣ = muscarinartiger ACh-Rezeptor, ∨ = Dopaminrezeptor (hemmender Einfluß), ⊔ = Serotoninartiger Rezeptor (hemmender Einfluß)

(nach Kirchheim, aus: Kreislaufphysiologie (Hrsg. R. Busse), Georg Thieme Verlag, Stuttgart, New York, 1982)

11.9.4. Neuropeptide in den kardiovaskulären Kontrollzentren

Die regulative Funktion des Gehirns ist an die schon erwähnten Transmittersubstanzen gebunden, einmal an Katecholamine, wobei die Beteiligung von Serotonin, Azetylcholin, Gamma-Aminobuttersäure sowie der Aminosäuren Glycin und Glutamat bei der zentralen Blutdruckregulation weniger erforscht sind. Zum anderen eröffnet die Entdeckung von Neuropeptiden wie den Endorphinen, Enkephalinen, Substanz P, Vasopressin, Oxytozin, aber auch Kininen und Angiotensin II neue Aspekte. Diese Substanzen wurden teilweise bereits in den vorangegangenen Kapiteln behandelt, man findet sie jedoch alle in Regulationszentren des Gehirns (Tab. 11.12.). Für die Blut-

Tabelle 11.12. Verteilung verschiedener Peptide in Hirnregionen, die an der Blutdruckregulation beteiligt sind (nach GANTEN)

Hirnregionen	Peptide			
	Angiotensin II	Enkephalin	Substanz P	Kinine
Medulla oblongata und pons	+	+++*	+++*	
Hypothalamus	+*	+++*	+++*	++*
eminentia mediana	++	++	(+)	
nucl. amygdaloideus	+	+++*	+++*	

Zeichenerklärung: + mäßig starke, ++ intensive, +++ sehr starke Anfärbung der Neuronen mit spezifischen Peptidantikörpern mit immunzytochemischen Methoden.
* Positive Zellkerne als Hinweise für lokale Synthese des Peptids (nach GANTEN).

druckregulation erfüllen die Neuropeptide Neurotransmitterfunktionen, sind aber auch bei pathophysiologischen Mechanismen von Bedeutung. Hingewiesen sei auf folgende Funktionen:

1. Lokalisation der Neuropeptide in Kreislaufzentren,
2. Vorhandensein spezifischer Rezeptoren in den Hirnarealen,
3. Applikation der Peptide in Kreislaufzentren führen zu Blutdruckreaktionen, die durch Peptidantagonisten aufgehoben werden können,
4. bei tierexperimentellen Hypertoniemodellen wurde eine Überempfindlichkeit auf Neuropeptide und erhöhte Konzentration im Gehirn nachgewiesen (immunhistochemische Reaktionen).

Über das Gehirn-Renin-Angiotensin-System haben wir bereits berichtet. Es wird im Gehirn durch das ubiquitär vorhandene Converting-Enzym aktiviert und stimuliert durch eigene Rezeptoren den Hypothalamus (344). Eine neurohumorale kardiovaskuläre Antwort ist die Freisetzung von ADH und ACTH. Plasma-Angiotensin II erreicht blutdruckrelevante Hirnstrukturen. Die „Opioid-Peptide" (Endorphin, Dynorphin) und insbesondere die Enkephaline stimulieren die Morphin-Rezeptoren (Delta-Rezeptoren). Man findet sie auch zentral, und sie haben je nach den experimentellen Bedingungen eine blutdrucksenkende oder blutdrucksteigernde Wirkung. Die Enkephaline wirken vorwiegend pressorisch.

Eine Analogie zu den Katecholaminen ergibt sich aus der Tatsache, daß Enkephaline mit Adrenalin und Noradrenalin im Nebennierenmark gespeichert und zusammen ausgeschüttet werden. Somit ist anzunehmen, daß die Opioid-Peptide bei der Blutdruckregulation von Bedeutung sind, auch wenn noch nicht alle Rezeptoren bekannt sind (344).

Neuere Arbeiten weisen auf die Wirkung des Endorphins und Vasopressins auf die Lern- und Gedächtnisprozesse hin (647).

Substanz P zeigt folgende hämodynamische Effekte nach zentraler und peripherer Applikation: Nach i. v. Gabe bei Ratten erfolgt ein sofortiger Blutdruckabfall, gefolgt von einem längeren Anstieg mit Herzfrequenzerhöhung. Bei SHR waren die Blutdruckanstiege signifikant höher, besonders bei einer zentralen Applikation. Die beobachtete Steigerung der Herzfrequenz bei sp-SHR nach i. v. t. Gabe von Substanz P steht im Gegensatz zur reflektorischen Bradykardie der normotensiven WKY und ein gestörtes Reflexverhalten der Barorezeptoren in SHR erkennen (1217). Eine läßt ähnliche Wirkung hat das Tridecapeptid-Neurotensin.

12. Rhythmusstörungen des Herzens

Die Haupteigenschaften des Herzmuskels wurden definiert als:
1. Reizbildung,
2. Erregungsleitung,
3. Erregbarkeit und Kontraktilität.

Die Rhythmusstörungen des Herzens unterteilt man in drei Gruppen:
1. Störung der Reizbildung,
2. Störungen der Erregungsleitung,
3. Störungen der Reizbildung mit solchen der Erregungsleitung.

Den vom Sinusknoten auf das ganze Herz übertragene Rhythmus bezeichnet man als nomotopen Sinusrhythmus. Reizbildung in tiefer gelegenen Zentren (AV-Knoten, Hissches Bündel) wird als heterotop bezeichnet und kann aktiv oder passiv sein. Ein heterotoper passiver Rhythmus führt zu einer Abnahme der Frequenz im Sinusknoten, die Automatie des unteren Zentrums dominiert. Die Sinusimpulse sind nicht imstande, den Sinusknoten zu verlassen (sinus-aurikulärer Block). Die heterotopen Zentren sind gegen die höhere Frequenz des Sinusknotens geschützt (Schutzblock). Wenn einzelne Herzerregungen aus dem AV-Knoten entspringen, nennt man sie Ersatzrhythmen. Hält der AV-Knoten-Rhythmus während einer längeren Zeitdauer an, spricht man von Knotenrhythmus, bei in den Kammern gelegenem Zentrum dagegen von einem Idio-Ventrikularrhythmus oder Kammereigenrhythmus. Eine aktive Heterotopie hat eine vermehrte Reizbarkeit und erhöhte Eigenfrequenz von niederen Zentren. Wenn das heterotope Zentrum nur während einer oder einiger Herzerregungen abnorm erregt wird, besteht eine Extrasystolie, welche von allen Teilen des Herzens ausgelöst werden kann. Die homogenetischen Rhythmen entstehen im spezifischen Muskelsystem. Sie unterstehen einer nervösen Kontrolle und können auf die Automatie und den Eigenrhythmus der sie erzeugenden Zentren zurückgeführt werden.

Die heterogenetischen Rhythmen können überall in der Arbeitsmuskulatur erzeugt werden, sie stellen isolierte Phänomene dar und erscheinen während einer kurzen Zeitspanne (523, 998). Es kommen oft schwierig zu diagnostizierende Rhythmusstörungen bei gleichzeitigem Bestehen zweier wirksamer Automatiezentren vor, dazu gehören die Interferenzdissoziation und die von manchen Autoren nicht angenommene Parasystolie.

12.1. Pathomechanismen der Arrhythmien

Die grundlegenden Eigenschaften des Erregungs- und Leitungssystems des Herzens sind Erregbarkeit, Refraktärität und Fortleitung. Die absolute Refraktärperiode hängt von der Dauer der Repolarisation ab, hauptsächlich während der Phase 2, die relative der Phase 3 des Aktionspotentials. Während der relativen Refraktärperiode können vorzeitig einfallende Stimuli eine abnorme Reaktion auslösen, die zu einer Leitungsverzögerung bis zum Leitungsblock führen kann. Langsam fortgeleitete Aktionspotentiale (SA-Knoten und AV-Knoten) besitzen andere Refraktäreigenschaften als die schnell fortgeleiteten.

Die Refraktärperiode mit langsamer Fortleitung ist länger als das Aktionspotential und anfälliger für vorzeitig einfallende Stimuli (823, 963). Die Arrhythmien entstehen durch Veränderungen der Automatie oder der Fortleitung. Die langsame diastolische Depolarisation ist mit den normalen Eigenschaften der Schrittmacherzellen gekoppelt: SA-Knoten, AV-Knoten und spezifische His-Purkinje-Fasern.

Die Phase-4-Depolarisation ist beschleunigt oder verlangsamt, was zu Tachy- und Bradyarrhythmien führen kann. Die Automatiemechanismen des Herzens sind abhängig vom Membranwiderstand, d. h. von der Polarisation und Depolarisation, verbunden mit Austausch von Na^+, Ca^{++} und K^+-Ionen. Die Konzentrationsverhältnisse der genannten Ionen entscheiden über die Art der einzelnen Phasen der Aktionspotentiale. Die nach einem Myokardinfarkt auftretenden Arrhythmien beruhen wahrscheinlich auf einer veränderten Automatie (275).

Bei der abnormen Depolarisation treten unter bestimmten Bedingungen frühe („early after-depolarisations") oder späte Nachpotentiale („delayed after-depolarisations") auf. Bei den frühen gibt es sogenannte verzögerte Nachpolarisationen mit niedriger Amplitude und nach vollständiger Repolarisation während der Diastole (37). Alle 3 Typen der Nachpotentiale können zu wiederholten Depolarisationen führen, die als „Trigger-Aktivität" bezeichnet werden. Dieses Phänomen ist analog einer Automatie — auf jedes Aktionspotential folgt eine Depolarisation. Nachpotentiale können zu spontaner elektrischer Aktivität führen. Die Theorie der Trigger-Aktivität ist bei der Entstehung von Arrhythmien beim Menschen umstritten. Myokardischämie begünstigt die Form der Automatie, ähnliche Einflüsse haben außerdem Katecholaminüberschuß, Hyperkaliämie, Veränderungen der Ca^{++}-Ströme sowie auch Digitalisüberschuß.

Abbildung 12.1. zeigt den Verlauf der frühen Nachpotentiale (bei Phase 3) und die Phasen der Aktionsströme (Phase 1–4).

Abbildung 12.2. demonstriert die späten Nachpotentiale mit Entstehung der spontanen rhythmischen Aktivität (1274). Fokale Widererregung kann Arrhythmieen hervorrufen; dabei entsteht bei unmittelbar benachbarten Fasern unterschiedlicher elektrophysiologischer Eigenschaften ein „Demarkationsstrom", welcher aus der unterschiedlichen Repolarisationsdauer resultiert. Ein „Verletzungsstrom" zwischen verschiedenen Fasertypen kann der Ursprung ektopischer Herzaktionen sein (548).

Im Experiment führen elektronische Einflüsse als Übertragung der Erregung auf

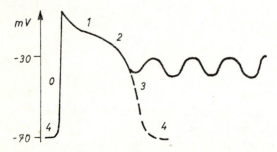

Abb. 12.1. Frühe Nachpotentiale mit niedrigem Potentialniveau (nach PUECH)

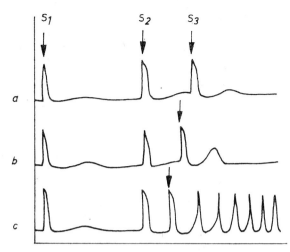

Abb. 12.2. Späte Nachpotentiale. Diastolische Oszillationen, die bei Erreichen einer bestimmten Schwelle fortgeleitet werden. Die Zunahme der Amplitude des Nachpotentials und das Auftreten der spontanen rhythmischen Aktivität beruhen auf der Verkürzung der Intervalle zwischen den Stimuli S_1 und S_2 (nach WIT)

eine unerregbare Zone und Reflexion des Potentials zu Arrhythmien. Diese elektronischen Potentiale sind nicht vom Ionenfluß abhängig und wirken nur auf die Grenzzonen der Membranen (963). Die Spontanaktivität eines kranken Vorhofs ist von der Aktivität der langsamen Kalziumkanäle abhängig. In den letzten Jahren haben Stimulationsversuche den „Re-entry-Mechanismus" als Ursache zahlreicher Arrhythmien bestätigt. Dieses elektrophysiologische Phänomen beruht auf folgenden Prinzipien:

1. eine in eine Richtung fortlaufende Erregung (unidirektionaler Block),
2. eine ausreichend langsame Fortleitung in einem Teil des Kreises,
3. eine Konstellation von Refraktärzuständen benachbarter Zellen auf dem Kreis, die eine schrittweise Wiedererregung gestattet (963).

Normalerweise verlaufen die Impulse in einer Richtung mit synchroner Aktivierung. Zur Entstehung eines Wiedereintritts muß eine Desynchronisation eintreten, was zustande kommt, wenn in einer Potentialbahn eine Leitungsverzögerung bis zum Block eintritt, während gleichzeitig in anderen Bahnen die Fortleitung normal besteht. Wenn die Fortleitung retrograd zur vorher blockierten Bahn erfolgen kann, tritt der Impuls wieder auf und erregt eine Herzregion, die proximal des Blockes liegt. Für Auslösung und Fortbestehen der Arrhythmie sind die Fortleitungsgeschwindigkeit des Impulses sowie die Länge der Bahn und Dauer der Refraktärperiode von wesentlicher Bedeutung.

Bei Vorhofflimmern und Vorhofflattern ist die Theorie der „kreisenden Erregung" bekannt (709). Nach der kreisenden Erregung (Re-entry-Prinzip) lassen sich tachykarde Formen, ausgehend vom Sinusknoten, Vorhofbereich und Ventrikel, ableiten. Eine Erniedrigung der Leitungsgeschwindigkeit spielt bei dem Auftreten von Re-entry-Phänomenen eine wesentliche Rolle (1174).

Abbildung 12.3. veranschaulicht ein Modell des „Wiedereintritts" durch einen Block in eine geschädigte Purkinje-Faser (Schädigung infolge einer Ischämie) (823). Das Reentry-Phänomen kann durch Kreisbewegung in einem System verzweigter Fasern und durch Reflexion in parallelen Fasern entstehen (1152). Voraussetzungen für das Re-

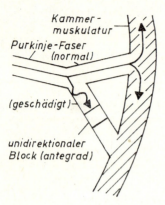
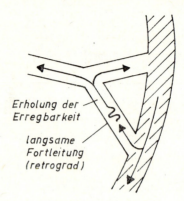

Abb. 12.3. Modell für den Wiedereintritt: Wiedereintritt durch unidirektionalen Block in einer geschädigten Purkinje-Faser. Der Impuls verläuft jedoch entlang der normalen Purkinje-Faser weiter und aktiviert das benachbarte Myokard mit nachfolgender retrograder Aktivierung der geschädigten Purkinje-Faser. Wenn in dieser Region eine retrograde Fortleitung möglich ist und die Fortleitung so langsam erfolgte, daß sich die Erregbarkeit der proximal zum Block liegenden Purkinje-Faser erholt hat, kann eine Wiedererregung erfolgen, und es kommt zum Wiedereintritt mit nachfolgender Arrhythmie. Unter geeigneten Voraussetzungen kann sich der Kreislauf danach selbst erhalten (nach MICHELSON und DREIFUS)

entry-Phänomen sind relativ große Kreisbahnen, geringe Leitungsgeschwindigkeit und eine inhomogene kurze Refraktärzeit. Diese Voraussetzungen sind z. B. bei einem dilatierten und geschädigten Vorhof gegeben. Vorhofflattern wird durch konstante Erregungsbewegung auf einer einzigen Kreisbahn, Vorhofflimmern durch Aufsplittern der Impulse und Ausbreitung auf verschiedenen, wegen unterschiedlicher Refraktärität ständig wechselnden Bahnen erklärt. Bei Herzrhythmusstörungen, insbesondere bei Vorhofflimmern und -flattern, tritt meistens eine arrhythmische Ventrikelkontraktion ein. Diese Pathosituation ist mit hämodynamischen Veränderungen verbunden: Bei längeren Intervallen sinkt der arterielle Druck und gleichzeitig der Füllungsdruck, dagegen steigt die enddiastolische Füllung der Ventrikel. Je länger das Intervall dauert, desto größer sind die Druckamplitude und das Schlagvolumen. Bei jedem Schlag findet ständig eine gekoppelte diametrale Verschiebung von „preload" und „afterload" statt (609). Reflexmechanismen haben dabei eine Wirkung auf den Widerstand und die Kontraktilität der Ventrikel. Je länger das Intervall dauert, desto stärker ist die Aktivierung des Sympathikus über die Barorezeptoren. Bei Arrhythmien kann eine intervallabhängige Frequenz-Alteration (Potenzierung) beobachtet werden. Auch extrakardiale Faktoren beeinflussen den Herzrhythmus:

Erwärmung, Dehnung des Vorhofs, Noradrenalin u. a. beschleunigen die diastolische Depolarisation und damit die Frequenz. Abkühlung und Azetylcholin wirken entgegengesetzt. Hyperkaliämie verringert durch Abnahme des extra-intrazellulären K^+-Gradienten das Membranpotential. Gleichzeitig kommt es zu einer Verzögerung der Erregungsleitung, die mit einem Kammerflimmern und Herzstillstand enden kann. Die diastolische Depolarisation ist mit einer Tendenz zu polytopen Erregungen erhöht. Hypernatriämie hat eine diametrale Wirkung.

12.2. Störungen der Erregbarkeit

12.2.1. Besonderheiten des Sinusrhythmus

Der normale Sinusrhythmus ist eine determinierte Aktionsfolge der Vorhöfe und Kammern. Die atrioventrikuläre Erregungsüberleitung (PQ-Dauer) beträgt 0,18 sec., die mittlere Herzfrequenz 84/min. Zu einer Störung der Erregungsbildung im Sinusknoten kommt es durch nervale, endokrine, toxische, lokale Schädigung als Folge einer Entzündung und infolge einer Durchblutungsstörung des eigenen sinusalen Astes der rechten Koronararterie.

12.2.2. Sinusbradykardie

Eine Sinusbradykardie liegt vor, wenn der Sinusrhythmus unter 60 Impulse in der Minute fällt mit einer PQ-Dauer über 0,12 sec.

Das bradykarde Herz arbeitet ökonomischer als das tachykarde.

Formen der Bradykardie:

1. **Konstitutionelle Bradykardie:** In gewissen Familien wird dauernde Bradykardie gehäuft angetroffen.
2. **Bradykardie des Sportlers:** Sie ist bei trainierten Athleten häufig anzutreffen.
3. **Bradykardie infolge erhöhtem Vagustonus:** Jeglicher Vagusreiz bewirkt eine Herabsetzung der Herzfrequenz, die während der Dauer der Vaguserregung anhält: Druck auf den Sinus caroticus, Bulbusdruck, erhöhter intrakranieller Druck (Gehirnödem, Meningitis, Hirntumor), vagovagaler Reflex, postinfektiöse Bradykardie (Grippe, Typhus).
4. **Toxische Bradykardie:** Digitalis, Ikterus oder zu hohe Dosen von Chinidin können eine Bradykardie bewirken.
5. **Verschiedene Zustände:** Bradykardien wurden auch bei gewissen Mangelkrankheiten (Beri-Beri), bei Myxödem und manchmal bei Arteriosklerotikern und Hypertonikern beobachtet.

Klinisch läßt sich die Sinusbradykardie von einer Bradykardie bei AV-Block abgrenzen: Im ersten Falle nimmt die Frequenz bei Belastung zu, im zweiten ändert sie sich nicht oder steigt auf das Doppelte. Die Frequenz wird auch durch den Sauerstoffbedarf reguliert.

12.2.3. Sinustachykardie

Sie besteht bei einer Frequenz über 100/min (120—150). Klinisch läßt sich die Sinustachykardie von der heterotopen Tachykardie dadurch unterscheiden, daß sie durch Anstrengung, Atmung, Lagewechsel beeinflußt werden kann. Die PQ-Zeit ist meistens unter 0,12 sec (frequenzabhängig). Die P-Zacken sind erhöht, die S-T-Strecken gesenkt, die Diastolen verkürzt. Die Systolendauer nimmt nicht proportional mit der Diastole ab, die P-Zacke kann die vorangehende T-Welle überlagern und deformieren.

Ursachen der Sinustachykardie:

1. **Tachykardie durch Erhöhung des Sympathikotonus:** Anstrengungs- oder emotionelle Tachykardie. Bei Asthenikern bewirkt der Übergang vom Liegen zum Stehen eine orthostatische Tachykardie.

2. **Toxische Tachykardie:** Durch Atropin (Vaguslähmung), Adrenalin (Sympathikusreiz), Kaffee, Tee, Nikotin, Nitrite oder Chinidin. Fieberzustände der toxisch-infektiösen Krankheiten sind desgleichen von einer Tachykardie begleitet. Bei Hyperthyreose ist die Rhythmusbeschleunigung zum Teil dem toxischen Zustand und zum Teil einer Erhöhung des Sympathikotonus zuzuschreiben.
3. **Tachykardie der Schockzustände und Hämarrhagien.**
4. **Tachykardie der organischen Herzkrankheiten:** Akute Herzleiden wie rheumatische Myokarditis, Endokarditis oder Perikarditis sind fast immer von einer Sinustachykardie begleitet. Wir finden sie auch bei gewissen Mitralstenosen, manchmal bei Herzinsuffizienz, Lungenembolie und cor pulmonale (998).

12.2.4. Respiratorische Sinusarrhythmie

Die respiratorische Arrhythmie ist die häufigste der Sinusarrhythmien. Sie wird durch Veränderungen des neuro-vegetativen Tonus hervorgerufen, welche wahrscheinlich von den Lungen, der Adventitia der großen Gefäße und im Sinus caroticus erzeugten Reflexmimpulsen abhängen. Im allgemeinen ist der Rhythmus während des Einatmens beschleunigt und während des Ausatmens verlangsamt.

Auf der Elektrokardiogrammkurve erscheint die respiratorische Arrhythmie als eine Reihe normaler Herzzyklen, deren Intervalle sich periodisch verlängern und wieder verkürzen. Wenn der Patient die Atmung für einige Momente anhält, verschwindet die Arrhythmie. Formveränderungen der P-Zacken begleiten oft die respiratorische Arrhythmie (523, 998).

Es gibt auch von der Atmung unabhängige Arrhythmien, meistens bei Arteriosklerose und seltener bei einem Sinusvorhofblock. Der Grad der respiratorischen Arrhythmie ist altersabhängig (1147).

12.2.5. Sinusarrhythmie

Diese kommt vorwiegend bei Bradykardien vor und ist auf neurovegetative Unregelmäßigkeiten in der Sinusreizbildung zurückzuführen. Die P-P-Intervalle schwanken zwischen 0,75 sec und 0,87 sec. Die Ungleichmäßigkeit erfolgt auf Kosten der T-P-Intervalle (0,24—0,33 sec).

12.2.6. Der Sinusknoten und seine Pathomechanismen

12.2.6.1. Carotisdruckversuch

Das Zusammendrücken des SK erhöht den Vagustonus und beeinflußt den Sinusrhythmus. Bei vagotonischen Patienten hebt dieser Versuch die Aktivität des SK, die zu einer Asystolie führt. Dabei setzt die Automatie des AV-Knotens ein, und die Herztätigkeit wird wieder aufgenommen. Diesen Mechanismus bezeichnet man auch als Knotenausbrechen und Ersatzrhythmus (998). Gleichzeitiges Zusammendrücken beider Arterien ist zu vermeiden. Ein weniger wirksames Verfahren ist der Bulbusdruck (okulo-kardialer Reflex). Der Carotisdruckversuch wird therapeutisch bei supraventrikulären paroxysmalen Tachykardien angewendet. Der Carotisdruck kann die Richtung der T-Wellen bei gewissen Hypertonikern und Arteriosklerotikern umkehren. Dieses Symptom kann ein einziger Hinweis auf eine Myokardschädigung sein (998). Durch Carotisdruck provozierte reflektorische Lähmung der Erregungsbildung im Sinusknoten kann zu einem Herzstillstand führen. Man unterscheidet eine unterschwellige Sinusknotenaktivität, einen überempfindlichen KS-Reflex und das sogenannte KS-Syndrom. Abbildung 12.4. zeigt eine asystolische Phase mit Fehlen von Aktionspotentialen der Vorhöfe und Kammern.

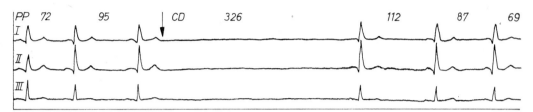

Abb. 12.4. Totaler Herzstillstand während 3,26 sec beim Carotissinus-Druck

12.2.6.2. Das Sinusknoten-Syndrom

Die Bezeichnung Sick Sinus Syndrom = Syndrom des kranken Sinusknotens (SKS) (298) umfaßt eine Gruppe bradykarder und tachykarder Rhythmusstörungen des Herzens, die auf einer Dysfunktion des sinuatrialen (SA-) Knotens, dem natürlichen Schrittmacher des Herzens, beruhen, oft aber auch das übrige kardiale Reizleitungssystem betreffen.

Die unterschiedlichen klinischen Erscheinungsbilder und elektrophysiologischen Zusammenhänge bei SKS finden ihren Ausdruck in den verschiedenen Synonymen für das SKS:

1. Sinu-atriale Syncope (265),
2. Inadäquater Sinusknoten-Mechanismus (1046),
3. Lazy Sinus Node (284),
4. Sluggish Sinus Node (1178),
5. Tachykardie-Bradykardie-Syndrom (848),
6. Chronisches Sinusbradykardie-Syndrom (1038),
7. Sick Escape Pacemaker Syndrome (765).

Die Bezeichnungen Sick Sinus Syndrome und Tachykardie-Bradykardie-Syndrom haben sich in der Literatur jedoch durchgesetzt.

Vorkommen: Alter: 20—81 Jahre, davon Männer 60%, Frauen 40%, Schrittmachertherapie 42% (1189).

Ursachen:

1. Störung der primären Reizbildung (Störung der Sinusknotenautomatie),
2. Störung der sinu-atrialen Leitung,
3. Störung der nervalen Steuerung des Sinusknotens,
4. eine Kombination der unter 1. bis 3. genannten Möglichkeiten (1016).

Bei der Symptomatik überwiegen Synkopen, Schwindelgefühl und Stenokardien, kardiale Dekompensation, spürbarer Tachy-Bradykardiewechsel und in 7% keine Symptome. Etwa 6% der Myokardinfarktpatienten erfahren eine SA-Knotendysfunktion. Infektionskrankheiten können zu einem SKS führen, welches reversibel ist; Schilddrüsenkrankheiten und Medikamente wie Digitalis und Antiarrhythmika sowie Streptomycin können ebenfalls ein SKS hervorrufen, koronare Herzkrankheiten 30—50%, Hypertension 25%, hypertensiver KS-Reflex 30% (1189). ROSTOCK (1016) fand bei 67% Störungen der Sinusknotenautomatie und sinu-atriale Leitungsstörungen und in

38% der Fälle eine reaktive hypertensive Reaktion auf KS-Reiz. LÜDERITZ (744) beschrieb neben Schenkelblockformen (3—7%) und Vorhofflattern und -flimmern (14 bis 18%) bei 60% eine Sinusbradykardie, bei 18% eine Tachykardie. Außerdem stellte er SA-Blockformen, Sinusknotenstillstand (34%) und alle AV-Blockformen (7—14%) fest. Die Manifestation von SKS wurde von FERRER (297) folgendermaßen zusammengestellt:

1. Ausgeprägte und inadäquate Bradykardien mit Frequenzen unter 50/min.
2. Bei intermittierendem Ausfall der SA-Knotentätigkeit Sinus-Rhythmusunterbrechungen mit Ersatzrhythmen aus dem Vorhof- oder AV-Knotenareal.
3. SA-Knotenausfall über längere Perioden ohne Ersatzrhythmus tieferer Zentren, also Asystolie, die von potentiell tödlichen ventrikulären Arrhythmien gefolgt sein kann.
4. Chronisches Vorhofflimmern oder -flattern bei Dauerausfall der SA-Knotenaktivität oder wiederholten Paroxysmen von Vorhoftachykardien mit langsamer AV-Überleitung, nicht aufgrund von Digitalis, sondern bei gleichzeitig bestehender AV-Knotendysfunktion (1189).

Der SA-Knoten ist der elektrophysiologische Schrittmacher und steht in Verbindung zum autonomen Nervensystem. Das Konglomerat von 3 Zelltypen wird von den Koronararterien mit Blut versorgt (547). Chronische SA-Knotenblockierung beruht auf oft degenerativen Ursachen, auch familiäre Häufung des SKS kommt vor. Die SA-Knotenzellen haben die Eigenschaft zur rhythmischen Reizbildung mit hoher Entladungsfrequenz, die sogenannte „phase-4-depolarization" (1201). Das Herzleitungssystem hat eine abnehmende Entladungsfrequenz, je weiter es distal vom SA-Knoten liegt. SKS mit der häufigen Bradykardie beruht auf einer Funktionsstörung des Knotens (SA-Knotenaustrittsblockierung). Bei einer längeren SA-Depolarisation wird die drohende Asystolie durch untergeordnete Automatiezentren überbrückt (AV-nodale Ersatzrhythmen). Eine gestörte atriale Erregungsleitung begünstigt einen Re-entry-Mechanismus des AV- und SA-Knotens und Vorhofarrythmien.

Diagnostische Verfahren:

Speicher-EKG, Monitorüberwachung, Provokationsteste (KS-Massage, Atropin-Test, Temperatur, Katecholamine, Vorhofstimulation, schnelle atriale Stimulation). Invasive Verfahren der elektrophysiologischen Funktionsdiagnostik des Sinusknotens ermöglichen weitergehende Aussagen (1016, 1189). Als Referenzgröße der Sinusknotenautomatie (SKA) gilt die Bestimmung der maximalen Poststimulationspause nach hochfrequenter Vorhofreizung (Normalwert: 1041 ± 26 msec.), maximale Sinusknotenerholungszeit (SKEZ) mit einem oberen Grenzwert von 1500 msec (nach ROSTOCK). Dieser Parameter kann durch die Periodendauer korrigiert werden: Korrigierte SKEZ. Beim Normalverhalten von 281 ± 12 msec wird als oberer Grenzwert 530 msec angegeben. Der praktizierte Mechanismus der „overdrive suppression" besteht darin, daß die 1—2 minütige Vorhofstimulation mit steigenden Frequenzstufen und Stimulationspausen unter EKG-Registrierung durchgeführt wird (678). Die Vorhofdepolarisation muß dabei gesichert sein. Die normale sinuatriale Leitungszeit (SALZ) beträgt 90 ± 3 msec bei einem oberen Grenzwert von 120 msec (1016). Die maximale ventrikuläre Asystolie bei KS-Massage beträgt 3,1—8,4 sec. Aus dem Verhalten der postextrasystolischen Pause nach vorzeitiger Vorhofeinzelreizung können verschiedene Grade einer gestörten sinuatrialen Leitung erkannt werden. Beim kranken Sinusknoten ist bei der Bestimmung der Sinusknotenerholungszeit die Reizung mit mehreren Frequenzen erforderlich (1016), Frequenzsteigerung nach Atropin 90%, ausgehend vom PP-Intervall 1035,6 sec.

Zur Beurteilung der AV-Knotenfunktion wird die Methode der His-Bündel-Elektrokardiographie durchgeführt. Bei 50% der Patienten mit SKS ist sie pathologisch. Die klinisch-elektrophysiologische Funktionsdiagnostik erlaubt eine Abgrenzung einer normalen Sinusknotentätigkeit von einer pathologischen Impulsbildung. Die kombinierten Störungen überwiegen durch ein gemeinsames Vorkommen der pathologischen Automatie-Leitungsfunktion. Die intermittierenden supraventrikulären Tachykardien kommen in 50% der Fälle vor. Der Pathomechanismus dieser Tachykardien basiert in den meisten Fällen auf kreisenden Erregungen des spezifischen Myokards.

ROSTOCK (1015) fand einen Re-entry-Mechanismus auf Sinusknotenebene bei 18%, einen Vorhof-Re-entry in 31% und eine Leitungsdissoziation des AV-Knotens bei 11% seiner Patienten. Ein fokaler Tachykardiemechanismus (14%) ist selten. Beide Tachykardieformen gehen öfter (30%) alternierend mit einem Vorhofflimmern einher.

JOSEPHSON et al. (562) beschreiben paroxysmale supraventrikuläre Tachykardien nach einem KS-Druck mit Registrierung eines His- und Vorhof-EKG und Erfassung der Depolarisation sowohl im Hisschen Bündel als auch im Ventrikel (Zunahme des A-H-Intervalls). Ein VALSALVA-Versuch bei der paroxysmalen Vorhoftachykardie setzt die Herzfrequenz herab (562).

Abbildung 12.5. veranschaulicht Rhythmusstörungen beim SKS (587). Die meisten Untersuchungen zeigen bei einem KKS in den überwiegenden Fällen eine Störung (meistens Verlängerung) von SKA und SALZ.

Das SKS ist in der Hälfte der Fälle eine symptomatisch vordergründige Manifestation einer generalisierten Schädigung des Reizbildungs- und Erregungsleitungssystems. Die Kombination eines SKS mit einem AV-Knotenblock überwiegt („binodale disease"; 30—35%). Oft werden zusätzlich Faszikel- bzw. Schenkelblöcke („panconductional disease"; 16—22%) beobachtet (744, 1015). Etwa 60% der Patienten mit sinuatrialen Blocktypen (1°—3°) weisen zusätzlich intraventrikuläre oder AV-nodale Leitungsstörungen auf (15).

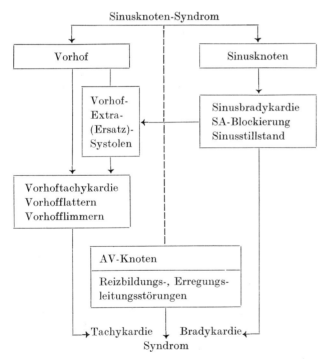

Abb. 12.5. Schematische Darstellung der Pathogenese tachykarder und bradykarder Rhythmusstörungen beim Sinusknoten-Syndrom (nach KAPLAN und Mitarb., 1973)

Die vorzeitige Extrastimulus-Methode als eine induzierte vorzeitige atriale Depolarisation wird zur Testung der SA-Knotenfunktion benutzt. Abbildung 12.6. verdeutlicht die Beteiligung der AV-Knotenfunktion mit der Methode His-Bündel-Elektrokardiographie bei einem KSS.

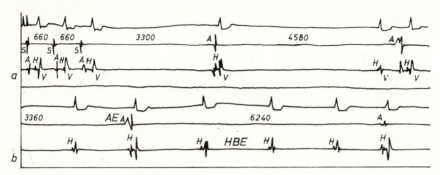

Abb. 12.6. Positiver Vorhofstimulationstest. Synchron fortlaufend (a, b) registriertes atriales Elektrogramm (AE) und His-Bündel-Ableitung (HBE) helfen, ,,Sinusschläge" zu identifizieren, (A) und AV-Überleitungsverhältnisse zu sichern. AV-nodale Ersatzrhythmen (HV) ,,springen zunächst verspätet" an. Lange A-A-Abstände bei gestörter SA-Knotenfunktion (Zahlenangaben entnommen aus: J. THORMANN u. Mitarb., Syndrom des kranken Sinusknotens, Med. Welt, **27** (N. F.) 1976, S. 10)

12.2.7. Ektope Automatien

Die Erregbarkeit des Herzens kann sowohl vom Arbeitsmyokard der Vorhöfe als auch vom spezifischen System ausgelöst werden und zu einer Rhythmusautomatie führen. Es kommt zu einer Art Konkurrenz mit dem physiologischen Sinusknoten, was zu vielen Varianten von Rhythmusstörungen führen kann. Man teilt die ektopen Automatien in extrasystolische und nichtextrasystolische ein, zu den letzteren gehören die ,,passiven" Automatien in Form von Ersatzaktionen und Ersatzrhythmen und als ,,aktive" selbständig interferierende bzw. parasystolische Automatien. Der passive Knotenrhythmus besitzt eine Frequenz zwischen 35 und 50 Hz (300, 523, 998).

12.2.7.1. Knotenrhythmen

Der AV-Knoten wird zum Sitz einer Automatie höherer Frequenz als der des Sinusknotens. Im allgemeinen sind diese Rhythmen vorübergehende Erscheinungen und beruhen auf einer Alteration des vegetativen Tonus. Die Kammergruppen sind durch die normale Erregungsleitung im Hisschen Bündel normal. Die Vorhofzacken (P) sind verändert, da sich die Vorhoferregung von unten nach oben (entgegengesetzt zu normal) ausbreitet. Die P-Zacke ist negativ, besonders II, VF und III; damit ist auch die P-R-Strecke zeitlich verschoben. Wir unterscheiden:

1. *Oberer Knotenrhythmus:* Der Impuls erregt zuerst die Vorhöfe von unten nach oben. Die P-R-Strecke ist unter 0,12 sec verkürzt.
2. *Mittlerer Knotenrhythmus:* Die im AV-Knoten (mittlerer Teil) erzeugten rhythmischen Impulse erreichen Vorhöfe und Kammern zur gleichen Zeit. Die P-Zacke fehlt oder ist in dem QRS-Komplex verborgen.
3. *Unterer Knotenrhythmus:* Die im unteren Teil des AV-Knotens erzeugten Impulse erreichen zuerst die Kammer und dann die Vorhöfe. Eine negative P-Zacke liegt in der S-T-Strecke (s. auch Abb. 12.7.).

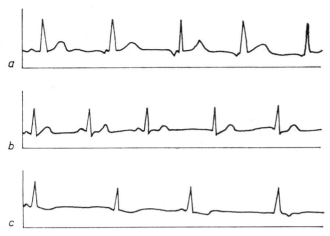

Abb. 12.7. Knotenrhythmen: a = oberer, b = mittlerer, c = unterer AV-Knoten mit den veränderten und verschobenen P-Zacken und P-R-Strecken

12.2.7.2. Ersatzrhythmen

Wenn beim vorübergehenden Ausfallen des Sinusknotens der AV-Knoten die Automatie übernimmt, und die Herztätigkeit sichert, sprechen wir von Ersatzrythmen. Die Ersatzsystolen entstehen im TAWARA-Knoten, die Vorhofzacke muß durch die rückläufige Erregung der Vorhöfe verändert sein. Der Ursprungsort der Ersatzsystolen kann genauso im oberen, mittleren und unteren Knoten sein. Um eine Verwechslung mit den vom AV-Knoten ausgehenden Extrasystolen zu vermeiden, ist zu beachten, daß den Ersatzsystolen eine verlängerte, den Extrasystolen eine verkürzte Herzpause vorausgeht.

Man spricht bei einem Erregungsursprung im AV-Knoten von sekundären Ersatzzentren und von tertiären Kammerzentren. Die Frequenz nimmt von oben nach unten ab: Im Bereich des ASCHOFF-TAWARA-Knotens um 40—50/min, ventrikulär um 30 bis 35/min. Die Kammerersatzrhythmen verändern unter Belastung im Gegensatz zu oberen Ersatzrhythmen ihre Frequenz nicht. Darin begründen sich die hämodynamisch ungünstigen Folgen einer pathologischen Bradykardie. Die Knotenrhythmen werden auch als TAWARA-Rhythmen bezeichnet. Abbildung 12.8. veranschaulicht Ersatzsystolen vom mittleren AV-Knoten mit einer Sinusarrhythmie und passergen Bradykardie (523, 998, 1041).

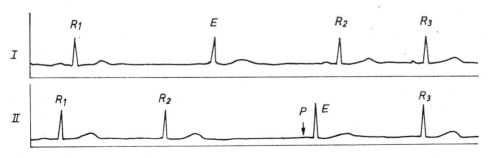

Abb. 12.8. Ersatzsystolen (E)

12.2.7.3. Interferenzdissoziationen

Die einfache AV-Frequenzdissoziation kommt bei einer physiologischen respiratorischen Arrhythmie vor. Dabei sinkt die Sinusfrequenz während der Expiration unter die Eigenfrequenz des AV-Knotens. Gelegentlich tritt der AV-Knoten in Aktion, so daß es zu einem phasenhaften Wechsel von Erregungen sinusalen und atrioventrikulären Ursprungs kommt. Dieses Phänomen ist bei Fällen von Sinusbradykardie und bei trainierten Sportlern bekannt (171). Die Interferenzdissoziation ist eine aktive Automatie des ASCHOFF-TAWARA-Knotens. Der AV-Knoten erzeugt Impulse von höherer Frequenz als der Sinusknoten. Eine rückläufige Erregung in die Vorhöfe ist blockiert. Die sinusale Aktivität ist also nicht gestört, so daß letzten Endes beide Erregungszentren nebeneinander tätig sind. So sieht man im EKG-Bild die sinusalen Normalaktionen wie Extrasystolen, allerdings ohne fixe Kopplung.

Eine der Erregungen beider Zentren kommt nicht zur Wirkung, weil sie in der Refraktärphase eintritt. Die P-R-Strecke und der QRS-Komplex sind verlängert. So kommt es teilweise zu Blockierungen der Sinusimpulse und einer Erregung der Kammern auf Umwegen.

Abbildung 12.9. zeigt den wechselnden Erregungsursprung zweier Zentren. Eine periodisch sich wiederholende Erscheinung wird als „ventriculare capture" (Sinusersatzsystole) bezeichnet (998).

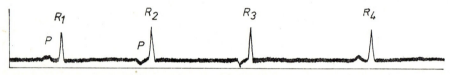

Abb. 12.9. Interferenzdissoziation

12.2.7.4. Parasystolie

Die Parasystolie ist eine Form der Interferenzdissoziation infolge der Wirkung zweier Automatiezentren. Charakteristische Merkmale:

1. Normales Sinusautomatiezentrum mit einer Frequenz von ca. 135 min,
2. ein zweites Kammerautomiezentrum (Kammerparazentrum), dessen Periode eine mittlere Dauer von 0,55 sec hat und eine Frequenz von 110/min aufweist,
3. ein Schutzblock, der die Sinusimpulse hindert, die vom Parazentrum ausgehenden Erregungen zu zerstören.

Die Erregung dieser Zentren werden dann in den Herzmuskel geleitet, wenn sich dieser außerhalb der Refraktärphase befindet. Letzten Endes kommt es zu einer Paraarrhythmie zweier unabhängiger Zentren.

Die Parasystolie ist eine seltene Rhythmusstörung, die beim Gesunden nicht vorkommt. Sie unterscheidet sich von der einfachen Interferenzdissoziation durch die Tatsache, daß das Parazentrum nie durch den Sinusrhythmus gestört ist. Dieses Phänomen kommt bei Herzmuskelschäden, Digitalistherapie und bei Herzschrittmacherträgern vor. Man spricht von ventrikulärer Parasystolie durch die Lokalisation des zweiten Zentrums (998). Es gibt neben ventrikulären auch supraventrikuläre Parasystolien (523). Abbildung 12.10. zeigt eine ventrikuläre Parasystolie bei einer Herzinsuffizienz und Digitalisbehandlung.

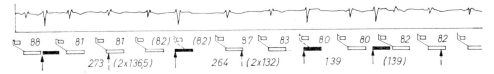

Abb. 12.10. Ventrikuläre Parasystolie mit einfacher Interferenz als Einzelschläge. Erregungen vom Sinusknoten weiß, vom Parasystoliezentrum schwarz (nach HOLZMANN)

12.2.7.5. Elektrischer Alternans

Es handelt sich um ein biologisches Phänomen infolge einer Ermüdung des Herzens. Diese Ermüdung kann die Erregung, die Überleitung, die Erregungsrückbildung oder die Kontraktilität betreffen. Bei einer Herzmuskelschädigung kann der elektrische Alternans von einem hämodynamischen Alternans begleitet werden (Pulsus alternans). Diese Abnormität ist durch eine Formveränderung des Ventrikulogramms charakterisiert, d. h., bei dem regelmäßigen Rhythmus sehen die QRS-Komplexe unterschiedlich aus. Dies kommt dadurch zustande, daß jede zweite Erregung eine veränderte Bahn in den Kammern einnimmt, um die refraktäre Stelle zu umgehen. Der elektrische Alternans ist bei einer Tachykardie als „normal" anzusehen. Bei einem Normalrhythmus zeigt sich ein ernst zu nehmendes EKG-Bild bei Herzerkrankungen mit ungünstiger Prognose (998).

12.2.7.6. Extrasystolen

Eine Extrasystole (ES) ist eine verfrühte Kontraktion des Herzens oder eines Teiles des Herzens. Man unterscheidet supraventrikuläre und ventrikuläre Extrasystolen. Dazu gehören auch die extrasystolischen Tachykardien, sowohl supraventrikulär als auch ventrikulär. Die supraventrikulären Extrasystolen entstehen durch einen Extrareiz, der im Sinusknoten selbst oder an irgendeiner Stelle im Vorhof oder im AV-Knoten gebildet wird. Die Erregung wird zu den Kammern weitergeleitet und erreicht den Sinusknoten vorzeitig, wenn kein Block nach oben vorliegt.

Das Reizmaterial wird im Sinusknoten eliminiert, der Grundrhythmus des Herzens ist gestört. Der normale Sinusrhythmus wird um soviel verschoben, wie der Verkürzung der Normalperiode entspricht.

Bei den ventrikulären ES ist die Reizbildung im Sinusknoten ungestört, was bei den supraventrikulären nicht der Fall ist. Trifft ein Extrareiz einen Herzabschnitt im Verlauf seiner Diastole, bevor der nächste Sinusreiz angelangt ist, so entsteht eine vorzeitige Kammerkontraktion. In den meisten Fällen der ventrikulären Extrasystole ist die Ausbreitung des Extrareizes gegen den Sinusknoten blockiert, so daß der Sinus-Grundrhythmus beibehalten wird. Weil der von oben kommende Sinusreiz in die absolute refraktäre Phase der extrasystolischen Kammerkontraktion trifft, bleibt er unwirksam. Der reguläre Kammerschlag fällt aus, und erst nach der Extrasystole wird der übernächste Sinusreiz wieder wirksam (extrasystolische Pause). Das Intervall zwischen der normalen R-Zacke und der ES wird Kupplung genannt: Bei häufigem Auftreten von gleichen ES spricht man von „fester Kupplung", zu verschiedenen Zeiten in die Diastole einfallende ES bezeichnet man als „gleitende Kupplung". Kupplung und Pause entsprechen immer der Dauer von zwei normalen Perioden bei einem regelmäßig arbeitenden Sinus. Die der ES folgende Verlängerung der Pause kompensiert also die der ES vorausgehende Verkürzung der Normalperiode bzw. den Ausfall des regelrechten Kammerschlages („kompensatorische Pause").

Bei längerer Dauer der Diastole und frühem Einfall des Extrareizes liegt die ES zwischen zwei normalen Sinusreizen mit dem regelrechten Kammerschlag („interpolierte Extrasystole"). Retrograde Kammer-Extrasystolen entstehen, wenn der extrasystolische Kammerreiz in den Vorhof zurückgeleitet wird und eine extrasystolische Vorhofkontraktion auslöst.

Charakteristische Merkmale: Negatives P, R-P muß gleich P-Q oder länger sein. Treten die ES vereinzelt im normalen Rhythmus oder in periodischen Gruppen auf, so nennt man diese „extrasystolische Allorhythmie". Es kann z. B. einem normalen Schlag regelmäßig eine ES folgen („Bigeminie"), oder 2 oder 3 rhythmischen Normalschlägen folgt eine ES („Trigeminie" bzw. „Quadrigeminie").

Bei Myokarderkrankungen, vor allem beim akuten Herzinfarkt sowie bei manifester Herzinsuffizienz, neigen Extrasystolen ventrikulären Ursprungs ausgesprochen zur Kettenbildung und zur Polytopie. Sie sind prognostisch ernst zu nehmen und führen nicht selten zum Kammerflimmern. Vorzeitige Extrasystolen, besonders solche, die zeitlich im Gipfel der T-Welle der vorausgehenden Herzaktion einfallen (sogenanntes „R-auf-T-Phänomen"), sind in hohem Maße mit der Disposition zum Kammerflimmern belastet. Mit ihrem Nachweis stellt sich die dringende Indikation zur apparativen Intensivüberwachung und zur prophylaktischen Therapie (171).

Vorkommen von Extrasystolen:

— bei einem Großteil aller Menschen ohne krankhaften Herzbefund und ohne erkennbare Ursache,
— aus neurovegetativer Ursache und z. B. beim sogenannten ROEMHELD-Syndrom,
— bei Hyperthyreosen,
— bei entzündlich toxischen Infektionskrankheiten jeder Art, akutem Gelenkrheumatismus, allergischen Reaktionen, chronisch entzündlichen Foci, Tumorzerfallskrankheiten (so auch unter Röntgen- und Zytostatikatherapie),
— bei Myokarditis,
— bei akuter und chronischer Koronarinsuffizienz,
— bei Herzinfarkt, besonders im akuten Stadium,
— bei akutem Cor pulmonale durch Lungenembolie.

Die Vorhofextrasystolie in schneller Folge ist häufig der Vorläufer von Vorhofflimmern und Vorhofflattern. Die atrioventrikulären Extrasystolen können in eine atrioventrikuläre paroxysmale Tachykardie übergehen. Das Schlagen des geschädigten Herzens im Bigeminustakt nach Gaben von Strophantin und Digitalis ist prognostisch ernst zu bewerten (523, 549).

Zu supraventrikulären Vorhofsystolen gehören:

Sinusextrasystolen: Wichtig ist die Messung des postextrasystolischen Vorhofintervalls. Der Normalrhythmus wird einfach vorgerückt. Der Abstand muß demnach zwischen dem R des Normalschlages vor der ES bis zu dem R des Normalschlages nach Sinusextrasystole kürzer sein als zwei Normalperioden.

Vorhofextrasystolen: Verfrühte P-Zacken von abnormer Form (geknotet, biphasisch oder negativ). Die folgende P-R-Strecke ist über 0,12 sec verlängert. Bei Vorhofextrasystolen ist der QRS-Komplex entweder normal oder bei verfrühter ES abnorm. Je nach zeitlichem Einsetzen der ES (verfrüht oder verspätet) und in Abhängigkeit von der absoluten Refraktärphase ist die AV-Überleitung unterschiedlich. Wenn in einem EKG verschiedene P-Zacken vorkommen, handelt es sich um multifokale Vorhofextrasystolen, welche zu einem Vorhofflimmern führen können (Abb. 12.11.). Eine Vorhofextrasystole kann auch blockiert sein, dem 1. refraktären Sinusschlag folgt eine frühzeitig einfallende P-Zacke, die jedoch von keinem QRS-Komplex gefolgt ist.

Knotenextrasystolen: Sie sind durch verfrühte QRS-Komplexe charakterisiert, denen eine negative oder diphasische P-Zacke vorausgehen kann. Je nach Erscheinen der P-Zacke vor, in und nach dem QRS-Komplex spricht man von oberen, mittleren und unteren Knotenextrasystolen. Im letzten Fall kann der QRS-Komplex deformiert sein und die P-R-Strecke variieren (Abb. 12.12.).

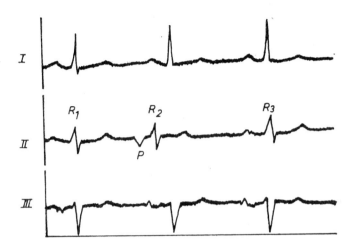

Abb. 12.11. Vorhofextrasystole

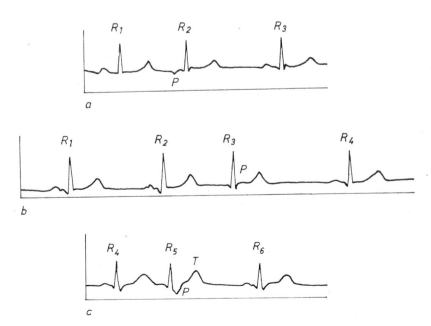

Abb. 12.12. Vorhofextrasystole vom oberen (a), mittleren (b) und unteren (c) AV-Knoten

Kammerextrasystolen: Sie stellen die häufigste Form der ES dar und sind durch einen verfrühten, verbreiteten, oft deformierten QRS-Komplex (über 0,10 sec) ohne vorausgehende P-Zacke charakterisiert. Wenn die Erregung in einem Teil der Kammer entsteht, breitet sie sich im Kammermyokard auf abwegigen Bahnen aus. Deshalb braucht sie eine längere Zeit und deformiert die QRS-Gruppen. Die Kammerextrasystolen erreichen selten auf retrogradem Weg die Vorhöfe. Die P-Zacken liegen kurz vor oder im oder nach dem QRS-Komplex. Die Sinuserregung kann die Kammern nicht erregen, weil sie in ihrer absoluten Refraktärzeit einfällt. Einer Kammerextrasystole folgt immer eine kompensatorische Pause. Extrasystolen können auch „en salves" (GALLAVARDIN) (343) auftreten. Diese Störung stellt eine Übergangsform zwischen der ES und der paroxysmalen Tachykardie dar (Abb. 12.13.—12.15.) (998, 1137).

Lokalisation der Extrasystolen:

a) *Rechtsseitige Kammerextrasystole.* Das extrasystolische Zentrum befindet sich auf der rechten Seite, so daß die Erregung die Kammern von rechts nach links durchläuft. Die Erregung bewegt sich folglich in Pfeilrichtung und nähert sich I (positiver Komplex)

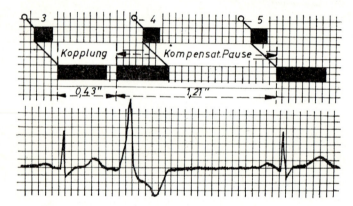

Abb. 12.13. Kompensierte ES

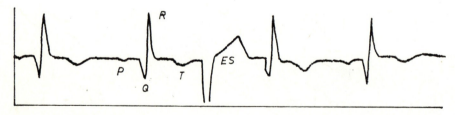

Abb. 12.14. Interpolierte ES

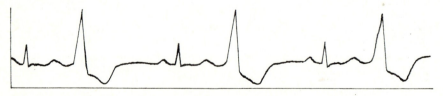

Abb. 12.15. Ventrikuläre Extrasystolen im Bigeminustakt = Bigeminie

b) *Linksseitige Kammerextrasystole.* Das extrasystolische Zentrum befindet sich auf der linken Seite, so daß die Erregung die Kammern von links nach rechts durchläuft. Die Erregung bewegt sich folglich in Pfeilrichtung und entfernt sich von I (negativer Komplex)

c) *Basale Kammerextrasystole.* Das extrasystolische Zentrum befindet sich an der Basis, so daß die Erregung die Kammern von oben nach unten und von rechts nach links durchläuft. Die Erregung bewegt sich folglich in Pfeilrichtung und nähert sich I, II und III (positive Komplexe)

d) *Apikale Kammerextrasystole.* Das extrasystolische Zentrum befindet sich in der Herzspitze, so daß die Erregung die Kammern von unten nach oben und von links nach rechts durchläuft; die Erregung bewegt sich folglich in Pfeilrichtung und entfernt sich von I, II und III (negative Komplexe)

12.2.7.7. Extrasystolische Tachykardien der Vorhöfe und Kammern

Ektope Kontraktionen der Vorhöfe können zu tachykarden Vorhofserregungen führen. Die Rhythmik ist mit einer Frequenz von 180—200/min konstant. Kurzphasige Tachykardien mit Unregelmäßigkeiten von Extrasystolen und tachykarden Anfällen stellt der Typ GALLAVARDIN dar, der von niedriger Frequenz ist und im EKG Vorhoferregungen erkennen läßt (343). Die Begriffe Vorhoftachykardie und Vorhofflattern gehen oft ohne feste Grenze ineinander über. Das EKG bei Vorhofflattern hat Flatterwellen von konstanter Form und Frequenz. Im Gegensatz zum Vorhofflimmern stehen die Kammern zu den Flatterwellen in einem Überleitungsverhältnis (2:1/3:1/4:1-Überleitungen). Wenn dieses Überleitungsverhältnis wechselt, spricht man von ventrikulären Arrhythmien. Bei Vorhofflimmern liegt keine Koordination zu den Kammern mehr vor. Die natürliche Verzögerung der Erregungsleitung im AV-Knoten verhindert ein Übergreifen auf die Kammern, und es kommt zu einer absoluten Arrhythmie. Die Flimmerfrequenz bewegt sich zwischen 300 und 600/min, die Kammerfrequenz kann normal, langsam oder tachykard sein. Alle Vorhoftachykardien sowie Vorhofflattern und -flimmern können paroxysmal auftreten, d. h., sie beginnen anfallsweise und enden plötzlich, können kurz, aber auch Stunden und Tage anhalten; die häufigsten sind die paroxysmalen ektopen Vorhoftachykardien. Diese findet man auch bei herzgesunden Patienten und oft bei WPW-Syndrom vor. Vorhofflattern und -flimmern haben meistens eine organisch krankhafte Ursache. Die paroxysmalen Tachykardien können durch kreisende Erregung in den Vorhöfen entstehen, funktionelle Längsdissoziation des Hisschen Bündels mit teilfraktionären Phasen und durch eine frequente heterotope Reizbildung, die im Experiment durch mechanische und chemische Reize auszulösen ist. Eine paroxysmale Tachykardie kann man auch als eine schnelle regelmäßige Aufeinanderfolge von Extrasystolen betrachten. Somit sind die Entstehungspunkte analog zu den schon erwähnten ES (1124). Die unkoordinierte Tätigkeit von Vorhöfen und Kammern beeinträchtigt die Herzdynamik, besonders bei hoher Kammerfrequenz:

— die Diastole ist verkürzt,
— Entwicklung einer Herzinsuffizienz mit mangelhafter Kammerfüllung und Verringerung des Schlag- und Minutenvolumens,
— keine vollständige Entleerung des Vorhofblutes mit Entwicklung einer Vorhofstauung,
— Lungenstauung bis zu einer Stauung im Pfortadergebiet,
— „Vorhofpfropfung" durch ein Zurückschleudern des Vorhofblutes in die Venen.

Die Förderleistung des Herzens nimmt ab durch die Verkürzung der Systole und Diastole. Die Blutdruckamplitude ist klein, die Durchblutung der Peripherie, einschließlich des Gehirns und der Nieren, ist eingeschränkt. In schweren Fällen resultiert ein kardiogener Schock. Sehr häufig kommt es nach Beendigung des Anfalles zu einer reflektorischen Beeinflussung der Nierentätigkeit mit einer Zunahme eines hellen Urins von niedrigem spezifischem Gewicht (Urina spastika). Bei lang andauernden Tachykardien sieht man lange nach dem Anfall im EKG Erregungsrückbildungsstörungen (Posttachykardiesyndrom). Infolge der wechselnden Diastolendauer beim Vorhofflimmern und -flattern sind die Schlagvolumina ungleich, die Herztöne und Herzgeräusche variieren. Wenn eine Herzfrequenz von 60—90/min vorliegt, ist eine Herzinsuffizienz nicht zu erwarten. Der Abfall des Minutenvolumens und der venösen Stauung beginnen bei einer Herzfrequenz von 120/min und darüber. Bei ganz kurzen Diastolen kommt bei der schwachen Herzkontraktion keine Pulswelle zustande (frustrane Kontraktionen). Bei Herzauskultation sind pro Minute mehr Schläge nachzuweisen als bei der peripheren Pulspalpation (Pulsdefizit).

Unter körperlicher Belastung kann eine Bradyarrhythmie in eine ungünstige Tachyarrhythmie übergehen. Kammerflimmern mit Herzstillstand ist die häufigste Todesursache bei einem Herzinfarkt („Sekundenherztod"). Das Flimmern ist möglicherweise durch Anreicherung von Kaliumionen im ischämischen Myokard induziert. Die häufigsten Ursachen für die paroxysmalen Tachykardien sind für die supraventrikulären Formen mehr neurovegetative Labilität, außerdem — besonders für Vorhofflimmern und -flattern — Mitralvitien mit Dilatationen des linken Vorhofes, degenerative, entzündliche und toxische Herzkrankheiten, Hypertonie mit Herzbeteiligung, Thyreotoxikose, Hypokaliämie, mechanische und elektrische Herztraumen.

Formen: Supraventrikuläre paroxysmale Tachykardien haben 2 Formen: Der Typus BOUVERET-HOFFMANN (135, 509) ist eine scheinbar unmotivierte plötzlich auftretende Tachykardie, welche vorwiegend bei Herzgesunden vorkommt. Bei Typus GALLAVARDIN (343) tritt die paroxysmale Tachykardie im Abschluß an einzelne oder salvenartige Extrasystolen auf. Die supraventrikuläre paroxysmale Tachykardie kann von den Vorhöfen und den AV-Knoten (obere, mittlere und untere) ausgehen.

Eine paroxysmale Vorhoftachykardie läßt sich durch einen Carotisdruck kupieren. Die paroxysmalen Kammertachykardien kommen seltener vor, manchmal kommt es zu einer Vorhoftachykardie mit AV-Block. Dieser schnelle Vorhofrhythmus ist von einem 2:1-, 3:2- und 3:1-AV-Block begleitet, der nach physischer Belastung vorübergehend verschwinden kann. Eine Kammertachykardie kann in ein Kammerflimmern oder -flattern übergehen („Haarnadelkurve"). Das EKG-Bild erinnert an Ventrikelextrasystolen und ist ein agonales Phänomen bei einem Kreislaufstillstand durch kardiale Ursachen (Abb. 12.16.—12.19.).

Die intrakardiale Elektrokardiographie und programmierte Stimulation sind bei der Analyse von STV von besonderer Bedeutung. Die Re-entry-Mechanismen können ent-

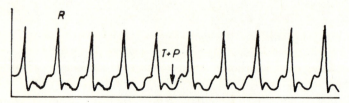

Abb. 12.16. 2. EKG-Ableitung, Frequenz 172/min

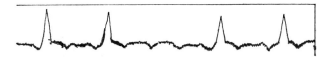

Abb. 12.17. Vorhoftachykardie mit wechselnden Überleitungen zu den Kammern

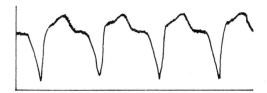

Abb. 12.18. EKG-Ableitungen, Frequenz 240/min

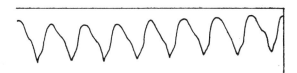

Abb. 12.19. 2. EKG-Ableitungen, Frequenz 168/min

stehen im: AV-Knoten, SA-Knoten, atrialen Bereich und als pathologische Automatie im spezifischen Gewebe sowie im atrioventrikulären Bereich. Ektope Dysrhythmen entstehen bei His-Bündel-Depolarisation, faszikulärer Depolarisation und ventrikulärer Depolarisation.

12.2.7.8. WPW-Syndrom

Die Häufigkeit des WOLFF-PARKINSON-WHITEschen Syndroms (WPW) beträgt 3—5%, davon 60—70% bei objektiv normalem Herzbefund. Das WPW-Syndrom („Antesystolie") ist durch einen verbreiteten QRS-Komplex mit abnorm kurzer P-R-Strecke charakterisiert. In den meisten Fällen weisen diese Patienten keine kardiovaskuläre Symptomatik auf; oft ist das WPW-Syndrom mit paroxysmalen Tachykardien verbunden. Der abnorme Kammerkomplex weist verdickte und gekerbte Anfangsteile auf (besonders in V_2 und V_3), die sogenannte Delta-Zacke. Der träge R-Anstieg und die Delta-Zacke sprechen für eine Depolarisation der vorzeitig erregten Kammeranteile. Beim Typus A ist die Delta-Zacke in der rechten Brustwandableitung negativ (Abb. 12 20.), in der linken positiv. Beim Typus B ist sie von V_1 bis V_6 positiv. In den Extremitätenableitungen liegt ein Linkstyp vor. In unteren Oesophasusableitungen ist die Delta-Zacke negativ. Es wird das Bestehen mehrerer abnormer Verbindungen zwischen Vorhof und Kammern auf der Hinterwand des Herzens angenommen (akzessorisches AV-Bündel). Das EKG-Bild läßt auf eine früher als normal einsetzende Erregung eines Teiles des Kammermyokards schließen. Dieser früh erregte Teil verläuft von hinten nach vorn. Es wird auch eine Erregung vom hinteren Epikard zum Endokard diskutiert (699).

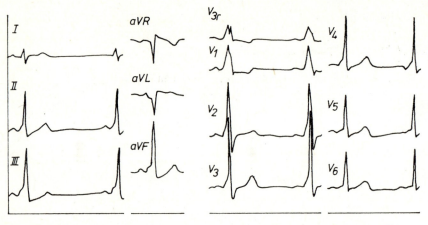

Abb. 12.20. WPW-Syndrom (A-Typ, Delta-Welle im aufsteigenden Teil von R)

12.2.7.9. Das Vorhofflimmern und Vorhofflattern

Das Vorhofflimmern soll bei Herzkranken mit 8,12% und Vorhofflattern mit 1% vorkommen (523). Das Vorhofflimmern ist eine Form einer supraventrikulären paroxysmalen Tachykardie.

Elektrophysiologisch sind Vorhofflimmern und -flattern dadurch gekennzeichnet, daß der erregte Muskel einen elektrischen Ruhestand nicht erreicht. Vorhofflattern ist viel labiler als Vorhofflimmern. Die Kreisbewegung nach LEWIS (709) bei Flimmern und Flattern soll eine geschlossene Erregungswelle um die Vene cava darstellen. Einzelne sekundäre Impulse erregen das Vorhofmyokard (709).

Der Puls ist völlig regellos (absolute Arrhythmie). Man sieht oft beide Formen nebeneinander auftreten (unreines Flattern). Das Vorhofflimmern ist durch fehlende P-Zacken, Bestehen einer Reihe kleiner und unregelmäßiger Zacken und vollständig unregelmäßigen Kammerrhythmus charakterisiert. Letzterer hat eine Frequenz von 100/min (Tachyarrythmie). Ein langsamer Kammerkomplex beruht auf einem totalen AV-Block. Bei Vorhofflattern erkennt man einen regelmäßigen Rhythmus mit einer Frequenz von ca. 300/min. Wie beim Vorhofflimmern erreicht auch hier infolge eines partiellen AV-Blocks gewöhnlich nur ein Teil der Vorhoferregungen die Kammern. Die P-Zacken sind von regelmäßiger Form, Amplitude und Dauer. Eine der am meisten angetroffenen Formen des Vorhofflatterns ist jene mit einem 2:1-Block. Von zwei Vorhoferregungen erreicht nur eine die Kammer. Ein Carotisdruckversuch erhöht den Grad des Blockes, dadurch erscheinen die Flatterwellen deutlicher. Hämodynamisch ist das Vorhofflimmern günstiger als das Vorhofflattern. Es gibt Formen von Vorhofflattern mit unregelmäßiger AV-Überleitung. Die hämodynamischen Auswirkungen erstrecken sich auf verschiedene Weise auf die venöse und arterielle Seite des Kreislaufes. Bei Vorhofflimmern fehlt im Venenpuls die a-Welle, die durch kleine Undulationen ersetzt wird. Beim Vorhofflattern verläuft die a-Welle synchron mit dem Flattern der Vorhöfe. Wenn die Systolen der Vorhöfe und Kammern annähernd gleichzeitig erfolgen, überlagern sich die a- und c-Wellen. Die Inspektion der Halsvenen kann schon den Verdacht auf ein Vorhofflattern oder -flimmern aufkommen lassen.

Das Vorhofflimmern tritt in Anfällen auf. Abgesehen von der Arrhythmie der Kammern liegt eine Ungleichheit in der Pulshöhe (Pulsus inaequalis) vor. Die diastolische Blutfüllung der Kammern kann so gering werden, daß einzelne Kammerkontraktionen die Klappe der großen Arterien nicht mehr öffnen können, eine Pulswelle tritt nicht mehr in Erscheinung (frustrane systolische Kontraktion). Je höher die Kammerfrequenz, um so zahlreicher sind die frustranen Systolen und um so größer ist das Pulsdefizit.

Ursachen:
Erkrankungen des Sinusknotens und der Vorhöfe,
Koronarsklerose,
Hypertonie (langsamer Rhythmus),

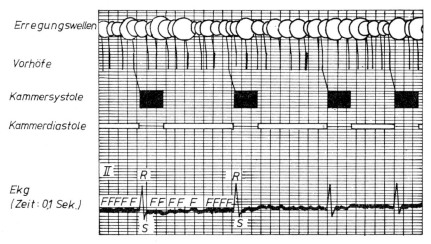

Abb. 12.21. Langsame Form des Vorhofflimmerns mit unregelmäßigem Kammerrhythmus. Die verlängerten Diastolen verbessern die Herzleistung (nach RITTER und FATTORUSSO)

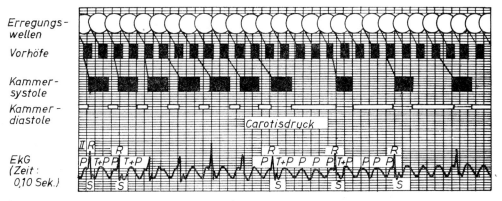

Abb. 12.22. Vorhofflattern mit einem partitiéllen AV-Block (nach RITTER und FATTORUSSO)

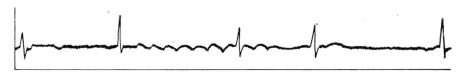

Abb. 12.23. Arrhythmie absoluta (Vorhofflattern und -flimmern)

Vorhofflimmern bei Mitralstenose mit sehr schnellem Rhythmus,
degenerative Veränderungen des Myokards,
Infektionen,
Perikarditis.

Abbildung 12.21. veranschaulicht die Erregungswelle beim Vorhofflimmern und ihre unregelmäßige Fortleitung zu den Kammern und Abbildung 12.22. ein Vorhofflattern mit einem partiellen AV-Block 4:1. Der Carotisdruck verlangsamt den Kammerrhythmus und verlängert die Diastole ohne Wirkung auf die Vorhoffrequenz — 300/min. Die AV-Überleitung schwankt zwischen 0,20 und 0,30/sec.

Abbildung 12.23. verdeutlicht gleichförmige Flatterwellen mit anschließender feinschlägiger Undulation und unregelmäßigen Kammerkomplexen (III. Ableitung) (171, 523, 998).

13. Störungen der Erregungsleitung

Die Leitungsfähigkeit der Arbeitsmuskulatur und des spezifischen Muskelsystems des Herzens erreicht im Hisschen Bündel eine maximale Geschwindigkeit von 4 m/sec.

Man unterscheidet einen sinusaurikulären Block, atrioventrikuläre Blockformen zwischen Vorhöfen und Kammern und den intraventrikulären Block (im Hisschen Bündel und seinen Verzweigungen). Der in den Kammern unterhalb der Zweiteilung des Hisschen Bündelstammes gelegene Block ruft Formänderungen des Ventrikulogramms hervor. Die Vorstellung eines intraaurikulären Blocks ist durch die große Anzahl von Verbindungen zwischen Sinus- und AV-Knoten schwierig. Möglicherweise beruhen diese Erregungsleitungsstörungen auf unterschwelligen sinusalen Erregungen. Diese EKG-Bilder sinuatrialer Blockierungen lassen sich besser unter dem angelsächsischen Begriff ,,sick-sinus-Syndrom" oder dem französischen ,,maladie sinusale" einordnen. Eine sinuatriale Leitung hat kein elektrokardiographisches Äquivalent. Beim sinuatrialen Block 2. Grades treten im EKG Lücken auf, die dem Doppelten bis Mehrfachen eines Normalintervalls entsprechen. Der totale sinuatriale Block 3. Grades erfordert eine regelrechte Herztätigkeit einer sekundären oder tertiären Automatie. Wenn diese ausfällt, kann es zu einer Asystolie mit einem ADAMS-STOKESschen Anfall kommen. Im spezifischen System der atrioventrikulären Überleitung (einzige Bahn zwischen beiden

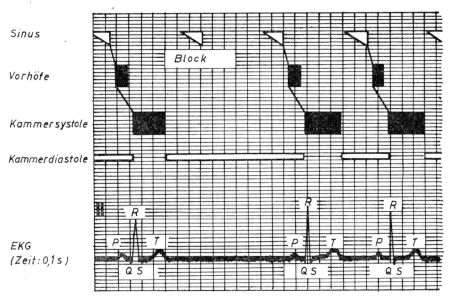

Abb. 13.1. Sinusaurikulärer Block mit Aussetzen eines totalen Herzzyklus. Das Intervall zwischen Block und 2. Herzzyklus entspricht einem doppelten RR-Intervall (nach RITTER und FATTURUSSO)

Herzteilen) erfährt die Erregungsausbreitung im Herzen normalerweise physiologisch eine sinnvolle Verzögerung (normal 0,2 sec). Eine Störung der Erregung in diesem Bereich führt zu typischen klinischen Befunden mit adäquaten EKG-Bildern.

Eine AV-Überleitungsstörung 1. Grades liegt vor, wenn die PQ-Dauer auf über 0,2 sec verlängert ist, von einer solchen 2. Grades spricht man, wenn nicht jede Vorhoferregung auf die Kammern übergeleitet wird. Beim Typ I, der WENCKEBACHschen Periodik, kommt es nach periodisch zunehmender Überleitungsverzögerung schließlich zu Überleitungsausfällen und anschließend wieder zur Erholung der Erregungsleitung. Beim Typ II (nach MOBITZ) finden sich Überleitungsausfälle ohne vorangehende periodisch anwachsende PQ-Verlängerung. Zum partitiellen Block 2. Grades gehören auch der 2:1-Block, bei dem jede zweite Überleitung blockiert ist, und Mehrfachblockierungen mit zwei oder mehreren Überleitungsausfällen hintereinander (Abb. 13.1. bis 13.6.).

Bei AV-Überleitungsstörungen 3. Grades, beim kompletten Herzblock, ist die AV-Überleitung vollständig unterbrochen. Es muß ersatzweise eine tertiäre Kammereigentätigkeit einspringen. Vorhöfe und Kammern arbeiten dann in ihrem eigenen Rhythmus unabhängig voneinander weiter (171). Je nach Ursache gibt es funktionelle und organische Blockformen.

Erstere werden bei einem erhöhten Vagustonus angetroffen. Die Erregungsstörungen können auch bei Tachykardien auftreten: Es kommt zu einer Ermüdung der Überleitungswege. Auch bei Vorhofflimmern und -flattern kann ein partieller Block auftreten, welcher nur einen geringen Teil der über ihn erzeugten Erregungen überleitet. Weiterhin gibt es funktionelle Überleitungsstörungen, wenn beim Erscheinen der Erregung die Überleitungswege noch nicht aus ihrer physiologischen Refraktärphase herausgetreten sind (Ursache der Interferenzphänomene).

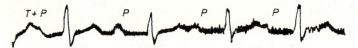

Abb. 13.2. AV-Block 1. Grades mit einer P-Q-Verlängerung von 0,27 sec

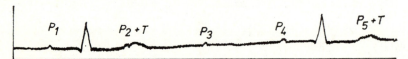

Abb. 13.3. AV-Block 2. Grades mit verlängerter Überleitungszeit und Ausfall von Kammerkomplexen; 3:1-Block

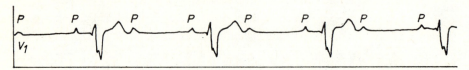

Abb. 13.4. AV-Block 2. Grades mit 2:1-AV-Blockierung (partieller Atrioventrikulärblock)

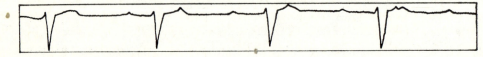

Abb. 13.5. Totaler AV-Block

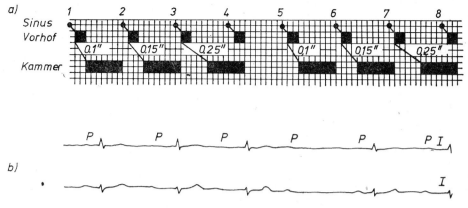

Abb. 13.6. a) WENKEBACH-Diagramm
b) WENKEBACH-EKG

Die organischen Blockformen sind einer Verletzung der Überleitungswege zuzuschreiben. Es bestehen z. B. Blöcke kongenitaler Herkunft (kongenitaler AV-Block), während andere im Verlaufe degenerativer Myokardschädigungen (Arteriosklerose, Hypertonie) oder auch bei akuten (Herzrheumatismus, Diphtherie, Scharlach) und toxischen (Digitales, Chinidin, Urämie) Leiden auftreten. Unter den selteneren Ursachen sind die Zusammendrückung und mechanische Unterbrechung der Überleitungswege durch syphilitische Gummata, endokarditische Verrucae, Verwundungen oder Tumore zu nennen. Funktionelle Ursachen können selbstverständlich auch mit anatomischen Verletzungen kombiniert sein, wobei der Block vorübergehend oder beständig, je nach kurzdauernder oder beständiger Ursache ist. Es ist auch zu bemerken, daß das Herz einen Sicherheitsmechanismus besitzt, welcher dann in Erscheinung tritt, wenn die Erregungen infolge eines totalen Blockes der AV-Überleitungswege die Kammern nicht mehr erreichen können: Nach einigen Momenten übernimmt ein unteres Automatiezentrum (im Stamm des HISschen Bündels oder in den Kammern) die Leitung der Kammern. Der darauffolgende Idioventrikular-Rhythmus weist meistens eine Frequenz von 35 bis 50 auf (998).

Hämodynamisch sind die AV-Überleitungsstörungen ohne Bedeutung, es sei denn, sie führen zum ADAMS-STOKESschen Anfall. Eine P-R-Verlängerung ist von einem abgeschwächten 1. Herzton begleitet.

Die Kammerbradykardie, deren Frequenz weitgehend fixiert um oder unter 30/min liegt, belastet das Herz (Schlagvolumenbelastung), gefährdet die Versorgung der Kreislaufperipherie und disponiert in ausgesprochenem Maße zu ADAMS-STOKESschen Anfällen. Der angeborene oder früh erworbene totale AV-Block ist in der Regel prognostisch günstiger zu beurteilen (171).

13.1. Adams-Stokesscher Anfall

Darunter versteht man einen Zustand mit Bewußtlosigkeit als Folge einer Mangeldurchblutung des Gehirns bei kardialer Situation. Das Herzvolumen nimmt stark ab, so daß es zu einer lebensbedrohlichen Mangelblutversorgung, besonders des Gehirns, kommt. Dieses Ereignis finden wir auch bei einer extremen Verkürzung von Systole und Diastole. Je nach Anfallsdauer (Sekunden bis mehrere Minuten) variiert das klinische Bild: Absacken bis zum Atemstillstand. Als Hauptursache liegt ein AV-Block vor, bei welchem die Kammerautomatie nicht funktioniert („Block im Block"). Als weitere Ursachen seien genannt: Sinuatrialer Block 3. Grades, die hochfrequente Form ventrikulärer Tachykardien oder ein Carotissinussyndrom. Die ADAMS-STOKESschen Anfälle treten gewöhnlich beim Übergang eines partiellen in einen totalen AV-Block auf. Die QRS-Komplexe sind meistens verändert; die Prognose ist ernst.

Elektrokardiographisch lassen sich folgende Formen unterscheiden: Hypodyname Lähmungsformen mit extremer Bradykardie oder Asystolie, hyperdyname Reizungsformen durch extreme Kammertachykardien, Kammerflattern oder Kammerflimmern, Mischformen mit asystolischen und tachykarden Phasen sowie pankardiale und ventrikuläre Formen (171) (Abb. 13.7.).

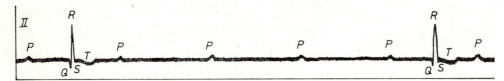

Abb. 13.7. ADAMS-STOKES-EKG, totaler AV-Block, die Q-R-S-Komplexe sind durch einen Intervall von 4 sec. getrennt

13.2. Intraventrikuläre Überleitungsstörungen

Hämodynamisch gibt es keine typischen Phänomene. Durch die zeitliche Differenz der Erregung beider Kammern kann es zu einem Galopprhythmus kommen. Ein präsystolischer Ton bzw. eine Spaltung des 2. Tones ist oft festzustellen. Das Intervall zwischen dem Beginn der Kammeranfangsschwankung und dem Beginn der Carotispulswelle ist beim linksseitigen Schenkelblock deutlich verlängert (normaler Mittelwert 0,11 sec).

Die Prognose ist abhängig von der Kombination eines Schenkelblocks mit einer kardiovaskulären Krankheit. Neuerdings wird angenommen, daß die intraventrikulären Blockformen durch eine Blockierung der Synapsen zwischen dem spezifischen Leitungssystem und der Myokardmuskulatur entstehen (435, 523, 974, 1137).

Diese sind immer mit einer Formänderung des Kammerkomplexes verbunden. Die wichtigsten Ursachen sind der Myokardinfarkt und die Kammerhypertrophie. Es handelt sich dabei um einen Asynchronismus der Kammerkontraktion. Die elektrischen Besonderheiten bei diesem Bild können auch bei Gesunden vorkommen. Die ventrikulären Leitungsstörungen können bei akuten und chronischen Myokarderkrankungen auftreten. Vorübergehende Formen sind von kurzer Dauer und sind bei einer Erhöhung des intraventrikulären Druckes zu finden, werden jedoch auch ohne besondere Ursachen beobachtet. Intermittierende Störungen treten nur während einer Herzattacke auf, z. B. bei Vorhofextrasystolen oder Tachyarrhythmien. Man kann sie damit erklären, daß einige Überleitungswege im Zeitpunkt ihrer verfrühten Erregung noch nicht aus der Refraktärphase herausgetreten sind. Am häufigsten ist der Schenkelblock vertreten, der im Tierversuch nach Durchschneidung eines Schenkels des Hisschen Bündels reproduzierbar ist. Eine andere Form entsteht durch eine Blockierung der Erregungsausbreitung in dem Gebiet des PURKINJEschen Fasernetzes. Dieser Verzweigungsblock ist nicht sehr häufig und wird nur bei bestimmten Myokardinfarkten beobachtet. Der intraventrikuläre Block beinhaltet sämtliche Kammerüberleitungsstörungen mit einem deformierten QRS-Komplex ohne genaue Lokalisierung; es sind EKG-Bilder eines Schenkelblocks mit einer besonderen elektrischen Lage des Herzens. Beim Schenkelblock ist die P-R-Strecke unverändert; der QRS-Komplex verlängert und weist eine verspätete örtliche Negationsbewegung auf. Die T-Wellen nehmen eine dem QRS-Komplex entgegengesetzte Richtung an (sekundäre Veränderungen im Sinne von Rückbildungsstörungen). Durchschneiden des linken Schenkels ergibt einen positiven QRS-Komplex in I, während Durchschneiden des rechten Schenkels einen negativen Komplex zur Folge hat. Der Schenkelblock ist charakterisiert durch:

1. Supraventrikuläre Herkunft der Erregung (P-R-Strecke konstant über 0,10 sec),
2. Vergrößerung und Kerbung des QRS-Komplexes; der Erregungsablauf ist hier abnorm, er geht über nicht vorgebildete und langsame Fasern. Zu diesen Charakteristika gehört der totale Schenkelblock mit einer Verlängerung der QRS-Dauer über 0,12 sec und der partielle Schenkelblock unter 0,12 sec,
3. verspätete örtliche Negativitätsbewegung über einer Kammer. Beim Linksschenkelblock beträgt sie über der linken Kammer mehr als 0,05 sec, beim Rechtsschenkelblock über der rechten Kammer mehr als 0,03 sec.

Typisch beim Schenkelblock ist also die biphasische Deformierung des Kammerteils, wobei Anfangs- und Endzacke entgegengesetzt gerichtet sind. Früher hat man didaktisch von biphasischer Deformierung des Kammerteils durch eine größere Verspätung der Spitzenschwankung bzw. eine größere Verspätung der Basisschwankung gesprochen. Die Diagnose „Schenkelblock" ist ein elektrokardiographischer Befund und hat keine klinisch ätiologische und prognostische Bedeutung (Abb. 13.8.). Auch bei gesunden

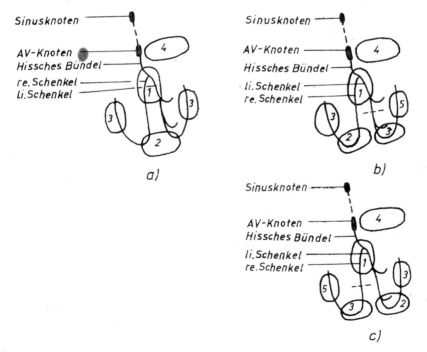

Abb. 13.8. Schematische Darstellung des Erregungsablaufes beim Schenkelblock
a) Normale Verhältnisse, b) Linksschenkelblock, c) Rechtsschenkelblock
Die Zahlen zeigen den zeitlichen Ablauf der Erregung in den verschiedenen Kammeranteilen (nach FIEHRING und GIEGLER, Elektrokardiographie in der Praxis, VEB Gustav Fischer Verlag Jena, 1970)

Kindern wird ein totaler oder partieller Rechtsschenkelblock beobachtet (300, 523, 699, 998, 1272).

Die sogenannten Verspätungskurven sind Störungen der intraventrikulären Erregungsleitung. Man geht dabei von den Positionstypen anhand der Lage der elektrischen Herzachse nach rechts oder links aus. Wenn neben der Achsenverlagerung eine geringfügige unterschiedliche Ausbreitung der Erregung in den beiden Kammern erfolgt, so erfahren die R-Zacken in Ableitung I und III eine Veränderung ihrer Form. Wir finden bei der Übergangsform zur Linksverspätung R_I nach oben und R_{III} nach unten über die Norm erhöht, ohne eine Veränderung von S-T, T oder QRS im pathologischen Sinne; bei der Übergangsform zur Rechtsverspätung ist R_{III} über die Norm erhöht, R_I niedrig, biphasisch oder gering negativ ebenfalls ohne pathologische Veränderungen von S-T, T oder QRS.

13.2.1. Der Linksschenkelblock

Er ist durch eine Verbreiterung von QRS von 0,12 sec in den Extremitätenableitungen und 0,13 sec in den Brustwandableitungen charakterisiert. Wenn der Linksschenkelblock kompliziert ist, werden nur selten Q-Zacken in den Ableitungen über den linken Kammern gefunden (V_5, V_6, I und VL). Die T-Wellen verlaufen diametral zum QRS-Komplex. Sie sind in den Ableitungen über den linken Kammern negativ und in den Ableitungen mit positivem QRS positiv (V_1, V_2, III, VR). Die Veränderungen der T-Welle wie auch der S-T-Strecke sind sekundärer Ausdruck des veränderten QRS-Komplexes. Infolge von Blockierung des linken Schenkels richtet sich die Erregung im Septum von rechts nach links; diese bewegt sich entgegen I, VI, V_5 und V_6. Während die Erregung das Septum langsam durchzieht, wird die rechte Kammer auf normalem Weg erregt.

Abbildung 13.9. bringt einen typischen Linksschenkelblock. Man unterscheidet einen

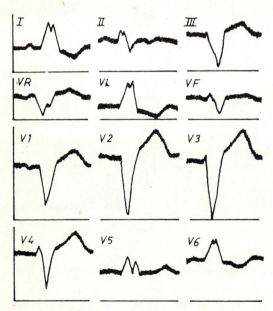

Abb. 13.9. **Linksschenkelblock**: QRS-Komplex verbreitert mit 0,16 sec.; über der linken Seite der Brustwand OUP deutlich verspätet

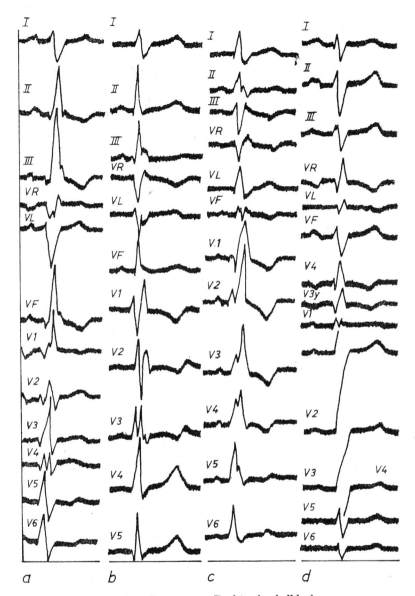

Abb. 13.10. Verschiedene Formen von Rechtsschenkelblock:

a: Typ I (= seltener Typ): Zugleich liegt hier ein P-mitrale- nebst Rechtshypertrophie vor; b: Typ II und c: Typ III: Diese beiden Formen sind charakterisiert durch eine breite S-Zacke; d: Typ IVb (= konkordanter Inversionstyp). Bei diesem Typ wird die Rechtsverspätung erst weit nach rechts über dem Präkordium deutlich (in V 3r oder V 4r) (aus LEPESCHKIN: Das Elektrokardiogramm, Steinkopff-Verlag Dresden und Leipzig, 1957)

häufigen oder diskordanten Typ eines Linksschenkelblockes (Typ I, Typ II) sowie einen konkordanten Typ (Typ III) und einen sogenannten paradoxen Typ (Typ IV). Bei einem unvollständigen Linksschenkelblock liegt die Dauer von QRS unter 0,12 sec.

13.2.2. Der Rechtsschenkelblock

Charakteristisch für den Rechtsschenkelblock ist eine Verlängerung von QRS über 0,12 sec in den Extremitätenableitungen und über 0,13 sec in den Brustwandableitungen. OUP ist über dem rechten Herzen (V_1 und V_2) über 0,3 sec verspätet. Die Erregungsausbreitung wird nach Eintritt im ventrikulären spezifischen Muskelsystem im rechten Schenkel des Hisschen Bündels blockiert. Die Erregungswelle verläuft über den linken Schenkel und erregt das Kammersystem von links nach rechts. Bei Blockierung des rechten Schenkels breitet sich die Erregung im Septum von links nach rechts aus und entfernt sich von I, VL, V_5 und V_6. Die Anfangs-R-Zacke der rechten Brustwandableitung stimmt zeitlich mit der Q-Zacke der linken Brustwandableitung überein, was durch eine sich ausbreitende Septumerregung von links nach rechts verursacht wird. Die T-Wellen sind der größten Zacke von QRS entgegengesetzt: In den rechtsseitigen Brustwandableitungen sind die T-Wellen negativ, in V_5, V_6 und T sind sie dagegen positiv. Der klassische Rechtsschenkelblock wird auch als WILSON-Block bezeichnet, nach Wilson, der als erster diese intraventrikulären Leitungsstörungen beschrieben und richtig gedeutet hat (1272).

Die Klassifikation der verschiedenen Formen des rechts- (intra-) ventrikulären Blocks wurde von BAYLAY (75) und PARDEE (926) festgelegt.

Abbildung 13.10. veranschaulicht verschiedene Rechtsschenkelblockformen Typ I—IV.

Bilateraler Schenkelblock
alternierender Rechts- (RSB-) und Links- (LSB-) Schenkelblock
RSB + links-anteriorer Hemiblock (LAH)
RSB + links-posteriorer Hemiblock (PH)
trifaszikulärer Block (RSB + alternierender LAH + LPH)
unilateraler Schenkelblock mit AV-Block (RSB, LSB + AVB 1°–2°)

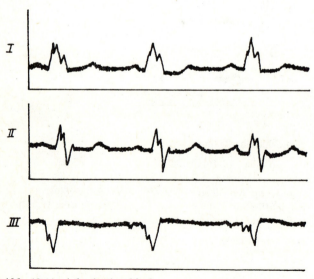

Abb. 13.11. Arborisationsblock

13.2.3. Der Verzweigungsblock (Arborisationsblock)

Neben dem Vorkommen eines doppelseitigen Schenkelblocks ist der „Astblock" ein prognostisch ungünstiges und ernstes EKG-Bild, welches durch eine aufgesplitterte und verbreiterte QRS-Gruppe und eine Amplitudenkleinheit charakterisiert ist. Die Brustwandableitungen weisen mitunter höhere Potentiale auf. Histologische Untersuchungen zeigen eine Schädigung beider Schenkel, jedoch ohne ihre vollständige Unterbrechung (699).

Bei einem postero-kaudalen Verzweigungsblock ist das OUP am größten. Die Arbeitsmuskulatur wird nicht gleichzeitig, sondern nacheinander erregt. Die S-T-Strecke und die T-Welle sind je nach Schädigungsgrad des Herzens deformiert (Abb. 13.11.).

13.2.4. Indikationen für künstliche Herzschrittmacher und zur elektrischen Defibrillation des Herzens

Künstliche Herzschrittmacher bei:

ADAMS-STOKESschen Anfällen jeder Form,
pathologischen Bradykardien, die zu ADAMS-STOKESschen Anfällen disponieren, sich unter Belastung als weitgehend frequenzstarr erweisen und die einer wirksamen Digitalistherapie im Wege stehen,
zur Prophylaxe rezidivierender paroxysmaler Tachykardien der Vorhöfe und Kammern, die schlecht toleriert werden und sich als therapieresistent erweisen,
Fällen mit partiellem bibranchialem Kammerblock, vor allem bei akutem Herzinfarkt (171).

Elektrische Defibrillation des Herzens bei:

Kammerflimmern, Kammerflattern, Kammertachykardien, Vorhofflattern und ektopen paroxysmalen Vorhoftachykardien, Vorhofflimmern mit absoluter Arrhythmie.

Kontraindikationen:

Bradyarrhythmia absoluta (Gefahr eines Herzblocks), Vorhofflimmern und Vorhofflattern bei höhergradiger AV-Blockierung (Asystoliegefahr), Vorhofarrhythmien bei Schrittmacherpatienten. (171).

14. Elektrokardiographische Syndrome

14.1. EKG bei Situs inversus (Dextrocardie)

Bei dieser relativ seltenen EKG-Veränderung fließt in der Ableitung I der elektrische Strom umgekehrt gegenüber der Norm.
Charakteristische Zeichen:

Ableitung I: umgekehrt gegenüber der Norm, alle Zacken voll ausgebildet und nach unten gerichtet.

Ableitung II: mit Ableitung III vertauscht gegenüber der Norm, R_{III} groß, R_{II} klein, alle Zacken gleichgerichtet.

14.2. Digitalisveränderungen

Sämtliche Herzglykoside können Formveränderungen des EKGs und besonders der T-Welle hervorrufen: Senkung der S-T-Strecke, Umkehr der T-Welle, manchmal Verkürzung der Q-T-Dauer. Digitalis verändert die mittlere QRS-Achse. Digitalispräparate können zu Erregungs- und Überleitungsstörungen führen, und zwar durch folgende Mechanismen:

— Erhöhung des Vagustonus,
— Verlangsamung der Überleitung (negativ dromotope Wirkung),
— Stimulation der heterotopen Zentren (Extrasystolie).

14.3. Veränderungen der Q-T-Dauer

Es besteht eine Korrelation zwischen Herzfrequenz und Q-T-Dauer (Berechnung des BAZETTschen Index) (77). Die Q-T-Dauer ist unter verschiedenen Bedingungen verändert:

1. **Kalzium:** Die Q-T-Dauer steht im umgekehrten Verhältnis zur Kalziumkonzentration und ist folglich bei Hypokalzämien verschiedensten Ursprungs. Bei Hypokalzämie gibt es neben der relativen Q-T-Dauerverlängerung oft eine negative T-Zacke. Bei Hyperkalzämie ist die Q-T-Dauer verkürzt. Es gibt eine von der Kalziumkonzentration unabhängige Q-T-Verlängerung und -verkürzung.

2. **Kalium:** Infolge von Azidose bzw. Wasser-Natriumverlust wie bei Coma diabeticum kommt es zu einem Kaliummangel mit Anstieg der Dauer von QRS und von P-R, einer konkaven Senkung von S-T und einer deutlichen Verlängerung von Q-T. Oft werden dabei breite U-Wellen und hohe P-Zacken gefunden. Ein Kaliumüberschuß wie im Endstadium von Urämie führt zu einer Sinustachykardie, erhöhtem QRS-Komplex und verlängerter Q-T-Dauer. Es treten keine Veränderungen im EKG auf, solange der Serumkaliumspiegel unter 6,8 m.äq./l liegt. Ein erhöhter Kaliumgehalt führt zu einem verbreiterten QRS-Komplex, wahrscheinlich durch eine intraventrikuläre Überleitungsstörung.

3. **Andere Stoffwechselstörungen:**
   Fettleibigkeit mit Horizontallage des Herzens und einem tiefen Q_3; **Azidose** und Alkalose verändern die T-Welle, im ersten Fall eine Erhöhung von T, im anderen eine Abnahme; **Hypo-**

glykämie führt zur Umkehr der Endschwankung; ähnliche Bilder findet man auch bei Avitaminosen. Die **paroxysmale familiäre Lähmung** führt durch einen gestörten Kaliumstoffwechsel zu EKG-Veränderungen (523, 998).

4. Hormonale Störungen:

Hyperthyreose ist mit einer Sinustachykardie verbunden, Neigung zum Linkstyp, Umkehr der T-Welle, oft verbunden mit Vorhofflimmern und -flattern. Bei Hypothyreose zeichnet sich das EKG durch eine Niederspannung und Sinusbradykardie aus. Eine Anämie kann zu EKG-Veränderungen mit Zeichen einer Koronarinsuffizienz bzw. Erregungsrückbildungsstörungen führen.

15. Koronare Herzkrankheiten

Die selektiven Erkrankungen der Herzkranzgefäße manifestieren sich nur durch ihre Wirkung auf die Arbeitsmuskulatur und das spezifische Leitungssystem des Herzens (siehe Koronarographie und Physiologie der Herzkranzgefäße).

Die Früherkennung von Koronarkrankheiten kann jedoch für eine Prophylaxe und Prävention ischämischer Herzkrankheiten von entscheidender Bedeutung sein. Zu den koronaren Herzkrankheiten gehören:

Angina pectoris, Koronarinsuffizienz, Herzinfarkt, Sekundenherztod. Die epidemiologischen Untersuchungen beziehen sich auf den Komplex koronarer Herzkrankheiten, einschließlich Herzinfarkt. Die koronaren Herzkrankheiten sollen bei Frauen in den letzten 20 Jahren um 50% zugenommen haben und das bereits in einer Altersgruppe von 30 bis 40 Jahren, um danach um weitere 10% zuzunehmen. Eine 25 Jahre dauernde Framingham-Studie hat neben den schon erwähnten Risikofaktoren auf eine besondere Bedeutung frühzeitiger EKG-Veränderungen hingewiesen (236, 494, 945).

15.1. Pathophysiologie des Koronarkreislaufes

Auf die enge Beziehung zwischen Koronardurchblutung und Myokardmetabolismus wurde hingewiesen. Das Koronarsystem hat eine eigene funktionelle Anatomie, die Regulation erfolgt humoral-hormonal, reflektorisch und nerval-vegetativ. Die glatten Muskeln der Koronargefäße haben α_1- und β_2-Rezeptoren, wodurch die vegetative Steuerung adrenerg mit prä- und postsynaptischen Rezeptoren reguliert werden kann.

Die Koronardurchblutung ist vom „Perfusionsdruck", der Blutviskosität und dem Widerstand des Gefäßsystems abhängig. Der Perfusionsdruck ist der arteriovenöse Druckgradient zwischen dem Anfang der Koronargefäße (Aorta) und ihrem Ende (rechter Vorhof). Die logische Schlußfolgerung ist, daß eine Erhöhung des arteriellen Druckes (Widerstand und venöser Druck unverändert) zu einer vermehrten Koronardurchblutung führt. Es besteht eine Relation zwischen Koronardurchblutung und Aortendruck während eines Herzzyklus (384). Der Widerstand hat eine myokardale und vasale Komponente, und die Blutviskosität hängt von der Aggregation von Erythrozyten und Thrombozyten ab, dazu kommt das Plasmaeiweiß. Grundlegende physikalische Gesichtspunkte — mehr theoretischer Art — haben zur Klärung des Einflusses des Koronarsystems auf die Myokarddurchblutung beigetragen (Rheologische Eigenschaften von Blut, Stenosengeometrie und Art des Flusses und die regionale Durchblutung in den Koronararterien, Druckabfall-Fluß-Beziehungen und Effekt von Systole und Diastole auf den koronaren Blutfluß) (1130) (Tab. 15.1.).

Abbildung 15.1. verdeutlicht die Faktoren, von denen die Koronardurchblutung abhängig ist (146). Bei der Hypertonie ist der koronare Blutfluß nicht erhöht. Während der Austreibungszeit nimmt der Koronarsinusausfluß ständig zu. Zwischen Sauerstoff-

Tabelle 15.1. Ursachen koronarer Mangeldurchblutung

1. Koronarsklerose
2. Koronarthrombose
3. Hochdruck
4. Herzvitien
5. Herzinsuffizienz
6. Schock, Kollaps
7. Herzrhythmusstörungen
8. Hypoxämie
9. Anämie
10. CO-Intoxikation

bedarf bzw. -verbrauch des linken Ventrikels und der Herzfrequenz besteht ein funktioneller Zusammenhang. Dadurch kann bei einem suffizienten Herzen die Durchblutung durch eine erhöhte Schlagfolge kompensiert werden. Die durchblutungseffektive protodiastolische Phase ist die Voraussetzung für einen normalen Ablauf der Kontraktions-Relaxionsphase, um eine gute Koronardurchblutung zu gewährleisten. Bei einer Herzinsuffizienz ist die Kontraktionsschwäche während der Systole zu groß, der noch verbleibende protodiastolische Abschnitt reicht für einen Einstrom nicht mehr aus. Unter der „Güte der Koronardurchblutung" nach GOLLWITZER-MEYER versteht man das Blutangebot in Beziehung zum O_2-Verbrauch. Die Koronarreserve ist durch das Verhältnis von Koronarwiderstand unter Normalbedingungen und maximaler Dilatation der Herzkranzgefäße charakterisiert.

Quantitativ ist die Änderung des Koronarwiderstandes wichtiger als die Änderung des arterio-venösen Druckgradienten. Eine Steigerung der Durchblutung auf das 16-fache entspricht einer Zunahme des Gefäßdurchmessers um 50%. Eine Erhöhung des Druckgradienten um 50% dagegen führt zu einer Zunahme der Durchblutung um das 2fache (1011).

Neben der Versorgung des Myokards mit O_2 hat der Koronarkreislauf auch Substrate bereitzustellen und Stoffwechselprodukte abzutransportieren. O_2-Mangel führt zu einer

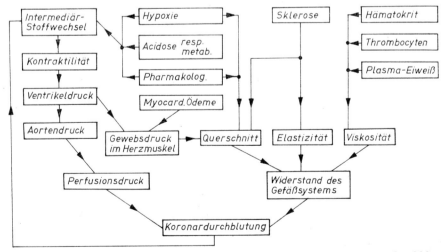

Abb. 15.1. Physiologische und pathophysiologische Faktoren der Koronardurchblutung (nach ROTTER und BRETSCHNEIDER)

Unterbrechung des Umsatzes an der Zytochromoxydase, somit wird der Wasserstoff- und Elektronentransport durch die Atmungskette unterbunden. Im Experiment kommt es nach Verschluß des Ramus circumflexes zu folgenden hämodynamischen Veränderungen:

Der Vorhofdruck nimmt zu, der mittlere Gesamtwiderstand sowie der mittlere periphere Widerstand und die Herzfrequenz werden nicht nennenswert verändert. Aortendruck, Herzzeitvolumen, Schlagvolumen, peripherer Fluß, max. dp/dt (Ventrikeldruck), maximale Beschleunigung (Aortenfluß) sowie mittlere Herzleistung nehmen ab. 3—4 Minuten nach der Unterbrechung kommen häufig in gleicher Reihenfolge Extrasystolen, Flimmerarrhythmie und Asystolen vor (1011, 1017).

Die Determinanten des O_2-Verbrauches sind:

1. Wandspannung des Herzens (Ventrikeldruck, Ventrikelvolumen, Myokard),
2. Kontraktionsfähigkeit des Herzens (Geschwindigkeit der Kontraktion),
3. Herzfrequenz.

Die Myokarddurchblutung in verschiedenen Schichten des linken Ventrikels (epikardial bis endokardial) ist von der maximalen koronaren Vasodilatation und dem Perfusionsdruck abhängig (1129).

Eine Zunahme des koronaren Gesamtwiderstandes und Abnahme der Myokarddurchblutung findet man im Experiment bei einem Anstieg des linksventrikulären Mitteldruckes. Die Befunde wurden bei maximaler Koronardilatation erhoben (Adenosininfusion). Es liegt eine Abhängigkeit des Verhältnisses von endokardialer zu epikardialer Durchblutung von aktiv erzeugtem mittleren linksventrikulären Druck vor. Das Endo/

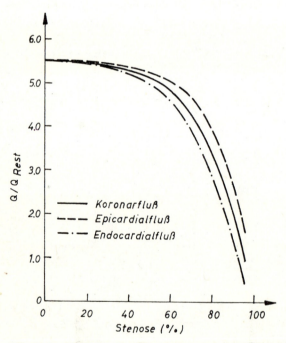

Abb. 15.2. Abfall der Koronarreserve mit zunehmendem Stenosegrad. Die Erschöpfung der Koronarreserve ($\overline{Q}/Q$ Rest = 1) ist für das Subendokard bei geringeren Stenosegraden erreicht als für das Subepikard (nach SCHAPER aus: E. LANG (Hrsg.), Koronare Herzkrankheit, Springer-Verlag, Berlin, Heidelberg, New York, 1980)

Epi-Verhältnis nimmt bei einer Koronarstenose stärker ab als im normal versorgten Gebiet (1129).

Abbildung 15.2. zeigt die Abhängigkeit der Koronarreserve mit zunehmender Stenose des Herzkranzgefäßes. Der Grad der Stenosierung hat eine Rückwirkung auf das Ausmaß der Durchblutung. Untersuchungsbefunde am nichtarbeitenden Herzen und nach artifizieller Stenosierung lassen erkennen, daß bei einer 50%igen Stenose ein Defizit in der Koronarreserve besteht (Abb. 15.3.). Der Vergleich beider Durchblutungskurven zeigt, daß bei einem Perfusionsdruck von 76 mm Hg im normalen Myokardbereich über 600 ml/min subendokardial fließen, dagegen beträgt die Durchblutungsgröße im stenosierten Myokardteil weniger als die Hälfte.

Auch bei einer leichten bis mäßigen Koronarstenose kann die Koronarreserve ausreichend sein (1129). Die Blutversorgung durch Diffusion über das Endokard scheint nicht von wesentlicher Bedeutung zu sein. Neuere Befunde sprechen dafür, daß bei

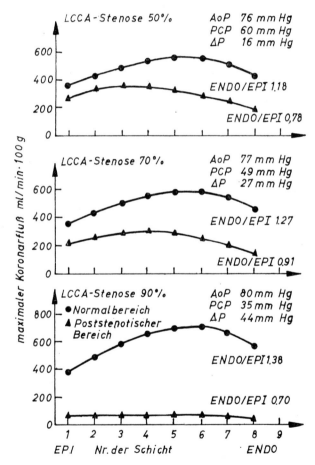

Abb. 15.3. Einfluß von 3 Stenosegraden (50, 70 und 90% Lumeneinengung) auf die Durchblutungsverteilung über die linksventrikuläre Wand bei einem leerschlagenden Hundeherzen in maximaler Koronardilatation. Die Gesamtdurchblutung des von der Stenose abhängigen Myokards nimmt mit zunehmendem Stenosegrad ab, besonders stark ist diese Abnahme im subendokardialen Gebiet. (nach SCHAPER aus: E. LANG (Hrsg.), Koronare Herzkrankheit, Springer-Verlag, Berlin, Heidelberg, New York, 1980)

einer Stenosierung der Koronarien 30% der Durchblutung von Kollateralen übernommen werden kann (676, 1129). Die linksventrikuläre Wandbeweglichkeit ist erst im Ventrikulogramm bei einer Stenosierung der Koronararterie um 80—90% eingeschränkt (1129). Klinisch ist nachgewiesen, daß bei einer Stenosierung des Hauptstammes der linken Kranzarterie ihr Verzweigungsgebiet (descendens und circumflexa) retrograd über die rechte Koronararterie aufgefüllt wird (676).

15.2. Die Koronararterien bei der ischämischen Herzerkrankung

Bei der ischämischen Herzerkrankung (IHE) kommt es zu einer gestörten Funktion des Myokards (vorwiegend links) als Folge der Lumenverengung extramuraler Koronararterien. Die wichtigste Ursache einer Koronarstenose ist die Arteriosklerose. Die verdickte Intima proliferiert, angereichert durch Kollagen und elastische Fasern.

Beim Typ I ist die Dicke der Intimaläsion nicht stärker als die der Media und gilt nicht als eine Arteriosklerose. Beim Typ II A ist die Koronararterie konzentrisch arteriosklerotisch; die Verdickung überschreitet die der Media. Das gleiche treffen wir beim Typ II B als eine exentrisch randständige Arteriosklerose an. Alle diese Formen weisen eine Hypercholesterinämie auf. Die genannten degenerativen Veränderungen werden in der Literatur als autoptische Ergebnisse dargestellt (1003). Die Koronararterien der an IHE verstorbenen Patienten weisen eine diffuse arteriosklerotische Degeneration der Koronararterien auf (Tab. 15.2.).

Bei einer Disposition einer Koronararteriosklerose wurden diffuse degenerative Veränderungen der Herzkranzgefäße gefunden:

Arteriosklerotische Plaqueformen, aber auch mehr Thromben in den distalen Abschnitten. Bei den tödlich verlaufenden IHE sind in 75% der Fälle die 3 großen Koronararterien durch arteriosklerotische Plaques verengt (rechte Koronararterie, Ramus descendens) (1003, 1011).

Tabelle 15.2. Zustand der Koronararterien bei letaler ischämischer Herzerkrankung (nach ROBERTS)

	PHT	AMI		AP
		TM	SE	
Große Koronararterien				
diffuse Atherosklerose	+	+	+	+
Lumenverengung > 75% von 2 der 3 Arterien durch atherosklerotische Plaques	+	+	+	+
Thrombus	10%	60%	0	0
Hämorrhagie in die Plaque	25%	25%	25%	25%
linksventrikuläres Myokard				
Nekrose	0	+	+	0
Fibrose (TM oder SE)	50%	50%	50%	50%

Abkürzungen: AMI = akuter Myokardinfarkt; AP = Angina pectoris; PHT = plötzlicher Herztod; SE = subendokardial; TM = transmural.

Abbildung 15.4. veranschaulicht verschiedene Grade einer Koronararteriostenose.

In den Koronarverzweigungen gibt es prädestinierte Stellen für die Entstehung arteriosklerotischer Plaques: Die stärkste Verengung der linken Koronararterie liegt 2 cm nach dem Abgang von der linken Abzweigung und vom linken Ramus circumflexus. Dagegen ist bei der rechten Koronararterie der distale Abschnitt stärker befallen als der proximale (723, 1011).

Von den gemäß Definition des WHO-Ausschusses (classification) zu unterscheidenden 3 Typen von arteriosklerotischen Plaques — lipidreichen, fibrösen und kombinierten — verursacht lediglich der komplizierte Typ eine signifikante ($> 75\%$) koronare Lumenverengung.

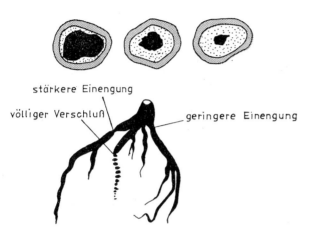

Abb. 15.4. Fortschreitende Verengung des Lumens führt zu koronarer Herzkrankheit

Es bestehen keine quantitativen Unterschiede in der Struktur der Koronararterien bei den verschiedenen kardial bedingten Todesursachen. Allerdings ist die Histomorphologie der Herzmuskeln unterschiedlich (Myokardinfarkt, plötzlicher Herztod, Angina pectoris und progrediente Herzinsuffizienz im Sinne einer ischämischen Kardiomyopathie).

Bei Patienten mit Hyperlipoproteinämie der Typen II, III oder IV besteht eindeutig eine akzelerierte Arteriosklerose im Vergleich zu Personen ähnlichen Alters und gleichen Geschlechts mit normalen Lipoproteinspiegeln, doch ist die Hyperlipoproteinämie keine Vorbedingung für die vorzeitige Entstehung einer schweren Arteriosklerose (1003).

Hinsichtlich der Koronarthrombose nimmt man an, daß diese auch auslösend für einen akuten Myokardinfarkt sein können. Beim plötzlichen Herztod findet man in 10—15% der Fälle Koronarthromben und bei isolierten subendokardialen Infarkten noch weniger; dagegen sieht man bei einem tödlich akut verlaufenden transmuralen Myokardinfarkt bei 60% der Patienten koronare Thromben, auch beim kardiogenen Schock werden oft Thromben vorgefunden. Sie entstehen meistens auf der Grundlage eines arteriosklerotischen Plaques. Je ausgedehnter die Fläche der Myokardnekrose, desto wahrscheinlicher ist eine Koronarthrombose (1003). Sie entwickelt sich über eine langsame Blutströmung und Stase wie z. B. bei einem kardiogenen Schock durch Infarkt. Offensichtlich ist der verminderte und verlangsamte Koronarfluß eine Voraussetzung für die Entstehung eines Thrombus. Die Zusammensetzung der Gerinnungsfaktoren spielt in Wechselwirkung mit den Lipiden bei der Koronarthrombose eine wesentliche Rolle (Abb. 15.5.).

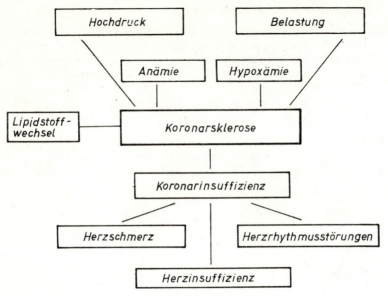

Abb. 15.5. Entstehung und Folgen der Koronarsklerose

Bei ca. 50% tödlich verlaufender IHE lassen sich in den Koronararterien Hämorrhagien nachweisen. Die Plaque-Hämorrhagie braucht nicht zu einer Lumenverengung zu führen und hat keine Beziehung zur Lokalisation der Myokardnekrose. Plaque-Hämorrhagien können auch ohne Symptomatik und Folgen auftreten (1003). Als eine seltene Ursache für eine tödlich verlaufende IHE gilt eine koronararterielle Embolie, die sich schwer diagnostizieren läßt. Voraussetzung ist die Entstehung eines Gerinnsels in den Koronarverzweigungen. Die Embolie bevorzugt extramurale Arterien im distalen Abschnitt. Eine seltene Koronarerkrankung mit ihren Folgen ist ein Aneurysma dissecans (Hämatom) mit und ohne assoziiertes Aortenaneurysma. Die dabei entstehende Myokardischämie kann tödlich enden. Ein intramurales Hämatom kommt gelegentlich bei Hypertonie vor (1003), und zwar bei Frauen öfter als bei Männern. Es gibt Myokardinfarkte bei angiographisch normalen Koronararterien. Die Koronarographie in Verbindung mit der Ventriculographie ist ein unentbehrliches diagnostisches Verfahren zur Diagnosesicherung, Schweregradbeurteilung und Verlaufskontrolle der koronaren Herzkrankheiten. Eine selektive Koronarographie (Verlauf, Variation, Kaliber, Nebenäste) und eine Ventriculographie (Ventrikeldimensionen, Wandstärke, Ventrikelvolumina, Auswurffraktion, ventrikuläre Druckgrößen, Ventrikeldehnbarkeit) sind eine conditio sine qua non für einen chirurgischen Eingriff (1110).

Tabelle 15.3. zeigt die verschiedenen hämodynamischen Größen bei der koronaren Herzkrankheit unterschiedlichen Schweregrades. In 83% der Koronarographien zeigt sich eine Läsion der linken Arterie, in 66% der linken Arterie Ramus circ. fl., in 73% nur der rechten, die anderen Läsionen liegen unter 1%.

Überraschenderweise finden wir die Koronarläsionen zwischen dem 25. und 29. Lebensjahr bei 18% der Patienten, sie nehmen nach dem 30. Lebensjahr ab, um dann ab 40.—50. Lebensjahr signifikant zuzunehmen. Es besteht auch eine Korrelation zwischen der Koronarsklerose und dem Serum-Cholesterol-Spiegel. Eine totale Occlusion der Hauptkoronargefäße führt je nach Kombination ihrer Verzweigungen in 14—22% der Fälle zu Myokardinfarkten (1251). Zum Zeitpunkt eines akuten Myokardinfarktes

Tabelle 15.3. Drücke und hämodynamische Größen bei einem Normalkollektiv und bei koronarer Herzkrankheit (n = 110) (KHK) unterschiedlicher Schweregrade (I—IV) sowie bei Herzwandaneurysma (HWA) (nach STRAUER, 1110)

	P_{AP} (mm Hg)	P_{LVED} (mm Hg)	HI (l/min/m²)	SV (ml)	EDV (ml)	AF (%)	$\Delta P/\Delta V$ $\left(\frac{mm\ Hg}{ml}\right)$
Normal	17 ± 2	10 ± 1	3,97 ± 0,23	107 ± 6	152 ± 15	72 ± 2	0,13 ± 0,05
KHK	26 ± 1	23 ± 1	3,17 ± 0,16	76 ± 6	198 ± 15	51 ± 2	0,36 ± 0,05
I/II.	24 ± 1	18 ± 1	3,38 ± 0,20	80 ± 7	151 ± 6	69 ± 2	0,28 ± 0,06
III.	25 ± 1	21 ± 2	2,89 ± 0,27	75 ± 22	181 ± 14	55 ± 5	0,31 ± 0,10
IV.	27 ± 3,5	24 ± 3	2,59 ± 0,39	70 ± 18	194 ± 10	48 ± 5	0,38 ± 0,11
HWA	28 ± 3	27 ± 4	2,43 ± 0,08	44 ± 5	260 ± 30	32 ± 8	0,48 ± 0,13

P_{AP}: mittlerer Druck in der Pulmonalarterie; P_{LVED}: enddiastolischer Druck im linken Ventrikel; HI: Herzindex; SV: Schlagvolumen; EDV: Enddiastolisches Volumen des linken Ventrikels; AF: Auswurffraktion; $\Delta P/\Delta V$: Quotient aus spätdiastolischer Druckdifferenz und spätdiastolischem Volumeneinstrom als Index der linksventriculären Steifigkeit.

(AMI) zeigt eine Koronarographie eine hochgradige Verengung von mindestens einer der 3 großen Koronararterien. Nach Abheilen eines AMI findet man in fast 90% der Fälle eine oder mehrere verengte Koronararterien (nur in 1% einen normalen Koronarbaum) (1003). Ein Myokardinfarkt bei einem normalen Koronarogramm steht immer noch zur Diskussion. Möglicherweise hat sich ein AMI nie ereignet, oder die Bilder wurden falsch interpretiert.

Tabelle 15.4. Einteilung der koronaren Herzkrankheit

Nach Schmerzangaben		Nach anatomisch-elektrokardiographischen Kriterien
Angor d'effort	Angor de décubitus (Vaques)	
Pseudoangina	Angina vera (Lartigues)	
funktionelle Angina pectoris	organische Angina pectoris (Nothnagel)	akute Koronarinsuffizienz acute coronary failure
Angina pectoris vasomotorica	Angina pectoris vera	protrahierte Koronarinsuffizienz
Angina pectoris spuria	Angina pectoris gravis	rudimentärer Infarkt (95% Vorderwand)
Angina pectoris simplex	Angina pectoris gravis acuta Prinzmetals variant of angina pectoris	nicht penetrierender Infarkt Mikroinfarkt
Hyperdyname Angina pectoris	Hypodyname Angina pectoris	transmuraler Infarkt

Ein Koronarspasmus mit überzeugendem Angina pectoris-Anfall allein führt kaum zu einer Myokardnekrose, es sei denn, es liegt bereits eine, wenn auch nicht sehr ausgeprägte Einengung der Herzkranzgefäße vor. Ein durch Embolie ausgelöster Infarkt kann nach einer gewissen Zeit durch eine Lyse oder Rekanalisierung eine normale Koronarographie ergeben.

Die Einteilung der Koronarkrankheiten kann nach SCHNEIDER (1155) nach Schmerzangaben und nach anatomisch-EKG-Kriterien erfolgen (Tab. 15.4.).

15.3. Koronararterienspasmus

Der spontane Spasmus wird von manchen Autoren als wichtige Ursache für eine klinisch relevante Myokardischämie angesehen. Nach heutiger Auffassung findet man den Spasmuseinfluß auf das Herz bei Patienten mit PRINZMETAL-Angina. Es scheint, daß geringe Läsionen der Herzkranzgefäße die Bereitschaft zu Koronarspasmen erhöhen (1003). Die PRINZMETAL- oder VARIANT-Angina pectoris ist ein reversibler Koronarspasmus, der zu ST-Hebung im EKG führt und angiographisch nachweisbar ist. Zu Myokardnekrosen kommt es dabei jedoch nicht. Ein Koronarspasmus läßt sich durch eine Koronarographie und pharmakologische Provokation auslösen (z. B. i. V. Ergoninmaleat) und durch Nitroglycerinapplikation beseitigen (622).

Die klinischen Symptome der klassischen VARIANT-Angina pectoris sind:

— Angina pectoris in Ruhe mit reversiblen ST-Hebungen,
— Belastungsangina bei einigen Patienten,
— Synkopen,
— Erregungsausbreitungsstörungen: AV-Block, I., II. und III. Grades,
— ventrikuläre Arrhythmien: besonders ventrikuläre Tachykardie und Kammerflimmern.

Durch den Provokationstest mit Ergonovin läßt sich ebenfalls ein pathologisches EKG provozieren. Als Ursache der Koronarspasmen gilt eine unterschiedliche Stimulation des sympathischen Nervensystems, ein Überwiegen der α- gegenüber der β-Stimulation. Durch Blockierung der β-adrenergen Rezeptoren kann man einen überwiegend stimulierenden α-adrenergen Effekt erzielen. Auch durch Applikation von parasympathikomimetischen Substanzen kann ein Koronarspasmus ausgelöst werden (621). Der „cold pressor"-Test ist auch eine Möglichkeit, eine α-adrenerge Hyperreaktion auszulösen. Eine Abnahme des Blutflusses kann zu einer Angina pectoris führen. Auch eine sympathische Innervation kann eine primäre Ursache für einen Koronarspasmus sein. Ein erhöhter pH-Wert von 7,65 steigert den Kalziumfluß und damit die Bereitschaft zu einer spastischen Angina pectoris (1313). Neuerdings wird von einem Ungleichgewicht der Prostaglandinkonzentration berichtet, die zu einem Koronarspasmus führt. Zwei verschiedene Prostaglandine scheinen hier eine besondere Rolle zu spielen: Thromboxan (Vasokonstriktor und Stimulator der Thrombozytenaggregation) und das Prostazyklin (wird in der arteriellen Gefäßwand synthetisiert), letzteres ist ein Vasodilatator. Aus verschiedenen Ursachen durch Schädigung der Gefäßwand kann es konsekutiv zu einer niedrigen Prostazyklinkonzentration kommen. Das Thromboxan führt zu einer Konstriktion der Koronararterien bis zu einem echten fokalen Spasmus. Die Prostaglandinhypothese ist experimenteller Natur und beim Menschen noch nicht nachgewiesen.

Auf die Möglichkeiten des Spasmus bei Katheterisieren sei nochmals hingewiesen (621).

15.4. Koronarinsuffizienz

Die Koronarinsuffizienz beruht — wie schon erwähnt — auf einem metabolischen Ungleichgewicht infolge eines zu niedrigen Sauerstoffangebotes bzw. eines zu hohen Sauerstoffbedarfes, was eine allgemeine oder relative Ischämie des Herzens auslöst (170).

Ursachen einer Koronarinsuffizienz sind:

1. starre Kranzgefäße ($\dot{V}_{cor}$ konstant),
2. Hypoxie (O_2-Partialdruck $\downarrow$, Hb $= 16$ g %),
3. Anämie (O_2-Partialdruck normal, Hb < 16 g %),
4. gesteigerte Herzleistung bei Muskelarbeit ($\dot{Q}_{O_2}\uparrow$) (351).

Die Koronarinsuffizienz kann durch kardiovaskuläre Funktionsteste objektiviert werden, ihr hervorstechendes Symptom ist die Angina pectoris. Bei den ischämischen Herzkrankheiten kommt es zu einem Laktatüberschuß im koronarvenösen Blut, gesteigertem myokardialem Kaliumverlust und zur Abnahme der Sauerstoffsättigung im venösen Koronarblut, zu veränderter Ventrikeldynamik mit gestörter Kontraktion und Relaxion sowie zur Erhöhung des enddiastolischen Druckes. Außerdem tritt eine Änderung der Myokarddurchblutung ein mit Einschränkung der Koronarreserve.

Im Experiment kommt es zu einem Abfall der energiereichen Phosphatverbindungen und des Glykogengehaltes im Myokard. Histomorphologisch sind Mitochondrienläsionen erkennbar. Es existiert eine metabolische Autoregulation der Koronardurchblutung: Bei O_2-Mangel erfolgt keine Resynthese von ATP aus ADP und AMP, sondern ein weiterer Abbau zum Adenosin, das über eine Koronarerweiterung wieder Sauerstoff an das Myokard bringt. Mit Behebung des O_2-Mangelzustandes erfolgt wiederum eine ATP-Synthese aus ADP/AMP (524). Die regionale Koronardurchblutung in dem betreffenden Areal ist stets vermindert, die Koronarreserve des linken Ventrikels erheblich eingeschränkt. Die Koronarinsuffizienz beruht also auf einer gestörten Druck-Durchfluß-Beziehung, welche von der Elastizität der Widerstandsgefäße sowie von metabolischen und myogenen Autoregulationsmechanismen abhängig ist. Ein Sauerstoffmangel ist der stärkste Reiz für eine Dilatation der Koronargefäße. Bei körperlicher Arbeit steigt der myokardale Energiebedarf, was letzten Endes zu einer relativen Hypoxie führt. Die Sauerstoffextraktion des Koronarblutes ist auch in Ruhe hoch und kann unter körperlicher Belastung nicht wesentlich gesteigert werden. Der Sauerstoffbedarf kann deswegen nur durch eine vermehrte Koronardurchblutung gedeckt werden. Ein sinnvolles körperliches Training setzt eine ausreichende Dilatationsfähigkeit der Koronargefäße voraus (1011). Der Koronarwiderstand hat neben der vasalen eine myokardale Komponente. Letztere wirkt auf den Koronarwiderstand durch den Kontraktions- und Relaxionsablauf des Myokards. Die myokardale Komponente ist in Ruhe von geringer Bedeutung; bei pathologischen Funktionszuständen kann sie dominieren (hoher enddiastolischer Druck im linken Ventrikel, Angina pectoris-Anfall, Herzinsuffizienz, Tachykardie und entzündliche Myokarderkrankungen). Die häufigste Ursache einer Einschränkung der Koronarreserve ist eine Erhöhung der vasalen Komponente des Koronarwiderstandes infolge einer Einengung der Herzkranzgefäße. Poststenotisch ist eine Kollateralentwicklung möglich, deren Entstehung von Risikofaktoren unabhängig ist (1105).

Die myokardiale Ischämie beeinträchtigt die Kontraktions- und Relaxionsgeschwindigkeit des Myokards. Die myokardiale Komponente des Koronarwiderstandes nimmt zu, verbunden mit einer Verminderung des Sauerstoffangebotes bei geschädigten Koronargefäßen. Somit kommt es bei der Entstehung, Perpetuierung und Intensivierung einer Koronarinsuffizienz zu einem circulum vitiosus.

Neben den „echten" koronaren Herzkrankheiten kann sich eine Herzinsuffizienz als Folge einer nicht koronarbedingten Erkrankung manifestieren. Diese beruht auch auf einem Mißverhältnis zwischen Sauerstoffbedarf und -angebot. Bei akuten oder chronischen Myokardischämien kann die Kontraktilität durch Betablockade verbessert werden (470).

Die veränderte regionale Kontraktilität des linken Ventrikels läßt sich durch den echoventrikulographischen Kontraktionsindex (ECI) ermitteln (multidirektionale echokardiographische Methode).

Ein Echo-KG zeigt die verschiedenen Formen der Wandbewegungen des linken Ventrikels bei ischämischen Herzkrankheiten. Zu analogen Ergebnissen kommt man auch durch die ^{201}Thallium-Szintimetrie (176).

Eine wichtige Funktionsdiagnostik bei einer Koronarinsuffizienz ist die Ermittlung der Koronarreserve.

Das Prinzip beruht auf Messung der Koronardurchblutung und des koronaren Widerstandes; dabei werden Koronardurchblutung und -widerstand einmal unter Ruhebedingungen sowie unter maximaler pharmakologisch induzierter Koronardilatation gemessen. Zur Bestimmung der Koronarreserve des linken Ventrikels werden gleichzeitig die arterio-koronar-venöse Sauerstoffdifferenz und der Sauerstoffverbrauch des linken Ventrikels ermittelt. Es existieren genaue Fremdgasmethoden unter Verwendung von Argon, Krypton, Xenon und Indikatorverdünnungstechniken (147). Bei den koronaren Herzkrankheiten ist die Koronardurchblutung unter Ruhebedingungen gegenüber der Norm um ca. 10—15% herabgesetzt, diese korreliert mit dem koronar-angiographischen Schweregrad (82).

Der Sauerstoffverbrauch des linken Ventrikels ist herabgesetzt. Ähnliche Durchblutungseffekte findet man auch bei einer atypischen PRINZMETAL-Angina. Der Koronarwiderstand kann im Vergleich zur Norm um ein Drittel eingeschränkt sein. Das besagt, daß bei koronaren Herzkrankheiten das Koronargefäßsystem um ca. 60% seiner Dilatationsfähigkeit eingebüßt hat, was offensichtlich auch die Ursache eines Angina pectoris-Anfalles ist. Die quantifizierbare Koronarreserve ist ein wesentlicher Hinweis auf die Gefährdung des linken Ventrikels. Bei Systemerkrankungen kann die Koronardurchblutung auch bei normaler Gefäßstruktur gestört sein. Schädigung oder Hypertrophie des Myokards führen zu einer Verminderung der Dilatation der Kranzgefäße, wodurch es auch zu einer Diskrepanz zwischen Sauerstoffbedarf und -angebot kommt.

Der myokardiale Anteil bei der Einschränkung der Koronarreserve ist nach STRAUER abschätzbar an der Differenz der minimalen Koronarwiderstände (normal: 0,19 ± 0,01 mm Hg/ml/min × 100 g; Hypertrophie: 0,30 ± 0,11 mm Hg/ml/min × 100 g) und ist somit bei der kompensierten Hypertrophie quantitativ geringer als z. B. der Anteil einer Erhöhung der vasalen Komponente auf Grund von Koronarstenosierungen bei der koronaren Herzkrankheit (1105). Abbildung 15.6. veranschaulicht einen pectanginösen Zustand und das Bild einer chronischen Koronarinsuffizienz nach dem Anfall bei einer 62jährigen Patientin mit Koronarsklerose.

Fast 30% aller Patienten mit typischer oder atypischer Angina pectoris haben ein normales Koronarangiogramm (Tab. 15.5.). Bei der Hälfte davon finden wir EKG-Veränderungen (ST-Senkungen, T-Abflachung, T-negativ). Bei ca. 20% dieser Fälle kann die Koronarinsuffizienz durch Belastungstests im EKG verifiziert werden. Bei einem Teil ist unter körperlicher Belastung eine myokardale Laktatsynthese zu finden (1105). Eine Erkrankung der kleinen Koronararterie (Durchmesser < 200 μm) ist röntgenologisch nicht verifizierbar, kann jedoch zu einem Angina pectoris-Anfall führen („small vessel disease").

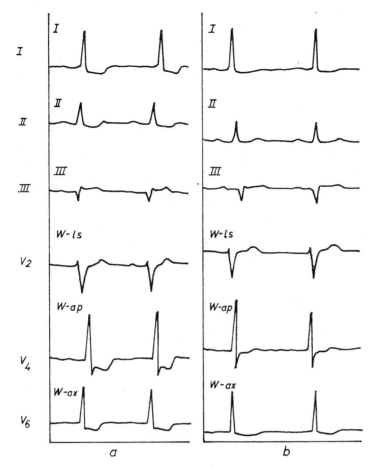

Abb. 15.6. a) EKG bei Angina pectoris, kurzfristige Ischämiereaktion vom Innenschichttyp bei Querstellung, ST-Hebung in Ableitung III
b) EKG bei 10 Minuten nach Beendigung des Abfalls: Bild der chronischen Koronarinsuffizienz

Tabelle 15.5. Koronarinsuffizienz bei normalem Koronarangiogramm (1105)

A. Vermindertes O_2-Angebot an das Herz
　Anämie
　Hypoxie
　CO-Vergiftung
　Hb-O_2-Dissoziationsstörungen
　Viskositätserhöhung des Blutes

B. Erhöhter O_2-Bedarf des Herzens
　Abnorme Druckbelastung
　Abnorme Volumenbelastung
　Extreme Frequenzänderungen
　Stoffwechselsteigerung (Hyperthyreose, Phäochromozytom, Fieber)

C. Koronare Mikrozirkulationsstörungen
　(„Small vessel disease", Kardiomyopathien)

15.4.1. Rheologische Ursachen der Koronarinsuffizienz (Myokardiale Mikrozirkulation)

Koronaren Mikrozirkulationsstörungen liegen Durchblutungsstörungen der kleinen ($\leq$ 200 μm) intramuralen, arteriolären Widerstandsgefäße und (oder) des koronaren Kapillargefäßsystems zugrunde, die eine Koronarinsuffizienz bei normalem Koronarangiogramm zur Folge haben können (1106). Mangelzustände der myokardialen Mikrozirkulation sind nicht nur indirekte Folge einer Obliteration der Koronararterien, sondern Folge schwerster Fluß- bzw. Flußregulationsstörungen (1150).

Die Mikrozirkulation wird aktiv durch die Vasomotorik geregelt. Bei der Wechselwirkung zwischen Vasomotorik und Fließeigenschaften des Blutes spielen 2 Größen eine entscheidende Rolle:
1. die Viskosität des Plasmas und
2. die Flexibilität (oder besser Fluidität) der roten Blutzellen.

Solange es sich um eine schnelle Strömung handelt, spielt der Hämatokritwert eine untergeordnete Rolle. Das Zell-Plasma-Gemisch bei der Mikrozirkulation ist abhängig von den arteriolären Widerstandsgefäßen sowie von myogenen, metabolischen, nervösen und hormonellen Faktoren (559).

SCHMID-SCHÖNBEIN et al. (1150) haben Quantifizierungsmethoden über die Beziehung von Erythrozytenaggregation und Blutströmung ausgearbeitet: Das rheologische Verhalten von normalen und pathologischen Erythrozytenaggregaten in viskometrischer Strömung (künstliche Strömung in Platte-Kegel-Kammer) wird mittels direkter mikroskopischer Beobachtung (im „Rheoskop"), Viskometrie und Photometrie untersucht. Erhebliche Unterschiede finden sich beim mikrorheologischen Verhalten, während im makrorheologischen Verhalten (Blutviskometrie) nur diskrete und oft komplexe Differenzen zwischen normalem und pathologischem Blut gemessen werden. Die Erythrozytenaggregation ist ein reversibler Prozeß, wenn ausreichend Scherkräfte vorhanden sind.

Bei diesem Mechanismus wirken der Schweregrad, die Scherzeit, der Hämatokritwert und die Plasmaviskosität entscheidend. In der letzten Zeit konnte nachgewiesen werden, daß auch die wesentlich steiferen Leukozyten sich verklumpen können oder aber daß der Blutfluß durch Thrombozytenmikroaggregation und schließlich durch Endothelschwellung kleinste Gefäße verengen und verlegen kann. Diese Tatsache hat vermutlich einen Einfluß auf entzündliche Mikrozirkulationsstörungen (57).

Bei KHE-Patienten mit Nikotinabusus findet sich eine verkürzte Halbwertzeit der Blutplättchen, die auch leichter verklumpen und möglicherweise durch Schädigung von plättchen-hemmenden Substanzen den arteriosklerotischen Prozeß unterstützen (339).

Durch die erwähnten perfusionslimitierenden Einflüsse wird die Strömung verlangsamt, wobei die Faktoren Ursache oder Folge der Hypoperfusion sein können. Der Einfluß der rheologischen Faktoren auf die Residualdurchblutung der Endstrombahn tritt um so mehr in den Vordergrund, je geringer die Fähigkeit zu einer kompensatorischen Vasodilatation ist. Somit gibt es eine rheologisch bedingte Dekompensation der Durchblutungsregelung. Die koronaren Mikrozirkulationsstörungen werden im Gegensatz zu ausschließlich morphologischen Läsionen der kleinen Herzgefäße als „small vessel disease" oder als „Syndrom X" bezeichnet (1109, 1150). Die rheologisch bedingten koronaren Mikrozirkulationsstörungen betreffen nach bisheriger Kenntnis überwiegend Paraproteinämien, Hyperlipoproteinämien, Polyzythämien und Polyglobulien. Die rheologischen Untersuchungen der Koronarinsuffizienz zeigen, daß die koronare Mikrozirkulation nicht nur von der vaskulären Funktion und Struktur, son-

Tabelle 15.6. Ursachen koronarer Mikrozirkulationsstörungen nach STRAUER (1109)

Vaskuläre Ursachen

- arterielle Hypertonie (hypertensive Mikroangiopathie)
- bakterielle Endokarditis (nekrotisierende Vaskulitis)
- vaskuläre Beteiligung bei Endomyokardfibrose, Colitis ulcerosa, Amyloidose

Gemischt vaskulär-rheologische Ursachen

- systemische Kollagenosen (Lupus erythematodes, progressive Sklerodermie, Dermatomyositis, Periarteriitis nodosa)
- Immunkomplexvaskulitiden (viral, toxisch, medikamentös)
- Diabetes mellitus (diabetische Mikroangiopathie)

Rheologische Ursachen

- Paraproteinämie (M. Waldenström, Plasmozytom)
- Polyglobulien (Polyzythämie, symptomatische Polyglobulien)
- Hyperlipoproteinämie (Hypertriglyceridämie, Hyperchylomikronämie)
- koronare Mikrothromben bei Verbrauchskoagulopathie mit disseminierter intravaskulärer Gerinnung
- Plättchen-Mikroembolien

Metabolische Ursachen

- Störungen von O_2-Diffusion und Transport (CO-Intoxikation, Methämoglobinämien, Hyperlipoproteinämien)

dern auch von der Viskosität abhängig ist. Hiermit ist eine Steigerung der Koronarreserve in manchen Fällen unabhängig von der vasalen Komponente des Koronarwiderstandes, also rheologisch bedingt. Die Viskositätserhöhungen sind mit einer Abnahme der Sauerstoffdiffusion verbunden, was eine Verschlechterung des Sauerstoffangebotes an das Herz nach sich zieht. 10—20% aller Patienten mit einer belastungsinduzierten Koronarinsuffizienz und mit normalem Koronarangiogramm leiden an eine koronaren Mikrozirkulationsstörung (vaskulär-rheologisch) (1109).

Eine „small vessel disease" findet sich bei Kollagenosen. In 30% der Fälle liegt ein Diabetes mellitus vor, wobei eine diabetische Mikroangiopathie der Koronararterien angenommen werden kann. Bei 58% sind elektrokardiographisch Kammerendteilveränderungen (ST-Senkung, T-Abflachung, T-Negativierung) nachweisbar. 29% haben elektrokardiographisch nichttransmurale Infarkte; regionale Wandkontraktionsstörungen finden sich bei 27%, Herzinsuffizienz bei 23% und Kardiomegalie bei 16% der Fälle. Transmurale Infarke sind selten (3%), so daß sich das Verteilungsmuster der koronaren und myokardialen Folgeerkrankungen bei den koronaren Mikrozirkulationsstörungen sehr zugunsten der regionalen und globalen Koronarinsuffizienz des linken Ventrikels verlagert.

Das führende klinisch-kardiale Symptom ist die Angina pectoris, der führende klinische Befund die elektrokardiographisch faßbare, belastungsinduzierte Koronarinsuffizienz (1109). Die Koronarreserve des linken Ventrikels ist bei der „small vessel disease" eingeschränkt (1,69; normal: 5—5,4).

Meistens liegt eine herabgesetzte Pumpfunktion und Kontraktilität des linken Ventrikels vor, meßbar an den Veränderungen der Auswurffraktion. Die meisten Untersuchungen wurden bei dem Lupus erythematodes durchgeführt (1109). Im fortgeschrittenen Stadium findet man eine kompensierte bis dekompensierte Herzinsuffizienz, Pankarditis, einen pulmonalen oder systemischen Hochdruck, Herzrhythmus- und

Überleitungsstörungen. Eine Letalität von 25% wird angegeben (261). Bei der progressiven Sklerodermie findet sich auch eine hochgradige Einschränkung der Koronarreserve (1109).

Die sicherste klinisch-diagnostisch weiterführende Methode zum Nachweis rheologisch bedingter koronarer Mikrozirkulationsstörungen ist die funktionelle Quantifizierung der koronaren Hämodynamik durch Bestimmung der Koronardurchblutung und Koronarreserve. Eine Genauigkeit der Durchblutungsmessung läßt sich durch die Argon-Fremdgasmethode erreichen (147). Eine ätiologisch begründete und funktionsbezogene Diagnostik gerade bei der Koronarinsuffizienz erlaubt eine gezielte rationale Kausaltherapie.

Koronare Herzerkrankungen haben eine unabhängige genetische Determinante, was aus vorläufigen Studien von HLA-Antigenen hervorgeht. Es wurden spezifische HLA-Gewebe-Antigene bei obstruktiver Koronarinsuffizienz bei jungen Patienten gefunden, welche außer einer positiven Familienanamnese keine sonstigen erkennbaren Risikofaktoren aufwiesen (1103).

15.5. Angina pectoris

Der subjektive Ausdruck einer fortgeschrittenen, meistens organisch bedingten Koronarinsuffizienz ist die sogenannte Angina pectoris (A. p. vera im Gegensatz zur Vasomotorik): Anfallsweise treten retrosternale Schmerzen auf mit Ausstrahlung in das linke Schulterblatt, in die linke Schulter und den linken Arm (Schulter-Armsyndrom), welche Sekunden bis mehrere Minuten dauern. Bei der koronaren Herzkrankheit sind klinisch folgende Formen geläufig:

1. Chronisch stabile Angina pectoris (Belastungsangina)
2. Ruheangina einschließlich der vasospastischen Angina pectoris (Prinzmetal-Angina)
3. Instabile Angina (Crescendo-Präinfarkt-Angina)
4. Angina pectoris nach Herzinfarkt

Auslösende Faktoren: Körperliche Belastung, Emotionen, Kälteeinwirkung, plötzlicher Blutdruckanstieg, auch starker Blutdruckabfall; oft ist dieses Phänomen mit einer Steigerung der Herzfrequenz verbunden. Die Angina pectoris gravis dauert länger als 15 min. und sollte stets ein Verdacht auf einen Herzinfarkt sein. Die Schmerzentstehung wird über effektorische Fasern des Sympathikus und Parasympathikus geleitet. Das Koronarsystem hat Schmerzrezeptoren, die durch Wandspannung erregt werden. Die Schmerzimpulse erreichen über Ganglien Th I–V und C I–III das Rückenmark und werden über den Thalamus zur Großhirnrinde geleitet. Im Gegensatz zu der PRINZMETAL-Angina, welche prompt auf Nitropräparate reagiert, ist die Angina pectoris vera und gravis ein schmerzdramatisches Syndrom mit Angstzuständen und Vernichtungsgefühl (1011, 1166).

Bei Patienten mit typischer Angina pectoris besteht in 3–4% der koronargraphische Schweregrad I, in 5% der Schweregrad II, in 26–30% der Schweregrad III und in 50% der Schweregrad IV. In 2–11% der Fälle ist das Koronarogramm unauffällig (711, 1110). Die Anzahl der totalen Koronarocclusionen ist bei Patienten nach einem Myokardinfarkt am größten. Wenn auch die vom Patienten angegebene Symptomatik typisch erscheint, so ist die Verifizierung durch das EKG entscheidend.

Jede Angina pectoris führt je nach Dauer zu einer Ischämie (Hypoxie) mit nachfolgender Schädigung des Myokards bis zur Entstehung von Mikroinfarkten. Das EKG ist schon im Intervall der schmerzhaften Anfälle in 50–60% pathologisch. In anderen

Fällen dagegen weist das EKG verschiedene unspezifische Veränderungen auf: Folgen eines Vorderwand- oder Hinterwandinfarktes, Rechts- oder Linksschenkelblock, Kammerhypertrophie, Veränderungen des Endteils oder verschiedene Stadien des AV-Blocks. Das EKG-Bild beim Anfall von Angina pectoris ist charakterisiert durch:

Die ST-Strecke ist in I, II, aVL und aVF gesenkt, die T-Welle ist niedrig, isoelektrisch bis negativ, der QRS-Komplex nimmt zu, oft mit ausgeprägten S-Zacken, in den Ösophagus- und Intrakardialableitungen ist die ST-Strecke gehoben. Mitunter ist eine ausgeprägte U-Welle feststellbar. Das EKG-Bild ist so gut wie immer von Herzschmerzen begleitet. Die Veränderungen der Elektropotentiale sind den Verletzungs- und Ischämiezonen der Innenschicht zuzuschreiben. An dieser Stelle sei darauf hingewiesen, daß jeder Arbeitsversuch ein Risiko für den Patienten darstellt. Abbildung 15.7. zeigt das EKG eines 54jährigen Patienten a) im intervallfreien Zustand und b) während eines Angina-pectoris-Anfalles.

Manchmal gelingt es, durch Langzeit-Speicheraufnahmen des EKGs Schmerzanfälle abzuklären. Jede akute Myokardischämie kann asymptomatisch sein, eine Angina pectoris kann mit oder ohne Symptome einer Herzinsuffizienz oder ohne Rhythmusstörungen auftreten (780). Die instabile Angina pectoris kann symptomfrei sein und sich zu einer stabilen entwickeln, aber auch zu einem Herzinfarkt oder plötzlichen Herztod führen (1085).

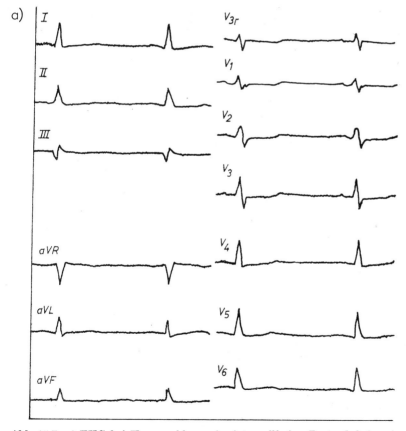

Abb. 15.7. a) EKG bei Koronarsklerose im intervallfreien Zustand, bei geringer physischer Belastung ST-Senkung in I und II sowie V_{4-6}, Biphasie von T

Es gibt eine diagnostische Diskrepanz zwischen klinischen und pathologisch-anatomischen Befunden bei Angina pectoris:
a) Klinisch: Infarkt — Sektion: kein Infarkt,
b) Klinisch: Infarkt — Sektion: Infarkt,
c) Klinisch: kein Infarkt — Sektion: Infarkt (950).

Alle antianginösen Mittel beruhen auf einer Verbesserung des Sauerstoffangebotes und der Abnahme des Sauerstoffbedarfes des Herzens. Der Sauerstoffverbrauch ist vom mittleren Aortendruck, von der Herzfrequenz und Kontraktionsgeschwindigkeit und dem Kalziumtransport abhängig (304). Hämodynamisch bestehen Beziehungen zwischen dem enddiastolischen Druck im linken Ventrikel und dem Herzindex sowie zwischen der maximalen Druckanstiegsgeschwindigkeit im linken Ventrikel und dem Schlagvolumenindex. Somit kann die Koronarinsuffizienz über die periphere Hämodynamik, die Ventrikelmechanik und Myokardperfusion beeinflußt werden. Es ist heute

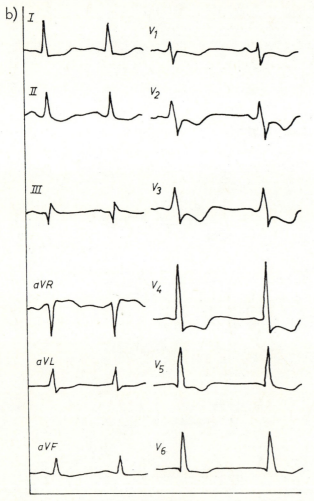

Abb. 15.7. b) EKG beim selben Patienten während eines Angina-pectoris-Anfalls, typische Veränderungen der ST-Strecken und T-Zacken in den Extremitäten und Brustwandableitungen. Das EKG weist auf Innenwandschädigung hin.

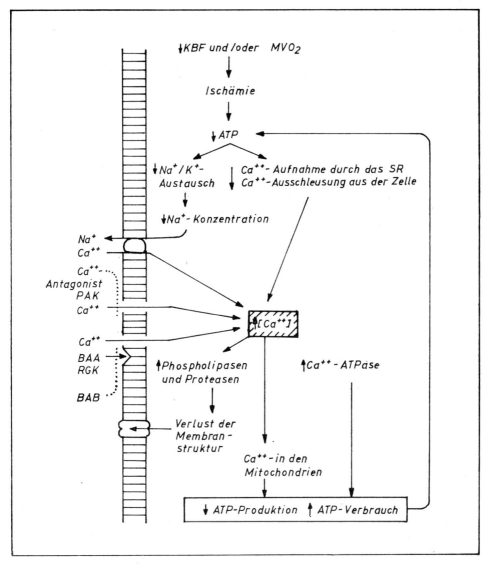

Abb. 15.8. Zusammenhang zwischen Myokardischämie und Ca^{++}-Konzentration sowie ihre Beeinflussung durch β-adrenerge Antagonisten und Blocker (nach BRAUNWALD, 141)

KBF = koronarer Blutfluß
MVO$_2$ = Sauerstoffbedarf des Myokards
ATP = Adenosintriphosphat
SR = sarkoplasmatisches Reticulum
PAK = potentialabhängige Kanäle
BAA = β-adrenerge Agonisten
RGK = rezeptorgesteuerte Kanäle
BAB = β-adrenerge Blocker

anerkannt, daß dem Koronarspasmus nicht nur bei der klassischen PRINZMETAL-Angina eine wesentliche pathogenetische Bedeutung zukommt, sondern auch bei der instabilen (Ruhe-)Angina pectoris, bei der Angina pectoris, die sowohl in Ruhe als auch bei körperlicher Belastung auftritt (unabhängig davon, ob das ST-Segment angehoben oder gesenkt ist), bei der klassischen oder belastungsabhängigen Angina pectoris mit ST-Anhebung, bei der Angina pectoris mit variabler Schwelle und schließlich bei der, welche sich in der Frühphase nach einem Myokardinfarkt entwickelt. Für jede dieser Störungen wurde der Nachweis der Wirksamkeit der Ca^{++}-Antagonisten erbracht (141, 142).

Zwischen der Myokardischämie und der Ca^{++}-Konzentration im Myoplasma bestehen komplexe Zusammenhänge (Abb. 15.8.). Eine Abnahme des koronaren Blutflusses, oft kombiniert mit einem erhöhten Sauerstoffbedarf, führt zu einer Abnahme der ATP-Depots im Myokard. Dieser Mechanismus beeinträchtigt den Na^+/Ca^{++}-Austausch, verbunden mit einer intrazellulären Zunahme der Na^+-Konzentration. Der Na^+/Ca^{++}-Austausch verschiebt sich zugunsten eines Anstieges des intrazellulären Kalziums. Dieses führt zu einer Überladung der Mitochondrien mit Ca^{++}, wodurch die ATP-Synthese weiter gehemmt wird, aber gleichzeitig der ATP-Verbrauch steigt (durch die intrazelluläre Ca^{++}-ATPase). Durch eine Aktivierung der Phospholipasen und Proteasen im Sarkolemma sind die Zellmembranmechanismen gestört. Ca^{++}-Antagonisten hemmen den Ca^{++}-Influx; β-adrenerge Agonisten aktivieren die rezeptorgesteuerten Kanäle, und die β-adrenergen Blocker reduzieren den Ca^{++}-Influx. Diese Zusammenhänge zwischen Myokardischämie und Kalzium bestehen auch beim Myokardinfarkt.

Beim Angina pectoris-Anfall ist der myokardiale Energiebedarf gestört. Jede Zunahme erfordert einen Anstieg der Koronardurchblutung. Die Koronardurchblutung des linken Ventrikels korreliert annähernd mit dem Sauerstoffverbrauch (1105). Bei Koronarinsuffizienz bzw. Angina pectoris ist das Sauerstoffangebot ein limitierender Faktor. Bei einem kritischen Sauerstoffpartialdruck im Myokard wird die anaerobe glykolytische Energiebereitstellung aktiviert. Mit zunehmender Ischämie kommt es zu einem Energiedefizit unter Einbeziehung energiereicher Phosphate (Adenosintriphosphat, Kreatinphosphat). Das gleichzeitig produzierte Laktat kann den Energiebedarf des Herzens nicht decken. Im koronarvenösen Blut ist die Laktatkonzentration niedriger als im koronararteriellen Blut (Abb. 15.9.).

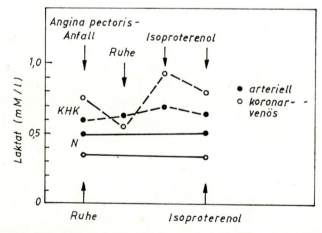

Abb. 15.9. Während eines Angina-pectoris-Anfalles nimmt die Konzentration an Laktat zu. Unter Infusion von Isoproterenol kann die Laktatproduktion noch gesteigert werden (nach GORLIN-STRAUER, 375, 664)

Die Laktatkonzentration ist arteriell und koronarvenös ein Maß für die Geschwindigkeit der Ischämie bzw. der anaeroben Glykolyse. Die freien Fettsäuren sind im Serum erhöht, Glukose, Laktat, Pyruvat werden vermehrt metabolisiert. Die arterielle Laktatkonzentration ist somit erniedrigt; durch körperliche Belastung kann sie ansteigen. Der Laktat-Pyruvat-Quotient ist herabgesetzt, die Laktatsynthese ist auch von anderen Faktoren abhängig, so z. B. von den freien Fettsäuren, Ketonkörpern, Katecholaminen, Kortikosteroiden, von Heparin und Alkalose (1105).

Bei der Charakterisierung der Koronarinsuffizienz durch die arterio-koronarvenöse Laktatbestimmung müssen in der klinischen Anwendung noch pH, Bikarbonatkonzentration, arterielle und venöse Glukosekonzentration und die freien Fettsäuren im Serum bestimmt werden. Die Belastungsteste und Bewegungstherapie bei Koronarpatienten sind limitiert durch ischämische Faktoren (Angina pectoris, S-T-Senkungen im EKG) und myokardale Faktoren (EKG-Narbe, Rö.-HV-Vergrößerung, Vergrößerung des linken Ventrikels und eine pathologische Dynamik) (1011).

15.6. Infarkt (Myokard-, Koronar-, Herzinfarkt)

Wenn die Blutversorgung eines Myokardteils längere Zeit unterbleibt, kommt es zu einer Nekrose der Muskelsubstanz, welche die Fähigkeit verliert, auf eine Erregung anzusprechen. Vom elektrophysiologischen Standpunkt verhält sich der lädierte Herzmuskel vollständig passiv („elektrisches Loch") und stellt lediglich einen elektrischen Leiter dar. Im allgemeinen ist die Nekrose irreversibel.

In den Industrieländern erleiden zwischen 0,5 und 2% der männlichen Bevölkerung im Alter zwischen 50 und 59 Jahren einen Myokardinfarkt; die Letalität liegt hier bei 26%. Für die Frauen der gleichen Altersgruppe ist die Infarktrate 5—6mal niedriger. Die Gesamtmortalität liegt bei Frauen höher, weil diese im allgemeinen im höheren Alter an einem Infarkt sterben. Vorschädigungen des Herzens sind für die Prognose nicht unwichtig, bei Re-Infarkten verdoppelt sich die Letalität fast. Dagegen hat ein vorher bestehender Hochdruck nur einen geringeren Einfluß auf die Sterblichkeit. Die Infarzierten haben in ca. 45% eine Hypertonie, in 20% Grenzwerte, in 20% eine Hypotonie, der Rest ist normoton. Es besteht eine Beziehung zwischen Myokardinfarkt und plötzlichem Herztod, abhängig von Risikofaktoren (Lipide, Blutdruck, Nikotin). Ein Drittel der Männer, bei denen ein Myokardinfarkt diagnostiziert wurde, sterben im Laufe des ersten Jahres. Man schätzt, daß nach einem akuten Myokardinfarkt 13% der Patienten innerhalb der ersten halben Stunde und 32% in den ersten 24 Stunden nach dem Einsetzen des Geschehens sterben; nahezu 30% der Patienten sterben, bevor sie medizinisch versorgt werden (172, 954, 1288). Es existieren Schätzungen über den Einfluß von Verhütung der Risikofaktoren auf die Koronarkrankheiten im Alter von 30—59 Jahren mit einer vermutlichen Risikoreduktion (283). Die Prophylaxe der Morbidität und Mortalität kann darin bestehen, daß man einen Re-Infarkt zu verhindern versucht (Sekundärprophylaxe). Dagegen bemüht sich die Primärprophylaxe um Reduzierung von Risikofaktoren für kardiovaskuläre Erkrankungen und somit um Verhinderung eines plötzlichen Herztodes. Die Beta-Blocker sind hier das „Mittel der Wahl".

Das Erkennen des Präinfarktsyndroms oder der instabilen Angina pectoris ist ein vordringliches Ziel in der Diagnostik. Man geht dabei von den subjektiven Brustschmerzen aus und untersucht das Herz in kurzen Abständen und unter verschiedenen Bedingungen (EKG-Analyse) (109, 1166). Eine Verkettung von koronaren und extrakardialen Pathomechanismen muß genau ermittelt werden (431).

Wesentliche Komplikationen, die bei Herzinfarkt auftreten, können sein:
1. die elektrische Instabilität, die sich in Herzrhythmusstörungen manifestiert;
2. das Pumpversagen des Herzens durch Ausfall an kontraktionsfähigem Myokard.

Das EKG erlaubt eine sichere Früherfassung und Lokalisation des Infarktes, obwohl auch „stumme" Infarkte — wenn auch selten — vorkommen.

Erschwert wird die Interpretation durch eine abnorme Lage der elektrischen Herzachse bzw. durch zusätzliche pathologische EKG-Bilder, wie z. B. die verschiedenen Schenkelblockformen.

Die häufige Lokalisation des Myokardinfarktes steht in anatomischer Beziehung zur Gefäßversorgung des Herzens:

1. Verschluß des Ramus descendens anterior der linken Koronararterie bewirkt den Vorderwandinfarkt.
2. Verschluß des Ramus descendens posterior der rechten Koronararterie bewirkt den Hinterwandinfarkt.
3. Verschluß des Ramus circumflexus der linken Koronararterie in der Nähe seines Ursprungs bewirkt den hinteren Lateralinfarkt.
4. Selten bewirkt der Verschluß des Ramus circumflexus der linken Koronararterie von seinem Ursprung den Hinterwandinfarkt.
5. Die Verteilung der Koronargefäße ist jedoch nicht konstant, so daß in einem Zehntel der Fälle die linke Koronararterie die Hinterwand des Herzens versorgt.

Wenn bei unbedeutenden klinischen Merkmalen die EKG-Zeichen nur auf eine oder zwei Brustwandableitungen beschränkt bleiben gilt die Prognose als günstiger. Wenn die Blutversorgung des Myokardteils während einer bestimmten Zeit unterbleibt, zeigen die Ableitungen des ischämischen Teils Veränderungen der T-Welle. Eine Ischämie bewirkt eine Verlängerung der elektrischen Systolendauer, womit die Erregungsrückbildung verzögert wird. Der Ischämieteil bleibt längere Zeit elektronegativ als das übrige Myokard. Eine Verlängerung des Q-T-Intervalls mit einer „ischämischen" T-Welle stellt ein subakutes Stadium eines Myokardinfarktes dar. Die T-Welle kann negativ sein (direktes Bild der Ischämie) oder hoch zugespitzt und symmetrisch (indirektes Bild der Ischämie). Eine intramurale Infarzierung, die weder das Epi- noch das Endokard berührt, hat keinen Einfluß auf die T-Zacke (Abb. 15.10.). Die negative Ladung befindet sich auf der Seite der Ischämie. Die Ableitungen von dieser Region (direktes Bild der Ischämie) zeigen eine zugespitzte negative T-Welle. Von der gesunden Seite (positive Ladung) ist die T-Welle höher als normal zugespitzt und symmetrisch. Bei Innenschichtschaden zeigen die über die Ischämiegegend abgeleiteten Brustwandableitungen abnorm hohe T-Wellen (998).

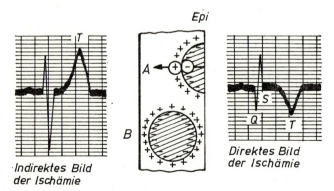

Abb. 15.10. Die elektrischen Wirkungen eines ischämischen Herzteiles auf die T-Zacken, A = Außenschichtischämie, B = intramurale Ischämie (nach RITTER und FATTORUSSO)

Im allgemeinen sind die Verletzungen in den Innenschichten des Myokards ausgedehnter als die in den Außenschichten. Das ist dadurch erklärbar, daß bei Innenschichtverletzungen eine dünne, gesunde Myokardschicht unter dem Endokard erhalten bleibt. Somit wird der Großteil der Infarkte vom elektrokardiographischen Standpunkt wie ein Außenschichtinfarkt betrachtet. Die Ischämie führt auch zu einer Verlagerung der S-T-Strecke (Verletzungsstrom-Phänomen). Während der Aufzeichnung der S-T-Strecke entsteht ein Potentialunterschied je nach Grad der Verletzung des Myokards gegenüber dem gesunden Teil. Die Ableitungen, die über dem verletzten Teil des Herzens liegen, zeigen eine gehobene S-T-Strecke, dagegen weisen die diametral gegenüberliegenden Ableitungen ein gesenktes S-T auf. Dieses Phänomen gilt sowohl für die Extremitäten als auch für die Brustwandableitungen. Eine vollständige intramurale Verletzung neutralisiert die elektrischen Wirkungen.

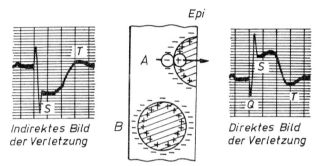

Abb. 15.11. Die elektrischen Wirkungen eines verletzten Myokardteiles bei der Entstehung der S-T-Strecke: A = Außenschichtverletzung, B = intramurale Verletzung (nach RITTER und FATTORUSSO)

Eine vordere Innenschichtverletzung zeigt mindestens eine Senkung der S-T-Strecke in I, VL, V5 und V6 und eine hintere Innenschichtverletzung eine Senkung der S-T-Strecke in VF und III. Eine vordere Außenschichtverletzung führt in den meisten Fällen zu einer Erhöhung der S-T-Strecke in I, VL, V5 und V6, eine hintere Außenschichtverletzung zeigt eine Erhöhung von S-T in III und VF und eine Senkung in I, mitunter auch in VL, V1 und V4.

Die in Abb. 15.11. dargestellten Wirkungsmechanismen im EKG gelten auch für die Angina pectoris. Beim Infarkt ist der QRS-Komplex verändert: Eine Tastelektrode über einer Innenschichtnekrose zeigt eine tiefe Q-Zacke, der eine R-Zacke mit kleinerer Amplitude folgt. Auswirkungen der Nekrose zeigen typische Bilder in den Brustwandableitungen. Der nekrotische Herzmuskel kann auf Aktionsströme nicht mehr reagieren.

Abbildung 15.12. veranschaulicht fünf Varianten des QRS-Komplexes bei einer Myokardinfarzierung. Die Innenschichtpotentiale ergeben immer eine negative QS-Zacke. Die Elektroden über der Epikardoberfläche zeigen je nach Ausbreitung der Myokardnekrose die entsprechenden Veränderungen des QRS-Komplexes. Der Ablauf des Myokardinfarktes (Stadien) läßt sich in den meisten Fällen elektrokardiographisch gut verfolgen (Abb. 15.13.). Der Ablauf beginnt mit einer Ischämie und endet über eine Verletzung in einer Nekrose. Diese drei Entwicklungsstadien haben unterschiedliche elektrophysiologische Grundlagen.

Abbildung 15.14. zeigt ein typisches EKG-Bild in den gebräuchlichen Ableitungen bei einem Vorderwandinfarkt.

Charakteristisch für einen vorderen *Lateralinfarkt* sind:
— Breite Q-Zacke in I und V (mit negativer T-Welle),
— QS-Zacke in V3, QS-Zacke in V4 und V5, qr-Zacke in V6,
— S-T-Strecke ist konvex, die T-Welle negativ (Brustwandableitung),
— Extremitätenableitungen ohne sichere Infarktzeichen.

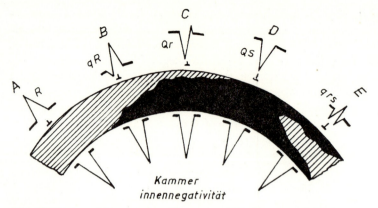

Abb. 15.12. Auswirkungen einer Nekrose auf die Brustwandableitungen
schwarz = nekrotisches Muskelgewebe, gestrichelt = gesundes Myokardgewebe
(nach RITTER und FATTORUSSO)

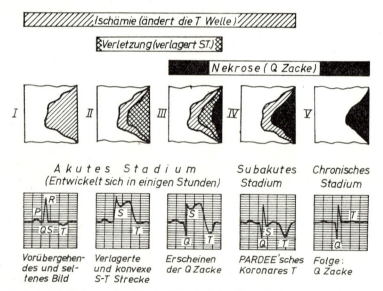

Abb. 15.13. Schema des EKG-Bildes bei der Entwicklung eines Myokardinfarktes
(nach RITTER und FATTORUSSO)

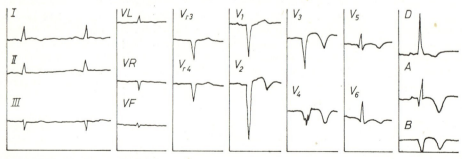

Abb. 15.14. Vorderwandinfarkt

Charakteristika des vorderen *Septuminfarktes* sind:

T-Welle in I klein, kleine Q-Zacke, niedriges QRS, konvexe S-T-Strecke und negative T-Welle, in VL, QS-Zacken in V1 und V2, S-T-Strecke gehoben in V1 bis V4 mit negativer T-Welle Extremitätenableitungen ohne Infarktzeichen (Abb. 15.15.).

Charakteristische Zeichen eines hinteren *Lateralinfarktes* sind:

Breite Q-Zacken in VF, III und II, in I, II und III isoelektrisches T. Deutliche Q-Zacke in V5, V6 und V7 mit konvexer Hebung von S-T, hohes zugespitztes T in V1, V2 und V3.

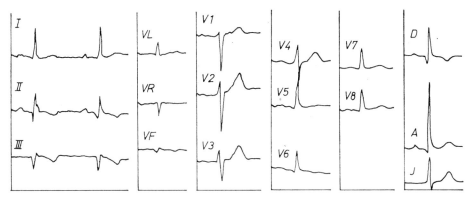

Abb. 15.15. Hinterwandinfarkt

Charakteristische Zeichen des *Septuminfarktes* sind:

Tiefe Q-Zacken in VF, III und II, Fehlen der R-Zacke in V1 bis V4, S-T-Strecke gehoben in V2 und V3.

Der hohe vordere Lateralinfarkt zeigt auf der linken Seite der Brustwand Veränderungen des Endteils, tiefe Q-Zacken in V4, V5 und V6 mit erhöhten S-T-Strecken und negativen T-Wellen.

Der hohe hintere Lateralinfarkt zeigt typische Veränderungen in V6, V7 und V8.

Charakteristische Zeichen des *Innenschichtinfarktes* sind:

Der Endteil ist in VL, I und II gesenkt, dagegen in VR gehoben.

Die Brustwandableitungen zeigen tiefe Q-Zacken, die S-T-Strecke ist in V5 und V6 isoelektrisch oder gesenkt, in V1, V2, V3 und V4 ist die S-T-Strecke gehoben. Die Extremitätenableitungen haben meistens keine Infarktzeichen.

Die Infarktdiagnostik kann durch das gleichzeitige Vorhandensein von Hypertrophie- und Schenkelblockformen erschwert sein. Ein Vektorkardiogramm (Abb. 15.16.) in mindestens 2 Ebenen kann zur Infarktdiagnostik beitragen.

Die Nekrosebildung wird induziert, wenn die „äquilibrierte Kationenrelation" $\frac{Ca^+}{Mg^{++}+K^++H^+}$ zugunsten von Ca^{++} verschoben ist. Dagegen wirkt nach FLECKENSTEIN (305) ein Übergewicht von Mg^{++}, K^+ oder H^+ im Experiment ausgesprochen kardioprotektiv. FLECKENSTEIN (305) hat metabolischen Faktoren bei der Entstehung von Myokardnekrosen und Mikroinfarkten eine vorrangige Bedeutung beigemessen: Energiedefizit nach Erschöpfung des zellulären ATP und Kreatinphosphats (Hemmung der ATP-Synthese bei Ischämie), eine starke Steigerung des ATP-Verbrauchs durch eine β-adrenerge Überstimulation, Überladung des Myokards mit Ca^{++}, wodurch die ATP-Spaltung aktiviert wird, Schädigung der Mitochondrien mit ihrer Phosphorylierungskapazität. K^+- oder Mg^{++}-Ionen wirken antagonistisch. Isoproterenol induziert eine Myokardnekrose mit allen erwähnten metabolischen Mechanismen. Dieses im Experiment nachgewiesene Phänomen kann durch Ca^{++} potenziert, aber auch durch Ca^{++} antagonistisch gehemmt werden (305) (siehe auch Abb. 16.2.).

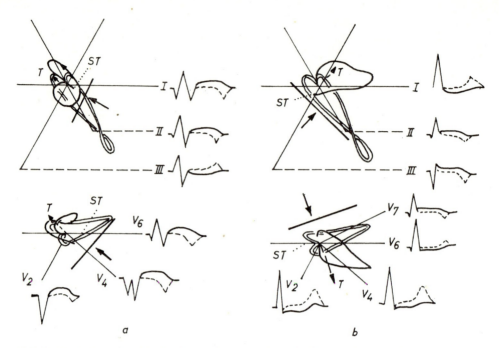

Abb. 15.16. Vektorablauf bei Vorderwandinfarkt (a) und Hinterwandinfarkt (b) in der Frontal- und Horizontalebene, normale QRS-Vektorschlinge, Partialvektoren fallen aus, der S-T-Vektor befindet sich in Richtung des Infarktes, der T-Vektor im Entwicklungsstadium entfernt sich vom Infarkt (nach HOLZMANN)

Die diastolische Dehnbarkeit des Herzmuskels im Experiment ergibt: 2 Tage nach dem Infarkt ist die Steifigkeit auf den 2,5fachen Wert des normalen Gewebes angestiegen. Infolge autolytischer Prozesse ist das infarzierte Segment nach 7 Tagen dehnbarer geworden. 6 Wochen nach dem Infarkt zeigt das Gewebe einen 5fachen Anstieg seiner Wandsteifigkeit im Vergleich zum normalen Herzmuskel, während das überlebende Gewebe nach experimentellem Infarkt keine Änderung seiner elastischen Eigenschaften erkennen läßt (786).

Eine Reperfusion des infarzierten Myokards beeinflußt günstig das Überleben der Gewebe. Ein niedriger myokardaler O_2-Verbrauch und hohe Kollateraldurchblutung schützen das Myokard bei einem Koronarverschluß, nicht jedoch bei einem permanenten Verschluß (1131). Aus einem Verschluß kleiner Koronararterien resultiert ein relativ hoher Kollateralfluß. Bei einem Myokardinfarkt spielen die Katecholamine eine ausschlaggebende Rolle im metabolischen Prozeß.

Der Anstieg der Katecholaminsekretion führt zu einer Erhöhung der freien Fettsäuren und zu Glukoseintoleranz. Auf die Bedeutung der Katecholamine und auf das cAMP wurde hingewiesen, sie werden als eine Provokation zu Arrhythmien angesehen. Die Plasmakonzentration von Noradrenalin und Adrenalin ist signifikant erhöht (mittlere Werte $2{,}04 \pm 1{,}10$ (SD) und $0{,}94 \pm 0{,}84$ µg/l) (849). Die freien Fettsäuren fördern die Ischämie; dieser Vorgang ist besonders bei Aktivierung des Sympathikus dominierend.

Auch bei Patienten mit akutem Myokardinfarkt findet man in den ersten 4—5 Stunden eine signifikante Erhöhung der freien Fettsäuren im Plasma (904). Bestimmt man den Laktatgehalt im koronarvenösen Blut, so findet man insbesondere bei bestimmten Belastungsstufen eine Zunahme der Milchsäure im Sinus venosus. Diese Beobachtung läßt auf eine anaerobe Glykolyse schließen.

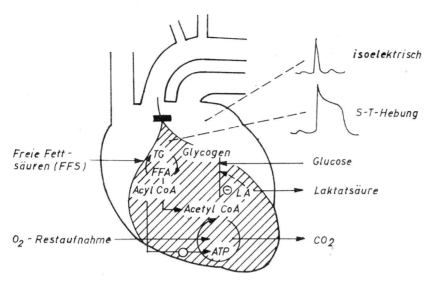

Abb. 15.17. Glukose und freie Fettsäuren bei der Entstehung eines Infarktes; Akkumulation der intrazellulären freien Fettsäuren (Triglyceride-Abbau) und Aktivierung der langkettigen Fettsäuren. Glukose- und Glykogenmetabolismus nehmen bei der Ischämie zu, eine intrazelluläre Akkumulation von Laktat kann die Glykolyse hemmen (nach OPIE u. Mitarb., THOMAS)

Möglicherweise verursacht diese anaerobe Glykolyse die Angina-pectoris-Anfälle (Abb. 15.17.). Eine Beta-Blockade kann den pathologischen metabolischen Prozeß günstig beeinflussen: Erhöhung des Glykogens und der Glukose, Senkung der freien Fettsäuren und der S-T-Elevation. Außerdem kommt es zu einer Hemmung des Azetyl-CoA-Effektes.

Man erreicht mit den Beta-Blockern auch einen besseren Koronarfluß, eine Stabilisierung der Membranen und eine Verbesserung der Oxyhämoglobin-Dissoziation (775, 904).

Durch eine intraaortale Ballongegenpulsation erreicht man eine Herabsetzung der Ventrikelarbeit durch Senkung des peripheren Widerstandes und eine bessere Koronardurchblutung in der Diastole durch eine Erhöhung des diastolischen Aortendruckes.

Die Rhythmusstörungen nach einem Infarkt sind im Rahmen von experimentellen Ischämien am ganzen Herzen und Untersuchungen am Papillarmuskel geklärt (102). Die Arbeitsmuskulatur als ein ektopischer Fokus entwickelt eine Fähigkeit zur Automatie (29).

In 80% entsteht Kammerflimmern durch Einfall einer Extrasystole in den aufsteigenden Teil der T-Welle (R-auf-T-Phänomen) (811). Bei einer Nekrose des Myokards wird ein humorales Syndrom ausgelöst: Leukozytose mit Linksverschiebung, Temperaturanstieg, Hyperglykämie, Vermehrung von α_2-Globulinen und Auftreten von C-reaktivem Protein. Eine ischämische Nekrobiose der Muskulatur, aber auch andere entzündlich-nekrotische Erkrankungen bieten ein für den Infarkt oft charakteristisches Enzymmuster.

Abbildung 15.18. verdeutlicht den zeitlichen Verlauf der Aktivitäten bei einem Herzinfarkt (628). Die CK-Gesamtaktivität ist schwierig zu bestimmen, da sie auch in anderen Organen erhöht sein kann (Skelettmuskeln, Gehirn u. a.). Man hat sich geeinigt, daß es Kreatinkinase-Isoenzyme gibt: CK—MM („Muskeltyp"), CK—BB („Gehirntyp") und CK—MB („Herzmuskeltyp") (631).

Tabelle 15.7. enthält die für die Diagnostik des Herzinfarktes wichtigen Enzyme und ihren zeitlichen Aktivitätsverlauf.

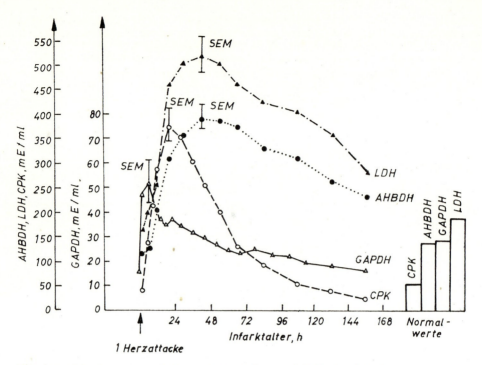

Abb. 15.18 Mittelwerte von zeitlichen Aktivitätskurven bei Myokardinfarkt:

GAPDH = Glyzerinaldehyd-3-phosphat-Dehydrogenase
CPK = Kreatinphosphokinase
LDH = Laktatdehydrogenase
AHBDH = α-Hydroxybutrat-Dehydrogenase

Der mittlere Fehler (SEM) ist bei den Maximalwerten angegeben (nach KLEINBERGER)

Über das Pumpversagen des Herzens nach einem Infarkt entscheidet die Größe der Nekrose (erkennbar an der Ausdehnung der Veränderungen im EKG) und der Anstieg der Serumenzyme GOT und CK. Es bestehen statistisch signifikante Beziehungen zwischen pathologisch-anatomisch bestimmter Infarktmasse und einer kumulativen CK-Konzentration. Patienten mit Nekrosen von 40—60% der Muskelmasse des linken Ventrikels überleben nur selten (920). Die quantitativen Beziehungen zwischen Infarktgröße, hämodynamischen Auswirkungen, klinischem Bild, Arrhythmien und Langzeitverlauf sind in der Klinik einmal durch die Infarktgröße und zum anderen durch die hämodynamische Überwachung determiniert.

Eine Abschätzung der Infarktgröße läßt sich durch Serienbestimmung der Serum-CK nach folgendem Prinzip ermitteln: Die Serum-CK-Aktivität bei einem Infarkt ist bestimmt durch die Invasion von CK in das Blut und ihre Elimination. Die gesamte freigesetzte CK korreliert mit der nekrotischen Myokardmasse und läßt sich aus der Serumkurve errechnen.

Die Infarktgröße ist demnach:

Infarktgewicht = CK × Körpergewicht (kg) × K.

Die Konstante K setzt sich zusammen aus dem Verteilungsvolumen, der Differenz der CK-Konzentration zwischen normalem und infarziertem Myokard und dem prozentualen Anteil der aus dem Infarkt in das Blut abgegebenen CK (105).

Tabelle 15.7. Übersicht über die für die Diagnose des Herzinfarktes bedeutungsvollen Enzyme im Blutserum. Nur die CPK verliert innerhalb von 24 Stunden einen großen Teil ihrer Aktivität. Die Zahlenangaben differieren noch zwischen den einzelnen Autoren (nach KLEPZIG)

Abkürzung	Genaue Bezeichnung	normal bis mU/ml	Beginn	Maxima Veränderung	Ende	Spezifität
CPK	Kreatinophosphokinase	1,0 (aktivierte CPK bis 50)	2—4 Stunden	12—24 Stunden	3—5 Tage	kann auch aus Skelettmuskulatur stammen
GPT	Glutamat-Pyruvat-Transaminase	18,0	4—6 Stunden	24—48 Stunden	3—8 Tage	kommt auch in Leber, Lunge u.a. vor. Bei Herzinfarkt nur mäßig erhöht
GOT	Glutamat-Oxalessigsäure-Transaminase	18,0	6—12 Stunden	24—48 Stunden	3—7 Tage	wie GPT, doch bei Herzinfarkt stärker als diese erhöht
LDH	Laktatdehydrogenase	195,0	8—10 Stunden	3.—4. Tag	8—9 Tage	kommt auch in Leber, Lunge u. a. vor
HBDH	α-Hydroxybutrat-Dehydrogenase	140,0	8—10 Stunden	2.—4. Tag	über 10 Tage	kommt auch in Erythrozyten, Leber und Niere vor. Quotient LDH/HBDH unter 1,38

Neue Meßmethoden (Ballon-Mikrokatheter, Dehnungsmeßstreifen u. a.) reduzieren das Risiko von Eingriffen. Wichtig für die Erfassung der Pumpfunktion des Herzens ist die momentane Druckmessung und die Bestimmung des Herzvolumens. Mit zunehmender Infarktgröße steigt der Füllungsdruck im linken Ventrikel (als Maß des enddiastolischen Pulmonalarteriendruckes — PAEDD) (105). Mit gleichzeitigen Zeichen einer Links- und Rechtsinsuffizienz des Herzens nimmt die Mortalität zu. Fälle mit

Tabelle 15.8. Prognostische Parameter beim akuten Myokardinfarkt und deren Voraussagekraft

Hämodynamische Parameter		Voraussagekraft
SVI	(28 ml/m^2)	68,8%
LVSWI	(37 q · m/m^2)	69,7%
CI	(2,4 l/min · m^2)	70,3%
SVI/PAEDP	(1,7 ml/m^2 · mm Hg)	71,4%
PAEDP	(21 mm Hg)	77,1%
SI	(0,3)	84,7%

SVI = Schlagvolumenindex, LVSWI = linksventrikulärer Schlagarbeitsindex,
CI = Herzindex, PAEDP = enddiastolischer Pulmonalarteriendruck,
SI = Schockindex.

kardiogenem Schock haben im Durchschnitt eine schlechtere Hämodynamik und weisen eine große Infarktmasse auf (102). Trotzdem sind die klinischen Bilder unterschiedlich, da die Funktion des verbleibenden Myokards für die Pumpeigenschaft des linken Ventrikels entscheidend ist. Vorschädigungen des Herzens können auch bei einem kleinen akuten Infarkt zu einem Herz-Kreislauf-Versagen führen.

Nach Sobel (1063) sind auch die Rhythmusstörungen mit der Infarktgröße gekoppelt. Aber auch eine schlechte Hämodynamik fördert unabhängig von der Infarktmasse das Kammerflimmern mehr (um 30%) als solche mit guter Hämodynamik (um 9%) (102). Der „Schockindex" nach Bleifeld (102, 106) gibt gewisse Hinweise auf die Mortalitätsprognose (Tab. 15.8.).

Eine Korrelation mehrerer hämodynamischer Parameter erhöht nicht den Aussagewert (106). 50% der unkomplizierten Infarkte weisen keine Herzinsuffizienz auf. Ein geringer Teil zeigt durch die sympathische Aktivität mit hohem Herzzeitvolumen eine hyperdyname Funktion.

Ein Viertel der Infarktpatienten weist 3 Formen der Herzinsuffizienz auf:

1. Hoher Füllungsdruck (über 25 mm Hg) mit Rückwärtsversagen und niedrigem Herzzeitvolumen,
2. Ein Vorwärtsversagen mit niedrigem Herzzeitvolumen,
3. Eine Kombination von Vorwärts- und Rückwärtsversagen.

Beim kardiogenen Schock als der schwersten Form des Pumpversagens ist die Prognose besonders ungünstig (106, 201).

Tabelle 15.9. zeigt die hämodynamischen Typen beim akuten Herzinfarkt und ihre gezielte Therapie (103). Folgende hämodynamische Verhaltensformen werden nach einem akuten Myokardinfarkt postuliert (1284):

— Hypovolämie ohne Schocksyndrom und Herzinsuffizienz;
— Hypovolämie, kompliziert durch das gleichzeitige Bestehen einer Herzinsuffizienz (Minusdekomensation);
— Hypovolämie mit Schocksyndrom;
— Hypervolämie mit Zeichen der Herzinsuffizienz (Plusdekompensation).

Tabelle 15.9. Spektrum der hämodynamischen Veränderungen beim akuten Infarkt und ihre spezifische Therapie (nach Bleifeld und Hanrath)

Typ	%	Hämodynamik		Therapie
		Füllungsdruck (mm Hg)	Herzindex (l/min · m²)	
Hyperfunktion	5	< 14	> 3,5	β-Rezeptorenblocker
Normal	54	< 18	2,8	konservativ
Hypovolämie	5	< 6	< 2,4	Plasmaexpander
Linksinsuffizienz	25	> 22	> 2,8	Salidiuretika
			< 2,4	Natrium-Nitroprussid Digitalis
Kardiogener Schock	11	> 22	< 2,0	intraaortale Ballonpulsation (+ Natrium-Nitroprussid) + Digitalis aorto-koronarer Bypass Infarktektomie

Der Schockindex kann während des Infarktgeschehens variieren. Blutvolumenveränderungen und Füllungsdruckverschiebungen können als Kompensationsmöglichkeiten bei der Herzinsuffizienz differieren. Neben der Pumpfunktion und der elektrischen Instabilität sind die Infarktgröße und die Ischämiezone zu erfassen. Die Bestimmung der letzten zwei Größen erreicht man durch Serienbestimmung der CK, präkordiale Multielektrodenableitungen („Prä-Cordial mapping") sowie eine Darstellung des geschädigten Myokards mittels Radionukliden (28, 101, 104).

Das Leben nach dem akuten Infarkt wird durch 6 Komplikationen bedroht:

1. Herzstillstand,
2. Kammerflattern oder -flimmern, AV-Block,
3. Akutes Kreislaufversagen,
4. Myokardruptur,
5. Re-Infarkt,
6. Embolien.

16. Herzfehler (Vitien)

16.1. Angeborene Herzfehler (siehe auch Kapitel Genetik)

Die Klassifizierung richtet sich nach der anatomischen Mißbildung und der daraus resultierenden veränderten Funktion. Die kongenitalen Herzfehler sind teilweise durch Verbindungen des großen und kleinen Kreislaufes determiniert: Vorhöfe, Kammern, zuführende Venen und abführende große Gefäße. Die dominierende Strömung verläuft aus den venösen in den arteriellen und von dem arteriellen in den venösen Kreislaufabschnitt. Die abnorme Strömung wird als „Shunt" bezeichnet. Bei einem Shunt vom linken Herzen in das rechte kann es im Laufe des Lebens durch Umkonfiguration der Klappen und durch trophische Prozesse des Myokards zu einer Umkehr der Strömungsrichtung kommen. Eine Gruppe kongenitaler Herzfehler ist charakterisiert durch eine Obstruktion in der Ein- und Ausflußbahn der Kammern der Ventrikel ohne Bestehen eines Shunts. Bei abnormen anatomischen Formen kann in beiden Richtungen ein Shunt vorliegen. Die kongenitalen Herzfehler können auch mit anderen Mißbildungen gekoppelt sein. Etwa 0,3% der Neugeborenen haben ein Vitium. Die *kongenitalen Herzfehler* lassen sich in 4 Gruppen zusammenfassen:

1. Fehler mit primärem Links-Rechts-Shunt (und der Möglichkeit einer späteren Shunt-Umkehr),
2. Fehler mit primärem Rechts-Links-Shunt,
3. Fehler ohne Shuntverbindung,
4. Weitere kongenitale Anomalien.

Die kompensatorischen Mechanismen sind in der Regel zeitlich begrenzt, so daß — wenn keine erfolgreiche chirurgische Operation möglich ist — die Lebenserwartung um mehr als ein Drittel verkürzt sein kann (1157). Die kongenitalen Anomalien an Herz und Gefäßen versucht der Organismus durch Adaptationsmechanismen zu kompensieren. Dieser Ausgleich ist funktionell und zeitlich begrenzt. Durch Druck- und Volumenbelastung kommt es zu einer Hypertrophie der belasteten Herzabschnitte, die sich elektrokardiographisch und röntgenologisch gut erfassen läßt.

Bei den Vitien ist die isovolumetrische Phase beeinträchtigt. Mit der Zeit ist die kardiale Funktion durch Abnahme der Kontraktilität (dp/dt_{max} ist herabgesetzt, $dp/dt_{max/IP}$ ist verkürzt, $t - dp/dt_{max}$ ist verlängert) gestört, was z. B. typisch für eine Mitralstenose ist.

Die maximale Druckanstiegsgeschwindigkeit bzw. die Präejektionsphasen-Parameter sind zwar bei den Herzvitien unterschiedlich, jedoch nicht spezifisch und abhängig von dem Stadium des Klappenfehlers bzw. eingeschränkt durch die Vor- oder Nachlast (1218). Bei Vorhof- und Kammerscheidewanddefekten ist die Kontraktilität des Herzens eindeutig gemindert.

Kongenitale Herzfehler mit *Linkshypertrophie*:
a) Herzfehler ohne Zyanose:
  1. Offener Ductus BOTALLI

2. Isthmusstenose
   3. Kongenitale Myokardleiden (einschließlich Koronaranomalien, aus der Pulmonalarterie stammende Koronararterien)

b) Herzfehler mit Zyanose:
   1. Tricuspidalatresie oder hypoplastische rechte Kammer
   2. Transposition der großen Gefäße
   3. Einzelne Kammeranomalien
   4. Gemeinsame Atrio-Ventrikularöffnung (interventricularis communis; diese beiden letzten Herzfehler können manchmal elektrokardiographische Bilder einer Linkshypertrophie ergeben, während sie meistens die Zeichen der Rechtshypertrophie aufweisen.

   Kongenitale Herzfehler mit *Rechtshypertrophie*:

a) Herzfehler ohne Zyanose:
   1. Reine Pulmonalstenose
   2. Vorhofseptumdefekt (mit oder ohne Mitralstenose), große P-Zacken
   3. Aneurysma des Sinus Valsalvae, das Aneurysma kann in die rechte Kammer münden
   4. Anomalien der Mündung der Pulmonalvenen

b) Herzfehler mit Zyanose:
   1. Die FALLOTsche Tetralogie
   2. Der EISENMENGERsche Komplex (FALLOTTsche Tetralogie ohne Pulmonalstenose)
   3. Truncus arteriosus
   4. Ventriculus communis (cor triloculare biatrium)
   5. Transposition der großen Gefäße (mit intraventrikulärer Verbindung)
   6. Gemeinsame AV-Öffnung
   7. Mitralatresie (1159).

Katheter- und Funktionsdiagnostik erlauben eine oft quantifizierbare Erfassung des Schweregrades. Eine Zyanose und Polyglobulie findet man bei Herzfehlern mit Rechts-Links-Shunt durch den Zustrom von venösem Blut in den arteriellen Kreislauf. Die Vergrößerung der Sauerstoffkapazität ist auch ein Kompensationsprinzip. Ein erhöhter Hämatokritwert mit gesteigerter Viskosität bedeutet gleichzeitig eine Mehrbelastung des Herzens. Eine Druckbelastung bestimmter Herzteile findet sich bei obstruktiven Veränderungen wie Stenosen der Ein- und Ausflußbahn.

Die Volumenbelastung ist von der Menge des durch den Shunt strömenden Blutes abhängig. Die Volumina im großen und kleinen Kreislauf können durch eine variierende Zirkulation unterschiedlich sein. So kann der Lungenkreislauf von einer größeren Menge Blut im Vergleich zum Systemkreislauf durchströmt werden. Die hämodynamischen Größen können im Laufe der Jahre variieren, z. B. durch eine Erhöhung des Gefäßwiderstandes im Lungenkreislauf. Dies kann schließlich zu einer Shunt-Umkehr führen (wenn z. B. venöses Blut vom rechten in den linken Ventrikel und damit in den großen Kreislauf gelangt). Bei den kongenitalen Herzfehlern mit Rechts-Links-Shunts liegen die abnormen Querverbindungen auf Ventrikelebene wie z. B. bei der FALLOTTschen Tetralogie und der Pulmonalstenose (1157, 1308).

Eine Behinderung des Blutflusses bei der Klappenöffnung und einen ungestörten Klappenschluß bezeichnet man als Stenose. Ein mangelhafter Klappenschluß bei ungestörter Öffnung ist die Insuffizienz (631, 1042).

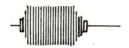
1. Tiefsitzender Ventrikelseptumdefekt (Morbus Roger): Bandförmiges holosystolisches Geräusch, mit stumpfem Ansatz nach dem I. Ton beginnend (Preßstrahlgeräusch).

2. Hochsitzender Ventrikelseptumdefekt: Holosystolisches Geräusch mit spätsystolischem Amplitudenmaximum (Preßstrahlgeräusch) und stumpfem Ansatz nach dem I. Ton, II. Ton gespalten, evtl. über das physiologische Maß hinausgehend. Pulmonalanteil des II. Tones mit vergrößerter Amplitude.

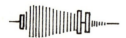
3. Vorhofseptumdefekt: Systolisches Geräusch mit Amplitudenmaximum in der ersten Hälfe der Systole. Häufig diastolische Geräusche, kleine Amplitude. II. Ton gespalten, P-Anteil evtl. mit vergrößerter Amplitude.

4. Eisenmenger-Syndrom: Spätsystolisches Geräusch oder holosystolisches Geräusch mit spätsystolischem Amplitudenmaximum. Fast immer ein Pulmonaldehnungston vorhanden. II. Ton gespalten, P-Anteil mit vergrößerter Amplitude.

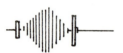
5. Fallot'sche Tetralogie: Spindelförmiges Austreibungsgeräusch, mit spitzem Ansatz nach dem I. Ton beginnend, Amplitudenmaximum in der Mitte der Systole, mit dem II. Ton endend. Intensiver II. Basiston (= A_2). P-Anteil mit kleiner Amplitude, evtl. nicht registrierbar. Spaltung nur ausnahmsweise.

6. Isolierte Pulmonalstenose: Spindelförmiges Austreibungsgeräusch, mit spitzem Ansatz beginnend, meist vom I. Ton durch ein kurzes freies Intervall getrennt. Amplitudenmaximum in der Mitte der Systole des rechten Ventrikels, häufig über den A_2 hinausreichend. Extrem weite Spaltung des II. Tones. P-Anteil mit kleiner Amplitude.

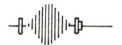
7. Aortenstenose: Spindelförmiges Austreibungsgeräusch, mit spitzem Ansatz beginnend, vom I. Ton durch ein kurzes freies Intervall getrennt. Amplitudenmaximum in der ersten Hälfte der Systole, meist vor dem II. Ton endend.

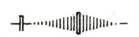
8. Offener Ductus Botalli: Kontinuierliches Maschinengeräusch, im ersten Drittel der Systole beginnend, Amplitudenmaximum um den II. Ton, weit in die Diastole hineinreichend. II. Ton gespalten.

9. Isthmusstenosen der Aorta: Spindelförmiges Stenosengeräusch, vom I. Ton durch ein deutliches freies Intervall getrennt, evtl. über den II. Ton hinausreichend. A-Anteil oft mit vergrößerter Amplitude.

Abb. 16.1. Schallbilder der wichtigsten angeborenen Herz- und Gefäßmißbildungen (nach HOLLDACK und WOLF, Atlas und kurzgefaßtes Lehrbuch der Phonokardiographie, Stuttgart, 1956)

Abbildung 16.1. zeigt die phonokardiographischen Bilder der kongenitalen Klappenfehler. Die angeborenen Herzfehler sind im allgemeinen — wenn nicht operativ korrigiert — lebensverkürzend (durchschnittlich 36. Lebensjahr). Eine Ausnahme machen nur das offene Foramen ovale, die nicht allzu hochgradige Isthmusstenose der Aorta und der offene Ductus arteriosus BOTALLI (331).

Größe und Bewegung der einzelnen Klappen lassen sich mit Hilfe der Ultraschall-Kardiographie gut darstellen (1218).

16.1.1. Vorhofseptumdefekt (ASD)

Man findet ihn oft mit falsch mündenden Lungenvenen kombiniert, meist kongenital, selten traumatisch, bis zum 40. Lebensjahr symptomarm (1042).

Der inneraurikuläre L-R-Shunt verursacht:

a) eine Volumenbelastung des rechten Herzens und des kleinen Kreislaufs,
b) eine Dilatation der Kavitäten dies- und jenseits der normalen Pulmonal- und Tricuspidalklappe.

Rö.-Konfiguration: Vergrößerung des rechten Vorhofes, Dilatation des rechten Ventrikels, oft bis Spitze, weite A. pulmonalis, stark pulsierend, „tanzende Hili".

EKG: Rechtstyp, oft WILSON-Block; PKG, siehe auch Abb. 16.1.:

Das Geräusch entsteht infolge eines erhöhten rechtsventrikulären Schlagvolumens; 1. Ton oft gespalten, entspricht dem Intervall zwischen AV-Klappenverschluß und Semilunarklappenöffnung. Bei großem Shuntvolumen bandförmiger Verlauf bis zum 2. Ton. Mit zunehmendem Shuntvolumen 2. Basalton gespalten. Das diastolische Geräusch ist niederfrequent mesodiastolisch. Ein Lauterwerden im Inspirium spricht für eine relative Tricuspidalstenose mit großem Shuntvolumen. Ein hochfrequentes Sofortgeräusch in der Diastole (GRAHAM-STEELL-Geräusch) läßt auf eine Pulmonalinsuffizienz und pulmonalen Hochdruck schließen. Der diastolische Druck in der A. pulmonalis (APP) ist normal oder gering erhöht, der systolische mäßig erhöht, die Amplitude vergrößert. Der Druck im rechten Ventrikel kann diastolisch gering erhöht sein, der systolische ist erhöht, die Austreibungsphase verlängert. Das Herzminutenvolumen (HMV) ist rechts gesteigert, das enddiastolische Volumen (EDV) rechts vergrößert, das Schlagvolumen (SV) rechts erhöht (1042, 1308). Das Shuntvolumen kann 15 l erreichen, so daß ca. 80% des Einstromvolumens aus den Lungenvenen in das rechte Herz gelangen.

Die Differenzierung von Septum-primum- und Septum-secundum-Defekt ist im Hinblick auf die Operationsmöglichkeit von großer Bedeutung. Primumdefekte sind tiefliegende Vorhofseptumdefekte, Secundumdefekte liegen im Bereiche der Foramen ovale (1157).

Auftretende Komplikationen: Arrhythmie (Extrasystolie, Vorhofflimmern, Vorhofflattern, Bigeminie, 2:1-AV-Block), Dekompensation, Tricuspidal- und Pulmonalklappeninsuffizienz, pulmonale Hypertonie.

16.1.2. Canalis atrioventricularis communis

Es besteht ein doppelter horizontaler-interaurikulärer und interventrikulärer L-R-Shunt und zuweilen ein ein- oder zweifacher diagonaler Shunt, der systolisch vom Ventrikel zum kontralateralen Vorhof und diastolisch vom Vorhof zur kontralateralen Kammer gerichtet ist. Das rechte Herz erfährt eine Volumen- und Druckbelastung und das linke Herz eine Volumenbelastung. Diese Anomalie kann partial oder total sein.

Die Symptomatologie ähnelt einem großen Vorhofseptumdefekt. Folgende Geräusche werden beobachtet: Systolisch: Holosystolisches Preßstrahlgeräusch, systolisches Geräusch im 2. ICR (relative Pulmonalstenose?). Diastolisch: Ein Sofortgeräusch infolge einer pulmonalen Druckerhöhung und ein Intervallgeräusch (RIVERO-Zeichen) als Ausdruck einer rechtsseitigen Volumenbelastung.

Bei Herzinsuffizienz ist ein Dreierrhythmus zu registrieren (Füllungston) (1308), oft vergesellschaftet mit einem Ventrikelseptumdefekt. Infolge Blutüberfüllung kommt es im Lungenkreislauf zu einem Hochdruck und zur Gefäßsklerose. Die Lebenserwartung ohne operativen Eingriff ist gering (1157).

16.1.3. Lutembacher-Syndrom

Zu dem basalen systolischen Geräusch wie bei einem Vorhofseptumdefekt kommen die Zeichen einer organischen Mitralstenose hinzu. Ein diastolisches Intervallgeräusch spricht für eine relative Tricuspidal- und eine Mitralstenose. Die Existenz eines MÖT, der in der Regel nur bei einer organischen Mitralstenose vorkommt, bestätigt die Diagnose eines LUTEMBACHER-Syndroms (1308).

16.1.4. Lungenvenen-Transposition

Der Grad der rechtsseitigen Volumenbelastung hängt von der Zahl der transponierten Lungenvenen und von ihrer supra- oder infradiaphragmalen Mündung ab. Man unterscheidet eine partielle Form mit einer Transposition einer oder beider rechts- oder linksseitiger Pulmonalvenen mit einer Mündung in den rechten Vorhof und eine komplexe Form: Bei einer Transposition der vier Pulmonalvenen besteht eine markante Volumenvergrößerung mit nachfolgender Druckbelastung des rechten Herzens und in der Regel ein aurikulärer R-L-Shunt. Neben Geräuschen einer relativen Pulmonalstenose erfaßt man Venengeräusche in Form eines rechts- oder linksseitigen Nonnensausens (1157).

16.1.5. Kammerseptumdefekt (VSD)

Er tritt meistens kongenital, selten nach einem Septum-Herzinfarkt auf. Je größer der Defekt, desto größer der Shunt. Der Druckausgleich hängt von der Shuntgröße und dem Verhältnis des Klein- und Großkreislaufwiderstandes ab. Der Links-Rechts-Shunt liegt auf Ventrikelebene; festzustellen ist eine ausgeprägte Volumenbelastung der linken und eine geringere der rechten Kammer.

PKG (siehe auch Abb. 16.1.): Die Geräusche eines Kammerseptumdefektes unterliegen stärker als die anderer Fehlbildungen einer kontinuierlichen Entwicklung, die abhängt a) von der Lage und Größe des Defektes, welche beide einen Druckangleich begünstigen oder hinhalten, und b) vom Verhältnis der Widerstände im großen und kleinen Kreislauf, das in der Entwicklung das Druckgefälle zwischen linkem und rechtem Ventrikel absinken und ausnahmsweise umkehren läßt. Ein kleiner Shunt mit hohem Druckgradienten zeigt ein pansystolisches Geräusch mit Spaltung des 2. Herztones, ein großer Shunt mit mittlerem Pulmonaldruck ein pansystolisches Geräusch (verstärkter IIp, Füllungston (III)) und ein mesodiastolisches Geräusch bei großem Shunt mit mittlerem Pulmonaldruck (1308).

Ein hoher Pulmonaldruck mit kleinem Shunt zeigt ein mesosystolisches Decrescendo-Geräusch mit einem akzentuierten IIp und GRAHM-STEELL-Geräusch. Eine oft auftretende Tricuspidalinsuffizienz löst bei Inspirium ein positives RIVERO-Zeichen aus (1308).

Das EKG zeigte eine linksventrikuläre oder beiderseitige Hypertrophie.

Rö.-Konfiguration: Vergrößerter linker Ventrikel, die rechtsventrikuläre Ausflußbahn ist dilatiert, auch geringgradig die des linken Vorhofes; bei Druckanstieg in der A. pulmonalis „tanzende Hili".

AKG: Betonte rasche Füllungswelle;
APP: geringe Erhöhung von Pd mit vergrößerter Amplitude;
RVP: normal oder mit erhöhtem systolischem Druck, abhängig von der Größe des Defektes, Druckausgleich mit dem linken Ventrikel;
RAP: normal bis erhöht, je nach Kammerdruck;
HMV: links gesteigert, SV erhöht, EDV links deutlich vergrößert (1041).

Ein kleiner Ventrikelseptumdefekt wird auch Morbus ROGER genannt. Der Defekt liegt meistens in der Pars membranacea, dem oberen Anteil des Septums. Steigt der pulmonale Gefäßwiderstand über den des Systemkreislaufes, dann erfolgt eine Shunt-Umkehr. Meist tritt das im 20. Lebensjahr ein. Die Höhe des Lungengefäßwiderstandes hängt vom Sklerosierungsgrad der Lungenarterien ab. Verschiedene Schweregrade von Ventrikelseptumdefekten sind:

a) kleiner hochsitzender Ventrikelseptumdefekt mit reinem Links-Rechts-Shunt
b) großer Ventrikelseptumdefekt mit ausgeprägtem Links-Rechts-Shunt
c) großer Ventrikelseptumdefekt mit druckangleichender Wirkung im rechten Ventrikel, so daß ein Kreuzshunt zustande kommt.

Als *Komplikationen* treten auf: Herzinsuffizienz mit Dekompensation, Rhythmusstörungen, pulmonale Hypertonie, Neigung zu Endokarditis lenta.

16.1.6. Eisenmenger-Komplex

Bei anatomischem EISENMENGER-Komplex mit dextroponierter Aorta („reitende Aorta") oder bei funktionellem EISENMENGER-Komplex in der Endphase eines hohen Kammerseptumdefektes wirft die rechte Kammer eine parasitäre Blutmenge in die Aorta und ein erhöhtes Schlagvolumen in die Pulmonalis aus.

Heute wird das EISENMENGER-Syndrom als eine Drucksteigerung im kleinen Kreislauf als Folge eines vermehrten Blutdurchflusses bezeichnet.

Dieses Syndrom kommt zu 27% bei einem größeren Ventrikelseptumdefekt, zu 13% in der Spätphase des Ductus BOTALLI und zu 8% bei Vorhofseptumdefekt vor. Das klinische Bild und die Hämodynamik ähneln denen beim großen Kammerseptumdefekt. Während der Systole ist der Druck in der linken Kammer etwa viermal höher als in der rechten. Eine große Menge arteriellen Blutes aus dem rechten Ventrikel und der A. pulmonalis mischt sich mit dem venösen Blut. Das Kurzschlußvolumen liegt beträchtlich höher als das Minutenvolumen. Mit der Zeit kommt es zu einer Überlastung der Lungengefäße sowie des linken Vorhofes und des linken Ventrikels (1159).

Das linke Herz steht unter einer vermehrten Volumenbelastung, die Pulmonalgefäße entwickeln eine Sklerose. Der Druck des rechten Ventrikels steigt im Laufe der Jahre, es entwickelt sich ein Shunt in umgekehrter Richtung mit Zyanose. Im Finalstadium tritt ein Versagen des rechten Herzens ein.

Die Lebenserwartung beträgt durchschnittlich 16—20 Jahre, sie wird nach Eintreten der Zyanose kürzer. Als Komplikationen treten Schädigungen von Hirn und Herz durch den chronischen O_2-Mangel auf. Eine Endokardtis lenta und Hirnabszesse kommen ebenfalls vor. Das Röntgenbild zeigt erweiternde, pulsierende Hilusgefäße. Im PKG ist das Geräusch wie bei einem Kammerseptumdefekt verbunden mit einem Schwirren und P. m. im 3.—4. ICR links. Ein diastolisches Sofortgeräusch kommt bei einer relativen Insuffizienz der dilatierten Pulmonalarterie und bei einer begleitenden kongenitalen Aorteninsuffizienz vor. Ein diastolisches Intervallgeräusch läßt auf eine relative

Tricuspidalstenose schließen. Bei einem erhöhten rechtsventrikulären Schlagvolumen mit Druckerhöhung ist manchmal ein Pulmonaldehnungston bzw. ein 5. Ton als ein rechtsaurikulärer Galopp zu hören (1308).

16.1.7. Pulmonalklappenstenose

Kongenital isoliert kommt sie in der Ausflußbahn des rechten Ventrikels als valvuläre Klappenstenose vor. In 10% der Fälle liegt eine infravalvuläre Stenose vor, sonst überwiegt die supravalvuläre. Die nicht isolierte Pulmonalstenose kann in Kombination mit einem Shunt vorkommen. Durch die Verengung der Ausflußbahn steigt der Druck im rechten Ventrikel beträchtlich an. Der Pulmonalarteriendruck bewegt sich im Bereich der Norm. HMV wie auch SV sind vermindert, das enddiastolische Volumen ist rechts herabgesetzt, links normal (EDV). RVP zeigt eine erhöhte a-Welle, einen verspäteten systolischen Gipfel als systolische Druckdifferenz zwischen dem rechten Ventrikel und A. pulmonalis, die Auswurfphase ist verlängert, der diastolische Druck erhöht. Die Venenpulskurve (VPK) zeigt eine ausgeprägte a-Welle, sonst ist sie unauffällig.

PKG ist gekennzeichnet durch ein spindelförmiges Austreibungsgeräusch, die Geräuschdauer hängt von der Dauer der rechtsventrikulären Systole ab, und die Geräuschstärke steht in Beziehung zum Druckgradienten. Das systolische Geräusch ist je nach Grad der Stenose protosystolisch, mesosystolisch und telesystolisch. Bei enger Stenose hört man einen rechtsaurikulären Galopp. Die Spaltung des 2. Herztones steht in direktem Verhältnis zum rechtsventrikulären systolischen Druck und damit zum Grad der Stenose.

Das EKG ist durch ein P-pulmonalis und eine Rechtshypertrophie charakterisiert. Bei einer ausgeprägten Diskordanz von R und T in den Brustwandableitungen ist eine schwere Stenosierung anzunehmen.

Rö.-Konfiguration: Kleines Herz mit steiler Herzachse. Ausflußbahn erweitert, ausgeprägte A. pulmonalis. Die verschiedenen Typen der Pulmonalstenose lassen sich mit Hilfe einer Herzkatheteruntersuchung und Angiographie genau diagnostizieren. Die operative Beseitigung einer Pulmonalstenose ist günstig und führt zu einem Rückgang der Rechtshypertrophie mit Sinken des rechtsventrikulären Druckes (1159).

Beim Pulmonalklappenecho läßt sich die Pulmonalklappenstenose echokardiographisch gut diagnostizieren (siehe Anhang).

16.1.8. Aortenklappenstenose

Es handelt sich um eine angeborene Stenose der Auswurfbahn des linken Ventrikels. Die Hämodynamik und der Verlauf unterscheiden sich nicht von einer erworbenen rheumatischen Aortenklappenstenose. Eine Dekompensation ist immer möglich und abhängig von Schweregrad und Myokardzustand. Die Druckbelastung des linken Ventrikels kann bis 300 mm Hg erreichen. Bei Erwachsenen zeigt das Krankheitsbild eine Myokarditis, Koronarsklerose, Altersinvolution. Im EKG ist eine Linkshypertrophie mit Linksschaden fast immer vorhanden.

Das systolische Geräusch ist ein Austreibungsgeräusch und entsteht durch die Düsenwirkung der Stenose, welche valvulär oder seltener infravalvulär und supravalvulär lokalisiert ist. Es beginnt nach der Öffnung der Aortenklappe und endet vor dem Aortenschlußton. Außerdem findet man bei einer Dekompensation oft einen Vorhofton und einen Füllungston. Das spindelförmige Austreibungsgeräusch über der Ausflußbahn strahlt bis in die Karotiden.

Abbildung 16.2. zeigt den Kurvenverlauf und die Druckverhältnisse bei der Aortenklappenstenose, welche sowohl für die angeborene als auch die erworbene gelten (1041).

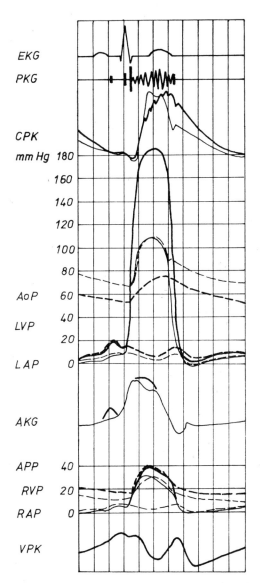

Abb. 16.2. Eine synchrone Synopsie eines Mechanokardiogramms bei der Aortenklappenstenose (SIEGENTHALER, W.: Klin. Pathophysiologie, Georg Thieme Verlag, Stuttgart, 1979)

Das enddiastolische Volumen (EDV) ist im Bereich der Norm und nimmt bei einer Dekompensation zu; HMV in Ruhe normal und unter Belastung wenig steigerungsfähig, SV meistens verkleinert; dem Druck im linken Vorhof entsprechend Zunahme des Druckes in der A. pulmonalis und im rechten Ventrikel.

CPK: Systolischer Anstieg gezackt (Hahnenkamm), mit spätem systolischem Gipfel, schlecht ausgebildete Inzisur. Austreibungszeit und Halbgipfelzeit verlängert;

AoP: tief, geringe Amplitude, langsamer systolischer Druckanstieg mit spätem Gipfel, verspätete Inzisur;

LVP: erhöhter diastolischer Druck, erhöhte a-Welle, früher Beginn des Auswurfs, erhöhter, verspäteter Druckgipfel, systolische Druckdifferenz zwischen linkem Ventrikel und Aorta, verlängerte Auswurfphase;
LAP: erhöht;
AKG: hohe a-Welle (1041).

Das *Röntgenbild* zeigt eine abgehobene Spitze, der linke Ventrikel ist vergrößert, die Aorta ascendens poststenotisch erweitert, häufig Klappenverkalkungen.

16.1.9. Fallotsche Tetralogie

Hierbei handelt es sich um eine Kombination von Pulmonalstenose, Hypertrophie des rechten Ventrikels, Kammerseptumdefekt und reitender Aorta. Letztere (Abgang der Aorta aus dem linken und rechten Ventrikel) ist stets mit einem hochsitzenden Kammerseptumdefekt kombiniert. Je nach Größe des Defektes und Breite des Aortenabganges aus dem rechten Ventrikel ist dem arteriellen Blut eine unterschiedliche Menge venösen Blutes beigemischt. Angiographisch läßt sich die Anomalie genau analysieren. Es handelt sich dabei um einen R-L-Shunt, woraus sich die Zyanose und Polyglobulie erklären lassen. Das Lungenstromvolumen ist verkleinert, das aortale Ausflußvolumen normal. Der rechte Ventrikel ist volumen- und druckbelastet. In seltenen Fällen mit einer geringen Pulmonalstenose und kleinem Ventrikelseptumdefekt ist der Druck der rechten Kammer höher als der der linken; dabei entsteht ein L-R-Shunt.

In ausgeprägten Fällen kann das Stromvolumen im kleinen Kreislauf weniger als die Hälfte des Stromvolumens im großen Kreislauf betragen. Dabei entsteht im arteriellen Blut ein O_2-Sättigungsdefizit bis über 50%. Durch eine Anastomosebildung zwischen A. subclavia und A. pulmonalis kann eine bessere O_2-Versorgung des arteriellen Blutes erreicht werden (BLALOCK-TAUSSIG-Operation) (1182). Nach dieser Operation liegen Verhältnisse wie bei einer FALLOTschen Tetralogie mit einem offenen Ductus arteriosus vor (Abb. 16.3.). Bei einer isolierten Pulmonalstenose ist das arterielle Blut genügend mit O_2 angereichert. Besteht ein zusätzlicher Defekt auf Vorhofebene, so entwickelt sich ein weiterer R-L-Shunt. Das ganze Syndrom tritt verstärkt auf (FALLOTsche Pentalogie). Das auskultatorische Geräuschphänomen entsteht in erster Linie durch die organische Infundibularstenose und in zweiter Linie durch eine relativ stenotische Aortenklappe, die das Austreiben eines biventrikulären Schlagvolumens bewirkt.

Während des VALSALVA-Versuches nimmt das systolische Geräusch an Stärke ab, was mit einem palpablen Schwirren verbunden ist. Je nach der Stenose kann das Geräusch telesystolisch, protosystolisch und protosystolisch-spindelförmig sein. Das diastolische Geräusch ist meistens kontinuierlich, beruht auf einem offenen Ductus, einer relativen Insuffizienz der dilatierten Aorta und schließlich auf ausgebildeten Kreislaufgefäßen dilatierter Bronchialarterien.

16.1.10. Transposition der großen Gefäße

Bei dieser Fehlbildung entspringt die Aorta aus dem rechten Ventrikel. Nur in der Fötalperiode ist diese Situation ohne Shuntverbindung mit dem Leben vereinbar. Später ist der Mensch nur lebensfähig, wenn eine Shuntverbindung in beiden Richtungen vorliegt (Vorhofseptumdefekt, Ventrikelseptumdefekt, offener Ductus BOTALLI). Eine Zyanose ist immer vorhanden, der rechte Ventrikel weist einen hohen Druck mit einem entsprechenden Rechts-Typ-EKG auf. Prognostisch günstiger sind die Formen von Transpositionen, die mit gleichzeitigem Ventrikelseptumdefekt und Pulmonal-

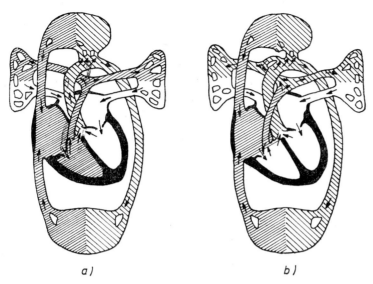

Abb. 16.3. a) FALLOTsche Tetralogie zeigt das Zustandekommen des Mischblutes und die Lage der Gefäß- und Herzdefekte. Die hochgradige Zyanose beruht auf der Tatsache, daß ein Teil des Blutes unter Umgehung der Lunge in den großen Kreislauf gelangt.
b) Verbesserte Mischblut- und Druckverhältnisse nach der BLALOCK-TAUSSIGschen Operation (nach GROSSE-BROCKHOFF: Pathophysiologische Physiologie, Springer-Verlag, 1950)

stenose verbunden sind. Das arterielle Blut aus dem linken Ventrikel gelangt zum rechten Ventrikel und strömt damit zum großen Kreislauf hin. Es gibt mehrere Varianten dieser selten vorkommenden Anomalie (257). Die Geräuschbildung dieser komplexen Fehlbildung ist weitgehend ungeklärt, so daß keine Rückschlüsse auf die möglichen Shunts in Höhe der Gefäße, Vorhöfe oder Kammern gezogen werden können.

16.1.11. Truncus-arteriosus communis

Bei dieser Anomalie entleeren beide Ventrikel ihr Auswurfvolumen in ein gemeinsames Gefäß, wodurch Lungenkreislauf und Peripherie mit Mischblut versorgt werden. Je nach dem Kaliber der vom Truncus entspringenden Lungenarterie ist der pulmonale Blutfluß erhöht, normal oder reduziert; immer liegt eine Zyanose vor. Bei einem Truncus werden kontinuierliche, Doppel-, transsystolische oder keine Geräusche beobachtet (1157, 1308).

16.1.12. Klappenatresien

Sie können Pulmonal-, Tricuspidal-, Aorten- und Mitralklappen betreffen. Diese Anomalien treten mit anderen Fehlbildungen kombiniert auf und sind mit einer kurzen Lebenserwartung verbunden.

16.1.13. Ebstein-Syndrom

Dabei handelt es sich um eine Verlagerung von zwei oder drei Segeln der Tricuspidalklappe in den rechten Ventrikeln. Auswurfvolumen und Druck sind im rechten Ventrikel reduziert. Oft ist diese Anomalie mit einem Vorhofseptumdefekt und einer Tricupidalstenose oder -insuffizienz verbunden, was einen R-L-Shunt bewirkt. Die rechtsventrikuläre Überlastung manifestiert sich in einem Rechtsschenkelblock im EKG und kurzem AV-Intervall. Das Phonokardiogramm zeigt einen Dreier- und Viererrhythmus. Durch die Tricuspidalinsuffizienz entsteht ein decrescendo-protosystolisches Geräusch. Das diastolische Geräusch kann durch eine schnelle Füllung bei einer Tricuspidalstenose zustande kommen (1308).

16.1.14. Ductus Botalli

Beim Ductus BOTALLI apertus handelt es sich um eine offene Verbindung zwischen der Aorta und der Pulmonalarterie. Das ist ein Rudiment aus der Fötalperiode mit notwendiger Umgehung des Lungenkreislaufes. Je nach Größe und Weite des Ductus BOTALLI kommt es zu einem großen Shunt zwischen großem und kleinem Kreislauf. Die Blutmenge, die durch die Aorta den Lungenkreislauf erreicht, kann bis zu 70%

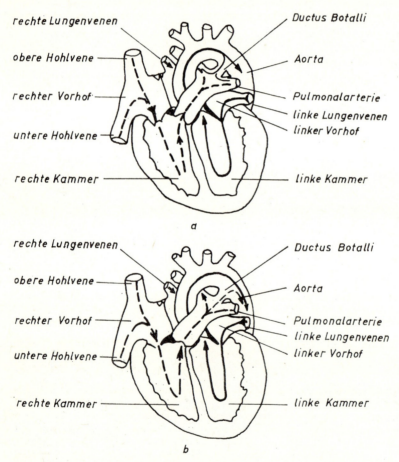

Abb. 16.4. Schematische Darstellung der Kreislaufverhältnisse beim Ductus Botalli:

a) Ductus Botalli mit reinem Links-Rechts-Shunt
b) Ductus Botalli mit Shunt-Umkehr und venöser Blutbeimengung in der absteigenden Aorta

(aus GROSS, JAHN, SCHÖLMERICH: Lehrbuch der Inneren Medizin, F. K. Schattauer Verlag, Stuttgart—New York, 1970)

des Auswurfvolumens des linken Ventrikels betragen. Dieser L-R-Shunt führt zu einer Volumenbelastung des linken Ventrikels. Erst bei einem stark erhöhten Shuntvolumen und Steigerung des pulmonalen Gefäßwiderstandes kommt es zu einer Druckbelastung des rechten Ventrikels. In ca. 10% der Fälle kommt es bei Übersteigen des Widerstandes im großen Kreislauf zu einer Shuntumkehr (Abb. 16.4.).

Durch die Druckdifferenz zwischen Aorta und Pulmonalarterie strömt das Blut in den Lungenkreislauf, was zum Zeitpunkt des 2. Herztones zur Entstehung eines systolisch-diastolischen Geräusches führt. Das typische Geräusch ist schon ab 1. Lebensmonat hörbar und in 50% der Fälle zwischen 1. und 3. ICR. Es ist mit einem palpablen Schwirren verbunden und strahlt in die Karotiden aus. Während des VALSALVA-Versuches nimmt die Geräuschstärke ab.

Die Geräusche des aortapulmonalen Druckgradienten sind oft atypisch, der 1. Ton ist mitunter mit einem frühsystolischen Klick verbunden.

Das EKG zeigt eine links- oder beiderseitige Hypertrophie. Die Austreibungszeit ist verlängert, AoP zeigt eine große Amplitude, LVP ist systolisch erhöht, im AKG sieht man eine verstärkte Füllungswelle. Das APP hat einen erhöhten systolischen Druck, HMV ist links gesteigert, EDV links vergrößert. Das Röntgenbild zeigt eine Dilatation des linken Ventrikels, der A. ascendens und des Aortenbogens. Der linke Vorhof ist leicht vergrößert, die A. pulmonalis dilatiert (1041, 1157). Mit zunehmender Pulmonalsklerose vermindert sich der Druckgradient zwischen der Aorta und der Pulmonalarterie, das Shuntvolumen wird kleiner. Die Shuntumkehr aus der Lungenarterie in die Aorta erfolgt nur in der Systole (1157).

16.1.15. Aortenisthmusstenose (Koarktion)

Die beim Erwachsenen vorkommende Form der Isthmusstenose tritt an der früheren Einmündungsstelle des Ductus BOTALLI auf. Die Einengung liegt distal des Abganges der linken A. subclavia, der in die Stenose einbezogen werden kann. Diese Anomalie ist die Ursache einer arteriellen Hypertonie an den oberen Extremitäten. Der Blutdruck ist am linken Arm niedriger als am rechten. Im allgemeinen verläuft das Syndrom fast beschwerdefrei und kommt bei Männern dreimal häufiger vor als bei Frauen.

Dabei fällt eine Rötung des Gesichtes und eine verstärkte Pulsation der Halsschlagadern auf. Unterhalb der Stenose ist eine Hypotonie feststellbar. Der post- und prästenotische Druckunterschied ist durch ein Herzkatheter gut registrierbar. Im prästenotischen Bereich entwickelt sich ein Kollateralkreislauf über die Aa. thoracicae internae sowie über die oberen Interkostalarterien und die des Schultergürtels. Sie führen Blut in den poststenotischen Abschnitt der Aorta hinein. Die erweiterten Kollateralgefäße zeigen deutliche Pulsationen. Nach längerem Bestehen der Aortenisthmusstenose mit Kollateralbildung findet man Usuren an den oberen Rippen. Mit zunehmendem Alter steigt der Blutdruck an, es drohen Apoplexien, Ruptur der Aorta und Linksinsuffizienz des Herzens. Das EKG zeigt im weiteren Verlauf einen Linkstyp mit Hypertrophiezeichen.

Die Gefäßgeräusche der Aortenisthmusstenose entstehen:

1. extrakardial durch die Isthmusstenose und den Kollateralkreislauf,
2. intrakardial durch einen organischen Klappenfehler und eine Klappendysfunktion.

Ein Vorhofton entspricht einem linksaurikulären Galopp, der auf einen erhöhten enddiastolischen Druck in der linken Kammer schließen läßt. Das Stenosegeräusch entsteht durch die poststenotische Wirbelbildung. Je höher der transstenotische Druckgradient ist, desto anhaltender sind der Durchfluß und die Dauer der diastolischen Komponente. Präkardial und dorsal ist das Geräusch der Isthmusstenose transsystolisch mit protosystolischem Intervall. Das Arteriensausen eines Kollateralgefäßes zeigt einen verspäteten Beginn des 2. Tones. Die Herzgeräusche können bei einer relativen Aortenstenose als Folge einer Dilatation der A. ascendens (Systolikum) angesehen werden. Ein basales Diastolikum ist bei einer relativen Aorteninsuffizienz eine Folge des brachozephalen Hochdruckes (1308).

Das *Röntgenbild* zeigt eine typische erweiterte Aorta im Anfangsteil, der Aortenknopf fehlt. Durch Kontrastmittelinjektionen läßt sich die stenosierte Stelle genau feststellen. Nach erfolgreicher Operation ist die Diagnose günstig. Pathophysiologisch ist die Kombination von Isthmusstenose und offenem Ductus BOTALLI kompliziert. Je nach der Mündung des Ductus BOTALLI (prä- oder poststenotisch) entstehen differente Krankheitsbilder. Bei prästenotischer Lage kommt es infolge des Hypertonus zu einer Mehrdurchblutung. Der Shunt wird durch die prästenotische Druckhöhe und den pulmonalen Gefäßwiderstand bestimmt. Liegt der offene Ductus BOTALLI poststenotisch, so versorgt der Lungenkreislauf bei einer engen Stenose die absteigende Aorta, woraus eine Zyanose der unteren Körperhälfte resultiert. Diese Anomalie hat eine geringe Lebenserwartung und wird als infantile Isthmusstenose bezeichnet (631).

16.2. Erworbene Klappenfehler des Herzens

Die erworbenen Herzfehler kommen bei beiden Geschlechtern gleich häufig vor. Die häufigste Ursache ist die rheumatische Karditis als eine hyperergische Entzündung nach Sensibilisierung mit Streptokokken. Es bilden sich Endotheldefekte mit thrombotischen und Kalkauflagerungen, was schließlich zu einer Schrumpfung der Klappen führt. Dies ist mit Verwachsung und Verkürzung der Sehnenfäden verbunden. Spielt sich der entzündliche Prozeß mit Verklebung der Kommissuren ab, so nimmt das Öffnungsvolumen ab, was eine Klappenstenose hervorruft. Führt die Destruktion zu einer Deformität der Schließungsränder, so kommt es zu einer Klappeninsuffizienz. Die Klappenventile werden passiv gesteuert entsprechend den Druckgradienten, die systolisch zwischen Ventrikeln und Vorhöfen und diastolisch zwischen Ventrikeln und Arterien hervorgehen (1090). Die venösen Ostien sind etwas weiter als die arteriellen: tricuspidal 11—13 cm, mitral 9—10 cm und aortal 7—8 cm.

Bakterielle Endokarditiden (Endokarditis lenta Sepsis) zerstören das Klappengewebe (Endokarditis ulcerosa), was zu Schließunfähigkeit der Klappen führt. Für die Aortenklappeninsuffizienz kommt noch eine luische Aortitis in Betracht. Die rheumatische Endokarditis als Ursache von Klappenfehlern wird mit 45—60% angegeben. Am häufigsten sind dabei die Mitralklappen allein betroffen (ca. 60%) und die Aortenklappen allein in 8% der Fälle. Mit 24% werden die Kombinationsformen postrheumatischer Herzfehler angegeben (558, 1156).

Arteriosklerotische Rückbildungserscheinungen und schwere Traumen können den Herzklappenapparat schädigen. Die Arteriosklerose bevorzugt die Mitralinsuffizienz. Das Entstehungsalter der erworbenen Herzklappenfehler fällt bei der rheumatischen Genese in das 3. Lebensjahrzehnt, die syphilitischen Herzfehler treten meist zwischen 35. und 60. Lebensjahr auf und die sklerotischen meistens nach dem 60. Lebensjahr. Ca. 65% der Herzfehlerkranken haben in den ersten beiden Jahrzehnten einen rheumatischen Infekt durchgemacht (331).

Die Kompensationsbreite der Klappenfehler mit ihren hämodynamischen Faktoren ist abhängig von:

1. ihrem Ausmaß,
2. der Reservekraft des Myokards,
3. dem Umfang der Belastung,
4. der koronaren Durchblutungsreserve.

Eine Schließunfähigkeit ohne Verminderung der Klappenfläche nennt man eine „relative Klappeninsuffizienz". Von einer funktionellen Stenose spricht man, wenn ein verstärkter Blutstrom ein normales Ostium als Hindernis passiert.

Die Klappenfehler werden eingeteilt nach Lokalisation, nach der dominierenden Funktionsstörung (Stenose oder Insuffizienz) und nach der Auswirkung auf das gesamte kardiovaskuläre System (kompensiert oder dekompensiert). Für Füllung und Entleerung des Herzens ist die Art des Ventildefektes entscheidend. Die Herzmuskulatur muß durch eine Mehrarbeit die Diskrepanz ausgleichen, so daß bei einer Klappenstenose die Druckbelastung überwiegt, bei einer Klappeninsuffizienz die Volumenbelastung. Durch die Behinderung des Blutflusses während der Öffnung der Klappe kommt es bei der Stenose zu einer Blutstauung mit Druckanstieg stromaufwärts und zu einer verminderten Füllung stromabwärts. Die Elastizität und funktionelle Reserve der Ostien erlaubt eine Einengung bis 50% ohne Störung der Hämodynamik. Dagegen führt eine Einengung über 80% zur Entgleisung des Kreislaufes. Durch den erhöhten Druck vor dem Ostium wird der hohe Strömungswiderstand zum größten Teil überwunden. Mit dem Durchfluß und der Enge des Restvolumens nimmt der Druckgradient zu. Das Herzzeitvolumen ist bei leichten Stenosen in Ruhe ausreichend, aber nicht steigerungsfähig bei Belastungen und bei schweren Fällen. Die Kompensation erfolgt durch die größere Kraft des linken Ventrikels; in der Austreibungsphase ist der Ventrikelverschluß nach rückwärts durch die Stenose gesichert. Die Drucksteigerung bei Stenose eines arteriellen Ostiums bleibt in der Systole auf den Ventrikel beschränkt, der Vorhof- und der diastolische Kammerdruck nehmen erst bei Insuffizienz des Ventrikels zu. Stenosen der AV-Klappen weisen eine Hypertonie im Vorhof und in den vorgeschalteten Venen auf. Die eingeschränkte Förderleistung mit Stauung ist mecha-

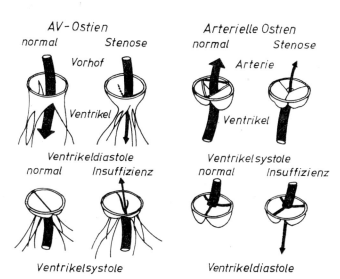

Abb. 16.5. Schema der normalen Klappenfunktion und der Auswirkungen von Stenose und Insuffizienz (Pfeile = Blutstrom) (nach STEIN: Pathophysiologie, Bd. II, S. 86, Georg Thieme Verlag, Stuttgart, 1972)

1. Mitralstenose: vergrößerte Amplitude des I. Tones und häufig des P-Anteiles des II. Mitralöffnungstones. Protodiastolisches Decrescendo- und praesystolisches Crescendogeräusch.

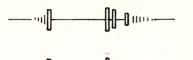

2. Mitralstenose: vergrößerte Amplitude des I. Tones und häufig des P-Anteiles des II. Mitralöffnungstones. Holodiastolisches Geräusch mit protodiastolischem Decrescendo- und praesystolischem Crescendogeräusch.

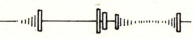

3. Mitralstenose: vergrößerte Amplitude des I. Tones und häufig des P-Anteiles des II. Mitralöffnungstones. Protodiastolisches Decrescendogeräusch. Praesystolisches Spindelgeräusch bei verlängertem AV-Intervall.

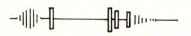

4. Mitralstenose: kleine Amplitude des I. Tones häufig vergrößerte Amplitude des P-Anteiles des II. Kein Mitralöffnungston. Protodiastolisches Decrescendogeräusch, vom Ende dds II. Tones durch ein kurzes freies Intervall getrennt. Meist bei unreinen Mitralfehlern und deshalb mit systolischem Mitralinsuffizienzgeräusch.

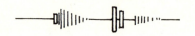

1. Leichte Mitralinsuffizienz: kleine Amplitude des I. Tones. Unmittelbar nach dem I. Ton ein protosystolisches Decrescendogeräusch, das noch vor dem II. Ton endet.

2. Schwerere Mitralinsuffizienz:
   a) in niederen Frequenzgängen (m_1, mg) kleine Amplitude des I. Tones. Holosystolisches Geräusch mit Decrescendocharakter.
   b) in höheren Frequenzgängen (m_2, h_1) holosystolisches Geräusch mit Decrescendocharakter.

3. Schwere Mitralinsuffizienz: I. Ton mit kleiner Amplitude, Holosystolisches bandförmiges Geräusch.

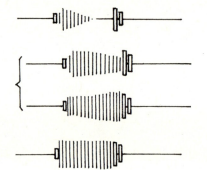

1. Schwere Aorteninsuffizienz: Töne regelrecht. Hochfrequentes Decrescendogeräusch unmittelbar nach dem I. Ton beginnend, fast über die ganze Diastole anhaltend. Mittelfrequentes Begleitsystolikum mit wechselnder Gestalt.

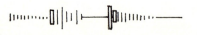

2. Leichte Aorteninsuffizienz: Töne regelrecht. Hochfrequentes protodiastolisches Geräusch mit kurzem Crescendo zur Zeit der dikroten Welle.

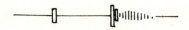

1. Aortenstenose: I. Ton und A-Anteil des II. Tones mit kleiner Amplitude. Vom I. Ton durch ein kurzes freies Intervall getrennt ein spindelförmiges Austreibungsgeräusch, das noch vor dem II. Ton endet.

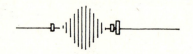

Abb. 16.6. Schallbilder der wichtigsten erworbenen Klappenfehler des Herzens (nach HOLLDACK und WOLF, Atlas und kurzgefaßtes Lehrbuch der Phonokardiographie, Stuttgart, 1956)

nisch bedingt und spricht nicht unbedingt für eine Herzinsuffizienz. Bei einer Klappeninsuffizienz liegt ein „Pendelvolumen" vor, das von der Höhe des Druckgradienten und dem Grad der Klappeninsuffizienz abhängig ist.

Die Erschlaffungsphase verläuft normal, und wenn der Herzmuskel nicht insuffizient ist, bewältigt er das Pendelquantum, ohne das Restvolumen zu erhöhen, und die aufgetretene Dilatation kann als ein Adaptationsmechanismus angesehen werden. Auch hier ist die Leistungsbreite des Herzens eingeschränkt, weil das Herz einmal das Vitium korrigieren und zum anderen das notwendige Herzzeitvolumen gewährleisten muß.

Abb. 16.5. zeigt die Klappenfunktion bei Stenose und Insuffizienz an den verschiedenen Ostien mit dem dazu reduzierten oder normalen Blutstrom (1090). Bei einer Klappenstenose kommt es zu einer Druckhypertrophie des Herzens, bei einer Klappeninsuffizienz zu einer Volumenhypertrophie. Die turbulente Blutströmung an den geschädigten Klappen erzeugt typische Schallschwingungen von großer Amplitude, die auskultatorisch und phonokardiographisch erfaßbar sind (Abb. 16.6.). Zu beachten sind die vier verschiedenen Schweregrade bei der Mitralstenose.

16.2.1. Mitralstenose

Die Mitralstenose kommt bei Männern viermal öfter vor als bei Frauen, ist im Kindesalter selten kongenital und bei Erwachsenen rheumatisch.

Als Folge eines entzündlichen Prozesses bilden sich im Laufe der Jahre Verhärtungen und Verklebungen der Commissuren mit Veränderungen an den Sehnenfäden, so daß die Schlußunfähigkeit eine zusätzliche Mitralinsuffizienz hervorruft, die auskultatorisch ausgeprägt ist, aber hämodynamisch wenig in den Vordergrund tritt.

Andere Ursachen: Vorhoftumor links, Rheuma.

Komplikationen: Vorhofflimmern, arterielle Embolien, Lungenödem, Erhöhung des pulmonalen Gefäßwiderstandes mit Rechtsinsuffizienz (frühzeitige Belastung des rechten Ventrikels), relativ frühe Dekompensation.

EKG: Vorhofhypertrophie, P-Zacke verbreitert über 0,12 sec, oft zweigipflig — „P-Mitrale". Der QRS-Komplex zeigt eine Rechtslage der elektrischen Achse. Die Mitralstenose ist von verschiedenen Arrhythmien begleitet:
Sinustachykardie, Vorhofextrasystolen, supraventrikuläre paroxysmale Tachykardien, Vorhofflimmern und -flattern (998).

Die Verschiedenheit der anatomischen Verhältnisse erklärt die große Variabilität der Schallphänomene bei der Mitralstenose. Das wesentliche Unterscheidungsmerkmal (Fälle mit und ohne absolute Arrhythmie) ist das Vorhandensein oder das Fehlen des, an die aktive Vorhofkontraktion gebundenen, präsystolischen Geräusches. Weitere Kriterien sind Lautstärke sowie das Fehlen oder Vorhandensein des sogenannten Mitralöffnungstones. Etwa 70—80% der Mitralstenosen zeigen im Schallbild folgende Charakteristika:

Präsystolisches Geräusch, lauter 1. Herzton, Mitralöffnungston und protodiastolisches Geräusch. Der 1. Ton ist meistens verspätet (um 0,08 bis 0,1 sec) und damit die Umformungs- und Anspannungszeit etwas verlängert; P_2 ist akzentuiert, die Verspätung des 1. Herztones kommt durch die lange Anpassungszeit bei verminderter Ventrikelfüllung zustande. Je stärker die Stenose ist, desto längere Zeit bleibt die Mitralklappe geöffnet und wird die Mitralverschlußdauer kürzer (I_M-MÖT).

Der abrupte Mitralschluß erhöht die Lautstärke des 1. Tones. Der Mitralöffnungston ist ein Extrageräusch, welches nur 0,05—0,12 sec nach Beginn des 2. Herztones auftritt. Er entsteht bei der Sprengung der Mitralklappe im Augenblick der ventrikelwärts gerichteten straffen Spannung der Segel. Bei einer Mitralstenose kann der „physiologische" MÖT eine pathologische Verspätung und Steigerung der Intensität erfahren: Verschiebung in der Mitte des Intervalls zwischen 2. und 3. Ton. Der 2. Ton markiert den Beginn der Isodiastole, und der MÖT kennzeichnet den Abschluß dieser Phase mit dem Beginn der Kammerfüllung. Bei schwerer Mitralstenose und starker Drucksteigerung erreichen die Klappen ihre Endstellung bald, und der MÖT rückt an den 2. Herzton heran und kann mit ihm verschmelzen. Der MÖT ist pathognomisch für die organische Mitralstenose, kommt in 70—90% vor (insbesondere bei Vorhofflimmern) und ist nicht selten das einzige Zeichen der Mitralstenose (1307). Das diastolische Geräusch entsteht durch die schnelle Blutfüllung des linken Ventrikels durch das enge Mitralostium. Es beginnt als „Füllungsgeräusch" nach dem Mitralöffnungston; wenn die Klappen ihre Endstellung erreicht haben, hört man es als protodiastolisches Intervallgeräusch. Nach Abnahme des Druckgradienten wird es leiser als protodiastolisches Decrescendogeräusch, oft verbunden mit einem präsystolischen Geräusch. Letzteres fehlt bei Vorhofflimmern.

Niederfrequenz und große Amplitude der Diastole erklären das präkordial palpierende Schwirren. Das Fehlen des systolischen Geräusches spricht in der Regel für eine reine oder überwiegende Mitralstenose. Eine häufige Ursache eines systolischen Geräusches ist eine Tricuspidalinsuffizienz. Eine Akzentuierung des 2. Pulmonaltones ist Zeichen einer pulmonalen Hypertonie. Durch eine Ektasie der A. pulmonalis entsteht eine Pulmonalklappeninsuffizienz: Man hört ein Systolikum und ein protodiastolisches Decrescendogeräusch im Anschluß an das Pulmonalsegment des 2. Herztones.

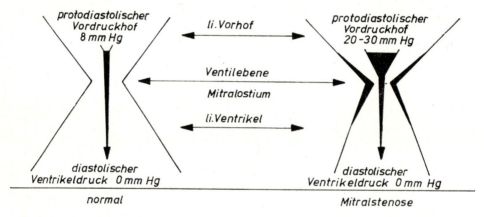

Abb. 16.7. Schematische Darstellung der Entstehung des Druckgefälles zwischen linkem Vorhof und linkem Ventrikel

Aus Abbildung 16.7. ist das protodiastolische Druckgefälle zwischen linkem Vorhof und linkem Ventrikel zu ersehen. Volumen und Druck im linken Vorhof nehmen mit der Schwere der Mitralstenose zu. Damit erhöht sich das Druckgefälle und zeigt sowohl beim normalen Herzen als auch bei Mitralstenose einen Druck von Null.

Abbildung 16.8. bringt schematisiert die Stellung der Mitralklappe beim normalen Herzen und bei Stenose. Während der Systole und des erhöhten Ventrikelinnendruckes werden die Klappen zum linken Vorhof hinaufgedrückt.

In der Phase des protodiastolischen Druckabfalles im linken Ventrikel öffnen sich die Mitralklappen beim Gesunden, wenn der Ventrikeldruck niedriger als der Vorhofdruck ist. Bei der Stenose reicht der Ventrikeldruck nicht aus zur Öffnung des Mitraostiums. Infolge des protodiastolischen Druckgefälles zwischen dem linken Vorhof und dem linken Ventrikel entsteht in der ventrikelwärts gerichteten Klappenstellung der Mitralöffnungston. Im Anschluß daran kommt es zu einem Durchfluß des Blutes durch

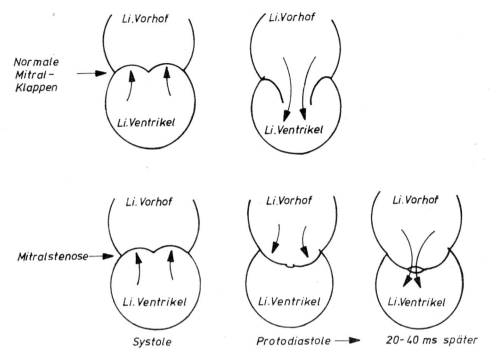

Abb. 16.8. Verschiebung der Druckverhältnisse zwischen linkem Vorhof und linkem Ventrikel (Gradient) und Entstehung von Mitralöffnungston (MÖT)

das verengte Ostium. Dieses Schema zeigt, daß der MÖT in seiner Intensität sowie hinsichtlich des Zeitabstandes vom 2. Herzton des Vorhofdruckes abhängig ist (108, 1153).

LAP: ist gekennzeichnet durch Erhöhung des Druckes, besonders in der frühen Diastole mit großer Druckdifferenz zum Ventrikeldruck. Die a-Welle (Sinusrhythmus) ist erhöht, der systolische Kollaps (x) wenig ausgeprägt, die v-Welle unterschiedlich, bei hohem Vorhofdruck oft erhöht mit verzögertem Abfall zur tiefsten Stelle des diastolischen Kollapses (y);

AKG: mit kleiner, oft nicht nachweisbarer a-Welle, Nullpunkt unscharf und mit MÖT zusammenfallend, rasche Füllungswelle, mit zunehmender Schwere der Mitralstenose flacher;

APP: ist diastolisch und systolisch erhöht;

RVP: zeigt eine im Sinusrhythmus erhöhte und verbreiterte a-Welle mit erhöhtem systolischen und diastolischen Druck;

VPK: hat eine vergrößerte a-Welle;
Frequenz: Häufig tachykard, besonders bei Vorhofflimmern, inadäquater Pulsanstieg bei Arbeit;

HMV: ist normal bis vermindert, unter Arbeit wenig steigerungsfähig;

SV: erscheint normal bis klein;

EDV: ist links klein, rechts klein bei kompensierter Druckbelastung;

ECHO: VMS mit verminderter frühdiastolischer Schließungsgeschwindigkeit (E-F slope). Klappenechos verbreitert. HMS bewegt gleichsinnig zu VMS.

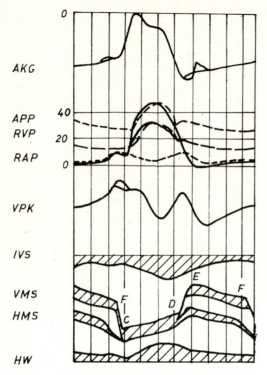

Abb. 16.9. Mechanokardiogramm bei Mitralstenose (nach SIEGENTHALER)

Abbildung 16.9. zeigt die Synopsis des Mechanokardiogramms einer Mitralstenose. Die Bewegungsgeschwindigkeit der Mitralklappen — gemessen mit Hilfe der Ultraschallkardiographie — liegt unter 60 mm/sec. Die Blutstauung und der Blutanstieg erstrecken sich auf den gesamten kleinen Kreislauf, was zu einer chronischen Stauung, Pulmonalsklerose und Einengung der Lungenstrombahn führt (einschließlich funktioneller Engstellung der Arteriolen). Mit dem erhöhten Strombahnwiderstand (sogenannte 2. Stenose) können die venöse Stauung und der Lungenarteriendruck das Niveau des arteriellen Druckes im großen Kreislauf erreichen. Durch eine Erhöhung des pulmonalen Kapillardruckes über 30 mm Hg liegt dieser Wert über dem kolloidosmotischen Druck. Die morphologischen Veränderungen der Lungengefäße und Bindegewebsumbildungen verhindern eine Flüssigkeitszunahme in den Alveolen. Eine lange bestehende Mitralstenose führt selten zu einem Lungenödem. Der Blutstrom hat zwei Widerstände zu überwinden, den Mitralwiderstand und den erhöhten Lungenarteriolenwiderstand. Die Druckdifferenz zwischen dem Druck der A. pulmonalis und dem im linken Vorhof nimmt zu (Mitralwiderstand = Gesamtlungenstrombahn-Widerstand — Lungenarteriolen-Widerstand).

Somit findet man hämodynamisch bei einer kompensierten Mitralstenose:

Vermindertes Herzzeitvolumen, geringe Füllung des linken Ventrikels, Hypertrophie und Dilatation des linken Vorhofes, erhöhte Atemarbeit mit Kapillarveränderungen und erhöhten Kapillardruck.

Bei der Dekompensation treten folgende Merkmale auf:

Pulmonale Hypertonie, Hypertonie des rechten Ventrikels, Hypertonie und Hyper-

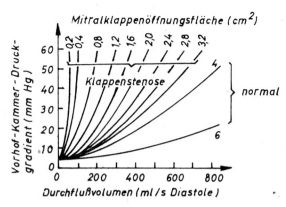

Abb. 16.10. Durchflußvolumen bei Mitralstenose in Abhängigkeit von Klappenöffnung und Vorhof-Kammerdruckgradienten (nach GORLIN)

trophie des rechten Ventrikels mit zunehmender Belastung des rechten Vorhofs, Venen- und Leberstauung.

Auf Grund der geringen Füllung und geringer Herzarbeit des linken Ventrikels kommt es zu einer Abnahme der Myokardmasse links und zu einer Zunahme rechts. Im EKG führt die vermehrte Belastung des linken Vorhofs zu einem P sinistro cardiale mit Rechtshypertrophie der Kammer. Das Durchflußvolumen (mm/sec Diastole) ist vom Druckgradienten zwischen linkem Vorhof und linkem Ventrikel abhängig und läßt sich nach der Formel von GORLIN und GORLIN (377) errechnen (Abb. 16.10.).

Die Druckgradienten bei Mitralstenose (ΔP: LA $\rightarrow$ LVEDP):

leichte: $\rightarrow$ 7 mm Hg ($\rightarrow$ 1 kPa)
mittelschwere: 7—15 mm Hg (1—2 kPa)
schwere: $>$ 15 mm Hg ($>$ 2 kPa).

Tabelle 16.1. Klappenöffnungsfläche, hämodynamische Verhältnisse und klinischer Schweregrad bei Mitralstenose (nach STEIN)

Klappen-öffnungs-fläche (cm²)	Vorhof- und Lungenvenendruck		Lungenarteriendruck		Volumenförderung		Klinischer Schweregrad
	Ruhe	Belastung	Ruhe	Belastung	Ruhe	Belastung	
etwa 2	normal oder angedeutet erhöht	leicht erhöht	normal	höchstens leicht erhöht	normal	normal	I
1,5—2,0	leicht erhöht ($\sim$ 2fach)	deutlich erhöht	mäßig erhöht	deutlich erhöht	normal	Anstieg etwas begrenzt	II
0,9—1,5	deutlich erhöht ($\sim$ 3fach)	stark erhöht	deutlich erhöht	sehr stark erhöht	normal oder leicht vermindert	wenig steigerungs-fähig	III
unter 0,9	sehr stark erhöht ($\sim$ 4—5fach)	weiterer Anstieg	sehr stark erhöht	weiterer Anstieg	vermindert	kaum steigerungs-fähig	IV

Durch die früh eintretende Lungenstauung sind die Kranken in ihrer physischen Belastbarkeit eingeschränkt. Je höher der Störungswiderstand, umso geringer ist die diastolische Ventrikelfüllung, so daß der Ruhe-Herzindex herabgesetzt ist. Ein Vorhofflimmern mit schneller Kammerarrhythmie verschlechtert die Kreislaufsituation.

Die Lungenfunktion ist beeinträchtigt, die Gasdiffusion erschwert, die arterielle Sauerstoffspannung herabgesetzt. Bei schwerer Sklerose der Lungengefäße kann es zu einer Pulmonalklappeninsuffizienz kommen, so daß die Volumenbelastung des rechten Ventrikels zunimmt. Die chronische Hypoxie führt zu pectanginösen Beschwerden (1090).

16.2.2. Mitralinsuffizienz

Ursachen der Mitralinsuffizienz sind: Rheumatische Valvulitis, bakterielle Endokarditis, selten kongenital, Tumor, Papillarmuskelschädigung, Trauma, Klappensklerose. Das *EKG* zeigt eine Vorhofhypertrophie mit Linksschaden, häufig Vorhofflimmern, seltener eine Hypertrophie des linken und rechten Ventrikels.

Rö.-Bild: Großer linker pulsierender Ventrikel, Spitze lateral verlagert, großer linker Vorhof, verstrichene Herztaille mit Betonung des rechten Ventrikels (1296).

Von einer „relativen Mitralinsuffizienz" — welche auch vorübergehend sein kann — spricht man bei organfunktionellen Geräuschen, Kardiopathien, bei denen der Klappenverschluß durch extravalvuläre Faktoren behindert ist.

Der auskultatorische Befund zeigt mehrere Varianten, da die Mitralinsuffizienz oft mit einer Mitralstenose verbunden ist. Das mitrale Rückströmungsgeräusch ist dominierend: Protosystolisches Decrescendogeräusch durch eine telesystolische Klappenverengung, ein Crescendogeräusch, ein pansystolisches Decrescendogeräusch (auch holosystolisch) durch einen telesystolischen Druckausgleich, Doppelspindel durch einen mesosystolischen Vorhofsog und ein pansystolisches Geräusch mit Plateauform bei großem Mitralleck. Ein 3. Herzton deutet auf eine frühsystolische Kammerfüllung hin (1307).

Bei einer leichten Mitralinsuffizienz besteht ein Rückstrom nur in der 1. Phase der Systole. Das entsprechende Geräusch hat einen Decrescendocharakter und endet vor dem 2. Herzton. In schweren Fällen hört man während der ganzen Systole ein bandförmiges Geräusch, das bis zum 2. Herzton anhält und für einen großen Rückstrom spricht.

CPK: Früher systolischer Gipfel mit verkürzter Austreibungszeit;
AoP: der systolische Druck fällt nach einem frühen Gipfel vorzeitig ab;
LVP: ist charakterisiert durch einen frühen systolischen Gipfel mit vorzeitigem Druckabfall in der späten Systole, die Auswurfphase ist verkürzt;
LAP: ist meistens erhöht mit normaler a-Welle. Von der c-Welle oft ohne x-Kollaps systolischer Anstieg zu einer stark erhöhten v-Welle, die in der frühen Diastole sehr rasch y erreicht. Die Höhe der v-Welle ist mit dem Schweregrad der Mitralinsuffizienz schlecht korreliert (1041);
AKG: hohe rasche Füllungswelle, Spitze fällt mit dem Füllungston zusammen. Entsprechend dem erhöhten Druck im linken Vorhof nimmt im Laufe der Zeit der Druck in der A. Pulmonalis und im rechten Ventrikel zu;
HMV: meistens vermindert und unter Belastung wenig steigerungsfähig;
SV: links erhöht (1041);
EDV: links vergrößert, rechts im Bereiche der Norm, kann später erhöht sein;
ECHO: Quotient MÖH/MSH unter 1,0.

Das Herz hat eine vermehrte Volumenarbeit zu leisten. Der Vorhof ist überlastet durch den Blutzufluß aus den Lungenvenen und zurückfließendes Blutvolumen in der Kammersystole. Somit ist die diastolische Füllung des linken Ventrikels immer vergrößert. Das „effektive Schlagvolumen" erreicht die Peripherie, ein Teil bleibt im linken Vorhof zurück (Pendelvolumen). Auf die belastenden Bedingungen reagiert der linke Ventrikel mit einer Dilatation und Hypertrophie. Das Verhältnis des effektiven Schlagvolumens zum Pendelvolumen ist abhängig vom Druckgradienten zwischen dem linken Ventrikel und der Aorta bzw. zwischen Ventrikel und Vorhof. Je nach Grad der Mitralinsuffizienz nimmt das Pendelvolumen auf Kosten des effektiven Schlagvolumens zu. Die Regurgitation beginnt, wenn der Ventrikel- den Vorhofdruck überschreitet (Anspannungszeit) und ist in der Erschlaffungsphase beendet. Diastolisch ist die Vorhofentleerung nicht behindert, so daß es zu keiner Druckerhöhung im kleinen Kreislauf kommt. Dies beginnt erst mit der Dekompensation, wenn der Füllungsdruck enorm ansteigt. Im kompensierten Zustand bewältigt das Herz mit der erhöhten diastolischen Füllung das effektive Schlagvolumen und durch die hinzutretende Hypertrophie auch das Pendelvolumen. Im Endeffekt kommt es zu einer Schlagvolumenbelastung des linken Ventrikels und in späteren Stadien auch zu einer mäßigen Belastung des rechten Ventrikels.

Als *Komplikationen* kommen vor:

Tachyarrhythmie mit Vorhofflimmern, arterielle Embolien, mit Beginn der Kompensation Erhöhung des Lungenwiderstandes, Lungenödem.

Die Dekompensation ist von Schweregrad, Myokardzustand und vom Zustand der anderen Klappen abhängig (1041, 1090).

16.2.3. Aortenklappenstenose

Die Aortenklappenstenose ist meist rheumatischen Ursprungs, kann aber auch sklerotisch bedingt sein. Die kongenitale Klappenstenose der Aorta ist klinisch von einer erworbenen nicht zu unterscheiden.

Die Neigung zu Fibrose und Verkalkung der Klappensegel kann auch röntgenologisch nachgewiesen werden. Die Hämodynamik und das Phonokardiogramm sind analog denen bei der angeborenen Aortenklappenstenose (siehe Kap. 17.1.8.). Hämodynamische Rückwirkungen können erst dann erwartet werden, wenn das Aortenklappenostium um etwa drei Viertel in seinem Durchflußvolumen eingeengt ist. Je ausgeprägter die Stenose ist, desto höher steigt der Druck im linken Ventrikel.

Geringere Stenosierungen verursachen deutliche Geräusche, der klinische Befund kann dabei jedoch normal sein. Das Geräusch fällt in die Austreibungsphase des linken Ventrikels, beginnt also nach Öffnung des Aortenostiums und endet vor dem 2. Herzton (spindelförmiges Crescendo-Decrescendogeräusch entsprechend dem Verhalten des Druckgradienten). Das Maximum liegt in der Mitte der Systole. Das Geräusch tritt erst kurz nach dem 1. Herzton ein. P. m. 2. ICR rechts. Mit Abnahme der Klappenbeweglichkeit verschwindet der 2. Herzton. Die Geräuschstärke und das Schwirren nehmen im Expirium zu. Das Schwirren ist an der Thoraxwand palpabel.

CPK hat eine Hahnenkammform. Der linke Ventrikel muß gegen einen erhöhten Widerstand arbeiten. In der Kontraktionsphase entsteht ein Druckgradient zwischen Aorten- und Kammerdruck, der vom Grad der Stenose abhängt. Der systolische Ventrikeldruck nimmt erst dann zu, wenn die Klappenöffnungsfläche unter 2 cm² liegt (normal 3—5 cm²). Die linksventrikuläre Austreibungszeit ist verlängert, das Herz zeigt eine Linkshypertrophie, die auch im EKG gut erfaßbar ist. Der intraventrikuläre

Druckanstieg (träge Kammerentleerung) ist gedämpft, Aorten- und Arterienpuls erreichen verspätet ihr Maximum. Die Pulswelle ist klein mit einer kleinen Incisur im aufsteigenden Schenkel. Durch Hypertrophie und Druckbelastung des linken Herzens kommt es meistens zu einer Koronarinsuffizienz.

Die Aortenstenose wirkt sich erst dann aus, wenn der linke Ventrikel insuffizient wird. Es kommt zu einer Stauung und Druckerhöhung im Lungenkreislauf und häufig zu einer relativen Mitralklappeninsuffizienz als Folge einer Herzdilatation. Das Versagen des Herzens bei der Aortenklappenstenose tritt meistens schnell (wenn auch spät) auf, dann aber schwer und progredient. Ein akutes Lungenödem ist die Folge.

Das *Röntgenbild* zeigt ein nach links vergrößertes Herz mit Stauungszeichen. Der Puls ist meistens verlangsamt und steigt durch die verlängerte Austreibungszeit langsam an. Die Blutdruckverhältnisse weichen nicht von der Norm ab, die Peripherie ist jedoch unzureichend mit Blut versorgt, und es kommt zu einer zerebralen Mangeldurchblutung (401, 1090).

16.2.4. Aorteninsuffizienz

Eine Aorteninsuffizienz ist ähnlich einer Mitralstenose und im Gegensatz zu einer Pulmonalinsuffizienz in der Regel organisch und nur ausnahmsweise relativ.

Die Ursachen einer Aorteninsuffizienz sind in über 80% der Fälle:

1. eine Endomyocarditis rheumatica und insgesamt,
2. eine deszendierende Aortitis luica (über 15%),
3. eine bakterielle Endokarditis auf dem Boden einer rheumatischen Valvulitis oder einer kongenitalen Klappendeformität,
4. eine Klappenruptur,
5. eine Klappensklerose bei alten Menschen.

Eine Aorteninsuffizienz ist in Kombination mit einer Mitralinsuffizienz stets endokarditischen Ursprungs. Die Schrumpfung der Klappen oder Dilatation des ganzen Ostiums führt zu einem diastolischen Blutrückstrom in die Aorta. Dieses Pendelvolumen kommt zu der normalen diastolischen Füllung des linken Ventrikels vom Vorhof hinzu. Das effektive Schlagvolumen ist bei einer noch kompensierten Hämodynamik ausreichend.

Der Blutrückstrom beginnt mit der Relaxionsphase, wenn der Kammerdruck unter dem Aortendruck liegt. Je kleiner der Defekt, um so geringer ist der diastolische Druckzuwachs von der Aorta. Der Blutrückstrom ist von der Größe der Klappenöffnung und der des diastolischen Druckgradienten zwischen Aorta und Ventrikel abhängig. Diastolendauer und Dehnbarkeit des linken Ventrikels haben einen Einfluß auf den Blutrückstrom. Bei der Aorteninsuffizienz steigt durch das erhöhte Auswurfvolumen des Herzens der maximale Blutdruck hoch an, sinkt jedoch schnell in der Diastole wieder ab (große Blutdruckamplitude bei annähernd normalem Mitteldruck). Da je nach Grad des Klappenfehlers ein Teil des Blutes nach dem Herzen zurückströmt, wächst die Pulsamplitude an, d. h., die Differenz zwischen maximalem und minimalem Blutdruck. Die Pulsation der Gefäße kann so stark werden, daß der Kopf eine rückwärts pulsatorische Bewegung macht (MUSSETsches Symptom).

Durch die große Arterienfüllung und das teilweise Zurückfließen des Blutes ist der Puls hebend und schnell (pulsus celler et altus). Es findet sich außerdem ein Kapillar- und ein Retinalpuls. Über den peripheren Gefäßen ist als Folge des großen Schlagvolumens ein systolisches Geräusch hörbar, das auch als Doppelton erscheinen kann (DUROZIES-Doppelgeräusch). Ein stärkerer Druckanstieg im linken Vorhof mit Beeinflussung des Lungenkreislaufes kommt erst im Dekompensationsstadium vor, wobei der frühdiastolische Druck im linken Ventrikel ansteigt. Durch die Ventrikeldilatation tritt eine relative Mitralinsuffizienz ein. Bei Erhöhung des Druckes im linken Vorhof ist dieser auch in der A. pulmonalis und im rechten Ventrikel erhöht.

Das Rückstromgeräusch ist beim liegenden Kranken kaum hörbar und wird beim stehenden Patienten deutlicher.

Im *PKG* sieht man ein protomesosystolisches Austreibungsgeräusch und ein diastolisches Decrescendogeräusch (aortales Rückströmungsgeräusch). Das diastolische Geräusch hat „musikalischen" Charakter, man hört es auch in Distanz zum Kranken (Distanzgeräusch). Dies kommt zustande, wenn die Ränder der Aortenklappen elastisch und beweglich sind. In seltenen Fällen hört man neben dem diastolischen ein präsystolisches Geräusch, das wahrscheinlich auf eine funktionelle Mitralstenose zurückzuführen ist (AUSTIN-FLINT-Geräusch).

Entsprechend dem Druckausgleich zwischen Aorta und Ventrikel nimmt das Rückströmungsgeräusch im Laufe der Diastole ab (protodiastolisches Decrescendogeräusch).

CPK: Die Form des Karotispulses ist bei Aorteninsuffizienz auffällig. Einer steilen und hohen Initialwelle folgt häufig eine sattelförmige Einsenkung während des systolischen Plateaus, danach kommt es zu einem starken Abfall der Pulswelle. Bei schwerer Aorteninsuffizienz fehlt die Incisur völlig, bei leichteren Graden kann sie aber deutlich vorhanden sein;
AoP: hohe Amplitude, tiefer diastolischer und hoher systolischer Druck mit raschem Druckanstieg;
LVP: leicht erhöhter diastolischer Druck auch ohne Dekompensation, a-Welle erhöht, oft verbreitert und allmählich in systolischen Druckanstieg übergehend, erhöhter systolischer Druck, verlängerte Auswurfphase;
LAP: leicht erhöht;
Re. Herz: dem Druck im linken Vorhof entsprechende Erhöhung des Druckes in der A. pulmonalis und im rechten Ventrikel;
Frequenz: eher bradykard, häufig gute Leistungsfähigkeit;
HMV: normal bis unter Normgrenze, unter Arbeit bei myokardialer Suffizienz erhebliche Steigerung, auch durch solche des Schlagvolumens;
SV: links erhöht;
EDV: links erhöht;
ECHO: das VMS zeigt während der Diastole Flatterbewegungen. Bei akuter schwerer Aorteninsuffizienz kommt es zum vorzeitigen Mitralklappenschluß (Abb. 16.11.) (1041);

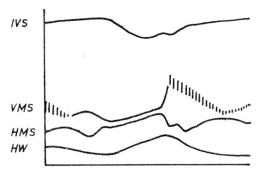

Abb. 16.11. ECHO bei Aorteninsuffizienz (SIEGENTHALER)

Mit der Förderung des vergrößerten Volumens mit entsprechend verlängerter Austreibungszeit hypertrophiert der linke Ventrikel oft massiv und kann ein Gewicht über 1 000 Gramm erreichen. Dementsprechend ist das *EKG* verändert: Zeichen einer Linkshypertrophie, es finden sich überhöhte Zacken in Ableitung I und V4 bis V6, S ist in V2 und V3 stark negativ. Die T-Zacken sind zu Beginn der Erkrankung und in leichteren Fällen stark positiv, ST verläuft dabei gehoben. Weiterhin sind typische Verlagerungen von ST und T unter die Null-Linie in den Ableitungen I, II bis V6 zu finden. Veränderungen der P-Zacken treten erst beim Versagen der linken und später auch der rechten Kammer hinzu.

Das *Röntgenbild* zeigt einen dilatierten linken Ventrikel mit ausgeprägten Bewegungen (Spitze nach lateral, kaudal verlagert, Aorta ascendens erweitert, stark pulsierend) (1296).

Die Prognose hängt vom Myokardzustand und der Entwicklung sekundärer Klappenfehler ab (oft Angina pectoris und Rhythmusstörungen); die Dekompensation tritt meistens plötzlich und spät ein (512, 1041, 1090, 1307).

16.2.5. Tricuspidalstenose

Die Endokarditis befällt selten allein das rechte Herz. Häufiger treten organische Tricuspidalvitien und die relative Tricuspidal- und Pulmonalklappeninsuffizienz auf, kombiniert mit linksseitigen Klappenfehlern, vor allem mit Erkrankungen der Mitralklappe. Der wesentliche zirkulatorische Ausgleichsfaktor, der jedoch zur Kompensierung nicht ausreicht, ist eine Dilatation und Hypertrophie des rechten Vorhofes. Eine relative Tricuspidalstenose entsteht bei normalem Klappenapparat durch eine supra- und infravalvuläre Dilatation der Kavitäten.

Unter den erworbenen Kardiopathien ist sie zu beobachten bei:

1. Mitralstenose, unter den angeborenen Kardiopathien,
2. Vorhofseptumdefekt und Pulmonalvenentransposition,
3. primärem pulmonalen Hochdruck.

Es kommt zu einer Blutstauung vor dem rechten Ventrikel. Der Druckanstieg im rechten Vorhof und in den Venen ergibt einen ventrikeldiastolischen Druckgradienten am Tricuspidalostium. Unter physischer Belastung nimmt der Gradient zu. Eindeutige Befunde treten auf, wenn die Tricuspidalöffnungsfläche unter 2 cm² liegt. Die Venen sind einschließlich der Halsvenen erweitert. Bei gesteigertem Blutangebot (Belastung, Kopftieflage) nimmt die Stauung rasch zu. Die muskuläre Herzinsuffizienz steht nicht im Vordergrund. Es handelt sich um eine Einflußstauung, die sich bis in die peripheren Venen fortsetzen kann und zu Ödemen, Aszites und Leberschädigung führt kardiale Zirrhose)).

Das *EKG* zeigt ein P dextrokardiale als Ausdruck der Vorhofüberlastung rechts.

RAP: Erhöht, a-Welle verbreitert und erhöht, Abfall zu y verzögert. In der frühen Diastole deutlicher Druckgradient zwischen rechtem und rechtem Ventrikel.
VPK: hohe, breite a-Welle, diastolischer Kollaps (y) verspätet, verzögerter Anstieg bis zur nächsten Systole;
Frequenz: normal, unter Belastung oft tachykard;
HMV: normal bis vermindert;
SV: normal bis vermindert;
EDV: normal bis vermindert;

PKG: diastolisches Intervallgeräusch (mitralstenoseähnlich) mit einem protodiastolischen Füllungsmaximum. Im Gegensatz zur Mitralstenose nimmt das Stenosegeräusch im Inspirium an Intensität zu. Das kommt durch eine Erhöhung des venösen Rückflusses und des transvalvulären AV-Druckgradienten zustande. Die Interpretation des Geräusches wird durch die Existenz eines präsystolischen Jugularpulses mit hoher a-Welle und eines präsystolischen Leberpulses unterstützt. Der Tricuspidalöffnungston (TÖT) ist ein Stenosecharakteristikum der Klappe. Er ist mit dem v-Gipfel des Phlebogramms synchron. Das P. m. ist im 4. bis 5. ICR parasternal links.

Das *Röntgenbild* zeigt einen großen dilatierten rechten Vorhof mit einer breiten Vena cava sup.

Als *Komplikationen* treten im Spätstadium auf: Stauung im großen Kreislauf, Arrhythmien und Lungenembolie. Die Diagnose ist wichtig, da die operative Möglichkeit günstig liegt (631, 1090, 1307).

16.2.6. Tricuspidalinsuffizienz

Eine Tricuspidalinsuffizienz zeigt verschiedene Erscheinungsbilder und ist selten organisch. Bei rheumatischer Genese kommt sie oft in Kombination mit Mitral- und Aortenfehlern vor. Bakteriell-endokarditisch tritt die Tricuspidalinsuffizienz selten auf. Die häufigste Form ist eine relative Tricuspidalinsuffizienz bei allen Varianten einer Rechtsdekompensation mit einer Dilatation des rechten Herzens. Der unvollständige Verschluß wirkt sich auf den rechten Vorhof und die Kammer aus. Das Füllungs- und Fördervolumen ist um das Pendelblut vergrößert; das rechte Herz steht unter einer Volumenbelastung. Die Rückflußmenge ist vom systolischen Druckgradienten des linken Ventrikels am Tricuspidalostium und von der Größe der Rückflußöffnung abhängig. Hohe Druckwerte des linken Ventrikels verstärken den Reflux. Der Blutdruckfluß dauert so lange an wie der Kammerdruck höher ist als der des Vorhofes. Die Vorhofdruckkurve zeigt somit systolisch einen Anstieg. Die Kapazität und Elastizität der vorgeschalteten Kreislaufabschnitte sind für den Zeitpunkt der Dekompensation entscheidend. Das EKG zeigt dementsprechend eine Rechtshypertrophie und ein P dextrokardiale.

PKG: Ein holosystolisches bandförmiges Geräusch als frühsystolisches tricuspidales Rückströmungsgeräusch, das inspiratorisch verstärkt wird. Das P. m. liegt im 4. bis 5. ICR parasternal rechts. Ein systolischer Jugularpuls mit hoher c-Welle sowie ein systolischer Leberpuls unterstützen die Deutung des Tricuspidalgeräusches.

Das *EKG* weist eine Vorhofüberlastung mit Rechtshypertrophie auf, oft mit WILSON-Block.

Das *Röntgenbild* zeigt einen großen rechten Ventrikel und Vorhof, eine dilatierte Vena cava sup. und einen ausgefüllten Retrosternalraum.

RAP: a-Welle gering vergrößert, systolischer Kollaps wenig ausgeprägt oder fehlend hohe v-Welle, rascher Abfall von v-Welle zu tiefem diastolischen Kollaps (y);
VPK: fehlender systolischer Kollaps (x), systolische Refluxwelle, während Inspiration zunehmend, rascher, tiefer diastolischer Kollaps (y);
Frequenz: normal oder erhöht;
HMV: normal;
SV: rechts gesteigert;

Tabelle 16.2. Intrakardialer Druck bei mindestens mittelschweren erworbenen Herzklappenfehlern nach STEIN (1090)

Vitium	Grundvorgang	Druckwerte			
		systolisch li. Ventrikel	mittel li. Vorhof	systolisch re. Ventrikel	mittel re. Vorhof
Mitralstenose	Abflußbehinderung li. Vorhof	normal oder niedrig	deutlich erhöht	mäßig bis deutlich erhöht	nur bei Re. Insuff. erhöht
Mitralinsuffizienz	Volumenbelastung li. Herz	normal	gering erhöht	nur in schweren Fällen oder bei Li. Insuff. erhöht	nur bei Re. Insuff. erhöht
Aortenstenose	Druckbelastung li. Ventrikel	deutlich erhöht mit Aortengradient	normal oder gering erhöht, bei Li. Insuff. deutlich erhöht	nur bei Li. Insuff. erhöht	nur bei Li. Insuff. und konsekutiver Re. Insuff. erhöht
Aorteninsuffizienz	Volumenbelastung li. Ventrikel	mäßig erhöht entsprechend Aorta	normal oder gering erhöht, bei Li. Insuff. deutlich erhöht	wie bei Aortenstenose	
Trikuspidalstenose	Abflußbehinderung re. Vorhof	normal oder niedrig	normal oder niedrig	normal oder niedrig	deutlich erhöht
Trikuspidalinsuffizienz	Volumenbelastung re. Herz	wie bei Trikuspidalstenose		mäßig erhöht	mäßig oder stark erhöht

EDV: rechts gesteigert;

Komplikationen: Lungenembolien, Venenstauung, Rechtsdekompensation, Arrhythmien, Stauungszirrhose (1041, 1090, 1307) (Tab. 16.2.).

16.2.7. Pulmonalstenose

In der Regel ist sie ein angeborener Herzfehler; ist sie ausnahmsweise rheumatischen Ursprungs, dann finden wir sie mit anderen Klappendefekten kombiniert. Die Stenose ist verknüpft mit einer Pulmonalklappeninsuffizienz und auch durch einen Druck von außen möglich (z. B. Aortenaneurysma). Die Charakteristika des Austreibungsgeräusches, EKGs und Röntgenbildes sind analog der angeborenen Pulmonalstenose (siehe S. 290).

Das Geräusch beginnt kurz nach dem 1. Ton und strahlt mäßig aus. Eine Verstärkung des Geräusches im Inspirium oder in postinspiratorischer Apnoe spricht eher für einen pulmonalen und gegen einen aortalen Ursprung, während eine Verstärkung im Expirium weder auf den pulmonalen noch aortalen Ursprung schließen läßt. Die Folge der Pulmonalstenose ist eine Hypertrophie des rechten Ventrikels, der bei ungenügender systolischer Entleerung dilatiert (1090, 1307).

16.2.8. Pulmonalinsuffizienz

Sie tritt meistens als eine relative Insuffizienz wie z. B. bei einer pulmonalen Hypertonie oder einem L-R-Shunt auf. In seltenen Fällen entsteht sie als Folge einer bakteriellen Endokarditis, kombiniert mit weiteren Klappenfehlern. Kongenital liegen Klappenanomalien vor (vier- oder zweizipflige rudimentäre Klappen).

EKG: Rechtstyp, großes P, intraventrikuläre Reizleitungsstörungen bis zum WILSON-Block. Die Komplikationen entwickeln sich durch die Schlagvolumenbelastung des rechten Ventrikels;

PKG: frühsystolischer Klick über der Ausflußbahn, mesosystolisches Austreibungsgeräusch, P_2 verstärkt und verspätet (GRAHAM-STEELL-Geräusch), hochfrequentes diastolisches Decrescendogeräusch bis 5. ICR links (pulmonales Rückströmungsgeräusch);

APP: hohe Amplitude (tiefer diastolischer, hoher systolischer Druck). Bei organischer Pulmonalklappeninsuffizienz diastolischer Druckausgleich zwischen rechtem Ventrikel und A. pulmonalis;

RVP: diastolischer Druck und a-Welle erhöht, systolischer Druck erhöht, verlängerte Auswurfphase;

VPK: verstärkte a-Welle;

Frequenz: normal bis erhöht;

HMV: normal;

SV: rechts erhöht;

EDV: rechts erhöht;

Rö.-Bild: dilatierter rechter Ventrikel, breite A. pulmonalis. Retrosternalraum ausgefüllt, oft epigastische Pulsation. Während der Diastole sind im arteriellen Lungenkreislauf erhebliche Druckdifferenzen nachweisbar (1041, 1307).

Je nach Schweregrad der angeborenen und erworbenen Klappenfehler variieren unter Berücksichtigung des Myokardzustandes die hämodynamischen Größen. Ihre Bestimmung ist für die Prognose wichtig, besonders aber für eventuelle operative Möglichkeiten.

17. Kombinierte Klappenfehler

Eine Insuffizienz und eine Stenose derselben Klappe ist ein doppelter Klappenfehler. Ein Fehler mit Insuffizienz und/oder Stenose zweier oder mehrerer Klappen ist ein kombinierter Klappenfehler und die Folge einer Bi-, Tri- oder Panvalvulitis. Die meisten kombinierten Klappenfehler sind rheumatischer Natur. Die Schwielen der Klappen nach einer Entzündung führen zu Verwachsungen und Verkalkung der Segel, woraus gleichzeitig eine Stenose und eine Suffizienz entstehen.

Die Diagnose eines kombinierten Klappenfehlers basiert auf der strengen Lokalisation des P. m., der Verfolgung der typischen Ausstrahlungsrichtung, der Wahrnehmung des unterschiedlichen Klangcharakters und der Differenzierung von Sofort- und Intervallgeräuschen und von Austreibungs- und pansystolischen Geräuschen (1307).

Ein Überwiegen eines „Schärpengeräusches" mit baso-apikalem Gradienten spricht für eine dominierende Aortenstenose, ein solches mit apiko-basalem Gradienten für eine Mitralinsuffizienz (1307). Bei den kombinierten Klappenfehlern wird die Hämodynamik jeweils vom funktionellen Zustand des überwiegenden Vitiums bestimmt, wobei jedoch ein kompensierender oder potenzierender Faktor zum Ausdruck kommt.

Eine Kombination mancher Klappenfehler ergibt im allgemeinen keine Verbesserung der Kreislaufmechanik des Herzens. Mit Zunahme der Stenose eines Ostiums tritt die Insuffizienz zurück und umgekehrt (108, 401). Häufigste kombinierte Klappenfehler:

1. *Mitralinsuffizienz + Stenose:* Bei Überwiegen der Insuffizienz tritt die Stenose zurück. Eine deutliche Druckerhöhung im linken Vorhof ist obligatorisch. Die stärkere Füllung des linken Ventrikels verhindert die MÖT. A. ist verlängert, meistens auch UZ und DAZ, die Austreibungszeit verkürzt, eine präsystolische Druckdifferenz des rechten Ventrikels zu A. pulmonalis (111) tritt auf. Die Folge sind Hypertrophie der linken und der rechten Kammer.

2. *Aortenklappen- + Mitralstenose:* Dabei handelt es sich um eine seltene Kombination mit linksventrikulärer Druckbelastung.

3. *Aortenklappen- + Mitralinsuffizienz:* Der Reflux ist infolge der Stenose größer, systolisch ist der Druck im linken Ventrikel sehr hoch. Diese Kombination ist durch das rückwärtsfließende Blutvolumen hämodynamisch sehr ungünstig.

4. *Aorteninsuffizienz + Mitralinsuffizienz:* Diese Kombination kommt relativ häufig vor und führt zu schwerer kreislaufmechanischer Belastung des Herzens. Auskultatorisch ist die Kombination leicht erfaßbar, da das systolische Mitralinsuffizienzgeräusch an der Herzspitze und das diastolische Aorteninsuffizienzgeräusch in der Mitte des Sternums in Höhe des 3. Rippenknorpels erfaßbar ist. Der Puls zeigt eine starke dekrote Welle.

5. *Aortenklappeninsuffizienz + Aortenstenose:* Die Insuffizienz dominiert. Es kommt zu einer Dilatation und zur Hypertrophie des linken Ventrikels, der Puls ist klein. Oft findet man ein Schwirren bis in die Karotiden, das Schlagvolumen ist vergrößert.

A und DAZ beim Überwiegen der Stenose sind verlängert, bei Überwiegen der Insuffizienz verkürzt. UZ ist verlängert oder unverändert.

6. *Aortenklappeninsuffizienz + Mitralstenose:* Hierbei handelt es sich um eine seltene Kombination, der rechte Ventrikel zeigt eine ausgesprochene Hypertrophie. Während der Diastole ist durch die Erschwerung der Blutzufuhr vom Vorhof der Druck im linken Ventrikel erniedrigt.
7. *Tricuspidalinsuffizienz + Tricuspidalstenose:* Auskultatorisch ist die Diagnose erschwert, da systolische Geräusche fehlen und das diastolische bzw. präsystolische Geräusch sehr leise sein kann. Der Jugular- und Venenleberpuls mit Betonung der Vorhofswelle resultieren aus der Tricuspidalinsuffizienz.
8. *Mitralinsuffizienz + Tricuspidalinsuffizienz:* Es entwickelt sich eine starke Hypertrophie und Dilatation der rechten Kammer sowie beider Vorhöfe, auch hier sind Jugular- und Lebervenenpuls ausgeprägt.

Bei dekompensierter Mitralklappeninsuffizienz ist gleichzeitig eine Tricuspidalinsuffizienz feststellbar.

18. Perikard

Der Herzbeutel fixiert das Herz im Thoraxraum und umgibt es mit einer Flüssigkeitsmenge von 30—50 ml. Die Dehnbarkeit des Perikards kann um ca. 30% das normale Füllungsvolumen des Herzens überschreiten.

Die Entzündung des Herzbeutels ist meistens rheumatisch, seltener tuberkulös. Es gibt auch eine Perikarditis auf nichtinfektiöser Basis wie bei Urämie, Gicht, Kachexie und Beriberi. Bei einer Entzündung kann der Perikarderguß bis zu einem Liter betragen, was sich auf die Herzdynamik auswirkt. Dadurch kann der Herzbeutel die diastolische Füllung der Kammern beeinträchtigen. Eine Rückwirkung auf den Gesamtkreislauf entsteht bei:

1. einer „Tamponade", rascher Flüssigkeits- oder Luftansammlung im Herzbeutel (Hydroperikard, Hämoperikard, Pneumoperikard);
2. einem entzündlichen chronischen Erguß im Herzbeutel (entzündliches Exsudat, eitrige Perikarditis),
3. einer narbigen Konstriktion des Herzbeutels mit und ohne Verkalkung (Concretio pericardii, „Panzerherz").

Alle Perikarderkrankungen mit Verhärtung des Herzbeutels und Beeinträchtigung der Herztätigkeit bezeichnet man als Pericarditis constructiva. Die diastolische Füllung des Herzens ist bei allen erwähnten Formen behindert, die Füllungsvolumina nehmen ab, gleichzeitig das Auswurfvolumen. Bei exodativen Formen des Perikards kann die Flüssigkeitsmenge ohne wesentliche hämodynamische Veränderungen fast 3 Liter erreichen.

Eine plötzliche Tamponade führt zu hämodynamischen Veränderungen:

LVP: Erhöhter mesodiastolischer Druck mit horizontalem Verlauf (Plateau), a-Welle unauffällig, systolischer Druckablauf unauffällig. Rascher, tiefer frühdiastolischer Abfall („dip"), gefolgt von raschem Anstieg auf das diastolische Plateau;

LAP: diastolisches Plateau auf gleicher Höhe wie im linken Ventrikel, frühdiastolischer „dip";

AKG: häufig Spiegelbild eines AKG mit systolischer Einwärtsbewegung, rascher frühdiastolischer Auswärtsbewegung und diastolischem Plateau;

APP: diastolisch erhöht, kleine Druckamplitude. Enddiastolischer Druck gleich hoch wie in rechter Kammer und rechtem Vorhof;

RVP: gleicher diastolischer Druck wie linksventrikulär, kleiner systolischer Druckanstieg;

RAP: weitgehend gleich wie linksatrial;

VPK: normale a-Welle und c-Welle, bei Vorhofflimmern fehlender systolischer Kollaps, tiefer, schmaler diastolischer Kollaps („dip"), diastolisches Plateau;

Frequenz: häufig tachykardes Vorhofflimmern, unter Arbeit inadäquater Anstieg.

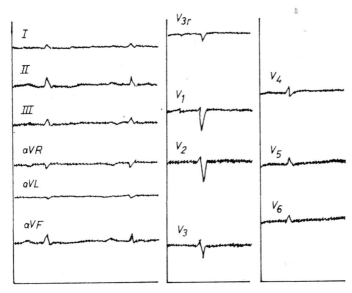

Abb. 18.1. EKG bei einer Pericarditis constrictiva

HMV: vermindert;
SV: vermindert;
EDV: variabel (1041).

Abbildung 18.1. zeigt die Druckverhältnisse im rechten Vorhof und rechten Ventrikel synchron mit Venenpuls, EKG und Herzschall. Die ungünstigen Abstromverhältnisse aus den Jugularvenen in den rechten Vorhof bewirken den sogenannten doppelten Venenkollaps. Das EKG zeigt eine Niederspannung in den Extremitäten und Brustwandableitungen (Kurzschlußphänomen). Durch die Veränderung der Außenschicht des Myokards zeigt die S-T-Strecke Ischämieveränderungen, sie ist gehoben oder gesenkt, die T-Welle meistens biphasisch, die Q-Zacke ausgeprägt. Eine bei einem Myokardinfarkt hinzutretende Perikarditis — was oft geschieht — läßt sich nicht ohne weiteres diagnostizieren (Abb. 18.2.).
PKG: Ausgeprägter Füllungston, perikardiale Reibegeräusche.

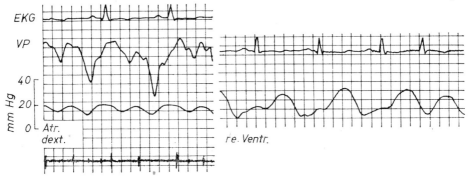

Abb. 18.2. Venenpuls, Vorhof- und Ventrikeldruck bei Concretio pericardii

Die Pericarditis constrictiva kann durch langjähriges Bestehen zu Stauungserscheinungen (Leberzirrhose) und Rhythmusstörungen führen.

Im *Röntgenbild* sind beide Vorhöfe vergrößert und die V. cava superior verbreitert. Eine operative Entfernung kann zur vollkommenen Normalisierung der Herzfunktion und der hämodynamischen Größen führen.

Selbst die Atrophie der Ventrikel bildet sich zurück (752, 1156). Der intraperikardiale Druck hat eine Bedeutung in der Interaktion zwischen der links- und rechtsventrikulären Funktion. Der diastolische Druckausgleich zwischen den vier Herzkammern wird durch das allumfassende Perikard mitbestimmt. Die Pericarditis constrictiva, aber auch ein ausgeprägter Perikarderguß, kann die Pumpfunktion des Herzens, insbesondere in der Diastole beeinträchtigen. Im Detail lassen sich die Folgen und Lokalisation einer Perikarditis gut erfassen (94).

Die *Echokardiographie* erlaubt die Diagnostik eines Perikardergusses (Raum zwischen Perikard und Epikard) sowie einen flachen Bewegungsablauf bei einer konstriktiven Perikarditis.

19. Herzinsuffizienz

Die Herzinsuffizienz ist ein Zustand, in dem das Myokard nicht in der Lage ist, seine Pumpfunktion ausreichend zu erhalten, um sämtliche Organe mit sauerstoffangereichertem Blut zu versorgen. So ist z. B. bei Patienten mit einer herabgesetzten Auswurffraktion, mit erhöhtem linksventrikulärem Füllungsdruck oder bei Patienten, die infolge einer Koronarinsuffizienz eine beeinträchtigte Myokardleistung aufweisen, die 4-Jahres-Überlebensrate kleiner als 20% (1241).

Meistens entwickelt sich eine Herzinsuffizienz langsam und tritt bei besonderen Belastungen auf — Belastungsinsuffizienz. Unter Ruheinsuffizienz verstehen wir die Unfähigkeit des Herzens, auch unter Ruhebedingungen eine Stauung zu beseitigen, die schon bei geringer Anstrengung entstanden ist. Unter physiologischen Bedingungen ist die Pumpfunktion bei jeder Menge anströmenden Blutes ausreichend, so daß der Mitteldruck im rechten Vorhof etwa 3 und im linken 7 mm Hg nicht übersteigt.

19.1. Klinische Ursachen der Herzinsuffizienz (631)

A. Muskulär bedingte Herzinsuffizienz

1. Grundkrankheiten

    a) häufigere

    b) seltenere

    Herzfehler
    Hypertonie
    Koronarsklerose
    Herzinfarkt
    Myokarditis
    Lungenembolie

    primäre und sekundäre Kardiomyopathien
    Hypertrophie der Ventrikelausflußbahn
    essentielle Kardiomegalie
    Endo-Myokardfibrose
    hormonale Störungen (Schilddrüse, Nebenniere, allgemeine Stoffwechselstörungen, Hypophyse)
    schwere Anämie
    allgemeine Muskelerkrankungen
    seltene Myokarditisformen

2. Auslösende Störungen

    Besondere körperliche oder seelische Belastungen
    Infekte
    Wasserretention durch Hormone, Antirheumatika oder übermäßige Salzzufuhr
    (auch salzhaltige Quellen)

B. Nicht muskulär bedingte Herzinsuffizienz

Pathologische Tachykardie   Vorhofmyxom und andere Herztumore
Pathologische Bradykardie   Übermäßige Beta-Rezeptorenblockung
Großer Perikarderguß
Konstriktive Perikarditis

Die Pathogenese des Myokardversagens hat auch herzmuskelmechanische Ursachen:

1. Veränderungen der Herzfrequenz: Kritische Frequenzgrenze nach unten und oben;
2. Veränderungen der Kontraktilität: Ischämische Herzkrankheiten, negativ inotrop wirkende Faktoren;
3. Veränderungen der Vorlast (preload): Starke Volumenverschiebungen, wie z. B. Hypervolämie, Aorteninsuffizienz, Mitralinsuffizienz, herabgesetztes venöses Angebot;
4. Veränderungen der Nachlast: (afterload) Starke Druckverschiebungen (Hypertonie, Cor pulmonale, arterioläre Vasodilatation) (991).

19.2. Herzhypertrophie und -dilatation

Die Klinik bedient sich quantitativer Messungen zur Beurteilung der Herzfunktion: Druck-Volumen-Beziehungen während der Diastole, Kontraktionsstörungen des linken Ventrikels während der Systole und regionaler Kontraktionsstörungen des Myokards. Dazu kommen quantitative Funktionsprüfungen bei der Herzinsuffizienz, die vom hämodynamischen Schweregrad abhängig sind. Eine Druckbelastung des linken Ventrikels führt zu einem kompensatorischen Wachstum der Myokardzellen. Im Gegensatz zur Volumenhypertrophie entsteht eine kompensatorische konzentrische Druckhypertrophie. Später kann diese Hypertrophie bei Versagen des linken Ventrikels dilatieren (723). Bei diesem kompensatorischen Myokardwachstum erreicht das Gewicht des linken Ventrikels 200—250 Gramm. Die Kammerwand zeigt ein verdicktes Septum, ein kleines Innenvolumen (hohe Masse-Volumen-Relation). Die kompensierte Druckhypertrophie ist reversibel.

Überschreitet eine Druckhypertrophie das kritische Herzgewicht von 500 Gramm, so kann man eine Hyperplasie (Vermehrung der Herzmuskelzellen) nachweisen (723). Dieses Phänomen läßt sich auch durch Berechnung der Anzahl der Herzmuskelkerne/Flächeneinheit auf Querschnitten des vorderen Papillarmuskels in Relation zum Gewicht des isolierten linken Ventrikels mit dem Septumanteil nachweisen. Oberhalb des kritischen Gewichtes nimmt die Zahl der Kerne zu (723, 969). Histologische Untersuchungen haben ergeben, daß die Vermehrung der Herzmuskelzellen nicht durch Mitosen vor sich geht, sondern durch eine Längsspaltung der Muskelfasern und ihrer Kerne (722).

Für das Versagen des hypertrophen Herzens wird die koronare Herzinsuffizienz verantwortlich gemacht. Infolge zunehmender chronischer Hypoxie und verändertem Dehnungsgrad der Herzmuskelzellen geht die konzentrische Druckhypertrophie in eine exzentrische mit chronischer Dilatation und Insuffizienz des Herzens über. Eine Dilatation des Herzens durch Umlagerung der Herzmuskelzellen innerhalb des Myokards ist möglich. Diese chronische und strukturelle Veränderung des Herzmuskels nennt man Gefügedilatation (723, 969). Die Verschiebungen der Muskelfasern gehen mit einer Verminderung der Anzahl der Muskelschichten in der Ventrikelwand einher. Das Herz ist bei der chronischen Dilatation mit exzentrischer Hypertrophie gewissermaßen „ausgelatscht" (722). Die Gefügedilatation ist nicht reversibel und immer mit einer ausgeprägten Koronarinsuffizienz verbunden, die zu kleinen und größeren Ischämienarben führt. Die Restblutmenge im linken Ventrikel ist bei einer Gefügedilatation erhöht.

Diese Restblutung korreliert mit der Anzahl der Muskelschichten im kompakten Teil des linken Ventrikels und mit der Länge der Sarkomeren (Abstand der Z-Streifen) (723). Die Anordnung der Muskelschichten bei der kon- und exzentrischen Druckhypertrophie ist unterschiedlich.

Eine Vermehrung der Schichtzahl radial kommt mehr bei der konzentrischen Hypertrophieform mit Verminderung des Restblutes vor. Somit ist die Pumpdruckfunktion durch ein kleines Schlagvolumen und geringes Restblut ökonomisch. Die Gefügedilatation weist eine geringe Verkürzung bei großer Last auf, d. h., die Last nimmt während der Muskelkontraktion zu. Durch die Gefügedilatation sind die Arbeitsmechanik des Herzens sowie sein Wirkungsgrad unökonomisch.

Diese Situation wird — wie schon erwähnt — durch die Koronarinsuffizienz begünstigt. Die Arbeit, die eine Querschnittseinheit des Herzmuskels leistet, ist bei der strukturellen Dilatation kleiner als beim normalen Herzen. Dabei wird also für die gleiche Arbeit eine größere Muskelmasse des linken Ventrikels eingesetzt.

Unter diesen Bedingungen gilt der STARLING-Mechanismus (zusätzliche Dehnung der Muskelfasern) nicht. Eine Kompensation ist nur durch Zuwachs neuer Muskelzellen möglich, d. h. durch Hypertrophie und Hyperplasie. Diesem Mechanismus sind durch die zunehmende Koronarinsuffizienz mit ihren Folgen Grenzen gesetzt (723). Die Gefügedilatation entwickelt sich relativ langsam, bis die dilatierte Herzmuskelmasse nicht mehr das notwendige Blutvolumen fördern kann und schließlich die tödliche Herzinsuffizienz eintritt. Die erworbenen und kongenitalen Herzfehler führen zu einer Volumenbelastung des linken und/oder rechten Ventrikels. Die Volumenhypertrophie ist mit einer erhöhten diastolischen Füllung und großem Schlagvolumen verbunden. Das systolische Restblut ist gering. Es entwickelt sich eine Volumenhypertrophie von exzentrischer Form (724). Das Myokard zeigt bei der Druck- und Volumenhypertrophie ultrastrukturelle Veränderungen: Untergang der Myofibrillen mit Auflösung der Z-Streifen, Deformitäten der Mitochondrien, Proliferation des endoplasmatischen Retikulums. Bei manchen Vitien und Cor pulmonale kommt es zur Hypertrophie des rechten Ventrikels. Die Koronardurchblutung ist rechts günstiger als links. Es kommt auch zu einer exzentrischen Hypertrophie mit Zunahme des rechten Ventrikels über 100 g. Die Fähigkeit zur kompensatorischen Hypertrophie ist rechts besser als links. Eine Gefügedilatation ist für den rechten Ventrikel nicht bewiesen (969).

Es besteht eine Beziehung zwischen Ventrikelgröße und -funktion. Anhand umfangreicher Herzkatheterstudien kann zusammengefaßt werden, daß mit zunehmender Herzgröße die Herzfunktion abnimmt (1108). Die Funktion des Herzens wird an dem enddiastolischen Volumen und Auswurffraktion des linken Ventrikels $\left(\frac{EDV - ESV}{EDV}\%\right)$ gemessen.

Mit dem Eintreten der Ventrikeldilatation nimmt die Auswurffraktion ab (bei Hypertonie, Aortenstenose, koronaren Herzkrankheiten, Mitralvitien, Ventrikelseptumdefekt u. a.) (1108). Die Beurteilung der Ventrikelfunktion muß unter Ruhebedingungen und körperlicher Belastung erfolgen. Die myokardiale Dehnbarkeit (Compliance) bei einer kompensierten Hypertrophie ist normal, in einem dekompensierten Stadium nimmt sie ab (1107). Es bestehen Beziehungen zwischen der Masse-Volumen-Relation des linken Ventrikels und der systolischen Wandspannung; mit dem Hypertrophiegrad nimmt letztere ab (1107). Die myokardale Dehnbarkeit kann im Vergleich zur Ventrikeldehnbarkeit auch bei einer Hypertrophie normal sein. Das Hochdruckherz hypertrophiert im Laufe der Zeit durch die arterielle Druckbelastung irregulär, kon- und exzentrisch:

Vermehrung der Muskelmasse linksventrikulär mit Zunahme der Masse-Volumen-Relation bei Konstanz der systolischen Wandspannung (Afterload). Herzindex und Auswurffraktion sind im Bereich der Norm, der Sauerstoffverbrauch ist wenig verändert, Koronarwiderstand und -reserve sind eingeschränkt. (1108).

19.3. Biochemie der Herzinsuffizienz

Der Herzinsuffizienz liegen auch biochemische und metabolische Fehlmechanismen zugrunde.

Bei der Ischämie, Koronarinsuffizienz und bei Myokardinfarkt wurde der Mechanismus der Energiefreisetzung in Abhängigkeit von Substrat, Ionen und Membranmechanismen beschrieben. Die Proteinsynthese beim normalen Herzen vollzieht sich durch eine Translation von RNS in Protein (Übersicht bei ZÄHRINGER) (1291). In der Zelle sezernierte Proteine werden im allgemeinen von membrangebundenen Polyribosomen und deren mRNS retinierte Proteine von freien Polyribosomen und deren mRNS synthetisiert (1291).

Eine Sonderstellung nehmen die mitochondrialen Proteine ein. Mitochondrien haben eine eigene doppelsträngige zirkuläre DNS. Da im Herzmuskel nur sogenannte retinierte Proteine synthetisiert werden, liegen mRNS und Polyribosomen überwiegend bis fast 90% in freier nicht membrangebundener Form vor. 60—70% der im Herzmuskel vorhandenen Zellen sind Bindegewebszellen, 30—40% Herzmuskelzellen, die 75% des myokardialen Volumens darstellen (1291). Zu den myokardialen Hauptproteinen zählen: Kontraktive Proteine, Strukturproteine und Zytochrome (Myosin, Aktin, Troponin, Tropomyosin, Myoglobin). Die Synthese ist von Alter, Ernährung und Substratangebot (Aminosäuren, Fettsäuren, Glukose) abhängig. Reguliert wird die Synthese auch durch Hormone (Insulin, Hypophysenhormone, Thyroxin, Nebennierenhormone) (804).

Heute weiß man, daß bei Herzmuskelerkrankungen und gestörtem Energiestoffwechsel die Proteinsynthese verändert ist. Bei der Herzmuskelhypertrophie tritt erst eine kompensatorische Stimulation der RNS- und Proteinsynthese auf, später auch eine DNS-Synthese (1291). Es kommt zu einem Abfall der energiereichen Substanzen, besonders von ATP (804). Bei der Herzmuskelischämie scheint die myokardiale RNS-Proteinsynthese für die Entstehung der morphologischen Veränderungen mit Kontraktionsverlust des Herzens von untergeordneter Bedeutung zu sein.

Im Experiment findet man bei einer Hypertrophie des linken Ventrikels eine leichte Abnahme des Gesamt-P und der DNS-P und eine geringe Zunahme der RNS-P und unveränderte anorganische P (804).

Bei Kardiomyopathien, auch Medikamenten und Noxen, kann es zu einer Störung der Proteinsynthese kommen, meistens im Sinne einer Inhibierung (1291). Bei einer akuten Herzinsuffizienz (Anoxie, hochgradige Blutungsanämie, CO_2- oder Zyanidvergiftung) kommt es zur Blockierung der Zellatmung. Damit ist das energetische Potential so geschädigt, daß es zu einer Kontraktionsschwäche des Herzens kommt. Elektronenmikroskopisch findet man in den Mitochondrien Degranulierung, Schwellung des endoplasmatischen Retikulums und Verlust der Glykogengranula.

Bei einer chronischen Herzinsuffizienz fehlen häufig strukturelle Veränderungen. Es scheint — zumindest am Anfang — keine Störung der oxydativen Phosphorylierung vorzuliegen. Die biochemischen Veränderungen treten mit zunehmender Ausbildung der Koronarinsuffizienz auf, die mit einer Störung der elektro-mechanischen Kopplung verbunden ist.

Eine Hemmung der Kalziumdiffusion kann die kontraktilen Proteine in ihrer Funktion beeinträchtigen (Kontraktionsinsuffizienz).

Für die Bewältigung der Pumpkraft scheint es, daß beim chronisch insuffizienten Herzen genügend ATP und Kreatinphosphat vorhanden sind (97, 289, 303). Für die Herzinsuffizienz ist eine Störung der Energieverwertung charakteristisch (Utilisationsinsuffizienz).

19.4. Formen der Herzinsuffizienz

Es gibt verschiedene Formen der Herzinsuffizienz:

Vorwärts- und Rückwärtsversagen, trockene oder feuchte Insuffizienz, Plus- oder Minusdekompensation. Für die Klinik hat sich die Einteilung in Links-Insuffizienz, Rechts-Insuffizienz und globale Rechts- und Links-Insuffizienz eingebürgert.

Ein Vorwärtsversagen zieht auch schnell ein Rückwärtsversagen nach sich. Ein Rechts- und globales Herzversagen ist mit einem Anstieg des Blutvolumens verbunden (Plusdekompensation). Eine Minusdekompensation ist die Folge einer peripheren Kreislaufinsuffizienz. Ein Herzversagen versucht der Kreislauf durch Drosselung bestimmter Gefäßprovinzen und Engstellung von Arterien und Venen zu kompensieren (Zentralisation). Wenn auch zentrales, kardiales und peripheres Kreislaufversagen grundsätzlich unterschiedliche eigene Mechanismen haben, so greifen diese bei jeder Form einer Herzinsuffizienz ineinander.

Nach den Vorschlägen der New York Heart Association haben sich folgende Schweregrade eingebürgert:

Grad 1: keine abnorme Anstrengungsdyspnoe
Grad 2: abnorm starke Atemnot bei größerer Belastung
Grad 3: abnorm starke Atemnot schon bei alltäglichen leichteren Belastungen, jedoch keine Atemnot in Ruhe
Grad 4: Atemnot auch in Ruhe (125).

Bei einer Herzinsuffizienz (Schweregrad 3—4) kommt es zu einer signifikant erhöhten Adrenalin- und Noradrenalin-Ausscheidung im Urin. Die Relation der Ausscheidung an Noradrenalin zur Ausscheidung an Dopamin steigt jedoch mit zunehmendem Schweregrad der Erkrankung an, dieser Befund könnte für eine erhöhte Aktivität der Dopamin-β-Hydroxylierung bei schwerer Herzinsuffizienz sprechen. Eine erhöhte Ausscheidung und Sekretion von Katecholaminen ist anzunehmen.

Die Aktivierung des sympatho-adrenergen Systems bei Herzkrankheiten dürfte als ein sinnvoller Anpassungsmechanismus angesehen werden, der unmittelbar am Herzen über die positiv- inotropen und chronotropen Effekte sowie im systemarteriellen Kreislauf durch eine Zentralisation der Blutversorgung wirksam wird (755).

Bei einer akuten Herzmuskelinsuffizienz wie z. B. beim Schock handelt es sich um ein akutes Versagen der Förderleistung mit mangelhafter Gefäßfüllung, Engstellung der arteriellen Peripherie und Erhöhung des Venentonus. Eine chronische Herzinsuffizienz entwickelt sich langsam, um das notwendige Herzzeitvolumen zu gewährleisten, das normal, niedrig oder erhöht sein kann (high output failure). Kreislaufzentren können sowohl die Herztätigkeit als auch die gesamte Kreislaufsituation beeinflussen.

Bei einer chronischen Insuffizienz kommt es zu einer mangelhaften Durchblutung des Gehirns und zu einem hypoxämischen Schaden der Nieren. Im Darmtrakt können toxische Stoffe gebildet werden, welche die Entstehung von Thrombosen fördern sowie die zentrale und periphere Regelung des Kreislaus beeinflussen. Es sei auf das „cerebrocoronare Assoziations-Syndrom" hingewiesen: Bei einer akuten Herzinsuffizienz nach Infarkt nimmt die Hirndurchblutung signifikant ab, Hirnembolien kommen bei Herzinfarkt um 20—30% häufiger vor. Möglicherweise entsteht dieses Phänomen durch eine Vergesellschaftung von Koronar- und Hirnarteriensklerose. Bei den hypertrophischen Kardiomyopathien ist eine differenzierte Diagnostik mit Hilfe des Echokardiogramms möglich.

19.5. Kongestive und obstruktive Kardiomyopathien

Abbildung 19.1. zeigt nach SIEGENTHALER (1042) ein echokardiographisches Bild bei einer **kongestiven Kardiomyopathie:** Der enddiastolische quere Durchmesser (D_D) beträgt 3,9 cm/m² (normal 2,4 cm/m²), die relative Verkürzung 10% (normal 47%) und die mittlere Verkürzungsgeschwindigkeit (V_S) 0,4 Diameter/sec (normal 1,5).

Hypertrophische obstruktive Kardiomyopathie: (Synonyma: Idiopathische hypertrophische Subaortenstenose, muskuläre Subaortenstenose). Sie ist durch eine primäre Hypertrophie des linken, seltener auch des rechten Ventrikels charakterisiert. Besonders häufig liegt eine Septumhypertrophie mit einer Einengung des linken Ventrikelvolumens vor. Letztere ist die Ursache der anormalen Bewegung des Mitralklappensegels. Histologisch finden sich alle typischen Zeichen einer Hypertrophie mit einer interstitiellen Fibrose. Als Ursachen gelten eine Stoffwechselstörung mit anormalem Myokardwachstum und häufiges familiäres Auftreten.

Die hypertrophische obstruktive Kardiomyopathie tritt meist im 3.—4. Lebensjahrzehnt auf.

Auskultatorisch hört man ein Mesosystolikum sowie einen 3. Herzton, der auf eine Mitralinsuffizienz hinweist. Im EKG sind keine pathologischen Zackenveränderungen konstant, außer Zeichen einer Linkshypertrophie. Die Obstruktion liegt vorwiegend in der Ausflußbahn. CKP zeigt einen schnellen Steilanstieg mit einem doppelten Gipfel (Pulsus bisferiens); der erste Gipfel entspricht dem Volumenauswurf, das Tal ist durch die Obstruktion bedingt.

Echokardiogramm: Ausgeprägte Hypertrophie des Septums und der freien Wand. Der Quotient liegt höher als 1,5; das Septum ist hypo- und akinetisch. Die Öffnungs- und frühdiastolische Klappengeschwindigkeit der vorderen Mitralsegel ist vermindert, der mittlere diastolische Füllungsdruck des linken Ventrikels erhöht. Der Druckgradient zwischen linkem Ventrikel und

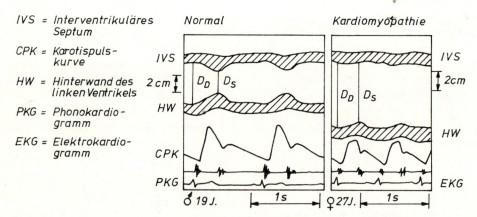

Abb. 19.1. Bestimmung des linksventrikulären Innendurchmessers mittels Echokardiographie bei einer Normalperson (links) und bei einer Patientin mit kongestiver Kardiomyopathie (rechts) (nach SIEGENTHALER: Klinische Pathophysiologie, Georg Thieme Verlag, Stuttgart. 1979)

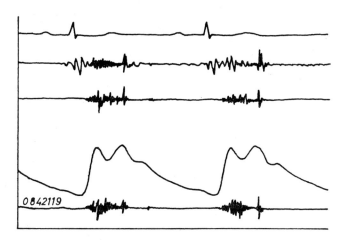

Abb. 19.2. EKG, Carotispulskurve und Phonokardiogramm bei hypertrophischer obstruktiver Kardiomyopathie

Aorta beträgt 0—175 mm Hg. Angiographisch ist der Ventrikel klein, Ventrikeldimension und ventrikuläre Dehnbarkeit lassen sich errechnen (479).

Hämodynamische Größen:

- *AoP:* Rascher Druckanstieg mit frühem Gipfel, Schulterbildung;
- *LVP:* hoher diastolischer Druck, massiv erhöhte a-Welle, rascher systolischer Druckanstieg, Gipfel mesosystolisch, von adrenergischer Stimulation abhängiger systolischer Druckgradient zwischen Spitze und Ausflußtrakt bzw. Aorta. Auswurfphase verlängert;
- *LAP:* im allgemeinen stark erhöht, prominente a-Welle;
- *AKG:* stark vergrößerte a-Welle, zusammenfallend mit Vorhofton, meist zweigipflige systolische Auswärtsbewegung, Füllungston, zusammenfallend mit Spitze der Frühfüllungswelle;
- *APP:* erhöht, früher systolischer Gipfel;
- *RVP:* diastolisch wenig erhöht, häufig geringer systolischer Druckgradient zwischen Ventrikel und A. pulmonalis;
- *RAP:* wenig erhöht;
- *VPK:* a-Welle leicht betont;
- *Frequenz:* normal bis tachykard, unter Arbeit inadäquater Pulsanstieg;
- *HMV:* normal bis vermindert;
- *SV:* normal bis verkleinert;
- *EDV:* links normal bis verkleinert.

Abbildung 19.2. veranschaulicht das Mechanokardiogramm einer hypertrophen obstruktiven Kardiomyopathie (1042).

19.6. Hämodynamische Besonderheiten der Herzinsuffizienz

Die Kontraktionskraft nach dem FRANK-STARLINGschen Prinzip drückt die Beziehung vom Schlagvolumen zum linksventrikulären Druck aus. Die Abhängigkeit der Kraft-Geschwindigkeits-Relation von der Vorlast richtet sich nach der Länge der Muskelfasern vor der Kontraktion (1067).

Diese Mechanismen sind infolge von Druck und Dilatation des Herzmuskels alteriert. Die Herzfunktion ist von der Nachlast, Vorlast, Herzfrequenz und Kontraktilität abhängig. Als ein kompensatorischer Mechanismus bei der Herzinsuffizienz treten Tachykardie, erhöhter Sympathikustonus, Zunahme der Vasokonstriktion und Erhöhung des intravasalen Volumens ein (180). Die verminderte Kontraktilität bei Herzinsuffizienz kann durch eine Erhöhung der Vorlast und Ausschüttung von Adrenalin verbessert werden, wodurch die Herzfrequenz steigt. Damit wird eine Normalisierung von HMV erreicht, was jedoch durch das niedrige Schlagvolumen auf die Dauer nicht zur Kompensation ausreicht. Bei einer latenten Herzinsuffizienz in Ruhe sind das Schlagvolumen und das HMV noch normal, der Füllungsdruck ist jedoch erhöht. Bei einer latenten Herzinsuffizienz unter Belastung finden wir eine normale Hämodynamik mit einem erhöhten Füllungsdruck, ein Anstieg des Schlagvolumens ist noch möglich (180, 631). Die absolute und relative Verminderung des Herzzeitvolumens ist mit Gegenregulationen verbunden sowie mit einer Verschiebung des intravasalen Volumens. Letzteres führt zu einer verminderten Nierendurchblutung, einer reduzierten glomerulären Filtration und einer Wasserretention, um das vasale Volumen aufzufüllen.

Das Renin-Angiotensin-Aldosteron-System greift in den distalen Tubulus durch Austausch von Natrium gegen Kalium und H-Ionen ein. Im venösen Schenkel kommt es zu einer Blutvolumenvermehrung, der Füllungsdruck ist im rechten und linken Herzen angestiegen. Ohne eine erhöhte Vorlast kann die gesteigerte Nachlast nicht überwunden werden. Die Rekompensation eines insuffizienten Herzens kann durch Besserung des Auswurfpotentials, Vergrößerung des Blutvolumens, Anstieg von MSP und Erhöhung des Rückstromes erreicht werden (Abb. 19.3.). Die Kompensationsmöglichkeiten des ge-

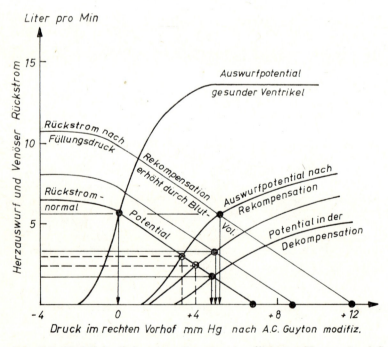

Abb. 19.3. Modell der Rekompensation eines insuffizienten Herzens (nach SCHOLER und GUYTON, aus: Das Blutvolumen und die Füllungsdrücke des Kreislaufs, Verlag H. Huber, Bern, Stuttgart, Wien, 1982

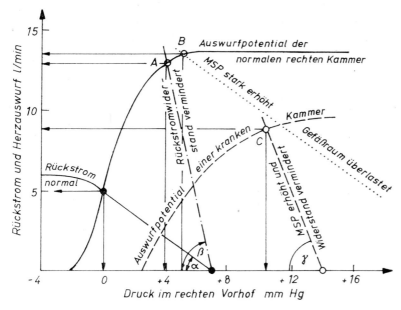

Abb. 19.4. Diagramm der Volumenbelastung einer gesunden und kranken Kammer (nach SCHOLER und GUYTON)

A: AV-Shunt mit Druckerhöhung im linken Vorhof beim gesunden Ventrikel
B: Erhöhtes Blutvolumen mit hohem Kapillardruck und Tendenz zum Ödem (Pseudoinsuffizienz), Ventrikel gesund
C: High Output Failure bei geschädigter Kammer

sunden und kranken Herzens bei Volumenbelastung sind aus Abbildung 19.4. zu entnehmen. Beim AV-Shunt hat das gesunde Herz ein normales Auswurfpotential, es kommt zur Erhöhung beider Vorhofdrücke zuungunsten des linken Herzens. Die Situation entspricht einer Herzinsuffizienz bei einem noch leistungsfähigen Ventrikel. Es strömt mehr Blut zurück als das Herz weiterfördern kann, was man als eine „relative Herzinsuffizienz" bezeichnet. Bei einer echten Herzinsuffizienz ist der hohe Vorhofdruck charakteristisch. Bedeutungsvoll sind dabei Tonus und Widerstandsprobleme, die den Rückstrom bestimmen (415, 1160).

Wir sehen also, daß Blutvolumenveränderungen und Füllungsdruckverschiebungen Kompensationsmöglichkeiten des Herzens darstellen.

Das erforderliche Schlagvolumen hängt von der sympathischen und parasympathischen Stimulation ab, von der Schlagfrequenz, von der Wirkung intrathorakaler Druckschwankungen und von der Belastung des Herzens durch höhere Widerstände.

Aus Abbildung 19.5. ist zu entnehmen, daß die kranken Kammern einen sehr hohen Vorhofdruck benötigen und der Auswurf trotz eines sehr hohen Rückstromes begrenzt ist. Ein Anstieg im linken Vorhof bringt die Gefahr eines akuten Lungenödems.

19.7. Linksinsuffizienz des Herzens

Das Versagen des linken Ventrikels wird in erster Linie durch ein angeborenes oder erworbenes Herzvitium hervorgerufen. Der EVD erreicht Werte zwischen 20 und 30 mm Hg (normal 0—12). Mit ihm kommt es zu einer entsprechenden Erhöhung im linken Vorhof

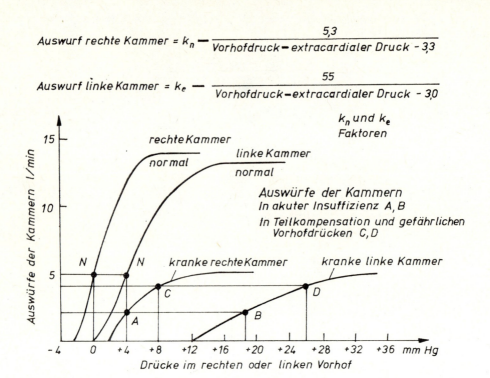

Abb. 19.5. Auswurfpotentiale der gesunden und kranken Ventrikel in Beziehung zu linkem und rechtem Vorhofdruck (nach SCHOLER und GUYTON)

und sukzessiv in den Lungenvenen und -kapillaren (backward failure); übersteigt der Druck in den Lungenkapillaren (normal ca. 8 mm Hg) den enkotischen Druck des Herzens von ca. 24 mm Hg, so schoppt sich das Alveolarsystem mit Transudat an. Das interstitielle Flüssigkeitsvolumen der Lunge ist höher als das intravasale. Beim längeren Bestehen der Lungenstauung kommt es zu einer Fibroseumwandlung der Lunge. Im manifesten Stadium mit einer Stauung des kleinen Kreislaufes wird eine Atemnot hervorgerufen (Ruhedyspnoe). Durch eine reflektorische Einengung der Bronchien und Zunahme der Lungenstauung kommt es zu einem Asthma kardiale. Wenn eine Linksinsuffizienz sich schnell entwickelt, kann sich der muskelschwache rechte Ventrikel einschließlich rechtem Vorhof nicht an die Pathokonstellation anpassen, es resultiert eine globale Herzinsuffizienz.

Bei Zunahme der Stauung im kleinen Kreislauf mit Versagen des Herzens kann ein lebensbedrohliches Lungenödem eintreten. Auskultatorisch findet man bei der Linksinsuffizienz neben einer Tachykardie einen protodiastolischen Galopp, der infolge eines hohen Vorhofdruckes und einer verstärkten Vorhofkontraktion entsteht. Der 2. Pulmonalton ist ausgeprägt. Eine Venenstauung im großen Kreislauf und Ödembildung gehören nicht zum Bild einer reinen Linksinsuffizienz. Das Röntgenbild zeigt je nach Belastung einen vergrößerten linken Ventrikel und Vorhof mit Erweiterung der Lungenvenen.

Abbildung 19.6. zeigt ein typisches EKG mit pathologischer Linkshypertrophie. Das EKG-Bild erlaubt keine Aussage über den Schweregrad der Herzinsuffizienz. Eine Herzinsuffizienz bei hypertonisch bedingter Linkshypertrophie entwickelt sich durch

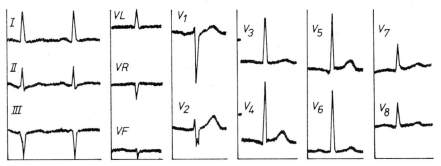

Abb. 19.6. EKG bei Linkshypertrophie: Linkstyp, hohe R-Zacken, Verbreiterung von QRS, flache T-Zacken, Hypertrophieindex über 20, bei Verschlechterung negative T-Zacken in Extremitäten und Brustwandableitungen

Abnahme des Koronarflusses mit Koronarsklerose und -insuffizienz und durch Sauerstoffmangel. Klinisch läßt sich eine Herzinsuffizienz durch eine Spiroergometrie objektivieren und quantifizieren (631, 992, 1105).

19.8. Rechtsinsuffizienz des Herzens

Sie ist meistens Folge einer Linksinsuffizienz. Nur bei der Mitralstenose, bei Klappenfehlern des rechten Herzens und Drucksteigerung des pulmonalen Kreislaufes entwickelt sich eine isolierte Rechtsinsuffizienz. Bei einer chronischen Linksinsuffizienz folgt mit der Zeit eine Mehrbelastung auch des rechten Herzens. Infolge des erhöhten enddiastolischen Druckes des rechten Ventrikels kommt es zu einer venösen Stauung im großen Kreislauf: Gesteigerter Venendruck, gestaute Halsvenen, vergrößerte Leber (hepatojugularer Reflux), Stauungsgastritis, Stauungspurin, Pleuraergüsse und periphere Ödeme. Eine schwere Rechtsinsuffizienz kommt bei einer organischen oder relativen Tricuspidalinsuffizienz vor mit einem Restblut von 200—400 ccm im rechten Ventrikel.

Das Röntgenbild weist einen vorgewölbten rechten Vorhof auf, ein dichtes Lungenfeld und eine Größenzunahme des rechten Ventrikels. Das EKG zeigt eine Rechtslage der elektrischen Herzachse mit überhöhtem R über dem rechten Ventrikel mit negativem T. Mietsens entwickelt sich über eine Rechtshypertrophie ein Rechtsschenkelblock und ein hohes P (Abb. 19.7.).

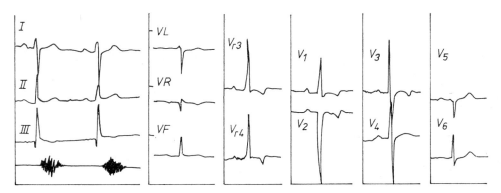

Abb. 19.7. EKG bei Rechtshypertrophie mit Überlastung von Vorhof und Ventrikel

19.9. Globale Herzinsuffizienz

Es handelt sich um ein Versagen des linken und des rechten Ventrikels. Die Linksinsuffizienz geht meistens voraus, die Beschwerden und Befunde sind eine Summation, aber auch Elimination der links- und rechtsseitigen Herzinsuffizienz. Röntgenologisch ist das „Ochsenherz" (Cor bovinum) typisch. Das EKG ist ausgeprägt pathologisch mit Zeichen einer Links- und Rechtshypertrophie sowie einem deutlichen P-pulmonale und P-mitrale (1158).

19.10. Kardiale Ödembildung

Bei ödematösen Erkrankungen, wie Herzinsuffizienz, Leberinsuffizienz, nephrotischem Syndrom, Cor pulmonale und Schwangerschaftstoxikose, ist ein sekundärer Hyperaldosteronismus festzustellen, worauf darauf hingewiesen sei, daß die hydropischen Krankheitsbilder auch mit einer normalen Aldosteronausscheidung einhergehen können (631, 1045).

Ein sekundärer Hyperaldosteronismus ohne Ödeme kommt vor bei:

Akuter Dehydratation, chronischer Dehydratation (adrenogenitales Salzverlustsyndrom), Natriumverlust und Kaliumbelastung.

Bei dem kardialen Ödem spielen auch lokale Faktoren eine pathogenetische Rolle: Mit Abnahme des Herzzeitvolumens sinkt der mittlere arterielle Blutdruck mit Anstieg des rechten Vorhofdruckes. Daraus resultiert ein hydrostatischer Kapillardruck. Der interstitielle Flüssigkeitsdruck, der ansteigt, ist abhängig vom Flüssigkeitsvolumen (Druck-Volumen-Relation). Der kolloidosmotische Druck des Plasmas nimmt mit gleichzeitig gesteigerter Kapillarpermeabilität ab. Der Lymphabfluß ist unter diesen Bedingungen behindert. Bei der Ödembildung steht eine gestörte Regulation des extrazellulären Flüssigkeitsvolumens im Vordergrund. Dabei spielen folgende afferente Mechanismen eine Rolle:

Abnahme des Herzzeitvolumens mit zunehmender Einschränkung der Herzleistung,
Abnahme der Fähigkeit der Niere Natrium auszuscheiden,
erhöhter venöser Druck und Störung der Volumenrezeptoren, in Abhängigkeit vom Insuffizienzgrad des Herzens, Zunahme der Blutmenge.

Diese Mechanismen führen zu einer ungünstig verschobenen Relation zwischen Plasmavolumen und Fassungskapazität des vaskulären Raumes. Zu den efferenten Mechanismen bei der Entstehung von kardialen Ödemen gehören:

1. Erniedrigtes Glomerulumfiltrat,
2. Abnahme des renalen Plasmaflusses und des Perfusionsdruckes (der Nierenplasmastrom ist abhängig vom Grad der Herzinsuffizienz),
3. gesteigerte Filtrationsfraktion (Nierenblutdurchfluß/Herzminutenvolumen),
4. gesteigerte sympathische Nierenaktivität, was zu einer Vasokonstriktion der Niere führen kann.

Die Folge einer verminderten Nierendurchblutung ist die Nykturie. Der Anstieg des Harnflusses läuft parallel zum Anstieg der Chloridausscheidung. Diese Änderung des Harnstromes ist vom nächtlichen Anstieg des renalen Plasmastromes und der Glomerulumfiltration abhängig. Der Nierenblutstrom steigt nachts unabhängig vom Herzzeitvolumen an. Somit liegt eine Korrelation zwischen nächtlichem Anstieg der Diurese bei Herzinsuffizienz und dem Plasmadurchfluß (C_{PAH}) der Nieren vor (156,

1113). Der sekundäre Hyperaldosteronismus wird durch Verlust des intravaskulären Anteils der extrazellulären Flüssigkeit ausgelöst. Dieses bedingt wiederum einen Abfall der Kapazität im venösen System bzw. des venösen Rückflusses, das Schlagvolumen sinkt ebenfalls ab. Durch eine Abnahme der Pulsationen in den Barorezeptoren wird reflektorisch der Sympathikus aktiviert. Damit kommt auch der Renin-Angiotensin-Aldosteron-Mechanismus in Gang mit einer erhöhten Natriumrückresorption aus dem Tubulus und einer Abnahme der Natriumausscheidung.

Durch Austritt des Kaliums aus den Tubuluszellen resultiert ein kumulativer Kaliumverlust. Die erhöhte Natriumresorption stimuliert eine ADH-Sekretion, welche die tubuläre Wasserrückresorption beschleunigt und zur Oligurie führt (156, 1113) (Abb. 19.8.)

Peptide, die zur Gruppe des Atrialen Natriuretischen Hormons (ANF) gehören, sind wichtige Faktoren bei der Ödemrückbildung.

ANF hat folgende wichtige Wirkungen:

— *Niere:* Duirese, Natriurese
— *Juxtaglomerulärer Apparat:* Hemmung der Reninfreisetzung
— *Glatte Gefäßmuskulatur:* Relaxation

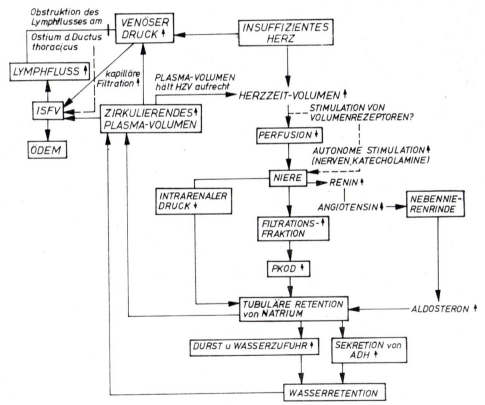

ISFV = Interstitielles Flüssigkeitsvolumen
PKOD = Peritubulärer kolloidosmotischer Druck

Abb. 19.8. Pathogenetische Mechanismen bei der Entstehung des kardialen Ödems (nach STUMPE, Die Pathogenese des kardialen Ödems, aus: RIECKER, Herzinsuffizienz, Springer-Verlag, Heidelberg, New York, Tokio, 1984)

— *NNR:* Hemmung der Aldosteronsynthese und -freisetzung
— *Hypophysenhinterlappen:* Hemmung der ADH-Sekretion
— *ZNS:* Beeinflussung des Trinkverhaltens und des Appetits.

19.11. Kompensationsmöglichkeiten der Herzinsuffizienz

Alle beschriebenen Phänomene einer Herzinsuffizienz sind zumindest im Anfangsstadium, d. h., solange das Herz die Alltagsbelastungen bewältigen kann, als Kompensationsmechanismen zu betrachten. Nach KLEPZIG (631) werden folgende Kompensationsvorgänge bei der Herzinsuffizienz angegeben:

Vermehrte Einwirkung von Katecholaminen auf den Herzmuskel,
Erhöhung der arteriovenösen Differenz für alle Stoffe,
Erhöhung des Ventrikelfüllungsdruckes mit vermehrter diastolischer Dehnung des Herzens,
Dyspnoe,
Polyglobulie,
Erhöhung des Aldosteronspiegels,
Zunahme des Blutvolumens,
Tachykardie zur Verkleinerung des Schlagvolumens,
Hypertrophie des Herzmuskels,
Verminderung des systolischen Druckes,
Kachexie des Herzkranken.

Durch die allgemeine Aktivierung des Sympathikus sind auch andere Gefäßgebiete betroffen: das Blutbett im Splachnicusgebiet, in der Haut, teilweise im Gehirn. In den Muskeln ist der Gefäßstrom bei leichter Herzinsuffizienz erhöht, bei schwerer vermindert, was der adrenergen (basokonstriktorischen) als auch cholinergen (vasodilatorischen) sympathischen Muskelinnervation entspricht. Der sympathisch bedingten überwiegenden Vasokonstriktion der Arterien entspricht der hohe totale periphere Gefäßwiderstand dieser Kranken, welchen man durch adrenerge Blockade senken bis normalisieren kann. Auf den normalen Gefäßtonus gesunder Menschen hat eine solche Blockade praktisch keinen Einfluß (156).

WEBER et al. (1241) haben die pathophysiologischen Aspekte der Herzinsuffizienz unter Einführung einer Klassifizierung (A—E) und ausgehend von Herzleistung und Sauerstoffverbrauch folgendermaßen zusammengefaßt:

1. Isolierte Betrachtung des insuffizierten Herzens (Afterload, Herzmuskelfaserlänge während der Verkürzungsphase uud Kontraktilität);
2. FRANK-STARLING-Kompensationsmechanismen mit Herzhypertrophie;
3. Globale Betrachtung der Herzinsuffizienz unter Berücksichtigung des Gastransportsystems (O_2) in Relation zur Herzleistung:
   Klasse A → mild bis nicht insuffizient (VO_2 max. > 20 ml/min/kg),
   Klasse B → mild bis mäßig insuffizient (16—20 ml/min/kg),
   Klasse C → mittelschwere Insuffizienz (10—15 ml/min/kg),
   Klasse E → in Ruhe anaerob (VO_2 max. 6 ml/min/kg).

Die Autoren kommen bei einer Langzeitbehandlung der chronischen Herzinsuffizienz zu folgender therapeutischer Schlußfolgerung:

Mit kardiotonen Substanzen und mit vasodilatorisch wirkenden Substanzen (unspezifische Vasodilatatoren, α-Blocker, „angiotensin converting enzyme inhibitors") (1241) ist eine Verbesserung der myokardalen Kontraktilität durch positiv inotrope Wirkungen zu erreichen.

20. Kreislaufinsuffizienz (Schock, Kollaps)

Eine akute Kreislaufinsuffizienz äußert sich durch einen Kollaps oder ein Schocksyndrom. Die zwei Begriffe lassen sich klinisch trennen, können aber auch als Synonyma betrachtet werden. Heute versteht man unter einem Schocksyndrom eine akute Verminderung der nutritiden Durchblutung lebenswichtiger Organe. Dabei liegt ein Mißverhältnis zwischen Sauerstoffangebot und -bedarf vor; die metabolischen Produkte können nicht abtransportiert werden, es handelt sich also um eine hämodynamische Störung mit strukturellen und funktionellen Veränderungen in den betroffenen Organen. Nicht jeder Schockzustand ist mit einem verminderten Herzminutenvolumen verbunden. Im Tierexperiment ist der Begriff „irreversibler Schock" gebräuchlich: Ein Zustand, der nicht therapeutisch zu beeinflussen ist und zum Tode führt. Dieser Begriff ist nicht auf die Klinik zu übertragen; es müssen alle therapeutischen Maßnahmen versucht werden. Bleibt der Zustand unbeeinflußbar, so spricht man von einem refraktären Schock (Tab. 20.1.). Je nach Ursache, kardiovaskulärem Zustand und Alter treten

Tabelle 20.1. Die verschiedenen Schockformen

A. Hypovolämischer Schock
    I. Hämorrhagischer Schock
       Blutverlust plus geringes Gewebetrauma:
         z. B. massive gastrointestinale Blutungen (Ulcera)
    II. Traumatischer Schock
       Blutverlust plus ausgedehntes Gewebetrauma:
         z. B. multiple Frakturen mit Muskelquetschungen (Verkehrsunfälle) oder massive intraoperative Blutungen
    III. Verbrennungsschock
       vor allem Plasmaverlust
    IV. Dehydratationsschock
       vor allem Wasser- und Elektrolytverlust
Kombinierte Verluste von Plasma, Wasser und Elektrolyten kommen insbesondere bei Ileus, Peritonitis und Pleuritis vor

B. Kardiogener Schock
    z. B. Herzinfarkt, Perikardtamponade, Lungenembolie

C. Septischer Schock
    Schock infolge Sepsis

D. Anaphylaktischer Schock
    Schock infolge Antigen-Antikörperreaktion

meistens Kombinationsformen des Schocks auf (31, 648, 693). Trotz vielfältiger Ätiologie ist der Schockzustand auf 3 Grundvorgänge zurückzuführen:

1. Abnorme Weitstellung der Gefäße,
2. unzureichende Gefäßfüllung infolge Volumenmangels,
3. Beeinträchtigung der Herztätigkeit.

Der „harmlose" Kollaps ist eine Vagusreaktion von kurzer Dauer; Organschäden infolge Sauerstoffmangels treten nicht auf (siehe 24.1.). Diese auf Vasodilatation beruhende Kreislaufinsuffizienz kommt vor:

1. reflektorisch (z. B. emotionell, durch Vagusreiz, durch Kreislaufreflexe),
2. zentral (z. B. bei Gehirntraumen, Enzephalitis, CO_2-Mangel),
3. regulativ (z. B. im Fieber, im Stehen).

Eine weitere pathophysiologische Veränderung im Schock ist eine Störung der normalen transkapillären Gradienten für wasserlösliche Metaboliten und Ionen, da diese bei fehlender Drainage im extrakapillärem Raum (Interstitium und Intrazellulärraum) akkumuliert wird (817).

Unabhängig von der Schockursache kommt es zu einer disproportionalen Verteilung des Herzminutenvolumens; und zwar bei einem hohen und niedrigem HMV (819). Bei einer absoluten oder relativen Hypovolämie fällt infolge Verminderung des venösen Rückstromes das Herzminutenvolumen ab (Low output); dabei wird eine sympathischadrenerge Reaktion über die Barorezeptoren und den Carotissinus ausgelöst. Durch eine Freisetzung von Katecholaminen an den postganglionären sympathischen Nervenendigungen der prä- und postkapillaren Gefäßabschnitte sowie in einer maximalen Stimulation der Nebennierensekretion kommt es zu einer Tachykardie und Drosselung der Organdurchblutung. Die α-adrenerge Innervation (Konstriktion) ist ausgeprägt in Splanchnikusgebiet, Niere und Haut. Koronar- und Hirnkreislauf, bei denen α-Rezeptoren fehlen, bleiben verschont. Der periphere Strömungswiderstand steigt mit einer scheinbaren Stabilisierung des Blutdruckes durch Umverteilung des Herzvolumens und auf Kosten der Gewebsverteilung an. Die enge Blutdruckamplitude drückt die kompensatorische Vasokonstriktion aus. Der lokale Sauerstoffgewebsdruck fällt ab. Klinisch ist dieser Zustand durch Tachykardie und Tachypnoe, blasse, kalte Haut und Oligurie charakterisiert. Das Sauerstoffdefizit in den betroffenen Organen führt zu einer anaeroben Umstellung des Stoffwechsels (817, 819). Bei Sepsis, Trauma und Leberzirrhose liegt ein hyperdynamer Schock vor (High output shock state). Das erhöhte Herzminutenvolumen entsteht zum einen als Kompensation des O_2-Mangels und zum anderen als ein vermehrter Blutfluß funktioneller arteriovenöser Shunts (818). Eine erhöhte Shunt-Perfusion führt zu einer Verminderung der Durchblutung in der kapillären Austauschfläche. Die Sauerstoffaffinität des Hämoglobins steigt mit einer Erschwerung der O_2-Abgabe, wodurch es zu einem Sauerstoffdefizit kommt (993). Im Schock kommt es zu Veränderungen der Mikrohämodynamik: Hämatokritverschiebung mit Verlangsamung der Blutströmung, Aggregation von Erythrozyten, Anstieg der Blutviskosität. Die Erythrozytenaggregate können bis zu einer Stase in den postkapillären Venolen führen. Eine Dissoziation der Strömung in verschiedenen Kapillargebieten ist ein typisches Phänomen der gestörten Mikrozirkulation bei Schock.

Somit entstehen Unterschiede in der Sauerstoffversorgung sowie im Metabolitentransport. Es kommt sehr schnell zu Veränderungen im Gewebsstoffwechsel; unzureichende Bildung von energiereichen Phosphaten, anaerobe Energiegewinnung, die unökonomisch ist (vermehrter Substratverbrauch von Glykogen, Glukose, Fett und Protein). Es tritt eine erhöhte Freisetzung von H⁺-Ionen, Laktat und Ketosäuren ein, die Zellen verlieren Kalium und nehmen Natrium aus dem Plasmaraum und dem Interstitium auf. Dieser Mechanismus führt zu einer Abnahme des Extrazellulärvolumens, was eine vermehrte Ausschüttung von ACTH und Aldosteron sowie Oligurie, Natriumretention und Kaliumverlust zur Folge hat.

Bei fortschreitender Azidose durch die Gewebshypoxie treten Schädigungen der Mitochondrien auf. Durch die Kapillarschädigung ist der Abtransport nicht gewährleistet, durch das Lymphsystem ist ein Transport nur teilweise möglich. Die Gewebsazidose verändert die Vasomotorik der Kapillaren. Ihr erhöhter Druck beeinflußt den Ausstrom von Flüssigkeit ins Interstitium. Die schockspezifische Mikrozirkulationsstörung intensiviert und perpetuiert den Zustand, deshalb ist die primäre Aufgabe in der Klinik, die Gewebsdurchblutung wieder herzustellen (1034, 1306). Das Ausmaß der Gewebsschädigung kann anhand des Washout-Phänomens im Venenblut eingeschätzt werden (pH-Abfall, Anstieg von Kalium, Laktat, GOT, LDH, Glukuronidase). Nach Guyton (415) wurde die Hämodynamik der Schockzustände analysiert. Bei Schock nach Blutung kommt es sofort zu einer drastischen Reduktion des Blutstromes trotz einer Verbesserung reaktiver Auswurfpotentiale. Der Rückstrom wird durch Erhöhung des Venentonus und durch eine Volumenauffüllung aus dem interstitiellen Raum verbessert (Abb. 20.1.). Ein Schock durch vergrößerten Rückstromwiderstand kommt bei Kompression der großen Venen und beim akuten Viskositätsanstieg vor (Abb. 20.1.). Bei gleichbleibendem MSP erfolgt eine starke Rückstromreduktion, der Auswurf hat eine geringe Wirkung, der Rückstrom erfolgt reflektorisch (1160). Beim kardiogenen Schock kommt es zu einer primären Verschlechterung des Auswurfes, Rückstromveränderungen sind beschränkt, eine Ver-

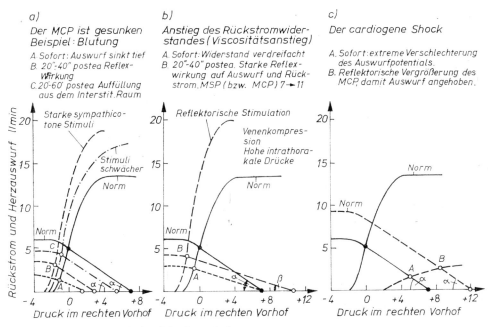

Abb. 20.1. Hämodynamik der Schockzustände:

a) bei Blutung
b) bei Viskositätsanstieg
c) bei kardiogenem Schock

(nach Scholer in Anlehnung an Guyton)

größerung des Füllungsdruckes erfolgt durch den Venentonus (Abb. 20.1.) (1160, 1161). Beim irreversiblen Schock kommt es zu einem MSP-Sturz, zur Störung von Rückstrom und Auswurf; eine leichte Stimulation von MSP reicht nicht aus, das Auswurfpotential nimmt ab, die reflektorische Erhöhung von MSP geht zurück, und es kommt zu einer schweren Gewebsschädigung. Die Krise liegt beim Rückstrom, die Zustände erfolgen sehr rasch (1160). SCHOLER (1160) hat anhand der Diagramme und Modelle von GUYTON die Schocktypen, ausgehend von den hämodynamischen Faktoren, folgendermaßen zusammengefaßt:

A. Schock-Typen durch Verkleinerung des MSP. Das Verhältnis Blutvolumen zur Compliance ist gestört. Entweder liegt Blutvolumenverlust oder zu große Compliance vor.
   1. Blutvolumen-Verlust;
   2. Dehydratation des Körpers mit Verkleinerung der extrazellulären Flüssigkeit und konsekutiver Verminderung des Plasma-Volumens;
   3. Verkleinerung des vasomotorischen Tonus mit der Folge eines Anstiegs der Compliance;
   4. Vasodilatation bei anaphylaktischem Schock, bakteriellen Toxinen, Nitrit-Wirkung über die Compliance;
   5. Plötzliche Entlastung einer Leibeshöhle (Aszitespunktion) führt zur akuten Herabsetzung des transmuralen Druckes. Oft genügt schon die Orthostase mit Wirkung auf die intraabdominellen Gebilde.

B. Schock durch Erhöhung des Rückstromwiderstandes. Hier steigt die MSP aber ohne Rückstromanstieg.

C. Kardiogener Schock. Primäre Auswurfschädigung.

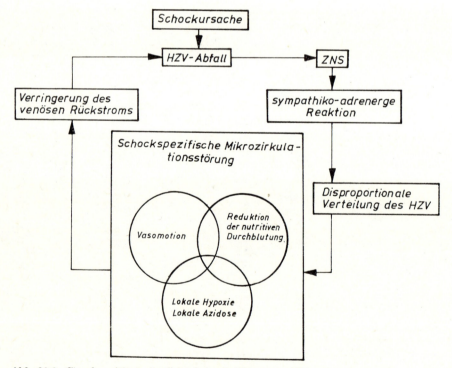

Abb. 20.2. Circulus vitiosus im Schock (nach MESSMER, 817)

Abbildung 20.2. zeigt eine Darstellung des Circulus vitiosus im Schock mit Hypovolämie. Durch Rückkopplungsmechanismen zwischen Mikrozirkulation und Herzminutenvolumen kommt es zu Schockformen mit primär hohem HMV.

20.1. Hypovolämischer Schock

Der wichtigste ätiologische Faktor in der Schockpathogenese ist ein Volumenmangel. Außer bei der kardiogenen Form kommt ein Volumendefizit bei folgenden Schockformen vor:

1. Blutverlust (z. B. bei Verletzungen, Magen-, Darm-, Lungenbluten, Gefäßruptur mit Blutung in Körperhöhlen),
2. Plasmaverlust (z. B. bei Traumen, Verbrennungen, Peritonitis, erhöhter Kapillarpermeabilität durch Entzündung),
3. Flüssigkeitsverarmung (z. B. bei Diarrhöen, Erbrechen, Schwitzen, oft kombiniert mit Elektrolytverlusten),
4. Verminderung des venösen Rückstromes (z. B. bei ausgedehnten akuten Venenthrombosen, Einflußstauung, Lungenembolie, teils bei Vasodilatation).

Der Blutdruck sinkt erst, wenn mehr als 25% des Blutvolumens verloren sind. Eine Oligurie-Anurie ist auf die schlechte Durchblutung der Niere infolge von Katecholaminausschüttung zurückzuführen. Wiederholte Messungen des zentralen Venendruckes (nicht linear abhängig vom Blutvolumen) erlauben Rückschlüsse auf das Verhältnis zwischen venösem Angebot und Myokardfunktion. Auf jeden Volumenmangel reagiert das Gefäßsystem mit einer Engstellung (Zentralisation): Die periphere Durchblutung ist gedrosselt, der Strömungswiderstand erhöht; P_c ist erhöht bei fast normalem P_d, der Mitteldruck leicht gesenkt. Meistens kommt es zu einer Abnahme des extravasalen Raumes an Flüssigkeit (Exsikose).

Nach Blutverlust kommt es auch zu einer Hypovolämie, die Sauerstoffversorgung ist noch gewährleistet bei der Hälfte des normalen Erythrozytenvolumens. Bis eine extavasale Flüssigkeit einströmt, sind Hämoglobin, Erythrozytenzahl und Hämatokrit normal. Die Hämodilution beginnt ca. 20 min nach der Blutung und erreicht ihr Maximum am 2. Tag. Auf Plasmaverlust oder Flüssigkeitsverarmung folgt Hämokonzentration, oft mit Störung des Elektrolytgleichgewichtes. Hohe Blutviskosität wirkt sich ungünstig auf die Mikrozirkulation aus (403, 993, 1092). Wird das Volumen nicht im Laufe von wenigen Stunden ausgeglichen, so ist der Schock irreversibel mit einer Stoffwechseldekompensation, Azidose und Zellschädigung. Abbildung 20.3. veranschaulicht die relativen Veränderungen hämodynamischer Größen und der Urinproduktion beim hämorrhagischen Schock, und zwar im reversiblen und irreversiblen Zustand. Der „reine" hämorrhagische Schock ist ein experimentelles Modell und kommt in der Klinik selten vor. Die akute Kreislaufinsuffizienz tritt nach schweren Traumen (Wundschock) auf, nach Muskelkompression und -zertrümmerung (Crush-Syndrom), nach zeitlich längeren Gliedmaßenunterbindungen (TORNIQUET-Schock). In der Schwangerschaft kann es durch Kompression der V. cava inferior zu einer Volumenverschiebung mit akuter Kreislaufinsuffizienz kommen. Das Sauerstoffangebot ist von dem aktuellen Hämatokritwert und der Hämodilution abhängig. Ein hypovolämischer Schock ist oft von einer respiratorischen Insiffuzienz begleitet. Es kommt zu einer Entgleisung des Gleichgewichtes zwischen Ventilation und Perfusion (V/Q). Dieses wird durch einen transkapillären Flüssigkeitsverlust verschlimmert. Das Bild der respiratorischen Insuffizienz

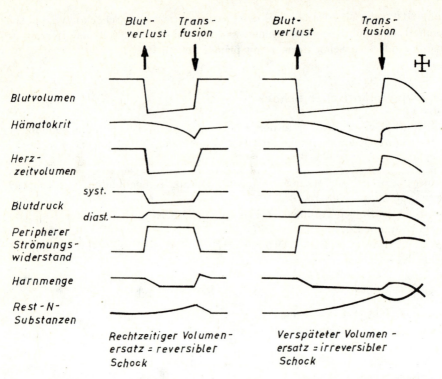

Abb. 20.3. Hämorrhagischer Schock: Reversible Kreislaufinsuffizienz bei promptem Volumenersatz (links), irreversibler Schock bei verspätetem Volumenersatz (rechts) (nach STEIN, aus: Pathophysiologie, Bd. II, hrsg. v. BOCK, Thieme Verlag, Stuttgart, 1972)

ist geprägt durch pathologisch-anatomische Veränderungen der Lunge: verbreiterte Alveolarsepten, interstitielles Ödem, Proliferation (403, 993).

Nicht nur Blutverlust, sondern auch psycho-vegetative Mechanismen können zu einem Entspannungskollaps führen, was auf eine zentralreflektorische Vasodilatation zurückzuführen ist. Bei vasolabilen Menschen kann es bei Preßatmung und pressorischen Anstrengungen infolge einer verminderten Blutzufuhr zum Herzen zu einem kurzen Blutdruckabfall mit Bewußtseinsstörungen kommen (pressorisch-postpressorische Synkope) (241).

Eine besondere Form eines hypovolämischen Schocks ist der **Verbrennungsschock**. Ausgedehnte Verbrennungen der Haut führen zu einem transkutanen Energieverlust (Wärme und Wasser) und Abnahme von Flüssigkeit. Bei einer thermischen Verletzung entsteht ein Ödem durch Vasodilatation mit herabgesetztem peripheren Gefäßwiderstand und erhöhtem Filtrationsdruck der Kapillaren. Letzten Endes handelt es sich um eine Entzündungsreaktion mit erhöhter Permeabilität der kleinen Gefäße und Durchlässigkeit für Proteine. Bei diesem Entzündungsprozeß spielen auch Mediatoren eine besondere Rolle; Ausschüttung von Histamin mit steigender Biosynthese von PGE_2 (Katalyse von Arachidonsäurebildung). Der Flüssigkeitsverlust führt im thermisch geschädigten Gewebe infolge der Abnahme von Lipoproteinen zu Ödembildung. Die schlechte Versorgung des Gewebes mit Sauerstoff erzeugt eine Hypoxie. Eine Verbrennung zieht einen erhöhten Sauerstoffverbrauch nach sich. Die Regulation des O_2-Verbrauches ist zum einen vom Sauerstoffdruck im Gewebe durch das Herzminutenvolumen abhängig („Kreislaufreserve"), zum anderen von der Hämoglobinmasse („erythropoetische Reserve"), von der „Sauerstoffaffinitätsreserve" der Erythrozyten und der Ventilation („Atemreserve") (403). Durch Austreten von Flüssigkeit stellt sich eine progressive Verringerung des HMV ein. In einer bestimmten Phase der Verbrennung tritt eine Abnahme der O_2-Aufnahme durch die Lunge, des HMV und der Hämoglobinmasse ein. Bei dem ganzen Verbrennungsstreß spielen Infektion, Sepsis, Toxine und die Funktion des retikuloendothelialen Systems eine Rolle (Paralyse der Mikrozirkulation). Dabei sind die Serumwerte der Immunglobuline herabgesetzt. (Die Folgen einer Stoffwechselstörung bei Gewebsminderdurchblutung wurden bereits beschrieben) (38).

20.2. Kardiogener Schock

Der kardiogene Schock entsteht durch eine akut beeinträchtigte Herzfunktion und tritt auf bei:

Mechanischer Störung der Füllung und Entleerung der Ventrikel, intrakardiale Neoplasmen, Herztamponade, Spannungspneumothorax und Versagen einer postoperativen Klappenprothese. Der kardiogene Schock kommt auch bei schweren Rhythmusstörungen (Tachy- oder Bradykardie) mit und ohne Erkrankung des Myokards vor (Abfall der Ventrikelfrequenz unter 20/min und Anstieg über 200/min).

Als typisches Modell gilt der akute Herzinfarkt. Das fortschreitende Kreislaufversagen führt zu einer Funktionsstörung lebenswichtiger Organe, weist Zeichen einer verminderten peripheren Durchblutung auf und solche kompensatorischer Reaktionen. Die klinischen Zeichen sind:

Trübung des Sensoriums, Blässe, Zyanose, kalte Extremitäten, kleiner Puls, Schwitzen, Tachykardie und Tachypnoe. Der Grad der hämodynamischen Störungen steht in direkter Beziehung zur Infarktgröße. Mit einem Schock ist zu rechnen, wenn mehr als 40% der Myokardmasse infarziert sind. Der niedrige Blutdruck mit einem P_s unter 80 mm Hg ist das erste Zeichen eines kardiogenen Schocks. Diese Hypotonie ist mit einer Abnahme des Herzminutenvolumens verbunden, bedingt durch Hypovolämie und Herzmuskelschädigung. Wahrscheinlich trägt zur Verminderung des Herzminutenvolumens eine reflektorische kompensatorische Vasokonstriktion bei. Die Blutdruckmessung mit der Manschette ergibt niedrigere Werte als die direkte Messung (728).

Die strömende Blutmenge ist beim akuten Herzversagen herabgesetzt. Bei der Herzschwäche unterscheidet man hämodynamisch ein Überwiegen der Vorwärtsinsuffizienz („forward failure") über die Rückwärtsinsuffizienz („backward failure"). Das rasche Versagen der Herzleistung erlaubt keine Kompensationsmechanismen. Das kleine Herzzeitvolumen ist mit ZVP verbunden, erhöhtem peripheren Widerstand und Strömungswiderstand, kleiner Blutdruckamplitude und einer systolischen Hypotonie. Bei AMI ohne Herabsetzung der Herzleistung, d. h. ohne Zeichen eines Schocks oder Lungenödems, ist das HMV normal oder leicht gesenkt. Dabei ist der linksventrikuläre Füllungsdruck meistens etwas erhöht. Auch bei komplikationsloser AMI ist der LVEDP (left ventricular enddiastolic pressure) erhöht, offensichtlich, um nach dem STARLING-Mechanismus ein ausreichendes HMV zu gewährleisten. Als ein optimaler Füllungsdruck bei Patienten mit AMI wird LVEDP um 20 mm Hg angegeben (728, 992). Wenn ein ausreichendes HMV bei diesem Druck nicht gewährleistet ist, muß man mit einem Schock rechnen. Der Herzindex liegt bei einem komplikationslosen AMI bei 2,61 l/min/m², im Schock durchschnittlich bei 1,76 l/min/m². Es gibt eine Mehrzahl von Patienten, bei denen der Herzindex wenig reduziert ist. Hier ist die Hypertonie eine kompensatorischreflektorische Erscheinung. Im allgemeinen liegt die Hypovolämie bei kardiogenem Schock unter 20%. Die auftretenden Arrhythmien und eingeschränkte Lungenfunktion sind lebensbedrohende Begleiterscheinungen bei AMI. In der letzten Zeit hat sich am Krankenbett die Überwachung des LV-Füllungsdruckes durchgesetzt. Sie erlaubt eines Beurteilung der Ventrikelschädigung und wird durch eine direkte Messung des Drucks in der Lungenarterie durchgeführt (Pulmonalkapillardruck-PKD), welche den Druck im linken Vorhof bzw. den mittleren LV-diastolischen Druck widerspiegelt. Mit der Bestimmung von PKD und DPAD (diastolischer Pulmonalarteriendruck) läßt sich der kardiogene Schock mit einer Hypovolämie gut erkennen und die Gefahr eines Lungenödems abschätzen. Sobald PKD und DPAD unter 18 mm Hg liegen, sollte man mit einer Plasmavolumenexpansions-Therapie beginnen (412, 728). Wenn der CVD unter 10 cm H_2O liegt, kann auf eine Hypovolämie geschlossen werden. Tritt beim therapeutischen Anstieg des Füllungsdruckes keine klinische Besserung ein, ist eine Herzmuskelschädigung als Schockursache anzunehmen. Die therapeutischen Konsequenzen ergeben sich beim kardiogenen Schock aus den zwei Hauptursachen: Akuter Füllungsbehinderung oder einer akut verminderten Förderleistung bzw. ihrer Kombination (631, 728, 1011).

20.3. Septischer Schock

Der septische Schock ist eine Komplikation von bakterieller Sepsis (*Escherichia coli*, *Pseudomonas*, *Klebsiella*, Staphylokokken, Streptokokken, Pneumokokken, *Clostridium perfringens*). Das klinische Bild ist durch eine zugrunde liegende Krankheit gekennzeichnet. In manchen septischen Formen mit Flüssigkeitsverlust spielen Dehydration und Hypovolämie für die Entstehung des Schocks eine besondere Rolle. Ein typisches Merkmal des septischen Schocks ist ein über das zwei- bis dreifache erhöhtes Herzminutenvolumen. Der periphere Widerstand ist herabgesetzt; Sauerstoffextraktion im peripheren Gewebe sowie die O_2-Aufnahme des Blutes sind vermindert. Der O_2-Verbrauch ist sehr hoch, reicht jedoch bei der septischen Krise nicht aus, und es tritt eine progrediente Hypoxie mit einer Gewebsazidose sowie eine Kumulation von Milchsäure auf. Der infektiöse toxische Zustand wirkt nicht nur peripher, sondern auch zentral. Die Lungenläsion ist von besonderer Bedeutung, wie überhaupt die pulmonalen Mechanismen bei allen Schockformen mehr im Vordergrund stehen (ursprünglich die Niere). Die Lungenschädigung ist sowohl kreislauf- als auch ventilationsbedingt. Es entstehen durch den Einfluß von Endo- und Ektotoxinen Mikroembolien in der Lunge (Blutplättchenaggregation) (87). Ventilationsursachen sind die Entstehung von Atelektase, Lungenentzündung und Lungenödem. Die respiratorische Insuffizienz wie auch das Kreislaufversagen führen zu den charakteristischen Schockzeichen Azidose und Laktatidämie. In der Frühphase des Schocks sind Alkalose und Hypokapnie nicht selten.

Bei allen Schockformen, besonders aber beim septischen, finden wir Gerinnungsstörungen mit gesteigerter Fibrolyse. Ein ernster Faktor ist dabei die disseminierte intravasale Gerinnung (DIC — „disseminated intravaskulär coagulation"). Beim Schock ist die Leber oft betroffen, womit die meisten Gerinnungsstörungen in Zusammenhang stehen. Der Prothrombinwert ist herabgesetzt bei hohem Fibrinogenspiegel und verstärkter Fibrinolyse. Ein Nierenversagen im Schock fördert eine hämorrhagische Diathese. Die Ursache ist eine durch Urämie hervorgerufene Funktionsstörung der Blutplättchen (87). Blutungen im Magen-Darmtrakt sind häufige Todesursachen beim septischen Schock. Das erreichte HMV und die auftretenden Gerinnungsstörungen sind ausgeprägt und müssen zu gezielten therapeutischen Maßnahmen führen unter Berücksichtigung der septischen toxischen Grundkrankheit. Das Ausmaß des Leberschadens und der Grad der respiratorischen Insuffizienz bestimmen die Prognose (87, 991, 1092).

20.4. Anaphylaktischer Schock

Der anaphylaktische Schock wird durch immunologische Vorgänge ausgelöst. Schwere Formen treten bei i. v. Injektionen auf, bei Personen, die bereits in der Anamnese Atopien aufweisen (Prädisposition für allergisches Geschehen).
Klinik des anaphylaktischen Schocks:
1. Tritt plötzlich auf,
2. Verschlimmerung bis zum lebensbedrohlichen Zustand,
3. die dramatische Situation ist meistens reversibel, entweder spontan oder mit Hilfe einer gezielten Therapie,
4. im Schock ist das Gesicht blaß, zyanotisch, die Pupillen sind dilatiert, oft Bewußtseinsverlust mit schneller oberflächlicher Atmung, Erbrechen und Diarrhöe.

Die Herztöne sind schnell und leise, der Blutdruck fällt ab — Zusammenbruch des Kreislaufs. Der Blutdruckabfall ist ein sicheres Phänomen, das Myokard ist nicht betroffen, das EKG zeigt meistens transitorische Rhythmusstörungen.

Alle klinischen kardiovaskulären und respiratorischen Symptome bilden sich schnell zurück. Der Kreislaufzusammenbruch ist auf einen starken Tonusverlust der terminalen Arteriolen zurückzuführen. Durch die Vasodilatation kommt es zu einer lokalen Erhöhung des Blutvolumens und einer Verminderung des effektiv zirkulierenden Blutvolumens, „Der Kranke verblutet in seinen eigenen Gefäßen" (437).

Kapillardruck und -permeabilität nehmen zu, was zu einer Hämokonzentration führt (Exoserose). Auf die zentrale Hypovolämie mit gleichzeitiger mangelnder kompensatorischer Gegenregulation wurde hingewiesen.

Immunologische Faktoren: Jede als Antigen wirkende Substanz kann einen anaphylaktischen Schock auslösen. Zu den Antikörpern gehört die Gruppe der IgE. Der anaphylaktische Schock wird durch Mediatorsubstanzen ausgelöst (Antigen-Antikörper-Reaktion): Histamin, Serotonin, vasoaktive Polypeptide aus dem Darmtrakt sind nicht ausgeschlossen. Ein lang anhaltender anaphylaktischer Schock kann wie bei jeder anderen Form zu Organschädigungen führen. Klinisch therapeutisch ist dieser Zustand heute gut zu beherrschen (436).

21. Arterielle Hypertonie

Die arterielle Hypertonie ist die häufigste Erkrankung zivilisierter Völker und zugleich die häufigste nicht erkannte bzw. nicht beachtete Krankheit. 20—25% der Bevölkerung über 40 Jahre sind Hypertoniker. 10% der Herzkrankheiten beruhen auf einem Hochdruck, ca. 33% aller Hypertoniker sind unbekannt. Von den ca. 66% der erfaßten Hypertoniker sind ein Drittel unkontrolliert, und zwei Drittel stehen unter ärztlicher Kontrolle; ca. 22% der bekannten Hypertoniker werden nicht behandelt. Nur eine geringe Zahl von ca. 12% aller Hypertoniker erhalten eine adäquate Therapie. Die häufigsten Todesursachen bei Hypertonikern sind: Kardiale Komplikation 60—70%, davon akute Herzinsuffizienz ca. 70% und akute Koronarinsuffizienz ca. 20%; zerebrale Komplikationen ca. 30%; renale Komplikationen 0,5—1% (121). Die Mortalität der Hypertoniekranken steigt zwischen dem 45.—74. Lebensjahr progredient bei Männern und Frauen von 140 auf 430, bezogen auf 10000 Sterbefälle (815). Nur bei einem geringen Prozentsatz der Patienten mit Hypertonie ist die Ursache bekannt. Weitaus der größere Teil (ca. 85%) fällt unter die Kategorie „essentielle Hypertonie", welche anhand des Reninspiegels noch in Untergruppen unterteilt werden kann.

Bei 20% der erwachsenen Bevölkerung ist der hohe Blutdruck der wichtigste Risikofaktor der Mortalität und Frühinvalidität. HOLZGREVE (522) konnte zeigen, daß sich

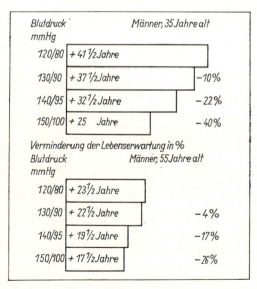

Abb. 21.1. Abhängigkeit zwischen Blutdruck und Lebenserwartung in Jahren bei 35- bzw. 55jährigen Männern (nach HOLZGREVE)

der Risikofaktor Hypertonie mit zunehmendem Alter auf die verbleibende Lebenserwartung geringer auswirkt. Die Blutdruckerhöhung ist um so ernster zu bewerten je jünger der Patient ist (Abb. 21.1.). Die hereditäre Belastung mit einem Hochdruck eines oder beider Elternteile ist bei ca. 50% der Hochdruckkranken für Schweregrad und Verlauf bestimmend (Abb. 21.2.). Die Blutdruckverteilung nach Alter und familiärer Belastung verläuft bei Frauen fast analog zu den Männern, erst ab 45. Lebensjahr liegt bei ersteren der systolische Druck höher. Es besteht auch eine hereditäre Beziehung zum Kohlenhydratstoffwechsel; 15—20% der Hypertoniker haben einen latenten, asymptomatischen oder manifesten Diabetes (1154). Schon im Frühstadium der essentiellen Hypertonie findet man einen latenten Diabetes mit Veränderungen der FFS, Plasmakortisol, Aldosteron und Vanillinmandelsäure (66) (Abb. 21.3.).

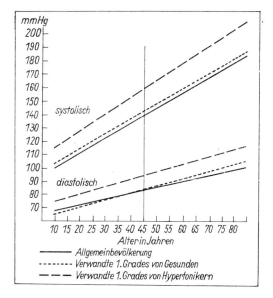

Abb. 21.2. Verteilung des Blutdruckes bei Männern (nach HAMILTON et al., Klin. Sci. 13, 11, 1954)

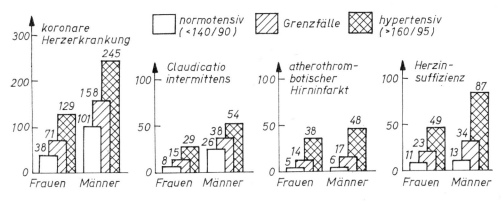

Abb. 21.3. Alterskorrigiertes Risiko kardiovaskulärer Morbidität bei Hypertonikern der Framingham-Studie (Sandorma Sonderheft, 1986)

21.1. Definition, Ursachen und Vorkommen

Unabhängig von der Ätiologie verstehen wir unter einer Hochdruckkrankheit eine chronische Erhöhung des diastolischen Blutdruckes, wobei in den meisten Fällen auch der systolische über der Norm liegt. Nicht unter diese Definition fallen:

1. Transitorische Blutdrucksteigerungen, die nur einige Minuten bis maximal einige Monate anhalten (z. B. Blutdrucksteigerungen durch Emotionen, akut postinfektiöse Glomerulonephritis, bestimmte Erkrankungen des Zentralnervensystems wie Enzephalitis, Hirntumoren, Hirndrucksteigerungen, Poliomyelitis; akute Vergiftungen durch Thallium, Blei, CO; autochthone Gestose, akute intermittierende Porphyrie u. a.). Die transitorischen Blutdrucksteigerungen bilden sich entweder spontan zurück oder heilen mit der Grundkrankheit aus.
2. Erhöhung nur des systolischen Blutdrucks. Häufigste Ursache ist eine Rigiditätszunahme der großen Arterien im Alter infolge Arteriosklerose („Altershochdruck", „Elastizitätshochdruck", „arteriosklerotischer Hochdruck"). Seltene Ursachen nur systolischer Blutdrucksteigerungen sind Erhöhungen des Herzzeitvolumens bei Hyperthyreose, arteriovenösen Fisteln, Fieber, totalem AV-Block und Aorteninsuffizienz (460).

Tabelle 21.1. Blutdruckbereiche nach Empfehlungen der WHO (1959)

Blutdruckbereich	Blutdruckwerte	
	systolisch	diastolisch
Normbereich	bis 18,5 kPa und bis 139 mm Hg	bis 11,9 kPa bis 89 mm Hg
Grenzbereich (Borderline-Hypertonie)	18,7–21,2 kPa und/oder 140–159 mm Hg	12,0–12,5 kPa 90–94 mm Hg
Hypertonie	21,3 kPa und höher und/oder 160 mm Hg und höher	12,7 kPa und höher 95 mm Hh und höher

Bei den erheblichen physiologischen Schwankungen der Blutdruckwerte und fließenden Übergängen zwischen normotonen und hypertensiven Werten ist es nicht möglich, absolute Normalwerte des Blutdruckes anzugeben (865). Die Blutdruckwerte sind willkürlich festgelegt und liegen für Jugendliche etwas zu hoch (Tab. 21.1.). Wesentliche Ursachen zur Entstehung des Hochdruckes:

1. *Essentielle Hypertonie* (70–90%)
2. *Renovaskuläre Hypertonie* (3–5%):

   Abdominelle Koarktation der Aorta, Stenosen der Aorta abdominalis durch Arteriosklerose, Thrombose, Aneurysma, Stenosen der a. renalis, angeboren und erworben, Arteriovenöse Fistel der a. renalis, Stenose im Bereich einer atypischen Gefäßversorgung, Vas aberans, Angiom d. a. renalis.
3. *Renale Hypertonie* (14–16%):

   Intrarenale Störung:

   Pyelonephritis, Glomerulonephritis unterschiedlicher Genese, Schwangerschaftsnephropathie, Cystenniere, Kollagenosen, Nieren-Tuberkulose, Nieren-Tumoren, Gicht/Plasmocytom/Amyloid-Niere, Nierenhypoplasie, Nierenmißbildung, Throm-

bose/Embolie, Nephrosklerose, Perinephritis, Nierenparenchymkompression/Trauma;
Postrenale Störung:

Hydro- und Pyelonephrose, Nierendystopie, Nephro- und Urolithiasis, Prostatahypertrophie, Ureterkompression und -struktur, Vas aberans durch Überlagerung und Kompression des Ureters.

4. *Kardiovaskuläre Hypertonie* (7%):

Aortenisthmusstenose, Aorteninsuffizienz, Arteriosklerose, Hyperkinetisches Herzsyndrom, Totaler AV-Block, Hochgradige Bradycardie, AV-Fistel, Angiitiden, Polycythämie, Hyperthyreose, Stauungshochdruck.

5. *Hormonelle Hypertonie* (3%):

Cushing-Syndrom, Phäochromocytom und -blastom, Tumoren des sympathischen Nervensystems, Pseudophäochromocytom, Nebennierenmark-Hyperplasie, Primärer Hyperaldosteronismus, Pseudo-Conn-Syndrom, Hyper-Mineralocorticoid-Syndrom, AGS, Hyperthyreose, Klimakterium, Acromegalie.

6. *Neurogene Hypertonie* (5%):

Erhöhte Sympathikotonus, Gehirntrauma, Gehirntumor, Polyneuritiden, Encephalitiden, Poliomyelitis, Meningitis, Porphyrie, Vergiftungen (Blei, Thallium, CO, Hg), Sklerose des Carotissinus, Aortenbogensyndrom, gesteigerter Hirndruck.

7. *Medikamentös induzierte Hypertonie* ($< 1\%$) (s. Tab. 21.2. nach LINSS, 719)

8. *Strahleninduzierte Hypertonie* ($< 1\%$)

Tabelle 21.2. Medikamentös bedingte Hypertonien

Medikament	Pathogenese

Sympathikomimetika
  Appetitzügler und Psychoanaleptika
  (Pervitin, Preludin, Amphetaminil)
  Bronchospasmolytika
  (Terbutalinsulfat, Alupent)
	Stimulierung des Katecholaminsystems

Monoaminooxydasehemmer (Adrenalin, Noradrenalin)	Thyramininduzierte Noradrenalinfreisetzung

Mineralokortikoide
  Biogastrone
  Lakritze
  Fludrocortison
  Ovulationshemmer
	Stimulierung des Renin-Angiotensin-Systems

Laxantienabusus	Hypokaliämie + Stimulierung des Renin-Angiotensin-Systems
Glykokortikoide	Vermehrte Ansprechbarkeit der Gefäße auf vasokonstriktorische Reize
Hypophysenhinterlappenextrakte bzw. Hormone (Vasopressin, Oxytozin)	Periphere Konstiktion
Allergien auf Medikamente (Sulfonamide, Antibiotika, Gold, Seruminjektionen)	Allergische Gefäßreaktion

Prozentuale Todesursachen bei der arteriellen Hypertonie: kardial 68%, zerebral 16%, Lungenembolie ohne bestehende chronische Herzinsuffizienz 7%, Lungenembolie bei bestehender chronischer Herzinsuffizienz 3%, Mesenterialarterienverschluß 2%, Medionecrosis aortae 1%, rupturierte arteriosklerotische Aneurysmen der Aorta abdominalis 0,5%, renal 2,5% (121, 865).

21.2. Einteilung der Schweregrade

Die Einteilung des Hochdruckes in essentielle und sekundäre Hypertonie hat sich in der Klinik eingebürgert. Neuere klinische und experimentelle Arbeiten zeigen jedoch, daß diese Klassifikation willkürlich ist und daß die sogenannte essentielle Hypertonie durch verbesserte Laboruntersuchungen usw. prozentual abnimmt (738). Ausgehend von pathophysiologischen Regelmechanismen und ätiologischen Aspekten wurde nach NITSCHKOFF (871, 874) die Hypertonie in 6 Gruppen eingeteilt:

I. Die sogenannte essentielle Hypertonie = primäre arterielle Hypertoniekrankheit (multifaktorielles kortikosubkortikoviszerales Syndrom mit hereditärer Komponente, dominierend auslösender Faktor nicht bekannt),
II. Hypertonieformen mit dominierend neurogen auslösenden Faktoren (organisch, entzündlich-toxisch, exterrezeptiv, interorezeptiv, neurovegetativ),
III. Hypertonieformen mit dominierend nephrogen auslösenden Faktoren (entzündlich-toxische Erkrankungen der Niere, Drosselung der Nierendurchblutung, Mißbildungen, Tumoren u. a.),
IV. Hypertonieformen mit dominierend humoral auslösenden Faktoren (Elektrolyte, Wasserhaushalt, Synthese und Abbau pressorischer und depressorischer Substanzen, immunbiologische Vorgänge),
V. Hypertonieformen mit dominierend endokrin auslösenden Faktoren (Hypophysenvorderlappenstörungen, Steroidhormone, Klimax, Aldosteronismus, Nebennierenenukleation, Phäochromozyten u. a.),
VI. Hypertonieformen mit dominierend kardiovaskulär auslösenden Faktoren (Aortenisthmusstenose, Herzblock, bestimmte Herzvitien, arteriovenöse Fistel u. a.).

VOLHARD (1230) hat eine Einteilung in „roten Hochdruck" und „blassen Hochdruck" geprägt, wobei der erstere typisch für den essentiellen Hypertoniker sein sollte.

Es muß festgestellt werden, daß — wenn auch die Anlaßmechanismen unterschiedlich sind — die Fixation (Perpetuierung) sich durch ähnliche und analoge Pathomechanismen auszeichnet. Der Hypertonus ist bei allen Formen des Syndroms der gemeinsame Risikofaktor. Bei der Entstehung des Hochdrucks kann man alle dazugehörigen Veränderungen als Adaptationsversuche ansehen. Die Pathomechanismen können sich so verselbständigen, daß die ursprüngliche Ursache (Anlasser) nicht mehr erkennbar ist. Man spricht auch von „milder" und „labiler" Hypertonie (im Frühstadium) im Gegensatz zur fixierten bzw. malignen (im Spätstadium).

BOCK (113) teilt die chronische Hypertonie unter Berücksichtigung der Organkomplikationen ein in: Grenzwerthypertonie, stabile Hypertonie und maligne Hypertonie. Der Autor lehnt sich an die Empfehlungen der Liga zur Bekämpfung des hohen Blutdruckes in der BRD an (Zeitschrift f. Kreislaufforschung **60**, H. 6, 1971). PAGE (918) entwickelte einen Schwereindex, ermittelt nach Symptomen und Befunden in einem Punktsystem, und SMITHWICK (1062) stellte ein Schweregrad-System auf unter besonderer Berücksichtigung der ungünstigen Faktoren. Bei der Gradeinteilung nach der Schwere der Erkrankung hat FRIEDBERG (333) vier Stadien eingeführt.

Die Stadieneinteilung der WHO (1959) unterteilt den Schweregrad in 3 Stufen:

WHO I: Es wird eine Labilität des Blutdruckes angegeben mit einer funktionellen

Umstellung der Netzhautgefäße ohne organische Veränderungen im Herz-Kreislaufsystem.

WHO II: Unabhängig von der Höhe des Blutdruckes sind objektive Zeichen einer „cardiovascular hypertrophy" feststellbar. Im Vordergrund steht die röntgenologische und elektrokardiographische Diagnose einer linksventrikulären Hypertrophie. In der Praxis wird der SOKOLOV-LYON-Index als ausreichend angesehen. Die „vascular hypertrophy" wird durch eine Funduskopie verifiziert und zeigt eine Gefäßschlängelung, Kaliberunregelmäßigkeiten und Kreuzungsphänomene ohne anderweitige Organläsionen.

WHO III: Neben den Herzveränderungen werden angegeben: akute kardiale Dekompensation mit und ohne Myokardinfarkt, Augenhintergrund III—IV, Papillenödeme, zerebrale Ischämien sowie sichere Zeichen einer hypertensiven Encephalopathie und schließlich eine Niereninsuffizienz verschiedenen Grades. Auch hier spielt der Blutdruck keine Rolle, und auch ein niedriger oder leicht erhöhter Blutdruck mit einem Myokardinfarkt oder apoplektischem Insult gehört zur Klassifizierung III der WHO.

Die WHO-Einteilung ist für epidemiologische Studien ohne weiteres anwendbar, für klinische Zwecke jedoch nicht ausreichend: Blutdruckwerte und Dauer des Hypertonus werden nicht berücksichtigt.

Es gibt Hochdruckpatienten — zumindest in den Frühstadien — ohne eindeutige Organschädigung, außerdem können letztere auch bei normalem Blutdruck und sogar bei Hypotonien vorkommen. Der Zeitfaktor sowie prognostische und therapeutische Aspekte werden nicht berücksichtigt. Die diagnostische Klassifizierung eines Hypertoniepatienten sollte sowohl die Ursache als auch den Schweregrad enthalten, z. B. labile renale Hypertonie, maligne essentielle Hypertonie usw. LINSS (719) hat unter Berücksichtigung hämodynamischer Parameter, Organschäden und Therapieansprechbarkeit eine für die klinischen Belange präzise Schweregradeinteilung angegeben. Der Klassifizierung nach NITSCHKOFF und BAUMANN (886, 887) wurden folgende Untersuchungen zugrunde gelegt: Subjektive Symptome, psycho-physiologische Untersuchungen, Stoffwechseluntersuchungen, FFS-Analysen, Phonokardiogramm, EKG, hämodynamische Untersuchungen, hämatologische Untersuchungen, Röntgen, Nierenstoffwechsel. Mit Hilfe von Computern und mathematischen Modellen wurden 4 klinische Schweregrade ermittelt (888, 889). Unter Berücksichtigung der Einteilung von LOSSE (1969), HALHUBER (1972) und LINSS (1985) sind die 4 Schweregrade folgendermaßen charakterisiert:

Schweregrad I: P_s 145—189 mm Hg (20,0—14,0 kPa), P_d 95—100 mm Hg (12,7—13,8 kPa). Gesteigerte vegetative Symptomatik, keine Organveränderungen, Augenhintergrund unauffällig, Fundus 0-I (n. THIEL), geringe Einschränkung der Koronarreserve nach längerem Bestehen des Hypertonus. Gute therapeutische Ansprechbarkeit.

Schweregrad II: P_s 160—200 mm Hg (21,3—26,7 kPa), P_d 95—125 mm Hg (12,7—16,7 kPa, teilweise noch labil, subjektive Beschwerden wie Kopfschmerzen, Schwindel Stenokardien. Keine schweren Organveränderungen, Zeichen von Herzdruckbelastung (EKG, PKG und Röntgen) in ca. 50% der Fälle. Augenhintergrund: enggestellte Arterien, teilweise Überkreuzungsphänomene, Fundus I—II in 70%, Einschränkung der Koronarreserve. Therapeutische Ansprechbarkeit: gut, bis Dreierkombination.

Schweregrad III: P_s höher als 200 mm Hg (26,7 kPa), P_d höher als 125 mm Hg (16,7 kPa). Manifeste und latente Organveränderungen in 30% der Fälle, Nierenfunktion leicht eingeschränkt, Herzinsuffizienz, zerebrale Hypertoniekomplikationen, deutliche Einschränkung der Koronarreserve, Fundus II—III. Therapeutische Ansprechbarkeit in über 10% der Fälle mangelhaft.

Schweregrad IV: ist eine maligne (akzelerierte) Hypertonieform; P_s über 200 mm Hg (26,7 kPa), P_d über 130 mm Hg (17,3 kPa). Allgemeine subjektive Beschwerden, Leistungsabfall, Gewichtsverlust. Rasche Progredienz der Organkomplikationen: Herzversagen, zerebrale Insulte, Niereninsuffizienz. Koronarreserve über 30% eingeschränkt, Fundus III—IV (Papillenödem, Blutungen usw.). Therapeutisch schwer zu beeinflussendes Krankheitsbild.

Abbildung 21.4. zeigt nach 20jähriger Beobachtung eines umfangreichen klinischen Hypertoniematerials (760 Hypertoniker) die Entwicklung der Stadien und ihre Prognose. Eine statistische Analyse ergab, daß Schweregrad I und II dem WHO I, Schweregrad III dem WHO II und Schweregrad IV dem WHO III entspricht.

Abbildung 21.5. zeigt den Augenhintergrund bei den 4 Hypertoniestadien.

PAGE (921) postulierte die Mosaiktheorie der Hypertonie, indem er die verschiedenen Teilfaktoren der Druckregulation einander gegenüberstellte. Alle diese kardiovaskulären Mechanismen stehen im Dienste einer angepaßten Gewebsdurchblutung. Berücksichtigt man die experimentellen Arbeiten, so lassen sich Anlaßmechanismen bei der Entstehung eines Hochdruckes gut modellieren, ein Stadium, das der Kliniker so gut wie nie erfassen kann. Für die Entstehung der arteriellen Hypertonie ist die ätiopathogenetische Konstellation entscheidend. Diese Pathokonstellation des Hochdrucks ist in allen Stadien des Syndroms noch erkennbar, jedoch sind die Anlaß- und Perpetuierungsmechanismen nicht genau durchschaubar. Jede Schematisierung und Klassifizierung ist willkürlich, charakterisiert nicht Übergangs- und Kombinationsstadien, sie ist aber didaktisch notwendig. Die chronische Hypertonie kann unter Berücksichtigung ihrer dominierenden Pathomechanismen folgendermaßen eingeteilt werden:

I. Primäre (essentielle) Hypertonie
II. Sekundäre Hypertonien

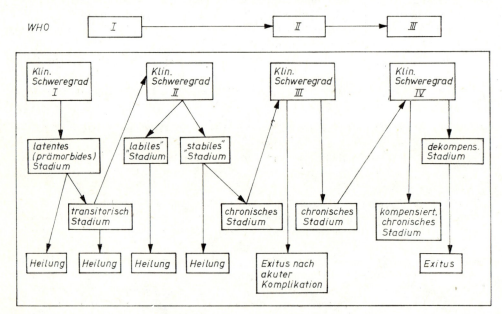

Abb. 21.4. Entwicklung der Hypertoniestadien und ihre Prognose

1. renal: renal-parenchymatös, renovaskulär
2. endokrin: adrenokortikal (CONN-Syndrom, Cushing-Syndrom), adrenomedullär (Phäochromozytom)
3. kardiovaskulär: Aortenisthmusstenose
4. Hypertonie bei Gestosen und Ovulationshemmern
5. neurogen: Erkrankungen des Nervensystems (Hirndruck, Tumoren, Entzündungen), akute intermittierende Porphyrie, Vergiftungen (Blei, Thallium, Kohlenmonoxid)
6. Maligne Hypertonie

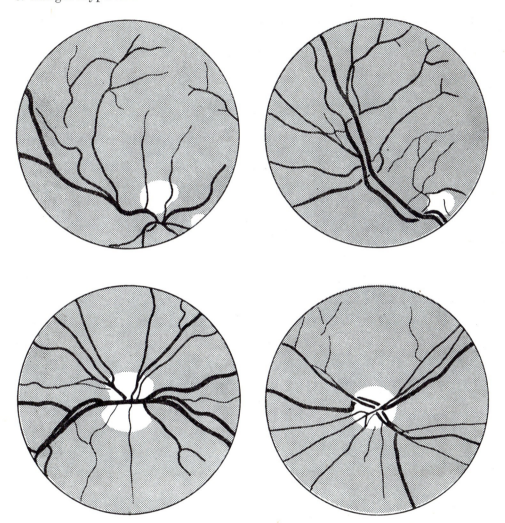

Abb. 21.5. Augenhintergrundbefunde bei Hypertonie (Stadieneinteilung nach THIEL):

a) Stadium I: Kupferdrahtarterien (verbreiterter Reflexstreifen) mit peitschenschnurartigem Verlauf, häufiger Aufteilung einzelner Arterien, Kreuzungsphänomenen
b) Stadium II: Harte, glänzende Reflexstreifen auf den Arterien, intensive Kreuzungsphänomene mit Venenstauung, vermehrte Schlängelung der kleinen Gefäße, insbesondere der Venolen
c) Stadium III: Silberdrahtarterien, kleine weiße Degenerationsherde, beginnendes Papillenödem
d) Stadium IV: Papillenödem. Engstellung der Netzhautarterien, z. T. infolge Gewebsödem nicht zu erkennen

Die uneinheitliche Klassifizierung (labile, stabile, milde, starke Schweregrade usw.) erschwert die Vergleichbarkeit der dargestellten Untersuchungen und ihre Interpretation. LUND-JOHANSEN (752) konnte überzeugend zeigen, daß bei unbehandelter essentieller Hypertonie im Laufe von 17 Jahren spontane Veränderungen der zentralen Hämodynamik auftreten.

Es ist offensichtlich sinnvoller und genauer, wenn die Analysen innerhalb von Dezennien durchgeführt werden, was einige Autoren auch praktizieren (875).

21.3. Pathophysiologie des chronischen Hochdrucks

Die beschriebenen ätiologischen und pathogenetischen Faktoren gelten mehr oder weniger für alle Hochdruckformen. Die physiologischen Grundmechanismen sind in „Funktion und Struktur" (12.1.—12.9.4.) behandelt worden. Faßt man die Regulation des arteriellen Blutdrucks und seine Entgleisung zusammen, so spielen folgende Mechanismen eine entscheidende Rolle:

Besondere Bedeutung besitzt das Herzschlagvolumen, welches abhängig ist vom Einstrom des Blutes in den linken Ventrikel aus dem linken Vorhof, d. h. indirekt vom venösen Rückstrom. Das Herzminutenvolumen ist abhängig von der Herzfrequenz sowie der diastolischen Dehnung und Kontraktionskraft des linken Ventrikels und vom Ausflußwiderstand. Je größer das Schlagvolumen, um so höher der systolische Druck. Das Herzzeitvolumen entspricht dem Produkt aus Schlagvolumen des linken Ventrikels und Herzfrequenz/min (normal 4—5 l):

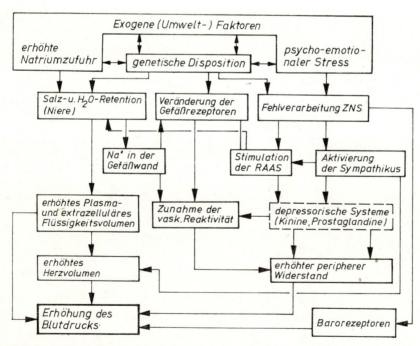

Abb. 21.6. Darstellung ätiologischer Faktoren in Wechselwirkung mit pathogenetisch wesentlichen Regulationsmechanismen bei der Entstehung und Perpetuierung der arteriellen Hypertonie (nach FAULHABER)

1. Je höher das Herzzeitvolumen ist, um so höher ist der arterielle Druck. Änderungen des Herzzeitvolumens sind abhängig von der jeweiligen Frequenz und dem peripheren Widerstand.
2. Je geringer die Elastizität der großen Gefäße ist, um so höher ist der systolische Druck.
3. Der Blutdruck ist abhängig vom gesamten arteriellen Strömungswiderstand.
4. Barorezeptoren sind Dehnungsrezeptoren, die auf Druckveränderungen in beiden Richtungen durch ihre direkte Beziehung zum Vasomotorenzentrum reagieren.
5. Chemorezeptoren.
6. Der Tonus der Vasomotorenzentren (Med. obl.) hat Beziehungen zu kortikalen und subkortikalen kreislaufrelevanten Hirnstrukturen.
7. Balance zwischen extra- und intrazellulärer Flüssigkeit und Volumenregulation über renale Natrium- und Wasserausscheidung (293).

Die ätiopathogenetischen Mechanismen bei der Entstehung und Perpetuierung des Hochdruckes sind aus Abbildung 21.6. zu entnehmen (746).

21.3.1. Neurogene Faktoren-Sympathikus

Folgende neurogene Mechanismen kontrollieren die Herz-Kreislaufregulation:
1. Höhere Zentren (psychosoziales Verhalten)
2. Der Hypothalamus (Eß- und Trinkgewohnheiten, ACTH-Freisetzung, ADH/Vasopressin)
3. Medulla obl. (vasopressorische und depressorische Strukturen, Nucl. tract. solit.)
4. Baro- und Chemorezeptorenreflexe
5. Autonome efferente Mechanismen (Inotropie und Chronotropie, periphere Vasokonstriktion, Venenkonstriktion, Katecholaminfreisetzung und Regulation der Reninbildung)

Abbildung 21.7. veranschaulicht die Wirkung des Sympathikus (angeboren oder streßbedingt) auf die Entwicklung eines arteriellen Hochdruckes. Der Sympathikus ist für

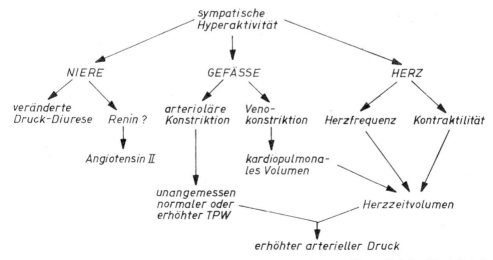

Abb. 21.7. Wirkung des Sympathikus auf die wichtigsten Organe (Niere, Gefäße, Herz) bei der Entstehung eines erhöhten arteriellen Druckes

die Kurzzeitregulation (Schnellregulation) des Blutdruckes verantwortlich (psychische und physische Belastung, Orthostase u. a.). Auch bei Schock durch Stimulation von Renin-Angiotensin werden die sympathischen Zentren des Gehirns schnell mobilisiert, um eine momentane Blutdruckerhöhung herbeizuführen. Die schnelle Regulation des Blutdruckes erfolgt auch über den Barorezeptor-Reflex. So kommt es bei einem Blutdruckanstieg über den efferenten Schenkel des Reflexes zu einer Abnahme der Herzfrequenz (Erhöhung des Vagustonus) und zu einer peripheren Vasodilatation. Der Regelvorgang besteht aus einer dem Druckanstieg proportionalen Depolarisationsimpulsfolge, wobei die Frequenz der aus den Dehnungsrezeptoren abgegebenen Impulse direkt dem Mitteldruck proportional ist. Eine Elektrostimulation des Sinus Carotis führt zu einer signifikanten Abnahme von Ps und Pd (874). Bei allen Formen der Hypertonie, auch des kleinen Kreislaufs, wurde eine Vergrößerung des Glomus caroticum besonders ausgeprägt bei der essentiellen Hypertonie gefunden (525). Unter Applikation von Katecholaminen fand sich eine erhöhte Reaktivität der Gefäße sowohl bei der labilen als auch der chronischen essentiellen Hypertonie, aber auch bei den renalen Formen des Hochdruckes.

Bei der Hypertension findet sich unter Provokationstesten eine gesteigerte Aktivität des Sympathikus am peripheren Nerven und an der quergestreiften Muskulatur. Am Sympathikus angreifende Antihypertensiva wirken nicht nur bei der essentiellen Hypertonie, sondern auch bei anderen Hochdruckformen blutdrucksenkend. Bei einem Drittel der Hochdruckpatienten sind die Katecholamine (Adrenalin, Noradrenalin) mit einer entsprechenden Zunahme der Vanillin-Mandelsäure im Harn erhöht. Tabelle 21.3. zeigt

Tabelle 21.3. Hypertonie mit erhöhter und ohne Katecholaminausscheidung

A. Hypertonie mit erhöhter Katecholaminausscheidung

Phäochromocytom/-blastom
Neuroblastoma sympathicum
Pseudo-Phäochromocytom
Nebennierenmarkhyperplasie
Erhöhter Sympathicotonus
Polyneuritiden/-neuropathien
Akute Porphyrie
Thallium-Intoxikation
Nikotinabusus
Feer-Syndrom (Akrodynie)
Cheese-disease
Medikamentös induzierte Hypertonie durch:
Antiasthmatica
Appetitszügler
Psychoanaleptica

B. Ohne Erhöhung der Katecholamin-Ausscheidung

Schwangerschaftstoxikose
Hyperkinetisches Herzsyndrom
Nierenerkrankungen (Glomerulonephritis, chron. Pyelonephritis)
Akute hepatische Porphyrie
Karzinoidsyndrom
Essentielle Hypertonie (?)
Neurologische Erkrankungen

zusammenfassend hypertone Syndrome mit erhöhter Katecholaminausscheidung (624/ 625, 763, 888, 1050, 1164, 1292, 1293; siehe auch 6.1., 6.3., 10.5., 10.5.6., 12.3., 12.8.3., 12.8.3.1.).

21.3.2. Hämodynamik

Die Hämodynamik des Hochdruckes beinhaltet 2 Hauptgrößen: Herzminutenvolumen und peripheren Widerstand. Wenn die Regulation bzw. Dysregulation des Blutdrucks das Produkt dieser beiden hämodynamischen Parameter ist, so liegt eine neurohumorale zentrale und periphere Steuerung vor (Abb. 21.8.; siehe auch 6.3., 11.2., 12., 12.3.4., 12.3.4.1. und 12.3.4.2.). In der Klinik läßt sich eine abnorme Blutdruckregulation mittels statischer Belastung („hand-grip"-Test) gut erfassen (735, 982). Der chronische Hochdruck mit seinen hämodynamischen Veränderungen ist das Schlußphänomen eines komplizierten ätiopathologischen Prozesses. Auch der therapeutische Effekt wird an der Normalisierung der hämodynamischen Parameter gemessen, was jedoch nicht mit einem subjektiven Besserbefinden des Kranken gleichzusetzen ist. Das erhöhte HZV kann insbesondere in der Frühphase von einem normalen oder erniedrigten peripheren Strömungswiderstand begleitet sein. Im weiteren Verlauf steigt durch Autoregulationsvorgänge in der Peripherie der TPR an, das HZV wird kleiner.

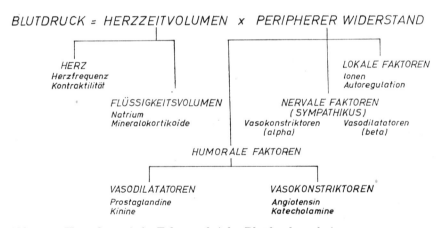

Abb. 21.8. Hämodynamische Faktoren bei der Blutdruckregulation

Die essentielle Hypertonie ohne erfaßbare Herzinsuffizienz kann ein normales HZV bei einem erhöhten TPW haben. Der renovaskuläre Hochdruck hat, zumindest in der Frühphase, meist ein vergrößertes Herzzeitvolumen bei mäßig erhöhtem peripheren Widerstand, während bei renoparenchymaler Hypertonie die Werte für das Herzzeitvolumen in einem breiten Bereich innerhalb und oberhalb der Norm streuen, bei stets angestiegenem Widerstand. Auch beim Hochdruck des primären Aldosteronismus und des Phäochromozytoms sind das Herzzeitvolumen und der periphere Strömungswiderstand erhöht; bei letztgenannter Erkrankung allerdings nicht, wenn die Adrenalinsekretion des Tumors die Noradrenalinsekretion übersteigt (113). Alle Hypertonieformen führen zu einer Herzvergrößerung, vorwiegend mit Zeichen einer Linkshypertrophie. Das EKG zeigt eine Linkslage der elektrischen Herzachse mit typischer Linkshypertrophie (pathologischer Linkstyp).

WEZLER und BÖGER (1262) haben nach kreislaufmechanischen Gesichtspunkten 3 Hochdrucktypen postuliert:

1. Elastizitätshochdruck: Ps, Δp, Pm, E` und E`/W sind erhöht, dagegen Pd, W und Vm normal.
2. Widerstandshochdruck: Pf, Ps, Pm und W erhöht, dagegen Δp, Vm und E`/W normal oder erniedrigt.
3. Minutenvolumenhochdruck: Pd, Ps, Δp, Pm, Vm, und E`/W erhöht, dagegen E` und W normal.

Die hämodynamischen Größen schwanken in der labilen Phase des Hochdrucks. Im stabilen bzw. chronischen Stadium kommt es zu neurohumoralen Fixationsmechanismen mit strukturellen Veränderungen in der arteriellen Strombahn. Deshalb variieren die hämodynamischen Größen auch nach der Dauer des Hochdrucks bzw. entsprechend dem Alter. Eine wichtige Funktion des Windkessels und der großen Gefäße besteht darin, die Druck- und Volumenpulsation der Herzpumpe zu dämpfen. In der Systole wird ein Teil des Schlagvolumens gespeichert, in der Diastole durch die elastische Kontraktion weiterbefördert.

Für die Pathophysiologie der arteriellen Hypertonie ist die Bestimmung der arteriellen Compliance von besonderer Bedeutung (1047). Um die Funktion der großen Arterien zu erfassen, wird eine zweite Methode angewendet: Messung der Strömungsgeschwindigkeit in der A. brachialis mit Hilfe eines gepulsten Doppler-Ultraschalls und schließlich die Messung der Pc im Unterarm mit einem Dehnungsmeßverfahren (79, 292, 1047). SIMON et al. (1047) haben eine einfachere und sichere Methode zur Bestimmung der systemisch-arteriellen Compliance (SAC) angegeben, und zwar die Analyse

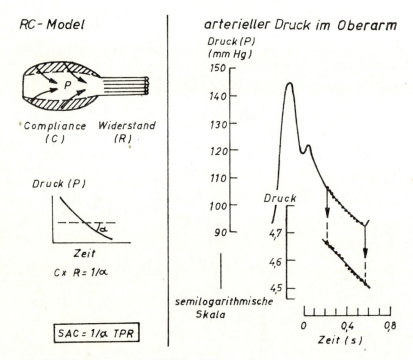

Abb. 21.9. Bestimmung des SAC (nach SIMON, LEVENSON und SAFAR; Triangel, Bd. 24, Nr. 1/2, Sandoz AG, Basel, 1985)

P = Gefälle der exponentiellen Druckabnahme in der Diastole
TPR = Totaler peripherer Widerstand

der exponentiellen Abnahme des Oberarmdruckes in der Diastole an einem Kreislaufmodell (Abb. 21.9.). Anhand dieser Methode wurde festgestellt, daß bei einem Hypertonus mit Erhöhung von Ps und Pd das SAC signifikant niedriger liegt. Damit wurde bewiesen, daß bei der essentiellen Hypertonie nicht nur eine Steigerung des peripheren Gesamtwiderstandes vorliegt, sondern auch die großen Arterien an der hämodynamischen Störung beteiligt sind. Abbildung 21.10. zeigt die Abhängigkeit der unterschiedlichen Pulswellengeschwindigkeit vom Produkt aus Alter und diastolischem Druck bei Normalpersonen und Hypertonikern. Dabei ist festzustellen, daß bei älteren Hypertonikern über 42 Jahren die Pc signifikant höher liegt als bei jüngeren. Die arterielle Pc ist ein klassisches Maß für die Arterienrigidität: Je höher die Pulswellengeschwindigkeit, desto starrer ist die Arterie.

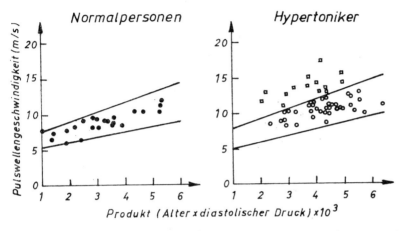

Abb. 21.10. Korrelation zwischen Pulswellengeschwindigkeit und dem Produkt aus Alter und Pd bei Normalpersonen und jüngeren und älteren Hypertonikern (nach SIMON, LEVENSON und SAFAR)

Außerdem läßt sich nach LEVENSON et al. (703) durch das Verhältnis des Arterienquerschnittes zum Quadrat der Pulswellengeschwindigkeit die Compliance der A. brachialis berechnen. Mit Hilfe dieser Methode lassen sich frühzeitig Arterienveränderungen aufdecken. Die Reaktion auf antihypertensive Therapie läßt sich in Sofort- und Langzeitwirkung der Medikamente unterteilen. — Parameter: Pm (mm Hg), Gefäßwiderstand im Unterarm (mm Hg/ml · s), Durchmesser der A. brachialis (cm), arterielle Compliance im Unterarm (10^{-4} ml/mm Hg). Bestimmungen der SAC und der arteriellen Compliance des Unterarms wiesen eine deutliche Einengung der Compliance auf, zunehmend bei Patienten mit leichter, mäßiger und schwerer Hypertonie im Vergleich zu Normalpersonen. SAC war ausgeprägter reduziert im Vergleich zur Unterarm-Compliance, besonders bei der isolierten systolischen Hypertonie (1047).

Das HMV ist bei essentiellen Hypertonikern bis zum 42. Lebensjahr signifikant höher als bei Hochdruckkranken bis zum 65. Lebensjahr und darüber. Der totale periphere Widerstand verhält sich umgekehrt. Der renale Blutfluß liegt bei jüngeren Hypertonikern signifikant höher als bei älteren. Das Verhalten des totalen Blutvolumens ist nicht eindeutig unterschiedlich und hängt sehr von der Höhe des Blutdruckes ab. Die Plasma-Renin-Aktivität liegt bei Hypertonien bis zum 42. Lebensjahr höher als bei höherem Lebensalter. Bei letzteren kommt noch eine Tendenz zu Hyperurikämie und Glucoseintoleranz hinzu. Die Adaptation des Herzens und der Widerstandsgefäße haben hämodynamische Konsequenzen (334, 379, 581, 673, 814, 863, 1252). STRAUER (1107) hat die Hypertonieformen des druckbelasteten Herzens und ihr hämodynamisch-funktionelles Verhalten in Abbildung 21.11. dargestellt. Die Ergebnisse haben eine pathophysiologische, prognostische und therapeutische Bedeutung. Das Hochdruckherz zeigt in 14% der Fälle eine irreguläre Ventrikelwandhypertrophie. Eine hohe Masse-Volumen-Relation ist mit einer erniedrigten Wandspannung, eine normale Masse-Volumen-Relation dagegen mit einer erhöhten Wandspannung verbunden. In den Frühstadien der Hypertonie, auch ohne erfaßbare Hypertrophie, ist die Koronarreserve eingeschränkt. Die myokardiale Dehnbarkeit kann im Unterschied zur Ventrikeldehnbarkeit auch bei ausgeprägter Myokardhypertrophie normal sein. Mit abnehmender myokardialer Dehnbarkeit nimmt die systolische Wandspannung zu und die Ventrikelfunktion ab.

Bei der manifesten Hypertonie liegt hämodynamisch ein vermindertes Herzminutenvolumen (HMV) bei erhöhtem totalem peripherem Widerstand (TPR) vor. Bei Grenzwerthypertonie ist der totale periphere Gefäßwiderstand noch normal; die Blutdruckerhöhung beruht vor allem auf einer Zunahme des Herzminutenvolumens. Bei zunehmender Hypertonie kehrt das HMV auf normale Werte zurück, und der TPR steigt an. Im weiteren Verlauf verschlimmert sich die Hypertonie unter weiterem TPR-Anstieg, und schließlich fällt das HMV bzw. das Schlagvolumen als Ausdruck der Beeinträchtigung der Herzfunktion ab.

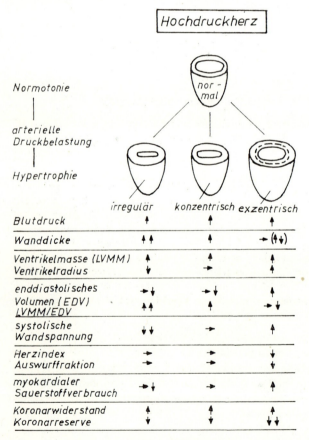

Abb. 21.11. Hypertrophiegrad und Ventrikeldynamik beim druckbelasteten Herzen (nach STRAUER)

21.3.3. Nebennierenrindenhormone (siehe auch 11.2.7., 11.8.3.2. und 11.7.)

Die Sekretionsraten der Nebennierenrinden-Steroide in mg/24 h betragen: Aldosteron 0,06—0,25; 11-Desoxy-Kortikosteron 0,09—0,63; Kortikosteron 1,5—4,0; 11-Desoxy-Kortisol 0,88—1,5 und Kortisol 9,4—21,8.

Durch exogene Zufuhr dieser Substanzen sowie von ACTH kann im Experiment ein Hochdruck erzeugt werden. Die verschiedenen Mineralo-Kortikoide rufen über eine renale-Wasser-Retention eine Blutdrucksteigerung hervor. Im Experiment verläuft der natriumretenierende Effekt nicht parallel mit dem Blutdruckanstieg. Die NNRH haben auch eine extrarenale Wirkung auf die Gefäßwand und modulieren ihre Reagibilität. Die Steroide können bei der Hypertonie nur im Zusammenhang mit Renin-Angiotensin und Natrium bei der Volumenregulation betrachtet werden (683/684). Die langsame Veränderung des Blutdruckes geht über die Elektrolyt- und Wasserbilanz vor sich. Eine Zunahme des intravasalen Volumens führt zu einer Steigerung des venösen Rückflusses zum Herzen und damit zu einer Erhöhung des HZV. Eine Überproduktion von Mineralokortikoiden (verbunden mit einer Hypokaliämie) und Aktivitätsveränderungen des Renin-Angiotensin-Systems führen zu einem Blutdruckanstieg mit unterschiedlichen pathogenetischen Mechanismen. Alle Einteilungen, einschließlich der biochemischen, sind willkürlich, haben jedoch ihr adrenokortikales Sekretionsmuster und unterschiedliche Beteiligung der Niere. Neben den NNRH ist das Verhalten des Renins charakteristisch für manche Krankheitsbilder (674, 1256, 1281) (Tab. 21.4.).

Abbildung 21.12. veranschaulicht bei primärem und sekundärem Aldosteronismus das Verhalten des Plasma-Renins vor und nach Stimulierung (Natriumrestriktion und/oder Orthostase, forcierte Natriurese). In der angelsächsischen Literatur laufen diese Krankheitsbilder unter dem Synonym „mineralcorticoid excess-Syndrom" oder „hypermineralcorticoidsm" (746, 1198, 1255).

Tabelle 21.4. Hypertoniesyndrome und Hypermineralocorticoidismus nach WOLF (1281)

A. Hypermineralocorticoidismus mit Reninsuppression und Aldosteronismus

1. Reiner primärer Aldosteronismus infolge solitären Nebennierenrindenadenomes (Klassisches CONN-Syndrom)
2. Reiner Aldosteronismus bei bilateraler Nebennierenrindenhyperplasie (NNRHP)
3. Hypermineralocorticoidismus mit Aldosteronismus infolge solitären Nebennierenrindenadenomes
4. Hypermineralocorticoidismus mit Aldosteronismus bei bilateraler Nebennierenrindenhyperplasie
5. „Dexamethasonempfindlicher" Aldosteronismus
6. Hypermineralocorticoidismus bei Cushing-Syndrom

B. Hypermineralocorticoidismus mit Renin- und Aldosteronsuppression

1. Hypermineralocorticoidismus bei 17-Hydroxylasemangel
2. Hypermineralocorticoidismus bei 11-β-Hydroxylasemangel

C. Hypermineralocorticoidismus mit Hyperreninämie und Aldosteronismus bei:

1. fortgeschrittener essentieller Hypertonie
2. malignem Hochdruck
3. renovaskulärer Hypertonie

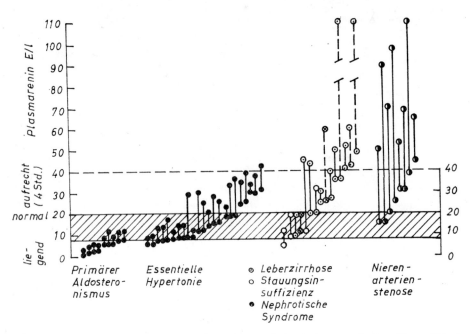

Abb. 21.12. Plasmarenin vor und nach Stimulierung bei primärem und sekundärem Aldosteronismus (nach WOLF und ABDELHAMID: Hypermineralocorticoidismus und Hypertonie, Klin. Wschr. 49. Jg., H. 6, 1971)

21.3.4. Renale Faktoren

Jede ein- oder doppelseitige Nierenerkrankung kann zu einer Hypertonie führen. Die Hochdruckmechanismen, die über die Niere entstehen, sind:

1. Renale Natrium-Wasserausscheidung,
2. Renin-Angiotensin-System,
3. Renale Gewebshormone Renin, Prostaglandin und Kallikrein. Außerdem bildet die Niere Convertingenzym und Kininase II. Die Substanzen sind ungleichmäßig in Nierenrinde und -mark verteilt (siehe auch 9.5.1., 9.5.3., 9.5.6., 9.5.7., 9.7.1., 11.2.7., 11.8.3., 11.8.3.3.—11.8.3.6.).

GUYTON (419) hat bei seinem volumenregulatorischen Konzept der Niere eine zentrale Bedeutung beigemessen. Die Niere ist für die Größe des EZF-Volumens durch die Regelung der Natriumkonzentration und des Wassers verantwortlich. Somit ist dieses Organ eine Determinante des arteriellen Blutdrucks. Besteht jedoch eine Störung der Ausscheidung von Wasser und Salz, dann wird die Niere veranlaßt, durch Zunahme des TPW die Volumen- und Natriumhomöostase auf einem erhöhten Blutdruckniveau auszuführen. Eine verringerte Exkretion der Niere besteht bei folgenden Situationen:

1. Verminderte arterielle Perfusion der Niere durch
    a) renovaskuläre Erkrankungen (z. B. Ein-Nieren-Goldblatt-Modell)
    b) nervale Stimulation der Nierenarterie (psychogen und neurogen)
    c) hormonale Vasokonstriktion der Nierenarterie durch Angiotensin II (z. B. auch bei reninsezernierenden Tumoren) oder Noradrenalin (Phäochromozytom).

2. Verminderte glomeruläre Filtration infolge
   a) strukturell veränderter glomerulärer Kapillarwände (z. B. bei Schwangerschaftstoxämie)
   b) verminderter Anzahl glomerulärer Kapillaren (glomeruläre Erkrankungen).
3. Gesteigerte tubuläre Reabsorption von Salz z. B. durch Aldosteronexzeß bei primärem Hyperaldosteronismus.

Die Regulation der Salz- und Wasseraufnahme sowie deren Ausscheidung durch die Niere geschieht bei essentiellen Hypertonikern auf einem höheren Druckniveau. Die Kurve der Druck-Volumen-Beziehung ist nach rechts verschoben (Abb. 21.13.). Der arterielle Druck ist also von H_2O-NaCl-Zufuhr und H_2O-NaCl-Ausfuhr über die Niere abhängig. Die Kapazität der Niere wird durch Noradrenalin, Aldosteron und Renin erhöht und durch Nierenerkrankungen sowie Reduzierung der Nierenmasse verschlech-

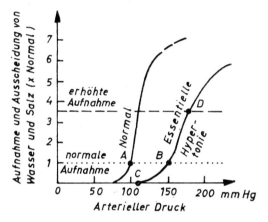

Abb. 21.13. Die Kurve der Druck-Volumenbeziehung bei Normotonen sowie essentiellen Hypertonikern (nach GUYTON und COLEMAN)

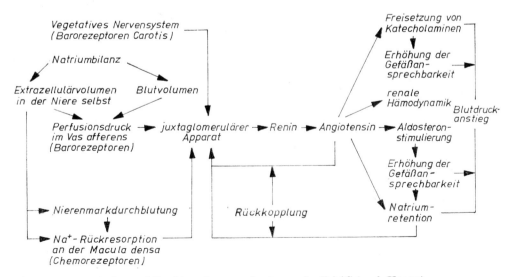

Abb. 21.14. Regulation und Rückkopplungsmechanismen des RAAS (nach KLAUS)

tert (624). Die Barorezeptorenempfindlichkeit steigt während rascher Änderungen des Blutvolumens bei Hypertonikern (22). Die Steuerung der Reninsekretion erfolgt nicht nur über die Barorezeptoren und Chemorezeptoren, sondern ist gekoppelt mit regulativen Mechanismen von BV und EZV in der Niere selbst (Abb. 21.14.). Die ursächliche Bedeutung der Niere im Frühstadium der essentiellen Hypertonie ist nicht endgültig bewiesen. Die Beziehung zwischen pressorischem System der Niere und der Plasmakonzentration der renal-pressorischen Substanzen ist nicht immer eindeutig. Das RAAS regelt über 2 Effektorkomponenten (Angiotensin II und Aldosteron) den Natrium-Wassergehalt des Organismus, das Kaliumgleichgewicht und den Blutdruck (624). In manchen Fällen der essentiellen Hypertonie ist nicht klar, ob eine Fehlsteuerung der Reninsekretion Folge oder Ursache der Druckerhöhung ist (1225).

Während bei den rein renalen Hypertonieformen fast immer eine Stimulierbarkeit der Reninsekretion vorliegt, fehlt diese bei annähernd 30% der essentiellen Hypertoniker (162, 477, 624, 695, 1087, 1199). Für die Salz- und Wasserbalance hat die Niere eine humoral-hormonelle Schlüsselstellung. Dabei spielen die Dopaminrezeptoren (DA_1 u. DA_2) in den Nierentubuli eine wichtige Rolle, je nachdem, ob es sich um einen salzsensitiven oder -resistenten Blutdruck handelt. Bei der salzsensitiven Form wird inadäquat Dopamin mobilisiert, wodurch es zur Retention von Salz kommt. Der Blutdruck steigt an, kombiniert mit einer Vasokonstriktion. Bei der salzresistenten Form wird Dopamin effizient mobilisiert. Durch Natriuresis und Vasodilatation steigt der Blutdruck nicht an. Sowohl bei Normotensiven als auch bei leichten Formen von Hypertension findet man bei erhöhter Plasma-Renin-Aktivität eine Abnahme des Dopamins im Urin und umgekehrt. Regulativ wirkt der natriuretische Faktor im artiellen Blut und als Inhibitor die Na/K ATPase.

Zu den renalen Gewebshormonen gehören noch die Prostaglandine und Kinine (siehe auch 11.8.3.5. und 11.8.3.6.). Die Prostaglandine wirken direkt oder als Mediatoren. Die Komponenten des Renin-Angiotensin-Kallikrein-Kinin und der Prostaglandine treten in eine Interaktion inner- und außerhalb der Niere, um eine Blutdruckhomöostase zu gewährleisten. Von besonderer Bedeutung im gegebenen Zusammenhang sind das Kallikrein-Kinin-System (KKS) und das Renin-Angiotensin-System (RAS). Ist die Faktor-XII-Aktivität für Gerinnung, Lysis und Kininbildung wesentlich und damit neben anderen Komponenten dieser Systeme das wichtigste Bindeglied, so nimmt das Angiotensin I converting enzyme — identisch mit der Kininase II — diese Rolle bei der Verknüpfung des KKS mit dem RAS wahr. Die Esteroproteinasen spielen

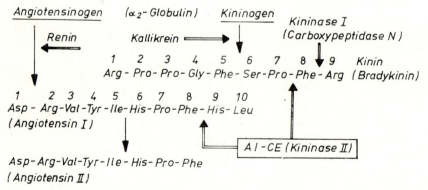

Abb. 21.15. Der duale Wirkungsmechanismus des AI-CE (Kininase II) auf das RAAS und KKS (nach HARTRODT)

Tabelle 21.5. Plasma-Renin-Aktivität (PRA) unter verschiedenen pathophysiologischen Bedingungen (nach KAPLAN, 1980, und LINSS, 1985)

Verminderte PRA	Erhöhte PRA
Expandiertes Flüssigkeitsvolumen	Eingeschränktes Flüssigkeitsvolumen
Tierexperimentell 1-N-Goldblatt-Modell — Mineralokortikoidexzeß • Primärer Hyperaldosteronismus • Desoxykortikosteronexzeß 18-hydroxy-DOC-exzeß — Low-renin essentielle Hypertonie — Verminderung des Nierengewebes • Anephrischer Zustand • Zunehmendes Alter • Chronische volumenabhängige Nierenerkrankung	— Reduziertes Flüssigkeitsvolumen Salzrestriktion Flüssigkeitsverluste: • durch Diuretika induziert • bei Salzverlustniere Vermindertes effektives Plasmavolumen: • Orthostase • Nebenniereninsuffizienz Katecholaminexzeß Hypokaliämie High-renin essentielle Hypertonie Reninsezernierende Tumoren Verminderter renaler Perfusionsdruck • Therapie mit peripheren Vasodilatatoren • Renovaskuläre Hypertonie • Maligne Hypertonie • Reninabhängige chronische Nierenerkrankungen • Bartter-Syndrom Tierexperimentell: 2-N-Goldblatt-Modell

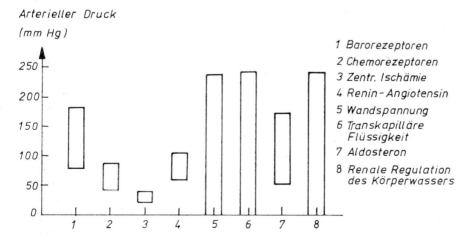

Abb. 21.16. Verschiedene Blutdruckregulationssysteme und ihre Beziehung zu verschiedenen Druckbereichen

in der Pathophysiologie des Hochdrucks in der Interaktion mehrerer Systeme eine spezielle Rolle (426). Die Harn-Kallikrein-Ausscheidung ist bei essentiellen Hypertonikern erniedrigt, bei sekundären Hypertonieformen (Pheochromozytom, Nierenarterienstenose, primärer Aldosteronismus) im Vergleich zu Normalpersonen signifikant erhöht und abhängig von der Nierenbelastung (426). Das Enzym „Carboxy-Cathepsin" (AI-CE) entspricht der Kininase II und greift sowohl in das RAAS als auch in das KKS ein (Abb. 21.15.; 21.16.), (448).

21.3.5. Elektrolyte (Natrium)

Das Natrium hat bei der Regulation einen dominierenden Einfluß auf den Wasserhaushalt und damit auf das EZF-Volumen. Diese Dynamik hat GUYTON unter Berücksichtigung von HMV, Blutvolumen und TPW genau analysiert (siehe auch 10.7.1.). Die Natriumkonzentration ist in den Erythrozyten erhöht, bei sekundären Hypertonieformen ohne Niereninsuffizienz dagegen normal. Eine streßbedingte Natriumretention kann eine Hypertonie auslösen (gesteigerte Sympathikusaktivität, Aktivierung des Renin-Angiotensin-Systems, Zunahme des Flüssigkeitsvolumens). Eine Freisetzung eines natriuretischen Hormons (?) hemmt den Na^+/K^+-ATPase-Pumpmechanismus. Das Gleichgewicht zwischen dem intra- und extrazellulären Natrium und Kalium ist gestört. Die Pumphemmung erhöht die intrazelluläre Natrium- und Kalziumkonzentration. Die gesteigerte Reaktivität der glatten Gefäßmuskulatur führt zur Erhöhung des peripheren Widerstandes mit ihren hämodynamischen Folgen (586, 751). Plasma von essentiellen Hypertonikern zeigt in vitro eine Hemmung der renalen Na^+/K^+-ATPase.

Die Natriumkonzentration ist bei familiärer Hochdruckbelastung verstärkt. Bei Hypertonikern ist der passive Natriumtransport beschleunigt. Offensichtlich liegt hier eine Membranpermeabilitätsstörung vor (741, 810).

Nach dem 50. Lebensjahr steigt der Natriumeinstrom in die Erythrozyten mit gleichzeitiger Zunahme des Blutdruckniveaus an. Die erhöhte Natriumkonzentration führt zu einer Steigerung der Gefäßreagibilität. Der Na-Stoffwechsel ist — wie schon beschrieben — von den Mineralokortikoiden abhängig. Es wird angenommen, daß der gestörte Na-Transport möglicherweise auf einen genetischen Defekt der Zellmembran zurückzuführen ist. Man findet oft Natrium-Kalium-Transportstörungen bei Eltern mit normotensiven Kindern. Ein genetischer Defekt wird nur dann angenommen, wenn der Blutdruck medikamentös gesenkt werden kann, vorausgesetzt, das Medikament beeinflußt nicht den Natriumtransport. Natriumentzug durch Diät, Medikament oder Dialyse senkt bei Hypertonikern den Blutdruck. Es steht außer Zweifel, daß es „salzwasser-abhängige" Hypertonien gibt, die in enger Wechselwirkung mit dem RAAS stehen. Dieser Mechanismus verläuft über den Wasserhaushalt und die Volumenregulation (1235, 1255). Nach Kochsalzbelastung wird auch das sympathische Nervensystem stimuliert (Abb. 21.17.). Störungen des aktiven Kationentransportes verursachen eine Änderung in dem Ruhemembranpotential der glatten Gefäßmuskelzellen (siehe auch 9.5., 11.1.1. und 11.3.4.). Natrium vermag außer den Angiotensin- auch den Aldosteronspiegel zu modulieren. Ein erhöhter Widerstand an isolierten Gefäßabschnitten bei Hypokaliämie kann die Funktion der Barorezeptoren vorübergehend hemmen. Im Experiment kann man eine Widerstandserhöhung durch Hemmung des Barorezeptorenreflexes durch Perfusion des isolierten Sinus Caroticus mit kaliumarmer Lösung erreichen (1235). Der Elektrolytstoffwechsel ist über die Na^+/K^+-ATPase mit der Proteinsynthese verknüpft. Klinische Beobachtungen zeigen, daß eine forcierte

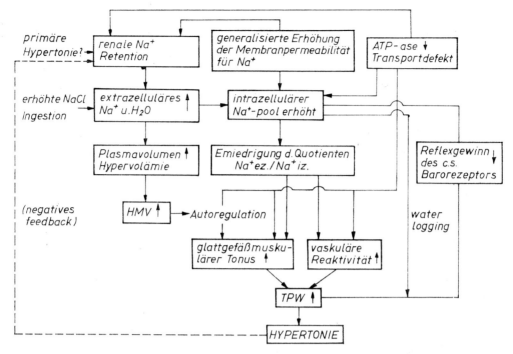

Abb. 21.17. Schema der Natriumwirkung auf die Pathokonstellation bei der Entstehung eines Hochdruckes

Tabelle 21.6. Differentialdiagnose der hypokaliämischen Hypertonie, aus: WOLFF: Internist 9 (1968)

	Primärer Aldosteronismus	Maligne Hypertonie	Nieren-arteriensterose[a]	Chronische Salurese-Therapie
Blutdruck	↑−↑↑	↑↑−↑↑↑	↑−↑↑↑	↑−↑↑
Retinopathie	I−III	IV	III−IV	v
Serum-Natrium	n−↑	n−↓	n−↓	n−↓
Serum-Kalium	↓−↓↓	↓	↓	↓
Plasmavolumen	n−↑	n−↓	n−↓	↓
Plasmarenin	↓−n	↑−↑↑	↑	↑
Plasmarenin nach Stimulierung	↑−n	?	↑ > n	?
Aldosteron-Sekretion	↑−↑↑	↑−↑↑	↑−↑↑	↑−↑↑
Glukose-Toleranz	n−↓	n−↓	n−↓	n−↓
Arteriogramm	n	(n)	Stenose	n

[a] = endokrin aktive Form; v = individuell verschieden; ? = keine Angaben; n = normal

Natriumverarmung bei Patienten mit Niereninsuffizienz eine hyponatriämisch-hypertone Krise auslösen kann und die Hochdruckbehandlung nicht unter allen Umständen im Vordergrund steht (656).

Mineralokortikoide verursachen gleichzeitig mit einer Zunahme des Gesamtkörper-Natriums den Grad einer Hypokaliämie (im EKG Verlängerung der Q-T-Zeit und Abflachung von T). Das Bild eines primären Aldosteronismus entspricht dem eines hypokaliämischen Hochdruckes. Der Kaliummangel manifestiert sich klinisch durch neuromuskuläre, kardiovaskuläre, intestinale und renale Störungen. Allerdings gibt es auch einen sekundären Aldosteronismus mit Blutdruckregulationsstörungen. Tabelle 21.6. veranschaulicht die verschiedenen Formen hypokaliämischer Blutdrucksteigerungen (424, 692, 902, 903; siehe auch 11.8.1. und 11.8.3.).

21.3.6. Perpetuierung der Hypertonie

Eine vorrangige Frage des chronischen Hochdruckes ist einmal, wie lange dieses Phänomen als adaptiv anzusehen ist, und zum anderen, durch welche Einflußgrößen der erhöhte Druck herunterzuregeln ist. Klinische Beobachtungen und insbesondere experimentelle Arbeiten zeigen, daß durch Entfernen der auslösenden Ursache der erhöhte Blutdruck nicht immer beeinflußbar ist. Wir kennen Fälle mit Spontanheilungen und eine auf längere Zeit zu beobachtende Senkung des Blutdruckes nach Absetzen der

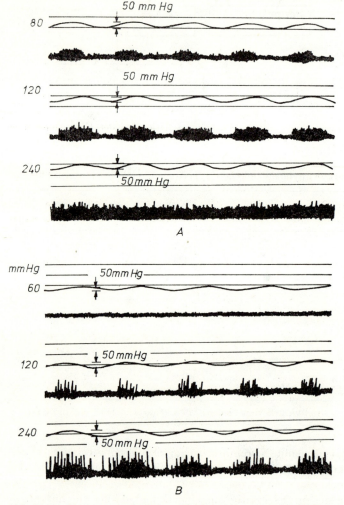

Abb. 21.18. Barorezeptorfunktion (Entladungsmuster der CSN) beim Hypertonus: A = normotensiv, B = hypertensiv (nach Mc Cubbin, Green und Page)

Therapie. Das Blutregelsystem ist durch exogene und endogene Faktoren vorübergehend oder chronisch verstellt (siehe 9., 9.5., 9.5.9. und 10.2.). Man kann für die Perpetuierung der Hypertonie folgende Mechanismen verantwortlich machen:

1. Eine Sollwertverstellung zentraler Vasomotorenstrukturen (Medul. oblong., Wechselwirkung kortikal-subkortikaler-kreislaufrelevanter Hirnareale). Entwicklung einer vasopressorischen Dominante? Chronischer Streß bei bestimmten Persönlichkeitstypen.
2. Verstellung der Reizschwelle der Barorezeptoren: „Resetting" schon nach Auslösen einer Blutdrucksteigerung. Die Barorezeptoren reagieren auf Blutdruckanstiege und -abfälle auf einem erhöhten unphysiologischem Niveau. Eine Rückführung des Blutdruckes zur Norm ist nicht möglich. Man kann annehmen, daß diese Verstellung in vielen Fällen auf degenerative Veränderungen (auch toxische und entzündliche) zurückzuführen ist. Abbildung 21.18. zeigt das Muster des Elektroneurogramms des Karotissinusnerven beim normalen und beim nephrogenhypertonen Tier. Man sieht deutlich die unterschiedlichen Entladungsmuster bei verschiedenen intrasinualen Druckbelastungen (794).
3. Zunehmende Verringerung des Gefäßlumenquerschnittes: Teilweise genetisch determinierter hyperaktiver struktureller Gefäßumbau mit einer Hyperaktivität auf pressorische Stimuli (siehe 21.4.). Die beschriebenen morphologischen und daraus resultierenden funktionellen Veränderungen der präkapillaren Widerstandsgefäße wurden in Analogie zur funktionellen Autoregulation, die einen akuten vaskulären Regulationsvorgang darstellt, als strukturelle Autoregulation bezeichnet; sie wird derzeit als eine wesentliche Komponente der Langzeitautoregulation aufgefaßt und trägt zur Perpetuierung bei (1199).
4. Renale Salz- und Wasserausscheidung: Die Hypertonikerniere hat eine höhere (verschobene) Druckschwelle der Wasser-Salz-Ausscheidung. Im fortgeschrittenen Stadium mit irreversiblen Gefäßänderungen ist die Druckdiurese vermindert, das Flüssigkeitsgleichgewicht gestört.
5. Erhöhte Renin-Angiotensin-Synthese (bei einem eventuell nicht ausreichenden Abbau) mit starker vasokonstriktorischer und blutdrucksteigernder Wirkung und negativem Einfluß auf die renale Hämodynamik (Senkung der Nierendurchblutung und der Glomerulärfiltration, anti-natriuretische Wirkung) (666).

21.4. Morphologische Veränderungen am Herzen und Gefäßsystem

Der chronisch gesteigerte arterielle Druck bedeutet für Herz und Strombahn eine erhöhte mechanische Belastung, die mit einer funktionellen Adaptation beginnt und später zu strukturellen Veränderungen führt. Die hypertensive Kardiopathie beruht auf zwei prinzipiell verschiedenen pathogenetischen Mechanismen. Der eine drückt sich in vermehrter Arbeit der linken Kammer (Druck) aus und einer, meistens zusätzlichen späteren Volumenbelastung (Erhöhung von „after-" bzw. „pre-load"). Der zweite Faktor besteht in den Veränderungen der Herzkranzgefäße im Sinne einer Koronarsklerose mit successiver Abnahme der Koronarreserve (222, 690).

Es besteht eine Relation zwischen Blutdruck und Herzmuskelmasse im Sinne einer linearen Zunahme zwischen dem 30. und 80. Lebensjahr. Bei Männern beträgt in diesem Zeitraum der Zuwachs des Herzgewichtes 50 g oder 13,4% oder jährlich 1 g; bei Frauen 76 g oder 25,3% oder 1,5 g jährlich. Der arterielle Mitteldruck steigt in diesen 5 Jahrzehnten um die gleichen Werte an, bei Männern um 12,75%, bei Frauen um 24,5% (724).

Echokardiographische Untersuchungen zeigen bei der Hypertonie eine Hypertrophie des linken Ventrikels mit Abnahme der Herzleistung in Abhängigkeit vom Alter. Diese Größen unterscheiden sich signifikant im Vergleich zu Normotonikern (siehe Abb. 21.19.) (752, 813).

Das Verhältnis Radius/Wanddicke charakterisiert die kardiale Adaptation, wobei dieses bis zum 42. Lebensjahr signifikant höher liegt als bei Hypertonikern über 65 Jah-

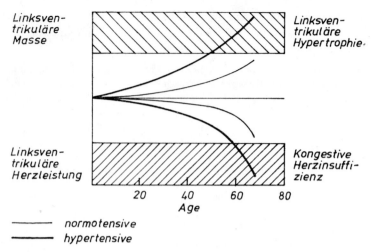

Abb. 21.19. Verhalten der Herzmuskelmasse des linken Ventrikels im Verhältnis zur Herzleistung bei Normotonikern und Hypertonikern (nach MESSERLI)

ren (813). Sowohl der Myokard- als auch der Koronarfaktor können zu einer Herzinsuffizienz führen (1107). Bei Hypertonikern kommt in 83% der Fälle eine linksventrikuläre Herzhypertrophie vor, in 50% werden abnorme Herzgeräusche auskultiert. Die Auswurffraktion des linken Ventrikels bei der essentiellen Hypertonie nimmt mit zunehmender Ventrikelgröße erheblich ab (1107). Es besteht eine Beziehung zwischen Masse-Volumen-Reaktion und der systolischen Wandspannung. Die Ursachen der Gefäßschädigung (einschließlich Koronararterie) beim arteriellen Hochdruck sind:

— Mediahypertrophie der Arteriolen (erhöhte d/r-Relation),
— elongierte Arteriolenstrombahn,
— verminderte Arteriolen- und Kapillardichte pro Myokard,
— vermehrter Wassergehalt der Arteriolenwand,
— veränderte Gefäßansprechbarkeit auf vasoaktive Transmitter,
— erhöhte Blutviskosität (1107).

STRAUER (1107) hat das hypertonieinduzierte kranke Herz in 4 klinische Stadien unter Berücksichtigung des Myokard- und Koronarfaktors eingeteilt und damit therapeutische und diagnostische Möglichkeiten abgeleitet. Sowohl bei der systolischen als auch bei der essentiellen Hypertonie (mit hohem Pd) liegt eine verminderte arterielle Compliance vor, die langfristig eine Auswirkung auf das kardiovaskuläre System hat, was aus Abbildung 21.20. zu entnehmen ist (703, 1048, 1180). Die pathologisch-anatomischen Veränderungen am Gefäßsystem sind nicht hypertoniespezifisch. Es kommt zu einer degenerativen produktiv-plastischen Metamorphose der großen und mittleren Arterien. Die Kalzifizierung und Thrombosierung werden durch die Hypertonie begünstigt (Abb. 21.21.; 113, 690, 741, 1258).

Die kleinen Arterien und Arteriolen zeigen ein diffuses intramurales Ödem, Verdickung der Intima, Mediahypertrophie und Verlust der elastischen Fasern. Eine intramurale Fibrose mit hyaliner Degeneration ist das Endstadium. Die Hypertrophie der Media kommt vorwiegend bei den Arterien vom Mediatyp vor, der Wand-Volumen-Quotient wird für die Gewebsdurchblutung ungünstig. Die Veränderung der Gefäßgeometrie ist für die lokale und systemische Hämodynamik entscheidend. Bei der Regulation des Widerstandes tritt sogar ein positiver Feedback-Mechanismus auf. Aus der morphologisch veränderten Blutdruckhomöostase resultiert eine progrediente

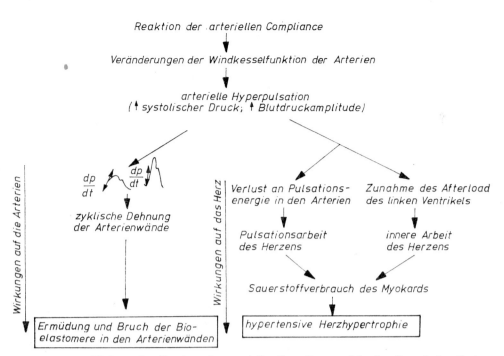

Abb. 21.20. Die Wirkung der Abnahme der arteriellen Compliance auf das kardiovaskuläre System (nach SIMON, Triangel, Bd. 24, Nr. 1/2, Sandoz AG, Basel, 1985)

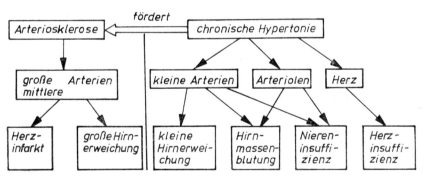

Abb. 21.21. Chronische Hypertonie, Arteriosklerose und deren wichtigste Komplikationen (nach BOCK, Hochdruck, Thieme Verlag, Stuttgart, 1981)

Steigerung des TPW. Die morphologischen Veränderungen der kleinen Arterien und Arteriolen bevorzugen die Nieren und das Gehirn, das Koronarsystem und seltener das Mesenterialgebiet. Auf dieser Grundlage beruhen die hyperton induzierten zerebralen Funktionsstörungen bis hin zu einer hypertensiven Encephalopathie (473). Die druckbedingte strukturelle vaskuläre Adaptation nach FOLKOW (311) potenziert die Fixation eines hohen Blutdruckes.

21.5. Primäre (essentielle) Hypertonie

Die Diagnose einer essentiellen Hypertonie wird per exclusionem gestellt, d. h., wenn eine einzelne auslösende Ursache nicht nachweisbar ist. Heute kennt man viele auslösende und perpetuierende Mechanismen dieses Krankheitssyndroms, so daß letzten

Endes die Konstellation über die Klassifizierung entscheidet. Die Borderline-Hypertension wird noch bezeichnet als „Grenzwerthypertonie", „Prähypertonie" oder „labile Hypertonie". Der jährliche Zuwachs an neuen Fällen entspricht etwa 1% der Gesamtbevölkerung. Das klinische Bild ist gekennzeichnet durch übermäßige Reaktion auf innere und äußere Reize, wie Orthostase, Kälte, physische Belastungen, Streßsituationen. Hervorgehoben werden psycho-somatische Merkmale, wie Gespanntheit, Unterwürfigkeit, leichte Verletzlichkeit, Impulsivität, motorische Unruhe. Das hämodynamische Verhalten ist nicht einheitlich: bei einem Teil der Patienten ist das Herz-Minutenvolumen in Ruhe in allen Körperlagen deutlich erhöht, der periphere Gefäßwiderstand meistens normal, sogar erniedrigt. Typisch soll auch eine hohe Herzfrequenz sein sowie ein erniedrigtes Plasmavolumen mit einer negativen Korrelation zwischen diesem und dem diastolischen Blutdruck (735, 865, 1180).

Selbstmessungen zeigen, daß ca. die Hälfte der Borderline-Fälle Normotoniker sind. Bei 14,8% der Hypertoniker, vorwiegend bei Jugendlichen, kommt es zu Spontanheilungen; 5,4% werden Hypotoniker; 18,9% der Hypotoniker bekommen im Laufe von 20 Jahren eine Hypertonie.

Man kann die essentielle Hypertonie als ein zerebroviszerales Syndrom definieren. Die essentielle Hypertonie erstreckt sich meistens über einen Zeitraum zwischen dem 30. und 55. Lebensjahr. Die Anamnese ist uncharakteristisch, im Frühstadium sind die Patienten beschwerdefrei. Nach einer Kombination mit früheren anderen Krankheiten muß gesucht werden. Die Pathomechanismen der essentiellen Hypertonie sind teilweise analog mit denen anderer Hypertonieformen; die Folgen gleichen sich. Auf einzelne für die essentielle Hypertonie typische Veränderungen im neurohumoralen und hämodynamischen Bereich sei hingewiesen. Auffällig ist die gesteigerte Reaktivität gegenüber exogen zugeführtem Noradrenalin bei essentiellen Hypertonikern. Die Ursachen dafür liegen:

1. in einer verminderten Speicherkapazität, wodurch es zu einer verstärkten Zirkulation freien vasoaktiven Amins an den Rezeptoren kommt und damit zu einer starken Vasokonstriktion,
2. in einer verminderten Inaktivierung von NA durch COMT und MAO,
3. in verminderter Wiederaufnahme durch Axonmembranen,
4. in vermehrtem Natriumgehalt in den Gefäßen,
5. in genetisch determinierter Überempfindlichkeit im arteriellen System (z. B. Membrantheorie) und
6. in einem verminderten Parasympathikotonus mit Überwiegen des Sympathikotonus (568, 727, 738, 983, 1186).

Diesen Argumenten steht entgegen, daß die gesteigerte Vasoaktivität nicht mit der Na-Konzentration im Plasma korreliert, daß geringe Blutdruckanstiege mit deutlicher Zunahme der Na-Konzentration einhergehen. Wichtig erscheint die durch cAMP vermittelte Wirkung von Katecholaminen auf Barorezeptoren zu sein. Beta-Rezeptoren sind ein spezifischer Teil des Adenylzyklasesystems. Es stellt sich die Frage, ob Plasma und Gewebekonzentration von cAMP auf eine hohe Aktivität der Beta-Rezeptoren zu beziehen sind. Sind die Rezeptoren der Effektororgane besonders sensibilisiert? Ist dadurch die vaskuläre Reaktivität verändert? Eine vermehrte Bildung von cAMP bei labiler Hypertonie wäre repräsentativ für eine generalisierte Beta-Rezeptorenstimulation. Eine erhöhte Sympathikusaktivität soll auch aus einer verstärkten Aktivierung des RAAS hervorgehen (vermehrte Beta-Rezeptorenstimulation führt zu cAMP-Aktivierung-Stimulation des RAAS). Das cAMP ist bei den benignen essentiellen Hypertonikern im Urin höher als bei Normalpersonen und signifikant sehr hoch bei renovaskulären Hypertonien (438).

Man kann die essentielle Hypertonie unter psychosomatischem Aspekt als eine Regulationskrankheit ansehen. Vorwiegend experimentelle, aber auch klinische Untersuchungen deuten darauf hin, daß eine chronische psychisch-emotionale Belastung mit zusätzlicher Schädigung eines Stellgliedes in den Blutdruckregulationsmechanismen zu einem sogenannten essentiellen chronischen Hochdruck führen kann. v. EIFF (271) unterstreicht eine angeborene oder erworbene Hyperaktivität des hypothalamischen Sympathikozentrums und dessen zentrifugale und zentripetale Verbindungen zur Peripherie. Beginn und Matrix der essentiellen Hypertonie ist offensichtlich das ZNS; ein zusätzlicher peripherer Störfaktor, auch mit suppressorischen Wirkungen, kann zu einer hypertonen Manifestierung führen. PICKERING (947) sieht die individuelle Blutdruckhöhe ähnlich der Körpergröße als Wirkung mehrerer Gene und Umweltfaktoren an. Nach PLATT (956) ist die mit dem Alter eintretende Änderung der Normalverteilung der Blutdruckwerte ein bimodales Phänomen; die statistische Analyse der Geschwister von Hochdruckkranken zeigt eine zweigipflige Verteilungskurve. Der genetische Faktor ist sowohl experimentell als auch klinisch nachgewiesen (944, 946, 947, 956).

Die Dopamin-β-hydroxylase wurde bei Borderline- und stabiler essentieller Hypertonie untersucht und der Hämodynamik gegenübergestellt. Die DBH korrelierte direkt mit Pd bei der Borderline-Hypertension, dem Cardiac output und dem kardiopulmonalen Blutvolumen als Ausdruck einer sympathischen Überempfindlichkeit. Bei der stabilen essentiellen Hypertonie waren diese Veränderungen nur bei den Formen mit erhöhter Plasma-Renin-Aktivität nachzuweisen (10). Essentielle Hypertoniker mit niedrigem Reninlevel sind besonders natriumsensibel. Die Abnahme des Renins entwickelt sich erst langsam und im spätem Stadium (II und III) läßt sich das Plasma-Renin nicht stimulieren. Es besteht eine negative Korrelation zwischen Plasma-Renin-Konzentration und renalem Gefäßwiderstand. Offensichtlich hat die hyporeninämische essentielle Hypertonie als Syndrom eine unterschiedliche Ätiologie. Ein hoher Reningehalt erweist sich als Risikofaktor. Essentielle Hypertoniker mit niedrigen Reninwerten erleiden seltener Gefäßkomplikationen. Der Plasma-Renin-Spiegel ist auch von differentialtherapeutischer Bedeutung. Nach DISTLER (250) kommt es bei der essentiellen Hypertonie zu einer Reninsuppression nur im fortgeschrittenen Stadium bei vermindertem Sympathikotonus und gesteigerter Natriumempfindlichkeit. Nach Salzapplikation und Orthostase zeigten essentielle Hypertoniker bei niedrigem Plasma-Renin-Spiegel einen höheren Anstieg von Pd als bei hohem Renin-Spiegel.

Die Plasma-Renin-Aktivität war bei der ersten Gruppe (Low-Renin) niedrig, bei der zweiten (High-Renin) wesentlich erhöht. Auch die Aldosteron-Ausscheidung war in 24 Stunden bei der ersten Gruppe niedriger als in der zweiten, die Natriumausscheidung war bei beiden gleich hoch. Die Plasma-Renin-Aktivität und die Aldosteronsekretion nahmen mit der Höhe des Pd ab (eine signifikante Relation niedriger Reninaktivität und diastolischem Druck) (1207). LARAGH (683) fand bei Low-Renin-Hochdruck eine erniedrigte, normale oder hohe Aldosteronsekretion. Bei hypertensiven Patienten mit einer normalen Plasma-Renin-Aktivität war die Aldosteronsekretion niedrig, normal oder erhöht; bei den essentiellen High-Renin-Hypertonikern ist die Aldosteronsekretion entweder normal oder erhöht. 50% der essentiellen Hypertoniker zeigten ein normales Verhalten des Renin-Angiotensin- und des Aldosteron-Mechanismus. Die andere Hälfte wies eine deutliche Störung des Renin-Angiotensin-Aldosteron-Systems auf; davon hatten 27% einen niedrigen und 16% einen hohen Reninwert (250, 683).

Die Stimmulationsteste erfolgen unter bestimmten Bedingungen:
1. Basiswerte nach 7stündiger Bettruhe,
2. nach 2 Stunden aktiver Orthostase = einfache Stimulation (gehen und stehen),
3. 40 g Furosemid i. v. und weitere 2 Stunden Orthostase (Doppelstimulation).

Die PRA-Werte werden im peripheren Venenblut untersucht (1237). Die Responder im II. Stadium WHO sind in allen Altersklassen vertreten. Die Non-Responder finden sich vorwiegend bei älteren Patienten (475). Patienten mit einer essentiellen Hypertonie zeigen unter bestimmten Bedingungen (z. B. Streß) eine Erhöhung des Erythropoetins, verbunden mit einer Zunahme der Blutviskosität, des Hämatokrits und des Plasmavolumens. Diese Veränderungen können auch als ein kardiovaskulärer Risikofaktor angesehen werden (1098).

Die Herz-Kreislaufregulation bei Hypertonikern wurde von LINSS (719) in verschiedenen Situationen untersucht. Der hämodynamische Regulationstyp (hyperkinetisch, eukinetisch, hypokinetisch) hatte in Ruhe die gleiche Verteilung wie bei Normotonikern. Das HMV ist bei Hypertonikern dabei leicht erhöht, der periphere Widerstand im Bereiche der Norm. Bei Orthostase überwiegt eine Kreislaufzentralisation mit erhöhtem TPW, verringertem SV, erhöhter Herzfrequenz sowie einer verringerten Blutdruckamplitude. Diese hämodynamische Situation gilt für die Frühphase. Spätphasen mit koronarer Herzkrankheit zeigen eine geringere Orthostasereaktion. Unter dynamischer Fahrradergometerbelastung liegt eine Tendenz zur Verkleinerung des HMV im Vergleich zu Normotonikern vor, aber auch erhöhte Werte (Übergangsstadien?) kommen vor. Die körperliche Leistungsfähigkeit ist bei Hypertonikern signifikant herabgesetzt, der prozentuale Blutdruck stieg unter verschiedenen Belastungsstufen, unterscheidet sich nicht von dem der Normotoniker. Das HMV steigt signifikant an, die linksventrikuläre Schlagarbeit ist größer als bei Normotonikern, unter stärkerer Belastung nimmt der periphere Widerstand ab. Die Regulation zwischen Größen der zentralen und peripheren Hämodynamik bzw. die Fluß-Druck-Beziehungen sind bei Hypertonikern unter körperlicher Belastung nicht gestört (719, 735, 884). Abbildung 21.22. zeigt das Verhältnis HMV und TPW bei kinetischem Herzsyndrom, Borderline-, milder und schwerer Hypertonie.

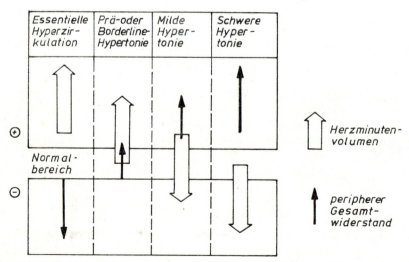

Abb. 21.22. Verhalten von HMV und TPW bei 4 verschiedenen Hochdrucksyndromen (nach LORI, Arterielle Hypertonie, 63)

Das Hypertoniesyndrom ist mit der Zirkulation in den großen Gefäßen verknüpft. SIMON et al. (1049) haben eine nichtinvasive Methode zur direkten Untersuchung der A. brachialis und ihrer Äste entwickelt. Aus Abbildung 21.23. sind die arteriellen hämodynamischen Parameter zu ersehen, ermittelt am Unterarm bei essentiellen Hypertonikern im Vergleich zu altersentsprechenden Normotonikern (79, 292, 703, 752, 1049).

Druck	systolisch	↑
	diastolisch	↑
Durchmesser der A. brachialis		↑
Strömungsgeschwindigkeit in der A. brachialis		↓
Blutfluß in der A. brachialis		→
Gefäßwiderstand im Unterarm		↑
arterielle Compliance des Unterarms		↑
Pulswellengeschwindigkeit		↑

Abb. 21.23. Verhalten der Unterarmzirkulation bei der essentiellen Hypertonie (nach SIMON et. al.)

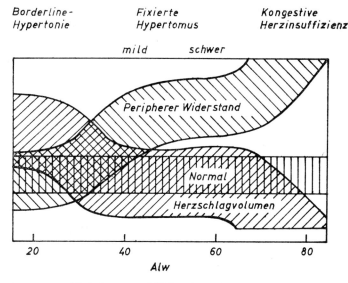

Abb. 21.24. Verhalten von HMV und TPW bei verschiedenen hypertensiven Zuständen unter Berücksichtigung des Alters (MESSERLI)

Abbildung 21.24. veranschaulicht das Verhalten des totalen peripheren Widerstandes und des HZV vom 20. bis 80. Lebensjahr bei 3 verschiedenen hypertensiven Konstellationen. Der Borderline-Hypertonus beginnt mit einem hohen HSV und leicht erhöhtem TPW; die milde Hypertension zeigt zwischen 20. und 60. Lebensjahr eine Zunahme des TPW und Normalisierung, aber auch leichte Abnahme oder leichte Zunahme von HSV und schließlich bei der späten Phase mit einer kongestiven Herzinsuffizienz eine weitere Erhöhung des TPW und deutliche Abnahme des peripheren Widerstandes (175, 812, 816, 1181). Bei Hypertonikern ist der zentrale Venendruck durch eine verminderte venöse Disensibilität erhöht, was auf einem vergrößerten HZV beruht (STARLING-Mechanismus). Nach Untersuchungen von BROD (154, 155) verhält sich das hämodynamische Bild bei der menschlichen essentiellen Hypertonie wie bei einem akuten emotionalen Streß. Die Gefäßwiderstände in den Nieren, im Splanchnikusgebiet und in der Haut steigen an, der Gefäßwiderstand in den Muskeln fällt ab. Durch diese entgegengesetzten Veränderungen des Gefäßwiderstandes in den verschiedenen Gebieten kann der totale periphere Gefäßwiderstand entweder abfallen, wenn die Vasodilatation in den Muskeln stärker als die viszerale Vasokonstriktion ist, oder umgekehrt, der totale periphere Gefäßwiderstand steigt an, wenn die vasokonstriktorische die vasodilatatorische Komponente übersteigt. Das Herzminutenvolumen steigt überall dort an, wo der totale periphere Gefäßwiderstand abfällt. Jedoch dort, wo der totale periphere Gefäßwiderstand ansteigt um mehr als etwa 20% seiner ursprünglichen Größe, fällt das Herzzeitvolumen ab (Tab. 21.7.). Die Disensibilität des venösen Bettes sinkt ab.

Tabelle 21.7. Vergleichend hämodynamische Parameter bei Normalpersonen, Borderline- und chronischen Hypertonikern (nach SAFAR et al., aus: Recent Advances in Hypertension, Boehringer, Ingelheim, 1975)

Parameter	Normotoniker	Borderline-Hypertoniker	Chronische Hypertoniker
Ps (mm Hg)	124 ± 3	140 ± 2	195 ± 4
Pd (mm Hg)	72 ± 2	89 ± 2	118 ± 2
Pm (mm Hg)	90 ± 2	108 ± 3	146 ± 3
HF (bit/min)	72 ± 2	78 ± 2	78 ± 2
HMV			
(ml/min/m²)	3321 ± 102	3397 ± 110	3258 ± 68
(ml/min/kg)	90 ± 4	102 ± 3	86 ± 7
HSV			
(ml/m²)	45 ± 2	53 ± 2	44 ± 3
(ml/kg)	$1,25 \pm 0,05$	$1,34 \pm 0,03$	$1,19 \pm 0,03$
TPW			
(Dyn. sec. cm^{-5} m²)	2118 ± 256	2143 ± 247	3643 ± 223
(Dyn. sec. cm^{-5} kg)	83252 ± 3724	85424 ± 2362	153487 ± 5568
Totales Blutvolumen			
TBV (ml/kg)	78 ± 2	72 ± 2	69 ± 2
CPBV (ml/kg)	14 ± 1	16 ± 1	12 ± 1
Renaler Blutfluß			
(ml/min/kg)	26 ± 2	26 ± 1	19 ± 1
Glomerulosfiltrat			
(ml/min/kg)	$1,7 \pm 0,1$	$1,73 \pm 0,2$	$1,60 \pm 0,1$
Press. Ag II Dosis			
(ng/kg/min)	$7,17 \pm 1,12$	$11,02 \pm 1,14$	$6,41 \pm 0,53$

Auf Angiotensin reagieren die Borderline-Hypertoniker am stärksten. Die Variabilität der Hämodynamik im Laufe der Entwicklung einer Hypertonie sowie die Spontanheilungen erlauben keine ausreichende funktionelle Aussage der zentralen Hämodynamik. Aussagekräftig sind Beobachtungen unter Belastung. LUND-JOHANSEN (751) weist auf die „Luxusperfusion" in der Anfangsphase mit einer Herzfrequenzzunahme von 15% bei normalem SI (in Ruhe) hin. Nach dem Konzept der „Ganzkörperautoregulation" ist auch der Sauerstoffverbrauch erhöht. Die Lungendurchblutung scheint bei essentiellen Hypertonikern schon in der Frühphase durch einen erhöhten Pulmonaldruck beteiligt zu sein (751).

Durch invasive Methoden und unter isometrischer Arbeit (Handdynamometer) fand LORI (733) eine Korrelation zwischen TSR und TPR sowohl in Ruhe als auch unter Belastung sowie zwischen Herzminutenvolumen und pulmonaldiastolischem Druck. Offensichtlich ist der PADP vom Funktionszustand des linken Ventrikels abhängig. Bei intakter Herzkontraktion liegt eine diastolische Disensibilitätsstörung vor. Mit fortschreitender Hypertrophie steigt auch der pulmonale Gesamtwiderstand (513, 733, 769, 891). Die kardialen hämodynamischen Größen wie P_{LVED}, EDV, dp/dt_{max} des linken Ventrikels, Herzindex, Auswurffraktion, Verkürzungsgeschwindigkeit des linken Ventrikels stehen in Beziehung zur linksventrikulären Muskelmasse und zeigen unterschiedliche Werte bei einer 4-Gruppen-Klassifizierung essentieller Hypertoniker:

I. kompensierte essentielle Hypertoniker ohne Koronarstenosen,
II. kompensierte essentielle Hypertoniker mit Koronarstenosen,
III. kompensierte essentielle Hypertoniker mit regionalen Wandkontraktionsstörungen (Hypokinesie, Akinesie),
IV. dekompensierte essentielle Hypertoniker (1105, 1107).

Der Perfusionsdruck der Koronarien (+56%), der Koronarwiderstand (+38%) und die Koronardurchblutung des linken Ventrikels (+16%) sind bei Hypertonikern erhöht. Auch hier ist der Grad der Herzhypertrophie und der Koronarstenose entscheidend. Die Koronarreserve des linken Ventrikels ist deutlich eingeschränkt (Risikofaktor) (1107). Die Druck-Volumen-Beziehung ist bei der kompensierten essentiellen Hypertonie im Sinne einer normalen Ventrikeldehnbarkeit (Compliance) normal. Bei der dekompensierten essentiellen Hypertonie nimmt die Vorwärts-Pumpfunktion parallel mit der Verminderung der Dehnbarkeit ab. Die Ventrikelleistung dagegen (systolische Wandspannung · SV) steigt an (1105). Der Hypertoniker weist eine Hyperreaktion vom B-Typ auf. Dafür sprechen auch das erhöhte Minuten- und Schlagvolumen sowie eine vergrößerte „mean systolic ejection rate" (742, 916, 1167).

21.6. Renale Hypertonie

Die renale Hypertonie ist ein chronischer Hochdruck jeden Schweregrades bei gleichzeitiger ein- oder doppelseitiger Nierenerkrankung, die nicht ausschließlich Folge des Hypertonus ist. Klinisch ist die Diagnose nicht immer eindeutig, der Hypertonus ist vor der Nierenerkrankung bekannt, oder ein Normotoniker wird bei einer akuten Erkrankung der Niere hyperton. Heute wissen wir durch viele Experimente, daß die Niere pressorisch und depressorisch an der Kreislaufregulation teilnimmt. Die essentielle Hypertonie ist von der renalen klinisch kaum zu unterscheiden. Man unterteilt die renalen Hypertonieformen in 1. renovaskuläre und 2. parenchymatöse Hypertonie. Epidemiologische Untersuchungen geben den renalen Hypertonus mit 8—20% aller Hypertoniker an, davon renalparenchymatös bis 12% und renovaskulär bis 8%. Die renale Hypertonie kommt durch eine Erhöhung des Gefäßwiderstandes und/oder durch Volumenexpansion sowie Salzretention zustande.

Für die Entstehung des Hochdruckes stehen 3 Mechanismen im Vordergrund:

1. erhöhter renaler Gefäßwiderstand,
2. gesteigerte tubuläre Rückresorption von Salz und Wasser,
3. verminderte Exkretion von Salz und Wasser bei fortschreitender Läsion der Nephrone.

Möglicherweise ist das arterielle System sensibilisiert auf pressorische Substanzen, die noch in physiologischen Mengen zu einer Vasokonstriktion führen. Auch Rückkopplungsmechanismen zwischen dem RAAS und den Katecholaminen können zu einer Blutdruckerhöhung beitragen (Linss, in: (63), Bd. 2, S. 839—861) (624, 721, 1281).

21.6.1. Renovaskuläre Formen

Auslösende Ursache der Hypertonie ist eine Verschlechterung der Nierendurchblutung. Eine Verminderung des Nierenplasmastromes von 12% genügt, um einen Hochdruck auszulösen. Nur ein Teil der Hypertonien ist auf einen Gefäßverschluß der Niere zurückzuführen; die übrigen Ursachen einer Mangeldurchblutung der Niere sind zufällig oder kombiniert mit einer Hypertonik. Die humoralen pressorischen Faktoren der Niere können einen latenten Hochdruck auslösen bzw. einen schon vorhandenen verschlechtern. Ursachen für Einengung und Verschleiß der Nierenarterien (113):

— Arteriosklerose bzw. Atheromatose,
— fibröse Dysplasien,
— Embolien,
— Aneurysmen,
— Arteriitiden,
— Kompression von außen (Tumoren, Traumen, retroperitoneale Fibrose usw.).

Bei den auf fibrösen Dysplasien der Nierenarterien beruhenden Stenosen unterscheidet man anatomisch 3 Formen:

1. Fibroplasie der Intima,
2. Dysplasie der Media (mit verschiedenen Untergruppen; Kombination mit Intimafibroplasie möglich),
3. Periadrentitielle Fibroplasie (extrem selten; möglicherweise Beziehungen zur retroperitonealen Fibrose).

Die wichtigste Ursache der Nierenarterienstenose ist die Arteriosklerose mit ca. 72%, an 2. Stelle steht die fibröse Dysplasie mit 23%. Neben Renin- und Elektrolytbestimmungen entscheidet in der klinischen Diagnostik der Röntgenbefund (Renovasographie) (467, 721).

Für die Entstehung eines renovaskulären Hochdrucks bei erhaltener kontralateraler Niere ist die Bedeutung des Renin-Angiotensin-Systems nachgewiesen. Im Frühstadium ist die Reninsekretion erhöht. Nach Entfernung der ischämischen Niere tritt eine Normalisierung ein. Im Verlauf des renalen Hochdrucks (experimentell) treten zusätzliche neurohumorale Perpetuierungsmechanismen ein. Es gibt jedoch einen Drosselungshochdruck ohne Reninerhöhung bei vorheriger Entfernung der kontralateralen Niere und die Auslösung eines Hochdrucks durch eine reninarme Niere (624, 867).

Pathophysiologisch entsteht bei der renovaskulären Hypertonie eine Wechselbeziehung (mit Rückkopplung) zwischen Renin, Aldosteron und Natriumhaushalt (sekundärer Hyperaldosteronismus). Abbildung 21.25. veranschaulicht den Mechanismus bei einer Drosselung der Nierendurchblutung mit einer Hypovolämie, wobei es zu einer gesteigerten Freisetzung und Bildung von Renin und damit auch von Angiotensin II

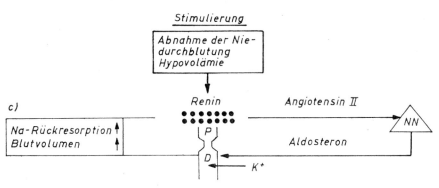

Abb. 21.25. Humorale Mechanismen bei der renovaskulären Hypertonie (nach DISTLER, Med. Klin. 70, 1975)

kommt. Letzteres führt über Stimulierung der Nebennierenrinde zu einem sekundären Aldosteronismus.

Dabei spielen die Baro- und Chemorezeptoren eine wesentliche Rolle (250, 624). Für die Therapie entscheiden Dauer der Hypertonie, Lokalisation der Stenose, Zustand der kontralateralen Niere, Ätiologie und Reninquotient.

21.6.2. Renal-parenchymatöse Formen

Unter ätiologisch-pathogenetischem Aspekt ist dieser Hochdruck eine Mischform. Je nach Lokalisation und Ausdehnung nehmen die pathogenetischen Mechanismen verschiedene Wichtigkeit ein. Viele Faktoren sind noch unbekannt, da es Glomerulo- und Pyelonephritiden ohne Hochdruck gibt. 4 Hauptmechanismen scheinen dabei eine Rolle zu spielen:

1. Blutdrucksteigerung durch ein erhöhtes Minutenvolumen (akute Glomerulonephritis).

Dabei bleibt eine zu erwartende Senkung des peripheren Widerstandes aus. Möglicherweise liegt gleichzeitig eine toxische Schädigung der Kapillaren sowie eine allgemeine Hydratation vor; die pressorischen Substanzen sind normal. Man kann annehmen, daß auch immunbiologische Faktoren und eine zentrale toxische Wirkung zu der Blutdruckerhöhung beitragen.

2. Bei den chronischen Nierenerkrankungen mit Schrumpfung des Parenchyms muß eine Verminderung der Nierendurchblutung angenommen werden (chronische Pyelonephritis, chronische Glomerulonephritis, diabetische Glomerulosklerose, Erythematodes, Periarteriitis nodosa, Gicht, Amyloidose). Eine Beteiligung des RAS wird vermutet. Bei einer chronischen Pyelonephritis werden in 50% der Fälle im Nierenvenenblut erhöhte Plasmareninwerte gefunden.

Tabelle 21.8. Pathogenetische Faktoren beim renoparenchymalen Hochdruck (nach LINSS)

Chronische Pyelonephritis (50—60%)
Akute und chronische Glomerulonephritis (60—70%)
Chronische interstitielle Nephritis (bei Gicht oder Phenazetinabusus) (20—40%)
Nierenbeteiligung bei Diabetes mellitus (Kimmelsteal-Wilson) (50—80%)
Nierentumoren (30%)
Nierentuberkulose (20—40%)
Zystennieren (40—70%)
Hydronephrose (30—50%)

Mit der Zeit stellt sich eine Widerstandserhöhung mit gleichzeitiger Störung des Natrium-Wasserhaushaltes ein. Mit der Hämodialyse bei terminalen Nierenerkrankungen kann man eine Blutdrucksenkung durch Natrium- und Wasserentzug erreichen. Wenn das bei einer Niereninsuffizienz nicht gelingt, dann liegt ein stark erhöhtes Plasmarenin vor. Diese „renin-abhängige" Hypertonie kann nur durch eine doppelseitige Nephrektomie erreicht werden. Der Hochdruck wird durch erhöhte Natriumkonzentration begünstigt. Dabei bleibt die Frage einer Sensibilisierung des arteriellen Systems offen.

3. Bei einer chronischen Pyelonephritis entwickelt sich durch die Nierenschrumpfung langsam eine Erhöhung des peripheren Gesamtwiderstandes mit Anstieg von Ps und Pd.

4. Mechanismus mit einer mangelnden Suppression der Renin-Aldosteron-Sekretion.

Trotz der positiven Natriumbilanz sind Renin und Aldosteron im Plasma erhöht, wodurch die Nierenfunktion, Wasser und Natrium auszuscheiden, eingeschränkt wird. Dieses Phänomen ist bei der maligen Hypertonie zu beobachten.

Das LIDDLE-Syndrom ist ein genetisch bedingter Defekt des Kalium-Natrium-Austausches im distalen Tubulus. Gleichzeitig wird Natrium retiniert und Kalium vermehrt ausgeschieden. Der sich früh entwickelnde Hochdruck ist mit einer Hypokaliämie und niedrigem Plasmarenin ohne Aldosteronerhöhung verbunden (Tab. 21.9.). Die primäre maligne Nephrosklerose („hämolytisch-urämisches Syndrom") ist ein sich schnell entwickelnder Hochdruck nach Infektionen. Die glomerulären Gefäße sind degenerativ befallen. Als wesentlicher pathogenetischer Faktor wird eine Hyperkoagulabilität angenommen. Alle diese beschriebenen renalen Hypertonien können in dem typischen klinischen Bild einer Niereninsuffizienz enden (115, 624, 741).

Tabelle 21.9. Mechanismen des renoparenchymalen Hochdrucks

1. Volumenhochdruck
   Salz-Wasser-Retention
2. Renin-Hochdruck
   (Renin-Angiotensin)
3. Inadäquate Renin-Aldosteron-Sekretion
   (mangelnde Suppression)
4. Widerstandhochdruck
   (Nierenschrumpfung)

21.7. Endokrine Hypertonie

Ca. 3% aller Hypertonien beruhen auf einer Überfunktion des Nebennierenmarks und der Nebennierenrinde. Ihre Prognose ist schlecht oder infaust, es sei denn, daß einige Formen operativ heilbar sind. Im Gegensatz zur essentiellen Hypertonie sind die endokrinen Formen ätiopathologisch erfaßbar und erlauben eine kausale Therapie. Der passagere symptomatische Minutenvolumenhochdruck kommt bei der Hyperthyreose vor und zählt nicht zu den Hochdruckkrankheiten. Der erhöhte Blutdruck bei Akromegalie kommt ganz selten vor. Endokrin bedingte Hypertonieformen sind:

1. Überfunktionszustände der Nebennierenrinde
   — vermehrte Bildung von Cortisol (Cushing-Syndrom),
     vermehrte Bildung von Aldosteron (primärer Aldosteronismus-CONN),
     vermehrte Bildung von Desoxycorticosteron,
   — 11β-Hydroxylasemangel,
   — 17α-Hydroxylasemangel,

2. Überfunktionszustände des Nebennierenmarks
   — vermehrte Bildung von Katecholaminen,
   — phäochromozytom und -blastom, sog. Pseudophäochromozytom,
   — Nebennierenmarkhyperplasie,
3. Inadäquate ADH-Sekretion („SCHWARTZ-BARTTER-Syndrom").

Die Nebennierenrinde hat histologisch und funktionell 3 unterschiedliche Zonen, die Steroidhormone produzieren, deren Sekretion zentral hauptsächlich über das ACTH reguliert wird:

a) Zona reticularis mit der Sekretion vorwiegend androgener Hormone,
b) Zona fasciculata, die die Glukokortikoide vom Typ des Cortisols produziert,
c) Zona glomerulosa, Bildungsstätte der Mineralokortikoide (wichtigstes Aldosteron), die den Mineralstoffwechsel des Organismus regulieren, vorwiegend durch eine Konservierung von Natriumionen und Verlust von Kaliumionen.

Alle 3 Hormongruppen haben einen blutdrucksteigernden Effekt. Die Überfunktion der Nebennierenrinde verursacht unterschiedliche Krankheitsbilder.

Das Nebennierenmark produziert in den chromaffinen Zellen die Brenzcatechinamine, 75% Adrenalin und 25% Noradrenalin. Die 24-Stunden-Ausscheidung im Urin beträgt bis zu 43 µg Noradrenalin und bis zu 5 µg Adrenalin. Tumoren enthalten bis zu 94% Noradrenalin (167, 337, 1042, 1092, 1281).

21.7.1. Adrenogenitales Syndrom

Dieses Syndrom beruht auf einer Überproduktion von Androgenen in der Nebennierenrinde. Es gibt eine angeborene und eine erworbene Form; der angeborene Enzymdefekt liegt bei einem 11β-Hydroxylase-Mangel (Variante des infantilen adrenogenitalen Syndroms). Man findet Cortisol und Aldosteron vermindert, aber Deoxycorticosteron und Testosteron vermehrt. Ein Defekt der 17α-Hydroxylierung (BIGLIERI-Syndrom) ist mit einem Mangel an Cortisol, Testosteron und Östrogenen verbunden bei verstärkter Sekretion der Mineralokortikoide Desoxycorticosteron und Corticosteron.

Bei Männern manifestiert sich dieses Syndrom als ein Pseudohermaphrodismus, bei den Frauen mit primärer Amenoarrhoe und fehlenden Geschlechtsmerkmalen. Eine Überproduktion von Desoxycorticosteron sowie von 18-Hydroxy-Desoxycorticosteron kann ebenfalls zu erhöhtem Blutdruck führen. Bei den beschriebenen Mineralokortikoidhypertonien findet man bei den meisten Patienten eine stärkere Ausscheidung von 17-Ketosteroiden und bei einer verminderten Aldosteronproduktion einen erhöhten Reninspiegel (115, 625, 741). Eine vermehrte Bildung von Cortexan und Cortison weist auf eine gesteigerte ACTH-Bildung hin, während eine überwiegende Aldosteronbildung das Kennzeichen des primären Aldosteronismus ist.

21.7.2. Cushing-Syndrom

75% dieses Syndroms beruhen auf einer Überproduktion von Glukokortikoiden. Ursachen dieser Überproduktion können sein: Adenom und Hyperplasie der Nebennierenrinde, vermehrte ACTH-Ausschüttung bei Hypophysentumoren, bösartige Tumoren, die eine ACTH-ähnliche Substanz produzieren. Das klinische Bild des Cushing-Syndroms ist unabhängig von der kausalen Genese: Hypertonie, Stammfettsucht, mit „Vollmondgesicht", Striae rubrae, Diabetes mellitus, Polyglobulie, Osteoporose. Klinisch ist der Befund durch Bestimmung der 17-Hydroxykortikoide im 24-Stunden-Urin zu verifizieren (115, 625, 741, 1045).

21.7.3. Primärer Aldosteronismus (CONN-Syndrom)

Die Ursache ist eine vermehrte Aldosteronproduktion, in 90% der Fälle auf doppelseitige oder multiple Adenome zurückzuführen. Das bevorzugte Alter liegt zwischen 30 und 50 Jahren, bei Frauen tritt das CONN-Syndrom um 2,5mal häufiger als bei Männern auf. Eine Beseitigung des Tumors führt in 70% der Fälle zu einer Heilung. Bei diesem primären Aldosteronismus liegt eine typische Störung der Autoregulation des RAAS-Systems vor (CONN, J. W.: New Engl. J. Med., 723, 1965). Es kommt zu einer starken Zunahme der Natriumbestände mit einer ausgeprägten Expansion des Extrazellulärraumes, was zu einer extrem Erniedrigung der Reninsekretion führt, die jedoch keinen Einfluß auf die autonome Hormonproduktion des Tumors hat, d. h., der normale Rückkopplungsmechanismus ist ausgeschaltet. Die typischen Befunde beim CONN-Syndrom sind: Die Aldosteronsekretion in Harn und Plasma ist erhöht bei gesteigerter Kaliumexkretion und erniedrigter Plasma-Renin-Aktivität, die nicht durch Orthostase und Kochsalzentzug zu beeinflussen ist. Hypokaliämie tritt auf bei erhöhtem oder normalem Serumnatrium. Die Nieren zeigen eine vasopressinresistente Konzentrationsschwäche. Man findet oft eine metabolische Alkalose (hypochlorämisch oder hypokaliämisch) (115, 337, 741, 1045, 1281). Unter Pseudo-CONN-Syndrom versteht man einen Hochdruck mit Hypokaliämie bei bestimmten Nahrungsmitteln, die Glycinsäure enthalten (z. B. Lakritze). Diese Säure hat einen mineralcorticoidähnlichen Effekt (625).

BARTTER-Syndrom: Es handelt sich um reaktive Stimulierung des RAAS-Systems mit einem sekundären Hyperaldosterismus bei einer Angiotensinresistenz des Gefäßsystems. Außerdem findet man eine juxtaglomeruläre Zellhyperplasie, hypokaliämische Alkalose, vermehrte Plasma-Renin-Aktivität. Der Blutdruck ist normal oder erniedrigt. Die Kombination von einer niedrigten Plasma-Natrium-Konzentration und einer verstärkten Natriumausscheidung wird auf eine erhöhte und nicht regulierte ADH-Sekretion zurückgeführt. Dabei findet man auch eine Hypourikämie und eine Hypokaliämie, erhöhten Vasopressinspiegel im Plasma, Urin und Gewebe („SCHWARTZ-BARTTER-Syndrom" oder Syndrom der inadäquaten ADH-Sekretion-SIADH) (BARTTER, F. C., in: Endocrine and nonendocrine hormoneproducing tumors. Year Book Med. Publishers, Inc. Chicago, 1973), (427, 1216).

21.7.4. Phäochromozytom

80—90% der Phäochromozytome liegen im Nebennierenmark, der Rest im Bereich des lumbalen und thorakalen Geflechts des Sympathikus. Die Krankheit kommt in 0,5% des klinischen Materials vor, und zwar in allen Lebensaltern. 50% der Kranken sind Dauerausscheider von Katecholaminen. Typisch für diese Krankheit sind die Blutdruckkrisen.

Das Noradrenalin hat eine rein vasokonstriktorische Wirkung und führt beim Überschuß zu einem Widerstandshochdruck infolge einer Engstellung der Gefäße. Das Adrenalin hebt Ps sowie die Herzfrequenz und damit das Minutenvolumen an; außerdem wirkt es stimulierend auf den Stoffwechsel und das ZNS. Das Phäochromozytom kann auch zu einer Dauerhypertonie führen. Die Katecholamine im Tumor sind mit entsprechendem Anstieg von MAO und COMT stark erhöht. Kleine Phäochromozytome haben ein geringes Speichervermögen; es bestehen Beziehungen zwischen Größe des Tumors und Katecholaminausscheidung. Handelt es sich um einen größeren Tumor, so findet man im Urin eine erhöhte Ausscheidung von: Vanillinmandelsäure, Adrenalin und Noradrenalin sowie Metadrenalin und Normetadrenalin. Beide Sympathikushormone begünstigen die Entstehung von Herzrhythmusstörungen. Das Syndrom ist mit Stoffwechselentgleisungen verbunden, wie Hyperglykämie, Hyperlipidämie, erhöhter Aldosteronsekretion und Blutvolumenverminderung. Bei Feststellung des Tumorsitzes ist ein operativer Eingriff erfolgversprechend (719, 992).

21.8. Kardiovaskuläre Hypertonie

Die Hypertonie bei kardiovaskulären Krankheiten ist an und für sich symptomatisch. Für die Blutdruckerhöhung kommen 3 hämodynamische Varianten infrage: Eine Erhöhung des Austreibungswiderstandes des linken Ventrikels, eine Erhöhung des Schlagvolumens (mit vorrangig systolischer Hypertonie) und eine Erhöhung des Herzminutenvolumens (Tab. 21.10.). Bei der Aortenisthmusstenose ist der Strömungswiderstand erhöht. Ein zusätzlicher pathogenetischer Faktor ist der kleine Aortenwindkessel, der zu einer Gefäßsklerose tendiert. Im Bereich der oberen Körperhälfte sind die Blutdruckwerte hoch. Bei der Aortenklappeninsuffizienz ist die Blutdruckerhöhung nur systolisch und auf das große Pendelvolumen zurückzuführen. Das normale Schlagvolumen wird durch das Regurgitationsvolumen vergrößert. Unter Belastung nimmt die Herzfrequenz zu. Die Linkshypertrophie des Herzens führt zu Leistungsstörungen (AV-

Tabelle 21.10. Pathogenese der Hypertonie bei kardiovaskulären Krankheiten

Erhöhung des Widerstandes
  aortal
    Aortenisthmusstenosen, prä-, juxta-, postductal-Stenose der abdominalen und thorakalen Aorta, Kinking Aorta
  peripher
    Mitralstenose (u. a. Herzfehler) mit extrem vermindertem Herzminutenvolumen — „überschießende Anpassung" des peripheren Widerstandes?

Erhöhung des Schlagvolumens
  Ventildefekt
    Aortenklappeninsuffizienz (plus Ventrikelseptumdefekt)
    Ductus arteriosus persistens
    Aorto-pulmonales Fenster
    Ruptur eines Aneurysma des Sinus Valsalvae
  Verminderte Windkesselfunktion
    Aortensklerose
    Aortenektasie
  Bradykardie
    totaler av. Block
    sinuatriale Überleitungsstörung
    Sinusknotensyndrom
    bibrachialer Schenkelblock

Erhöhung des Herzminutenvolumens (hierbei handelt es sich nur mittelbar um eine „kardiovaskuläre" Krankheit)
  Hyperaktivität der beta-Rezeptoren
    Hyperkinetisches Herzsyndrom
  Endokrinopathie
    Hyperthyreose

Block verschiedenen Grades). Beim offenen Ductus BOTALLI ist der hohe Blutdruck auch auf ein erhöhtes Volumen zurückzuführen (zusätzliches Shunt-Volumen). Bei dem großen Defekt kann das effektive Volumen um das Dreifache ansteigen. Meistens ist dieses Syndrom mit einer pulmonalen Hypertonie vergesellschaftet. Die Blutdruckerhöhung ist nur systolisch. Bei der Aortensklerose kommt es durch die reduzierte Windkesselfunktion zu einem systolischen Blutdruckanstieg. Bei arteriovenösen Fisteln entsteht ein peripherer Shunt mit niedrigem Strömungswiderstand, Pd ist niedrig, Ps durch eine kompensatorische Steigerung des Herzvolumens leicht erhöht. Auf diese Weise kommt es auch zu einer systolischen Hypertonie bei multiplen arteriovenösen Aneurysmen im Skelett (Morbus PAGET). Bei langsamer Kammertätigkeit, insbesondere bei AV-Block, entsteht ein großes Schlagvolumen bei herabgesetzter Blutzirkulation. Das große Schlagvolumen ist mit einer verlängerten Diastole kompensatorisch und führt zu einem systolischen Blutdruckanstieg. Bei älteren Patienten kommt eine Gefäßsklerose hinzu. Eine Stimulierung durch einen künstlichen Schrittmacher kann den Zustand vollkommen normalisieren. Alle Bradykardien mir erhöhtem Schlagvolumen können den systolischen Druck anheben. Der Altershochdruck bei Arteriosklerotikern führt durch den Elastizitätsverlust des Windkessels und der großen Gefäße zu einem stark erhöhten systolischen und niedrigem diastolischen Druck (siehe 22.8.2.).

Einen erhöhten Blutdruck finden wir bei Hyperthyreose, Anämien und Polyzythämien. Einen sogenannten Stauungshochdruck (Blutdruckanstieg bei kardialer Dekompensation) findet man hauptsächlich beim Cor pulmonale. Der Mechanismus beruht auf einem erhöhten Venentonus und einer Stimulation der Vasomotorenzentren. Letztere werden über die Chemorezeptoren, durch Hypoxämie und Hyperkapnie reguliert. Eine Besserung der Herzleistung kann den Zustand normalisieren (1011, 1042, 1092).

21.8.1. Hyperkinetisches Syndrom

Es handelt sich um eine funktionelle kardiovaskuläre Störung mit bestimmten Veränderungen der Herzfunktion und daraus resultierender Hämodynamik. Dieses Syndrom hat in der Literatur einige Synonyma:

EFFORT-Syndrom, Kardiophobie, vasodilatorische Asthenie, „Idiopathic High Output State" (GORLIN), kardiovaskuläres hyperkinetisches Syndrom, essentielle zirkulatorische Hyperkinese (736). 3% aller kardiovaskulären Störungen haben ein hyperkinetisches Syndrom, das vorwiegend bei Frauen zwischen dem 25. und 35. Lebensjahr vorkommt.

Das klinische Bild ist charakterisiert durch Tachykardie, Stenokardie, Leistungsminderung mit Atemnot und Schwindelgefühl bei Belastung, Hypertonie, systolisches Geräusch über Spitze und Basis des Herzens, kalte und feuchte Extremitäten sowie Dermographismus.

Im Mittelpunkt steht hämodynamisch eine erhöhte Auswurfgeschwindigkeit des vergrößerten Schlagvolumens, die Kreislaufzeiten sind verkürzt. Es wird eine erhöhte Sensibilität der β-adrenergen Rezeptoren angenommen. Der periphere Gesamtwiderstand ist in Ruhe und unter Belastung bei erhöhtem Herzminutenvolumen erniedrigt. Bei Borderline-Hypertonie tritt ein erhöhtes Herzminutenvolumen in Ruhe auf, normales HMV unter Belastung und ein normaler peripherer Gesamtwiderstand in Ruhe und unter Belastung. Die systolische Austreibungszeit des Herzens und die venöse Sauerstoffsättigung sind erhöht. Die Anspannungszeit und die isovolometrische Druckanstiegszeit sind verkürzt. Das EKG zeigt Veränderungen im Sinne eines erhöhten Sympathikotonus, das Röntgenbild hat Zeichen einer Herzvergrößerung durch die Volumenbelastung (Tab. 21.11.).

Tabelle 21.11. Funktionsdiagnostische Kriterien des hyperkinetischen Herzsyndroms (nach LINSS, 1985)

Funktion	Veränderung	Kriterien
Kontraktilität des Herzens	gesteigert	Quotient aus maximaler Geschwindigkeit der Kraftentwicklung und momentaner Kraft, — $df/dt_{max}/IF$-erhöht —; Zeitintervall vom Beginn der isometrischen Kontraktion bis df/dt_{max}-verkürzt
Pumpfunktion des Herzens	gesteigert	Schlagvolumen und/oder Herzminutenvolumen erhöht
Pumparbeit und Pumpleistung	gesteigert	linksventrikuläre Schlagleistung — erhöht mittlere systolische Austreibungsrate — erhöht
Muskeldurchblutung	gesteigert	peripherer Widerstand — vermindert
Körperliche Leistungsfähigkeit	herabgesetzt	starke Zunahme der oft schon in Ruhe erhöhten Herzfrequenz und vorzeitige Erschöpfung
Sauerstoffutilisation	herabgesetzt	arteriovenöse Sauerstoffdifferenz — vermindert

Es ist anzunehmen, daß ein hyperkinetisches Herzsyndrom in eine Hypertonie übergehen kann. Dabei entwickelt sich eine „paradoxe β-Hyperreaktion" mit einer erhöhten Empfindlichkeit der α-Rezeptoren. Eine ergometrische Belastung (75—100 Watt) bei hyperkinetischen Patienten ist durch einen schnellen und starken Anstieg der Herzfrequenz, mäßigen Blutdruckanstieg und allgemeine Erschöpfungsreaktion gekennzeichnet. β-Blocker-Applikation ist die Therapie der Wahl (719, 736).

Es gibt verschiedene kardiovaskuläre Störungen mit überschießender Kreislaufleistung. Man kann im wesentlichen 3 Formen unterscheiden:

1. Störungen durch eine Erhöhung des peripheren Gefäßwiderstandes,
2. Störungen infolge einer Erhöhung des Schlagminutenvolumens,
3. Kombination von 1. und 2.

Dazu gehören auch hyperergische Kreislaufstörungen.

Die Erhöhung des Schlagvolumens verursacht eine deutliche Zunahme der Blutdruckamplitude, d. h., die Differenz zwischen Ps und Pd ist vergrößert. Bei allen diesen Formen von Kreislaufstörungen haben wir unter Ruhe einen Kreislaufzustand, den wir sonst nur bei physischer und psychischer Belastung finden (631).

21.8.2. Systolische Hypertonie

Die systolische Hypertonie beruht auf 2 wichtigen Determinanten des systolischen Druckes: Schlagvolumen und Windkesselelastizität.

Schlagvolumenbedingte Blutdruckerhöhung kommt besonders bei kardiovaskulären Hochdruckformen vor (siehe 22.8. und 22.8.1.). Die systolische Hypertonie bei über 50jährigen wird als eine isolierte Erhöhung von Ps bei normalem Pd definiert. Dieser Zustand ist mit einer Reduktion der systemisch-arteriellen Compliance verbunden. Die Abnahme dieser Compliance stellt die einzige hämodynamische Veränderung dar, denn bei dieser Hochdruckform ist der periphere Widerstand normal (Tab. 21.12.). Die

Tabelle 21.12. Klassifikation der wichtigsten systolischen Hypertonieformen

---

I. Mit erhöhtem Schlagvolumen
 1. Anämie
 2. Hyperthyreose
 3. Bradykardie mit totalem AV-Block
 4. Arteriovenöse Fisteln, Morbus Paget
 5. Aorteninsuffizienz
 6. Ductus Botalli apertus
 7. Beriberi
 8. Hyperkinetisches Herzsyndrom

II. Mit verminderter vaskulärer Compliance
 1. Arteriosklerose
 2. Dacronprothese im Aortenbogen

---

isolierte systolische Hypertonie prädisponiert unabhängig von der Rigidität der großen Arterien zu einer Apoplexie (FRAMINGHAM-Studie).

Die Prävalenz der isolierten systolischen Hypertonie nimmt mit dem Alter und mit dem Grad des Elastizitätsverlustes zu (Wandstarre). Die arterielle Rigidität kann durch Verstreichen der 2. Phase der dikroten Pulswelle nachgewiesen werden. Die Probanden bei der FRAMINGHAM-Studie zeigten ein drei- bis viermal häufigeres Auftreten von Apoplexie als Normalpersonen. Der dabei gemessene Pd erwies sich nicht als ein guter prognostischer Indikator. Die Reduktion der systemisch arteriellen Compliance mit systolischer Blutdruckerhöhung ist für die hämodynamischen Mechanismen verantwortlich. Unter diesen Bedingungen ist die Windkesselfunktion der großen Arterien verändert. Sie verlieren ihre Dehnbarkeit. Daraus resultiert eine verstärkte arterielle Pulsation, die sich in einer Erhöhung von Ps und Zunahme der Blutdruckamplitude zeigt. Die übermäßige arterielle Pulsation ihrerseits hat eine nachteilige Wirkung auf das Herz und die Arterien selbst.

Die systemisch-arterielle Compliance läßt sich anhand der Analyse der exponentiellen Abnahme des Oberarmdruckes in der Diastole und des totalen peripheren Widerstandes (Verhältnis zwischen arteriellem Oberarm-Mitteldruck und HMV) nach SIMONET et al. bestimmen (1048). Die FRAMINGHAM-Studie zeigt, daß Ps im Vergleich zu Pd mit zunehmendem Alter disproportional ansteigt. Dieses Phänomen beruht auf einem Verlust der arteriellen Elastizität, so daß die Prävalenz der isolierten systolischen Hypertonie im Alter zunimmt und zwar ab 50. Lebensjahr signifikant verbreiteter bei Frauen als bei Männern (Follow-up über 24 Jahre). Bei vielen Patienten (ca. 30%) kann sich eine essentielle Hypertonie mit Erhöhung von Ps und Pd in eine reine systolische Hypertonie umwandeln. Möglicherweise spielt hier als ätiologischer Faktor eine verminderte Empfindlichkeit der Barorezeptoren eine Rolle. Die systolische Hypertonie ist bei kardiovaskulären Krankheiten in Abhängigkeit von der Höhe des systolischen Blutdruckes ein Risikofaktor. (FRAMINGHAM-Studie, Follow up über 20 Jahre). Die Pulsregistrierung zeigt typische Pulswellenformen (Stufe I—IV) bei der isolierten systolischen Hypertonie (582). Die Beurteilung erfolgt nach der Tiefe der dikroten Incisur. (DAWBER et al. (236)):

Stufe I: Eine deutliche Incisur ist auf dem absteigenden Kurvenast der Pulswelle zu erkennen.
Stufe II: Es entwickelt sich keine Incisur, die absteigende Linie wird jedoch horizontal.
Stufe III: Es ist keine Incisur vorhanden, doch besteht eine klar feststellbare Änderung des Abstiegwinkels.
Stufe IV: Es besteht kein Anzeichen einer Incisur (Abb. 21.26.).

Stufe I

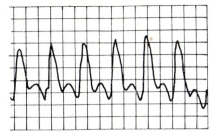

Stufe II

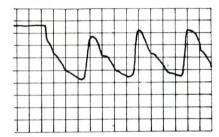

Stufe III

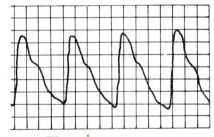

Stufe IV

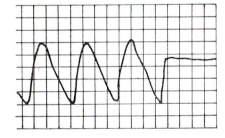

Abb. 21.26. Klassifizierung des Vaskulogramms aufgrund der dikroten Incisur
(nach DAWBER et al., Angiology, 24, 1973)

Bei der isolierten systolischen Hypertonie nimmt die äußere Pulsationsarbeit des Herzens zu, durch den hohen Ps kommt es zu einer Steigerung des linksventrikulären after-load und der inneren Ventrikelarbeit. Die Behandlung der isolierten systolischen Hypertonie ist weniger erfolgreich; da jedoch das Risiko einer Apoplexie groß ist, muß je nach Fall auch die Senkung von Pd in Kauf genommen werden (682, 703, 582, 736, 1013).

21.9. Schwangerschaft, Gestosen und Ovulationshemmer

Das placentare Gefäßsystem und dessen Hämodynamik sind eine Voraussetzung für die endokrine Funktion der Placenta und den diaplacentaren Gas- und Stoffaustausch (1165). Der Sauerstoffverbrauch während der Schwangerschaft ist um 20% erhöht.

Der Anstieg des totalen Blutvolumens beruht auf einem erhöhten Plasmavolumen, welches bis zu 50% ansteigen kann. Auch das Erythrozytenvolumen nimmt in der Schwangerschaft langsam zu mit scheinbarer Abnahme des Hämoglobinwertes. Unmittelbar nach der Entbindung sinkt das Plasmavolumen.

Weil der Prolactinspiegel erhöht ist, besteht die Tendenz, Natrium zu retinieren. Daraus resultiert die Gefahr eines Lungenödems im Wochenbett. Das Herzminutenvolumen steigt durch eine Zunahme des Schlagvolumens und der Herzfrequenz um ca. 50% an.

Während der Wehen erhöht sich das Minutenvolumen mit jeder Kontraktion des Uterus. Bei einer Zwillingsschwangerschaft erreicht die Herzfrequenz früher einen höheren Grad. Der systolische Blutdruck fällt erst ab und erreicht in der zweiten Hälfte der Schwangerschaft wieder den Normalwert. Der diastolische Druck fällt stärker ab, wodurch es zu einer Vergrößerung der Blutdruckamplitude kommt. Durch Abnahme des Herzminutenvolumens kann es zu einem „Rückenlage-Hypotonie-Syndrom" kommen. Der Druck in den Beinvenen ist erhöht, mechanisch bedingt durch den vergrößerten Uterus. Der verstärkte venöse Druck in den unteren Extremitäten ist ein wichtiger Faktor bei der Entstehung peripherer Ödeme und der Ausbildung von Varizen.

Das Herz zeigt während der Schwangerschaft klinische, radiologische, elektrokardiographische und echokardiographische Abweichungen. Die verstärkte Arbeit des linken

Tabelle 21.13. Pathophysiologische Mechanismen der Placenta und ihre Folgen nach SCHREINER (1165)

Zotteninterstitium	Ödem	EPH-Gestose Diabetes mellitus Rhesusinkompatibilität	
Basalmembran (des Trophoblasten)	Fibrose Verdickung (Fibrin)	EPH-Gestose EPH-Gestose primäre Hypertonie Diabetes mellitus Rhesuskompatibilität	
Zottengefäße	Endarteriitis obliterans (?)	Diabetes mellitus	= plazentare Insuffizienz (Reduktion der Diffusions-, Perfusions- und Synthesekapazität)
Trophoblast	Degeneration Hypertrophie Synzytiale Kernknoten	EPH-Gestose primäre Hypertonie Rhesusinkompatibilität Diabetes mellitus EPH-Gestose	
Intervillöser Raum	Fibrinablagerung (Infarkt) Fibrinoidfilm auf fetalen Zotten	EPH-Gestose	
Mütterliche Blutgefäße	Degeneration (Atherosis)	EPH-Gestose primäre Hypertonie Diabetes mellitus	

Ventrikels beruht auf der Zunahme des Herzminutenvolumens. Auskultatorisch ist der erste Herzton akzentuiert und gelegentlich gespalten, ein dritter Herzton ist oft hörbar (515).

Mitunter hört man ein mesosystolisches Austreibungs- und ein kurzes diastolisches Strömungsgeräusch. Es sei darauf hingewiesen, daß Herzvitien im Verlaufe der Schwangerschaft ihren auskultatorischen Befund ändern können. Radiologisch ist der Herzschatten größer, die Gefäßzeichnung an den Lungenwurzeln deutlicher, im EKG nimmt die Q-Zacke in der 3. Ableitung zu. Die Neigung zur paroxysmalen Vorhoftachykardie ist erhöht. Echokardiographische Untersuchungen zeigen, daß die myokardalen Veränderungen als eine Adaptation auf die Volumenüberlastung aufgefaßt werden müssen. Die Kontraktilität des Myokards ist erhöht. Die Herz-Kreislaufveränderungen sind hauptsächlich hormomal gesteuert und können durch Östrogene reproduziert werden (1018). Auf die Östrogene ist auch die Natrium- und Wasserretention zurückzuführen sowie die positive inotrope Wirkung auf das Herz. Möglicherweise geschieht das über das Actomyosin-ATPase-System des Myokards (820). Infolge der Arteriolendilatation nimmt der Gefäßwiderstand im Uterus, in Haut und Nieren und Mammae ab, somit sinkt auch der totale periphere Widerstand (1018).

Abbildung 21.27. veranschaulicht schematisch die anatomisch-funktionelle Grundlage der placentaren Hämodynamik in der Phase des Termins. Die arterio-venöse Sauerstoffdifferenz ist vermindert, der Sauerstoffverbrauch steigt um ca. 10% (1165).

Die Kreislaufsituation ist durch hormonelle und mechanische Faktoren hypodynamisch. Die Vergrößerung des Uterus sowie Lagewechsel können das Herzzeitvolumen verändern (1018).

Während der Schwangerschaft nimmt die Durchblutung des Uterus ca. um das 40fache zu. Die Austauschoberfläche zwischen kindlicher und mütterlicher Placenta wird auf 15 m² geschätzt. Die Placenta übernimmt für die Frucht die Funktion der Lunge, des Darmepithels und der Niere; außerdem produziert sie Hormone (838).

Die Triebkraft der Kreislaufregelung basiert auf der Saug- und Druckwirkung kontraktiver Hohlmuskel. Bei Fischen begegnen wir zum erstenmal einem zweiteiligen Herzen. Kiemenbögen und Lunge erfahren in der ontogenetischen Metamorphose eine Umgestaltung (Entstehung von

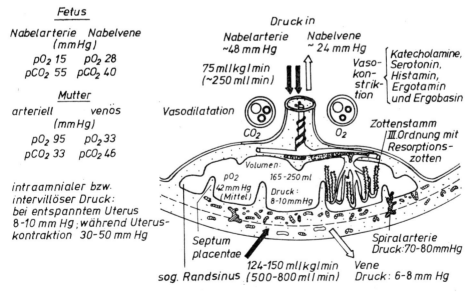

Abb. 21.27. Hämodynamik der menschlichen Placenta (nach SCHREINER)

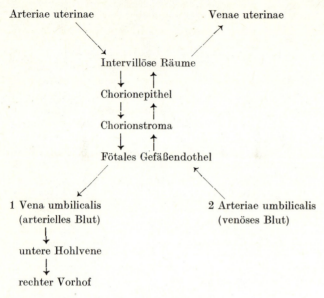

Abb. 21.28. Fötalkreislauf beim Menschen

Ductus caroticus bzw. Ductus Botalli). Die verschiedenen Stadien der phylogenetischen Entwicklung tauchen beim Menschen im embryonalen Zustand wenigstens andeutungsweise bei der Entwicklung des Herz-Kreislaufsystems wieder auf. Beim 13—14 Tage alten Embryo beginnt sich der „Herzschlauch" durch Drehung und Verlängerung der einzelnen Herzteile herauszubilden (Abb. 21.29.). Bei einem 1,5 cm langen Keimling bilden sich die Myofibrillen mit einer Frequenz von 60—70 Schlägen/min, welche später eine Fötalaktivität von 130—145 Schlägen/min entwickeln.

Bei Schwangeren werden die Blutdruckgrenzwerte zur Hypertonie im allgemeinen niedriger angegeben als in den Empfehlungen der WHO. Ein Überschreiten der systolischen Werte von 140 mm Hg (18,7 kPa) und/oder der diastolischen Werte von 90 mm Hg (120 kPa) ist bereits pathologisch und behandlungsbedürftig. Während der Schwangerschaft kann eine essentielle Hypertonie manifest werden bzw. sich verschlechtern. Eine Hypertonie kompliziert etwa 15% aller Schwangerschaften. Die hypertensive Spätgestose ist meistens eine vorübergehende Erscheinung. Pathophysiologisch spielt eine uteroplazentare Ischämie eine entscheidende Rolle, die auf funktionelle Spasmen der Gefäße oder Umbauvorgänge in der Wand der Deziduagefäße zurückzuführen sind. „Reninähnliche Substanzen" in dem ischämischen Uterus werden noch diskutiert. Eine normale Gravidität zeigt einen fast um das Dreifache gegenüber der Norm erhöhten Plasmareninspiegel. Dabei ist auch paradoxerweise eine erhöhte Aldosteronausscheidung festzustellen. Man nimmt an, daß bei der normalen Gravidität das RAAS aktiviert ist, und zwar überraschenderweise ohne Blutdruckerhöhung und ohne Natriumretention. Bei Schwangerschaftshypertonien (Gestose) wird Renin, Angiotensinogen und Aldosteron vermindert ausgeschieden. Bei den Gestosehypertonien liegt eine Heredität vor. Das EPH-Syndrom (Spätgestose) ist durch Ödeme, Proteinurie, Hypertonie, Zunahme des peripheren Gefäßwiderstandes charakterisiert. 20—30% der Spätgestosen sind sogenannte Pfropfgestosen, bei denen ein essentieller Hochdruck oder eine chronische Nephropathie zugrunde liegt. Die Frage ist noch nicht eindeutig geklärt, ob eine verminderte uteroplazentare Durchblutung Ursache oder Folge einer Schwangerschaftshypertonie ist (107, 332, 721).

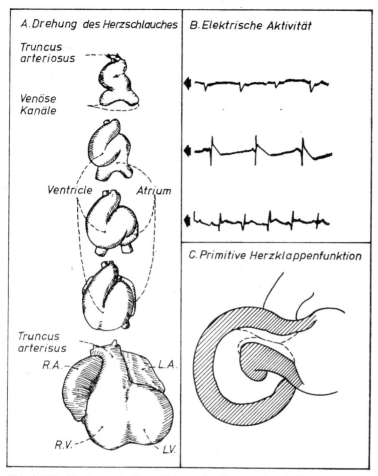

Abb. 21.29. Embryonale Entwicklung des Herzens (nach RUSHMER, 1022):

A = Drehung des „Herzschlauches" und Entwicklung der einzelnen Herzteile
B = Synchrone elektrische Aktivität (EKG)
C = Funktion der „primitiven" Herzklappe

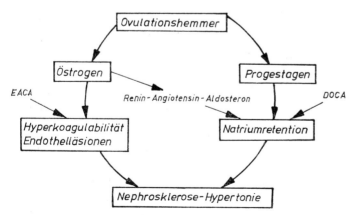

Abb. 21.30. Schema der Pathogenese der Ovulationshemmer-Hypertonie

Ovulationshemmer:

Zwischen 1% und 2% der Frauen, die Ovulationshemmer einnehmen, haben einen Hypertonus. Die Blutdruckerhöhung zeigt systolisch und diastolisch erhöhte Werte mit allen Übergängen bis zu einer malignen Hypertonie mit Niereninsuffizienz. Nach Absetzen des Pharmakons normalisiert sich der Blutdruck innerhalb weniger Tage. Eine familiäre Disposition zu Hypertonie wird bei dem ovulationshemmerinduzierten Hochdruck beobachtet (Abb. 21.30., 362, 674, 721, 741).

Angenommener Mechanismus: Erhöhung von Angiotensinogen über eine Plasma-Renin-Aktivität und Zunahme der Aldosteronsekretion (Abb. 21.30., 362, 674, 721, 741).

21.10. Neurogene Hypertonie

Die Ursachen der neurogenen Hypertonien wurden bei der Klassifikation (22.2.) angegeben. Der erhöhte Sympathikotonus, seine zentralen und peripheren Mechanismen wurden bereits im physiologischen Teil eingehend behandelt und sind mit der synaptischen Wirkung durch die Neurotransmitter verknüpft. Sonst kommt die reine neurogene Form bei entzündlich toxischen und degenerativen Läsionen im Bereich des Gehirns und der Nervenbahnen vor. Solche Prozesse können auch idiopathisch oder allergisch sein, wie bei Diphtherie, exogenen Vergiftungen, einschließlich Alkoholismus. Bei der Polyneuritis (LANDRY-Paralyse) entsteht der Entzügelungshochdruck, ein Hypoxie-Hyperkapnie-Phänomen. Bei Porphyrie und Thalliumvergiftungen findet man eine erhöhte Ausscheidung von Katecholaminen mit einer Erhöhung des Sympathikotonus. Tumoren und Läsionen im Bereiche des Dienzephalons können eine hypertone Krise auslösen. Ein ähnlicher Effekt stellt sich nach Schädelbasisfrakturen mit Läsionen des 9. und 10. Hirnnerven ein sowie bei Tumoren des Nasen-Rachenraumes. Die bereits erwähnten Ursachen können zu einer Schädigung des bulbären Depressorenzentrums führen. Es wird angenommen, daß auch eine CO_2-Vergiftung einen Hochdruck auslösen kann. Im Experiment wird ein neurogener Hypertonus durch chronische Hypoxie des Gehirns modelliert. Atemmuskellähmungen begünstigen durch eine zusätzliche Hypoxie und Hyperkapnie einen Anstieg des Blutdruckes. Durch die Schädigung der bulbären Depressorenstrukturen kann es zu einer „Entzügelung" des Kreislaufes mit einer Blutdruckerhöhung und Tachykardie kommen.

Der Entzügelungshochdruck entsteht auch:

1. bei herabgesetzter Reizung oder Ausschaltung der Pressorezeptoren infolge eines Unterdruckes im Bulbus caroticus und in der aufsteigenden Aorta, wie z. B. bei einem Aortenbogensyndrom („kaudale Hypertonie"). Hypoxie des Gehirns und eine Einengung des Windkessels fördern die Entstehung eines Hochdruckes,
2. bei herabgesetzter Sensibilität der Pressorezeptoren bei einer Gefäßsklerose mit Elastizitätsverlust in der Carotissinus-Aortenregion,
3. bei Schädigung der afferenten Pressorezeptoren.

Der Begriff „neurogener Hochdruck" sollte nur für eine Erkrankung des zentralen und peripheren Nervensystems gebraucht werden, da der Ausdruck „neurogenic hypertension" in den angelsächsischen Ländern auch für die essentielle Hypertonie verwandt wird (1042, 1092, 1224).

21.11. Maligne Hypertonie

Sowohl primäre als auch sekundäre Hypertonien können malign verlaufen. Die akzelerierte (maligne) Hypertonie ist die schwerste Form einer chronischen Hochdruckkrankheit und ist charakterisiert durch: konstant erhöhtes Pd über 130 mm Hg (17,3 kPa), degenerative Gefäßveränderungen des Auges, des Gehirns, der Niere und seltener des Herzens mit rascher Progredienz. Die Häufigkeit liegt bei 1% aller Hypertoniker, wobei die essentiellen Formen ca. 50% ausmachen, das Durchschnittsalter bewegt sich um 40 Jahre. Die exzessiv kontinuierliche Blutdruckerhöhung ist wahrscheinlich der entscheidende pathogenetische Faktor.

Charakteristische morphologische Veränderungen spielen sich im Arteriolenbereich ab: Elastisch-muskuläre Hyperplasie, Hyalinose, fibrinoide Nekrosen und periarteriitische Proliferationen. Es entstehen intramurale Gerinnungsstörungen mit Thrombenbildung. Durch den hohen Blutdruck werden die Erythrozyten in die deformierten Gefäße gepreßt, die auch teilweise hämolysieren („mikroangiopathische Hämolyse"). Die Hirndurchblutung nimmt druckpassiv zu, es entstehen Hirnödeme, Schädigung der Bluthirnschranke mit einer sekundären Drosselung der Durchblutung (Hochdruckzephalopathie).

Der Augenhintergrund zeigt eine spastische Engstellung der kleinen Arterien, Cottonwool-Exsudate, Blutungen mit degenerativen Netzhautveränderungen. Die maligne Hypertonie beginnt nach einem Überschreiten eines kritischen diastolischen Druckes, verbunden mit starkem renalem Natriumverlust. Durch letzteren wird das Renin-Angiotensin-System stimuliert, und die Aldosteronsekretion nimmt konsekutiv zu. Die gesunde Niere reagiert auf eine Zunahme des Renins und Aldosterons mit einer erhöhten Natriumretention. Die daraus resultierende positive Natriumbilanz reguliert die Reninsekretion durch einen Rückkopplungsmechanismus. Dieser Regelkreis ist bei einem primären Aldosteronismus intakt, ohne daß eine akzelerierte Hypertonie entsteht.

Charakteristisch für die maligne Hypertonie ist eine gestörte Rückkopplung (durch die geschädigte Niere). Renin und Aldosteron nehmen zu und tragen zu einem circulus vitiosus bei. Möglicherweise sind Renin und Aldosteron auch für degenerative Veränderungen der Nierengefäße verantwortlich. Bei diesem Pathomechanismus kommt es als Folge der starken Drucknatriurese zu einer Verkleinerung des Herzzeitvolumens, wodurch die Reninsekretion weiterhin gefördert wird. Dadurch wird das Angiotensinogen aktiviert, was zu einer Bluterhöhung durch Vasokonstriktion führt. Der pathogenetische diastolisch druckabhängige Prozeß ist bei entsprechender therapeutischer Drucksenkung reversibel. Die maligne Phase des chronischen Hochdrucks kann sich auch schnell entwickeln, und außerdem ist bemerkenswert, daß sie nur bei einem kleinen Prozentsatz von Hochdruckkrankheiten vorkommt. Dabei muß man an immunologische und genetische Faktoren denken (625, 721, 1042, 1092).

22. Pulmonale Hypertonie

Die pulmonale Hypertonie kann primär und sekundär als Krankheitsbild auftreten (Tab. 22.1.). Der Lungenkreislauf wird im Gegensatz zum großen Kreislauf als Niederdrucksystem mit einem geringen peripheren Gefäßwiderstand bei hohem Strömungsvolumen bezeichnet (Mitteldruck 12—20 mm Hg). Der wesentliche regulative Teil der Lungenstrombahn ist der Gefäßabschnitt mit kurzen muskulären Arterien. Die primär vaskuläre pulmonale Hypertonie ist auf eine Gefäßsklerose zurückzuführen, die eine Einengung des Gesamtquerschittes verursacht. Auch eine Thromboembolie verursacht akut dasselbe hämodynamische Bild. Die primär vaskuläre Hypertonie ist immer mit einem Cor pulmonalis verbunden. Dieses Krankheitsbild kommt bei Frauen öfter als bei Männern vor (6:1); die primäre Form wird in klinischen Statistiken mit ca. 15% angegeben. Häufigste Ursachen: Gefäßsklerose, Endangiitis obliterans (AYERZsche Krankheit) und Periarteriitis nodosa. Bei dem Syndrom wie auch bei allen Arten von mechanischen Lumenverlegungen kommt eine reflektorische Vasokonstriktion hinzu (846, 1146). Möglicherweise spielt hier die lokale Serotoninfreisetzung aus einem Embolus

Tabelle 22.1. Die hauptsächlichen Ursachen der pulmonalen Hypertonie nach KLEPZIG

Primäre Form

Sekundäre Form als Folge von
    Erkrankungen des Herzens
        Insuffizienz des linken Ventrikels
        Mitralstenose, Vorhofmyxom, Perikarditis
        Links-rechts-Shunt, Pulmonalsklerose

    Erkrankungen der Lunge
        Lungenemphysem (obstruktives und substantielles)
        Asthma bronchiale
        Pneumokoniosen
        Sarkoidose
        Zerstörung von Lungenparenchym durch Tuberkulose, Tumor u. a.,
        postoperativ nach Lungenoperationen

    Erkrankungen der Lungengefäße
        Lungenembolie (akut oder chronisch rezidivierend)
        Endangiitis obliterans
        Panarteriitis nodosa
        Lungenvenenthrombose

    Atmungsbehinderung
        Kyphoskoliose
        ausgedehnte Zwerchfellverwachsungen
        extreme Fettsucht (Pickwickian-Syndrom)

eine Rolle. Im allgemeinen werden 6 typische Stadien von Gefäßveränderungen postuliert, die zu einer morphologischen Veränderung aller Schichten der pulmonalen Gefäße führen (991). Das Cor pulm. entwickelt sich durch eine Verlegung der großen Lungengefäße mit mehr als 50% Ausfall des Gesamtquerschnittes.

22.1. Chronisches Cor pulmonalis

Bei einem chronischen Cor pulmonalis reagiert das rechte Herz auf die vermehrte Druck- und Widerstandsbelastung mit einer exzentrischen Hypertrophie des rechten Ventrikels. Im kompensierten Stadium zeigt das rechte Herz eine Lumeneinengung mit einer Schlagvolumenverminderung, die sich auf den gesamten Kreislauf auswirken kann. Im Stadium der Dekompensation tritt eine Dilatation des rechten hypertrophischen Ventrikels auf. Der koronare Perfusionsdruck, der vom mittleren Aortendruck bestimmt wird, liegt höher als der systolische Pumpdruck und der diastolische Füllungsdruck des rechten Herzens. Somit ist der Koronarkreislauf bei Cor pulm. kaum verändert. Erst bei einer enormen Muskelmassenerhöhung kann das Diffusionsgebiet innerhalb der Blutversorgung zu einer relativen Koronarinsuffizienz führen (991). Unter Belastungsbedingungen kommt es zu einem erheblichen Druckanstieg im kleinen Kreislauf. Das Dekompensationsstadium löst eine enddiastolische Druckerhöhung des rechten Ventrikels und des rechten Vorhofs aus. Klinisch ist das Krankheitsbild mit einer Zyanose und Dyspnoe verbunden. Das chronische Cor pulm. kann auch durch rezidivierende Makro- oder Mikroembolien verursacht werden.

EKG:

1. Extremitätenableitungen:
Elektrische Achse nach rechts verschoben, P-Zacke mit hoher Amplitude in II, III und VF, in VL diphasisch oder negativ, QRS meistens vom S_1Q_3-Typ, tiefe Q-Zacken in II, III und VF. Negativer Typenindex, beim Emphysem Niederspannung, T in III und VF öfters negativ.

2. Brustwandableitungen:
Zeichen von Rechtshypertrophie über dem rechten Herzen, fortschreitende Verkleinerung der Amplituden der R-Zacken von V1 bis V6, tiefe S-Zacken auf der linken Seite. Die Rechtshypertrophie ist oft mit einem partiellen oder totalen Schenkelblock verbunden (Abb. 22.1.) (533, 998).

Das Röntgenbild zeigt ein Vorrücken der Ausflußbahn des rechten Ventrikels. Im späteren Stadium tritt eine globale Vergrößerung des Herzens ein. Die Hauptstämme der Lungenarterien sind erweitert, die peripheren Äste dagegen eng. Die Endzustände der kongenitalen „Shuntvitien" (Ventrikelseptumdefekt, offener Ductus BOTALLI, Vorhofseptumdefekt) ähneln sich. Der Rechts-links-Shunt führt zur Zyanose durch eine Pulmonalsklerose (599).

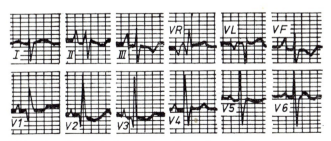

Abb. 22.1. EKG bei chronischem Cor pulmonalis

22.2. Akutes Cor pulmonalis (Lungenembolie)

Das akute Cor pulmonalis entsteht infolge einer starken und plötzlichen Erhöhung des Widerstandes im kleinen Kreislauf (673).

Ätiologie:

Die häufigste Ursache des akuten Cor pulmonalis ist ohne Zweifel die Lungenembolie. Es gibt jedoch Fälle von akutem Cor pulmonalis ohne Embolie: Aufbrechen eines Aneurysmas der Aorta in die Pulmonalarterie, ausgedehnte Atelektase, spontaner Pneumothorax, Emphysem des Mediastinum, Bronchusstenose, Zwerchfellhernie. Ausgedehnte, akute Lungenleiden, wie z. B. gewisse Bronchopneumonien und Pneumonien, miliare Tuberkulose, akutes Lungenödem, und andere, können elektrokardiographische Veränderungen verursachen, welche jenen des akuten Cor pulmonalis gleichen (besonders die Endteilveränderungen auf der rechten Seite der Brustwand).

Die Lungenembolie als häufigste Ursache ist eine Thrombose (meistens in den Venen) mit Störungen der Gerinnung und fibrolytischen Mechanismen (siehe Punkt 25.2.). Im internationalen Schrifttum wird das Vorkommen mit 2—5% aller Sektionen angegeben (396, 458, 847). Lungenarterielle primäre Thrombosen spielen eine untergeordnete Rolle; häufiger sind sekundäre Thrombosen herzwärts, d. h. eine retrograde Ausdehnung des Gefäßverschlusses. Die Lungenembolien entstehen oft nach Unfällen, Operationen und Geburten. Als Herkunft der Embolien der Lungenstrombahn steht an erster Stelle das Einzugsgebiet der unteren Hohlvene, meistens von den Beinvenen ausgehend. Bei rechtzeitig erkannten und behandelten Lungenembolien bewegt sich die Sterberate um 8—10%, bei nicht diagnostizierten und somit nicht behandelten um 32% (396).

Differentialdiagnostisch steht der Lungeninfarkt an erster Stelle. Infarkte bei peripheren Embolien sind häufiger als bei zentralen und werden durch Lungenstauung, Zustand der Bronchialgefäße und eine primäre bzw. sekundäre Infektion begünstigt. Die Unter- und Mittelfelder der Lunge werden bevorzugt befallen, und zwar rechts häufiger als links. Ein daraus resultierender hämorrhagischer Infarkt ist von Pleuritis begleitet. Die Umstellung des Kreislaufs bei Cor pulm. ist aus Abbildung 22.2. nach GUYTON (415) zu entnehmen: Akute Druckerhöhung im Lungenkreislauf, Abnahme des Auswurfes der linken Kammer, da der pulmonale Rückstrom bei hohem Stromwiderstand sinkt; vorübergehende Ungleichheit der Auswürfe, Lunge überfüllt mit Veränderungen von MPP und MSP; Kammerauswurf normalisiert sich langsam und ist im allgemeinen reduziert, rechte Kammer mit Druckerhöhung und schlechtem Potential. Das akute klinische Bild ist dramatisch mit Dyspnoe, Pleuraschmerz, Angstgefühl, Husten, Hämoptoe, Schweißausbrüchen und Schock. Eine Tachykardie ist ein typisches Symptom der Lungenembolie. Nur in 50% wird intra vitam die richtige Diagnose gestellt, da die klinische Symptomatik sehr variabel und untypisch sein kann. In manchen Fällen tritt ein Schockzustand ein, meistens mit Lungenödem, so daß dieser im Vordergrund steht. Der Schock kann in einigen Sekunden bis Stunden zum Tode führen (961). Das akute Cor pulm. verlangt eine schnelle Entscheidung und Handlung. Bei Lungenembolie sind die Enzyme LDH, GOT, und CPK in 20—30% der Fälle pathologisch (396).

Andere diagnostische Verfahren sind Lungenperfusionszintigraphie, Pulmonalisangiogramm. Das Röntgenbild zeigt häufig, aber nicht immer und wenig spezifisch, Infiltrate, Pleuraergüsse, Atelektasen, prominentes Pulmonalsegment, segmental umschriebene Aufhellungen (WESTERMARK).

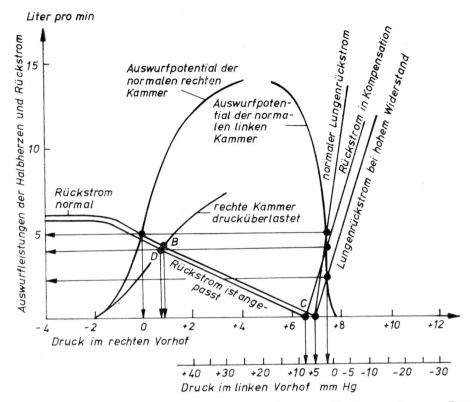

Abb. 22.2. Hämodynamik bei Cor pulmonalis (nach GUYTON u. Mitarb., aus: SCHOLER: Das Blutvolumen und Füllungsdrücke, Verlag H. Huber, Wiern, 1973)

A. Das Rückstrompotential bei 4-fachem Widerstand gibt Schnittpunkt bei sehr kleinem Auswurf
B. Die Drucküberlastung verschlechtert das rechte Auswurfpotential
C. Die Blutüberfüllung der Lunge erhöht den MPP und senkt den MSP
D. Neues Gleichgewicht mit nur leicht vermindertem Auswurf

Das EKG zeigt in den meisten Fällen typische Veränderungen:

1. Extremitätenableitungen: Gesenkte S-T-Strecke in I, in III negatives T aund ausgeprägte Q-Zacke, besonders in VF.
2. Brustwandableitungen: Übergangszonen nach links verschoben mit tiefen S-Zacken in V4 und V5. Die Linksverschiebung der Übergangszone ist mitunter das eindeutigste Zeichen einer Lungenembolie. Auf der rechten Seite sowie in V1, V2, V3 und VE oft eine negative T-Welle, die auf eine leichte Hebung der S-T-Strecke folgt. Auch ohne Infarkt können ausgeprägte Q-Zacken auf der rechten Seite der Brustwand erfaßt werden.

Das akute Cor pulm. kann in den Extremitätenableitungen einen vorderen Septuminfarkt vortäuschen; beim Hinterwandinfarkt gleichen sich die Ableitungen II und III (QII, QIII), beim Lungeninfarkt dagegen I und II (SI, SII). Das EKG-Bild entwickelt sich schneller als beim Infarkt. Es kann durch die Erweiterung der rechten Kammer infolge der plötzlichen Erhöhung des rechten Intraventrikulardruckes erklärt werden. Diese Erweiterung bewirkt eine Rotation der Längsachse im Uhrzeigersinn: Die rechte Kammer wird nach vorn gedreht, die Übergangszone nach links verschoben mit Auftreten von SI und QIII. Beim Überleben bilden sich die Veränderungen der Anfangsschwankungen (SI und QI) innerhalb einiger Tage zurück, dagegen normalisieren sich die negativen T-Wellen erst nach einigen Wochen. Bei Schockzuständen mit Hypotonien kommt es zu kleineren Infarkten, besonders in der Innenschicht und den Papillarmuskeln. Diese Befunde rufen Veränderungen im EKG-Bild hervor, hauptsächlich in den Brustwandableitungen. Das Cor pulm. ist von Rhythmusstörungen begleitet, Sinustachykardie, Extrasystolen, Vorhofflimmern, die auch ad exitum führen können (Abb. 22.3.) (396, 523, 998).

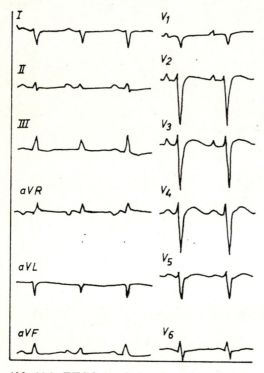

Abb. 22.3. EKG beim akuten Cor pulmonalis

23. Arterielle Hypotonie

23.1. Definition, Klassifizierung und Verteilung

Von Hypotonie spricht man, wenn der systolische Blutdruck beim Mann unter 105 und bei der Frau unter 100 mm Hg liegt. Als diastolischer Grenzwert wird 60—70 mm Hg angegeben (801, 1191). Die arterielle Hypotonie ist im Vergleich zur Hypertonie kein prognostisch verhängnisvolles Syndrom. Bei einer intakten Kreislaufregulation sind therapeutische Maßnahmen selten notwendig. Eine Symptomatik liegt dann vor, wenn bei Orthostase die Perfusion nicht ausreichend ist. Man kann von einer Borderline-Hypotonie sprechen, wenn der systolische Druck 15—25 und der diatolische 10 bis 15 mm Hg unter der alters- und geschlechtsentsprechenden Blutdrucknorm liegt (Tab. 23.1.; 23.2.). 18,9% der Hypotoniker zeigten nach 12—15jähriger Beobachtung ein normales Blutdruckverhalten, 14,3% bekamen eine Hypertonie (865).

Tabelle 23.1. Altersverteilung der Hypotoniker

Alter	Zahl der Hypotoniker	Prozent
15—29 Jahre	186	27,4
30—49 Jahre	252	37,2
50—69 Jahre	217	32,0
über 70 Jahre	23	3,3

Tabelle 23.2. Verteilung der Hypotoniker nach Höhe des systolischen und diastolischen Druckes

Ps mm Hg	Zahl der Hypotoniker	%	Pd mm Hg	Zahl der Hypotoniker	%
96—100	331	54,8	66—70	164	27,1
86—95	193	31,9	56—65	267	44,2
80—85	73	12,0	50—55	149	24,6
< 80	7	1,2	< 50	24	3,97

Die Einteilung der Hypotonie unter Berücksichtigung pathogenetischer Gesichtspunkte, modifiziert nach SIEGENTHALER und SCHEPPOKAT (1044 und 1136):

1. Primäre essentielle Hypotonie:

a) hypertone Reaktion mit Anstieg von Ps, Pd und Puls im Stehen,
b) sympathikotone Reaktion mit Abfall von Ps, Anstieg von Pd und Puls,
c) asympathikotone Reaktion, Abfall von Ps und Pd ohne eine größere Herzfrequenzsteigerung,
d) vasovagale Reaktion mit Abfall von Ps, Pd sowie Bradykardie.

2. Sekundäre Hypotonie:

a) *endokrine Hypotonie:*

primäre und sekundäre Nebenniereninsuffizienz,
adrenogenitales Syndrom,
primäre und sekundäre Hypothyreose,
Hyperparathyreoidismus,
hypophysäre Insuffizienz.

b) *kardiovaskuläre Hypotonie:*

Aortenstenose,
Mitralstenose,
Aortenbogensyndrom,
kardiovaskuläre Synkopen,
reflektorischer Kollaps nach Trauma, Schmerz und Schreck,
VALSALVA/Preßdruckversuch,
Hustenschlag, Lachschlag,
Schwangerschaft,
Carotissinussyndrom,
ADAM-STOKESche Anfälle,
orthostatische Reaktionen bei Hypertonietherapie.

c) *neurogene Hypotonie:*

primäre idiopathische Positionshypotonie — „postural hypotension" (degeneratives Leiden des Nervensystems, SHY-DRAGER-Syndrom),
sekundäre bzw. rudimentäre Positionshypotonie (neurologische Grundleiden),
familiäre Dysautonomie — RILEY-DAY-Syndrom,
Hypotonie (mit multiplen Insulten).

d) *infektiös-toxische Hypotonie:*

Infektionskrankheiten,
Vergiftungen,
Intoxikationen.

e) *hypovolämische Hypotonie:*

endokrine Störungen,
Kachexie,
Blut-, Plasma-, Flüssigkeitsverlust,
Minderung der Schwerkraftwirkung: Bettruhe, Immersion, Raumfahrt.

Die essentielle Hypotonie findet man oft bei asthenischen Jugendlichen mit gesteigerter vegetativer Aktivität. Der hypotone Symptomenkomplex, Orthostase-Syndrom genannt, ist fast bei allen Formen anzutreffen mit verminderter körperlicher und geistiger Leistungsfähigkeit in Abhängigkeit von der Körperlage auftretend, in der Horizontallage keine Beschwerden.

23.2. Pathophysiologische Mechanismen

Es wurde schon auf die Bedeutung der Rezeptoren der Natriumbilanz und mögliche humoral-hormonale Regulation des Blutdruckes hingewiesen, die in umgekehrter Richtung auch eine Hypotonie bewirken können. So kann auch der Blutdruckabfall z. B. durch PGE_2 über die Regulation des Extrazellulärvolumens entstehen, und zwar durch Hemmung der sympathiko-adrenergen Impulse, Abnahme des Arterientonus, Abnahme der ADH-Effekte bei gleichzeitiger Stimulierung der renalen Durchblutung und Reninfreisetzung. Auch die biologische Wirkung der Kinine oder eine Hyperbradykininämie (1135) kann direkt oder indirekt durch eine Vasodilatation einen Blutdruckabfall provozieren. Im Zusammenhang mit den pressorischen Peptiden kann ihr Fehlen, ihr zu schneller Abbau oder ein allgemeiner Eiweißmangel auch zu einer Hypotonie führen (1106). ZIEGLER et al. (1302) fanden bei der idiopathischen orthostatischen Hypotonie 2 Formen: solche mit multiplen Defekten im ZNS nach SHY und DRAGER (1039) und solche mit einer Dysfunktion des peripheren autonomen Nervensystems. Sie untersuchten diese Gruppen im Liegen, Stehen und unter Belastung und fanden sowohl bei den ersten beiden Probandengruppen einen normalen Noradrenalin-Plasma-Spiegel, der auch signifikant anstieg, als auch unter physischer Belastung beim Stehen. Bei dem „peripheren Typ" mit einer peripheren Rezeptorinsuffizienz ist dagegen der Noradrenalinspiegel signifikant erniedrigt, steigt jedoch nur gering nach Stehen und Belastung an. Bei dieser Gruppe ohne neurologische Zeichen war der Spiegel von Dopamin-β-Hydroxylase im Plasma erniedrigt. Die Dopamin-β-Hydroxylase hat eine höhere Halbwertzeit als das Noradrenalin, ihr Spiegel entspricht der sympathikonervalen Aktivität (1094). Der SHY-DRAGER-Typ mit Defekten im ZNS hat einen normalen Katecholamin- und niedrigen Dopamin-β-Hydroxylasespiegel. Der Defekt der sympathischen Funktion korreliert mit ultrastrukturellen Untersuchungen bei Biopsie der Vena saphena (626). Man kann annehmen, daß dabei ein Blocker der präsynaptischen feedback-Hemmungs-Mechanismen zu dieser Dysfunktion führt. Bei Belastung und Stehen der idiopathischen Hypotension handelt es sich offensichtlich um ein unterschiedliches Vorhandensein von Katecholaminen, die sich besonders über die sympathische Innervation auf die glatten Muskelzellen und damit auf den Tonus auswirken. Offensichtlich handelt es sich bei der Hypotonie um eine Störung des Gleichgewichtes im peripheren sympathischen Nervensystem. Wahrscheinlich beruht darauf der günstige therapeutische Effekt durch Blockade der vasodilatorischen β-Rezeptoren bei manchen Formen von essentieller arterieller Hypotonie. Abbildung 23.1. veranschaulicht nach GUYTON die Hämodynamik bei Orthostase mit Herabsetzung des MSP und Reduktion des Rückstromes sowie Verkleinerung des Auswurfes. Nach Blutverlust kommt es zu starker Senkung des MPS und reduziertem Auswurf. Durch Tonusverlust und kurzzeitige Senkung des Füllungsdruckes ist die Möglichkeit, den Auswurf zu vergrößern, gering (1160). Die systemisch-arterielle Hypotension führt zu einer Reduzierung des Perfusionsdruckes, einer Tachykardie und kompensatorischer peripherer Vasokonstriktion. Aus diesen 3 hämodynamischen Faktoren resultiert ein verminderter Koronarfluß, eine Abnahme der zerebralen Durchblutung und ein herabgesetzter peripherer Blutfluß (Splanchnicus, Niere, Haut, Muskulatur). Es gibt auch eine Altershypotonie durch Dilatation der großen Gefäße und Verminderung des HZV (349). Bei der Postural-Hypotension ist die Ausscheidung von Noradrenalin und Vanillin-Mandelsäure vermindert. DELIUS (242) klassifiziert das Orthostasesyndrom nach dem Verhalten des diastolischen Blutdruckes. Ein verminderter Reninanstieg in Orthostase kann zu einer Synkope im Sinne einer vasovagalen Reaktion führen. Bei der Hypotonie kann der Plasma-Katecholamin-Spiegel normal oder leicht erhöht sein. Möglicherweise kann das an einer lokalen Störung der Peripherie der Katecholaminspeicherung und -freisetzung liegen. Eine herabgesetzte Ansprechbarkeit der adrenergen Rezeptoren in den Gefäßen spielt auch eine Rolle. Komplette hämodynamische Untersuchungen bei essentieller Hypotension unter fahrradergometrischer Belastung zeigen eine signifikante Abnahme des Herzindex im Vergleich zu Normotonikern, eine nicht signifikante leichte Abnahme der Herzfrequenz und eine deutliche Abnahme des Schlagvolumens. Der periphere Gesamtwiderstand in Ruhe und unter Belastung ist zwar etwas reduziert, aber nicht

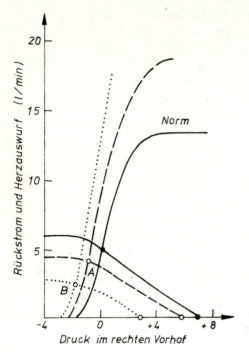

Abb. 23.1. Orthostase

A. MCP sinkt, das Auswurfpotential steigt in Richtung partieller Kompensation
B. Nach Blutverlust, die reflektorische Stimulation kompensiert den MCP (= 2,5) nicht
(nach Guyton und Scholer)

signifikant im Vergleich zu Normalpersonen. Dagegen ist die Herzarbeit signifikant kleiner. Trotz fast gleicher Schlagvolumina ist die Blutdruckamplitude bei Hypotonikern in Ruhe und nach Belastung kleiner als bei Normotonikern (802, 949, 1192).

23.3. Orthostatische Regulationsstörungen

Die Orthostase als Störgröße bei der Blutdruckregulation verursacht in senkrechter Körperhaltung eine Änderung des hydrostatischen Druckes. Letzterer kann je nach Körpergröße um 40 mm Hg abnehmen und im Bereich der Füße um 80 mm Hg zunehmen. Oberhalb des Herzens fällt der arterielle und venöse Druck ab; in den unteren Extremitäten verlaufen die Druckverhältnisse unterschiedlich. Im arteriellen System kann im Fußbereich der hydrostatische Druck schnell bis 200 mm Hg erreichen, dagegen nimmt der Venendruck durch den Klappenschluß nur langsam zu. Für den Orthostasevorgang und Regulationsprüfungen spielen 2 Faktoren eine wesentliche Rolle, einmal ein hoher arterieller Zufluß in die unteren Extremitäten und zum anderen ein langsam steigender Venendruck, der nach 2 Minuten Stehen 100 mm Hg erreichen kann. Es erfolgt eine Umverteilung des Blutvolumens:

Im Liegen (Grundvolumen): 398 ± 44 ml ($+ 208$ ml)
Im Stehen: 606 ± 64 ml
In passiver Hängelage am Kipptisch: 808 ± 72 ml (994, 1135, 1136) (Tab. 23.3.).

Tabelle 23.3. Hämodynamische Verschiebungen in Abhängigkeit von der Position

hämodynamische Parameter	im Liegen	im Sitzen
arterieller Blutdruck (mm Hg)		
— systolisch	123	125
— mittlerer	93	98
— diastolisch	71	77
Herzfrequenz (Schläge/min)	68	84
Herzminutenvolumen (l/min)	7,9	5,9
Schlagvolumen (ml)	116	70
Herzgröße (ml)	739	659
zentrales Blutvolumen (ml)		−400
arterieller Widerstand (CGS-System)	970	1360
Adiuretin (Vasopressin; ADH)	—	8fach erhöht
Adrenalinausscheidung im Urin	—	6fach erhöht
Noradrenalinausscheidung im Urin	—	7fach erhöht

Die essentiellen Hypotoniker mit orthostatischen Dysregulationen haben in horizontaler Körperlage keine Beschwerden. Die Aufrecht-Körperstellung kann eine Menge von 500—800 ml Blut nach unten verschieben, wonach der Füllungsdruck und venöse Rückstrom abnehmen. Deshalb ist das Herzminutenvolumen vermindert, gefolgt von Blutdruckabfall und einer kompensatorischen arteriolären Widerstandserhöhung. Letztere kann gelegentlich zu einer Erhöhung des mittleren arteriellen Blutdruckes führen im Sinne einer Rücksteuerung. Diese Arteriolenkonstriktion ist kurzfristig und beruht auf einer vorübergehenden Freisetzung von Noradrenalin in den sympathischen Endfasern. Die konstitutionellen Hypotoniker können sich auch gesund fühlen. Mangel an Mineralocorticoiden sowie Enzymdefekte mit isolierter Verminderung von Aldosteron führen z. B. zu einem Salzmangelsyndrom mit Hypovolämie und Hypotonien. Durch Abnahme des hydrostatischen Druckes in den oberen Körperpartien wird die Wandspannung im Bereiche der Barorezeptoren geringer, und die Impulsfrequenz zum Kreislaufzentrum nimmt ab. Der Blutdruckabfall resultiert aus der Abnahme des TPW und reduziertem HZV (in der 6. Steh-Minute am größten). Als Gegenregulation kommt es zu einer Stimulierung des sympathischen Systems (α-Rezeptoren in Venen und Arterien), die venöse Kapazität wird kleiner, der periphere Widerstand nimmt zu (994, 995). Die Herzdynamik wird durch Aktivierung der β-Rezeptoren verbessert. Die Regulation strebt eine Entleerung der Blutspeicher an und versucht den Blutdruck durch Vasokonstriktion und aktivierte Herzdynamik der Orthostase anzupassen (Abb. 23.2.). In der Spätphase der Orthostase wird der Druck über Aktivierung des Gefäßsystems reguliert. Barbey und de Marees (58) konnten zeigen, daß die Dikrotiehöhe des Carotispulses Aufschluß über die momentane Kreislaufregulation gibt und entwickelten den sogenannten Dikrotiequotienten (DQ), der sich direkt proportional zum Blutdruckabfall innerhalb der ersten Sekunden nach dem Aufstehen verhält (119, 959).

Zeichen der Frühorthostase:

— Volumenverlagerung (z. B. Beinvolumen nimmt zu, Plasmavolumen ab),
— Herzvolumen: Abnahme fast um 100 ml, dann Plateauverlauf,
— Herzfreqenz: erst Anstieg, dann Abfall,
— arterieller Blutdruck: P_s um ca. 35 mm Hg, P_d um 20 mm Hg oder leichter Anstieg; nach 8—10 sec Normalisierung,
— Abfall des zentralvenösen Druckes, nach 40—50 sec Normalisierung,
— SV wird kleiner, TPW nimmt zu und normalisiert sich nach ca. 3 min (350, 550, 995).

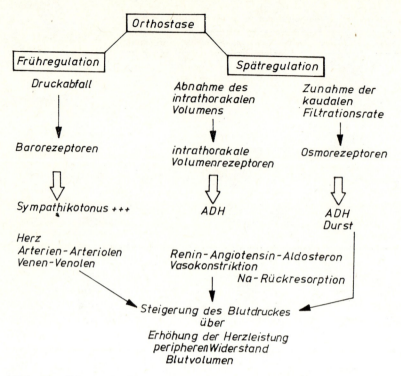

Abb. 23.2. Schema der Druckregulation in der Früh- und Spätphase der Orthostase (nach RIEKKERT, Stichworte zur Hypotonie, Sandorma II, S. 31—32, Basel, 1983)

Für die Spätorthostase sind eine konstante Herzfrequenz, leicht erhöht über der Ausgangslage, geringe Abnahme von Ps bei konstantem Pd (Verkleinerung der Blutdruckamplitude) und niedriger zentralvenöser Druck charakteristisch. MECHELKE (802, 803) hat die Einteilung der Kreislaufregulationsstörungen je nach statischen und dynamischen Untersuchungsmethoden unter Berücksichtigung des vegetativen Nervensystems in Abbildung 23.3. dargestellt. THULESIUS (1192) hat in einem Puls-Blutdruck-Diagramm eine Klassifizierung der orthostatischen Dysregulation in verschiedene Gruppen anhand der Veränderungen von Ps und der Pulsfrequenz aufgeschlüsselt. Das bei einer orthostatischen Belastung in den Beinen versackende Blutvolumen steigt in der 8.—12. sec wieder an. Bei einer experimentellen Verminderung des Blutvolumens ändern die Aortenrezeptoren ihre Impulse nicht, dagegen signalisieren die Vorhofrezeptoren des Niederdrucksystems durch afferente Bahnen den Volumenmangel zur Medulla oblongata. Die posturale Hypotension ist die schwerste Form der orthostatischen Kollapsneigung. Es handelt sich dabei um einen Verlust der Sympathikuswirkung auf Herzgefäße und Venen. Die Kapazität des Niederdrucksystems nimmt zu, das Blutvolumen wird größer (1136). Die orthostatische Hypotonie bei angeborenen Herzvitien ist wahrscheinlich auf ein reduziertes pulmonales Blutdepot zurückzuführen, wodurch die Kreislaufregelung gestört wird (54).

Das Bild der Orthostasebelastung ist vom Funktionszustand der Kreislaufreflexe abhängig. Der VALSALVA-Preßversuch ist mehr eine Methode, die Regelgüte der Blutdruckregulation zu erfassen. Nach MECHELKE gibt es 3 Reaktionstypen bei orthostatischer Belastung: Hypotone, stabile und hypertone Regulationsstörungen (Abb. 23.4.).

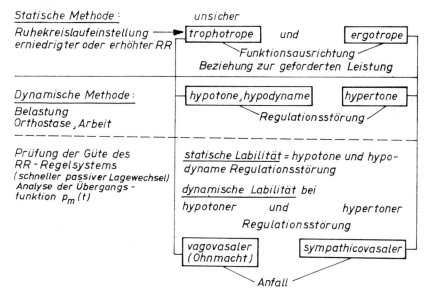

Abb. 23.3. Einteilung der Kreislaufregulationsstörungen nach MECHELKE

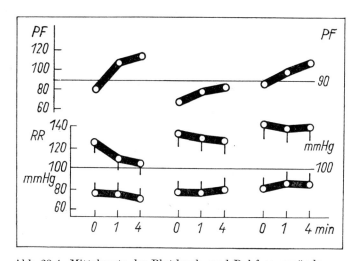

Abb. 23.4. Mittelwerte der Blutdruck- und Pulsfrequenzänderungen vor (0) und während orthostatischer Belastung (nach 1 u. 4 min)

Links: Hypotone Regulationsstörung
Mitte: Stabile Regulationsstörung
Rechts: Hypertone Regulationsstörung

(nach MECHELKE)

Bei Schädigung von Kreislaufzentren findet man nicht selten eine postorthostatische Blutdrucksteigerung (350). Im EKG sind folgende charakteristische Zeichen zu beobachten:

1. Frequenzzunahme,
2. Veränderungen an der P-Zacke,
3. Senkung der ST-Strecke,

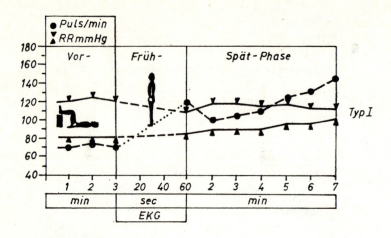

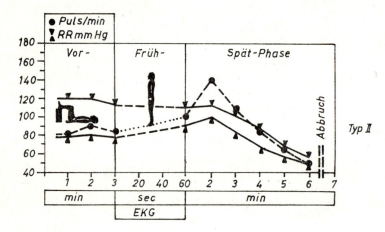

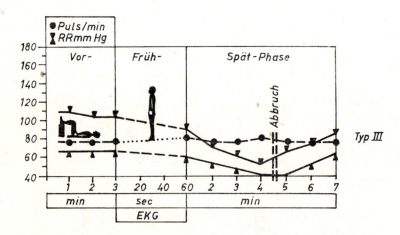

Abb. 23.5. Die 4 Typen der orthostatischen Dysregulation (nach Rau):

Typ I: Sympathikotone, hyperdiastolische Regulationsstörung
Typ II: Primär sympathikotone, sekundär vasovagale Regulationsstörung
Typ III: Frequenzstarre, asympathikone Regulationsstörung (= neurogene Positionshypotonie)

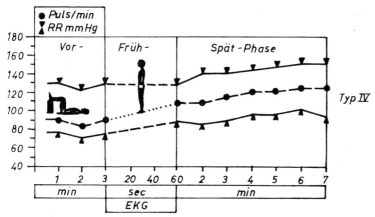

Abb. 23.5.

Typ IV: Hypertone, hyperdyname, hypersympathikotone **Regulationsstörung** mit Frequenzanstieg

4. Abflachung oder Negativierung von T,
5. Muskelverzitterungen der Kurve,
6. Typenwechsel,
7. Rhythmusstörungen (952).

Scheppokat (1136) führte die Vielfalt der klinischen Symptomatologie auf folgende Ursachen zurück:
— autonome Läsionen mit asympathikotoner orthostatischer Hypotonie,
— orthostatische Hypotonie bei ZNS-Erkrankungen,
— Hypotonie und/oder orthostatische Hypotonie bei autonomer Neuropathie (z. B. Diabetes),
— autonome Funktionsstörungen mit Ohnmachtsneigung = vasovagale Synkope,
— orthostatische Hypotonie durch Medikamente (z. B. Hypotonika),
— Hypovolämie bei Bettruhe, Wasserimmersion oder Schwerelosigkeit bei der Raumfahrt, symptomatisch und idiopathisch,
— Hypotonie Gravider und Hyperbradykininämie.

Zur Erfassung orthostatischer Regulationsstörungen hat sich in der Klinik der Schellong-Test eingebürgert (3 min Liegen, 10 min Stehen, minütliche Registrierung von Ps, Pd und Puls). Folgende 3 Typen sind charakteristisch:

1. Normale Reaktion: Ps schwankt um ± 5 mm Hg, Pd steigt leicht an, ebenfalls der Puls (normosystolisches/normodiastolisches Verhalten),
2. Hyperdiastolische Form: Geringer Abfall von Ps, signifikanter Anstieg von Pd, Tachykardie,
3. Hypodiastolische Form: Abfall von Ps und Pd, starker Anstieg der Pulsfrequenz.

Nach dem Orthostasetest in der Früh- und Spätphase nach de Marees (Diagnose orthostatischer Regulationsstörungen, Kurzmonografie 5. Sandoz, Nürnberg 1977) werden 4 Typen der orthostatischen Dysregulation angegeben (Abb. 23.5.). Es handelt sich um einen modifizierten Hochlagerungstest nach Rau (976) mit Registrierung von Ps, Pd und Herzfrequenz.

Hypotonie im Alter:

Die im Alter verminderte Adaptationsfähigkeit an orthostatischen Streß ist charakterisiert durch ein Absinken des Ps, einen Anstieg des Pd, zwar geringer als bei jungen Personen, und, wenn überhaupt, einen nur sehr geringen Anstieg der Herzfrequenz, was Ausdruck der reduzierten Sympathikusaktivität ist.

24. Periphere Durchblutungsstörungen

Obwohl Herz- und Gefäßsystem eine Einheit bilden, werden aus didaktischen Gründen die z. Z. zunehmenden Erkrankungen der Blutgefäße gesondert behandelt. Sie haben ein spezifisches klinisches Bild und eine entsprechende Therapie (Tab. 24.1.). Bei den primär funktionellen Durchblutungsstörungen liegt eine abnorme Reaktionsweise der kleinen Gefäße vor. Diese Angiopathien sind Folgen von zerebroviszeralen Dysregulationen, oft bei vegetativ labilen Patienten. Dazu gehören:

1. Digiti mortui: Erblassen der Finger, begünstigt durch Kälte und Nervosität,
2. RAYNAUD-Syndrom: Absterben der Finger 2—5 bei Kälte mit Bewegungsstarrheit; wiederholtes Auftreten kann zu kleinen Nekrosen führen,
3. Erythromelalgie oder Erythralgie: Rötung der Haut der Unterschenkel und Füße, leicht geschwollen mit und ohne Schmerzen. Als Ursache wird eine Aktivierung der postganglionären cholinergen und peptidergen Nerven angenommen, außerdem zirkulierende vasoaktive Peptide und Amine,
4. Brachialgia paraeshesia nocturna: Wahrscheinlich asymetrische nervale Dysregulation der Armdurchblutung, auch lagebedingt.

Zu Durchblutungsstörungen bei Blutveränderungen gehören: Sludge-Phänomene, Thromboseneigung bei Polyzythämie und Zirkulationsstörungen durch Kälteagglutinine im Blut und Kryoglobuline.

Tabelle 24.1. Einteilung der wichtigsten Gefäßkrankheiten
(nach RATSCHOW, aus: Angiologie. Thieme, Stuttgart, 1959)

1. Angioneuropathien (Störung der Gefäßfunktion)
   a) Vasokonstriktionsneigung (z. B. Raynaud-Syndrom)
   b) Vasodilatationsneigung (z. B. Akrozyanose)
   c) Angiopathische Reaktionslage (mit abnormen Erweiterungs- und Verengungsreaktionen)
2. Angioorganopathien
   a) arterielle Verschlußkrankheit (Atherosklerose, Endangiitis, obliterans)
   b) Angiitis (z. B. Periarteriitis nodosa)
   c) Aneurysma
   d) embolischer Gefäßverschluß
3. Angiolopathien
4. arteriovenöse Fisteln
5. Venopathien
   a) Varikosis
   b) venöse Verschlußkrankheit (Phlebothrombose, Thrombophlebitis)
6. Lymphangiopathien

Die Hauptursache degenerativer arterieller Gefäßerkrankungen sind die Arteriosklerose und die Thrombenbildung. Nach der Definition der WHO ist die Arteriosklerose der Prototyp degenerativer arterieller Gefäßerkrankungen und gekennzeichnet durch „eine variable Kombination von Veränderungen der Intima, bestehend in herdförmiger Ansammlung von Lipoiden, komplexen Kohlenhydraten, Blut- und Blutbestandteilen, Bindegewebs- und Kalziumablagerungen, verbunden mit Veränderungen der Arterienmedia" (siehe 10.3. und 10.4.). Der Metabolismus und die Morphologie der Entstehungsmechanismen der Arteriosklerose sind in vitro und in vivo vorwiegend durch Tierexperimente weitgehend geklärt.

Der Prozeß spielt sich zwischen dem Endothel und der Intima ab, die an den ersten elastischen Lamellen der Media anliegt. Eine Druckbelastung der Arterie führt zu Filtrationsstörungen mit gesteigerter Synthese von Kollagen und mesenchymalen Proteoglykanen. Die gesteigerte Aggregationsneigung von Thrombozyten, die Proliferationsfaktoren freisetzen, begünstigt die Mediadegeneration. Die Interaktion zwischen Thrombozyten und Gefäßwand hat 4 Phasen:

1. Freisetzung thrombozytogener Permeabilitätsfaktoren,
2. Freisetzung eines Polypeptids zur Aktivierung der Proliferation glatter Muskelzellen,
3. Freisetzung chemotaktischer Substanzen für glatte Muskelzellen,
4. Ausbleiben thrombo-arteriosklerotischer Gefäßwandveränderungen nach katheterinduzierter Gefäßwandläsion bei thrombozytopenischen Kaninchen (216, 385, 1014, 1035).

Die Prostaglandine können in der Gefäßwand koagulativ und antikoagulativ wirken. Aus der Arachnoidon-Säure bilden die Blutgefäße und andere Gewebe ungesättigte Fettsäuren, aber auch das zyklische Prostaglandin und Prostazyklin (PGI_2). Prostaglandine und Blutplättchen: Arachnoidon-Säure $\rightarrow$ Endoperoxydase (PGG_2, PGH_2) $\rightarrow$ Thromboxane (TXA_2, TXB_2): Aggregation, Vasokonstriktion. Die Endoperoxydase kann in Prostacyclin (PGX bzw. PGI_2) umgesetzt werden: Aggregationshemmung, Vasodilatation (385, 1014).

Cholesterol, Adrenalin, Noradrenalin und Angiotensin II fördern die Arteriosklerose der Gefäße (1036, 1037). Eine Linolsäurerestriktion führt durch eine Suppression der vaskulären PGI_2-Synthese zu einer Blutdruckerhöhung (1139). Gibt es eine Regression der Arteriosklerose? Es existiert eine morphologisch nachgewiesene Rückbildung von arteriellen Läsionen und anderen cholesterinreichen Ablagerungen. Eine genetische Komponente spielt offensichtlich eine wichtige Rolle sowie der Typ-Hyperlipoproteinämie. Im Tierexperiment läßt sich eine Regression vor allem durch Lipidrestriktion erreichen. Die Mechanismen der Rückbildung beruhen auf Abbau des Cholesterins, was über die Lipoproteine hoher Dichte (HDL) erfolgt. Diese nehmen aus den Zellen das freie Cholesterin, verestern es und führen es in die Leber ab. Es liegt ein antagonistisches Verhältnis zwischen dem adherogenen LDL und dem arteriosklerosehemmenden HDL vor. Beim Menschen kann man offensichtlich die Arteriosklerose und ihre Komplikationen hemmen und vielleicht auch verhüten. Für die Praxis bedeutet das eine Senkung des Plasmacholesterinspiegels auf unter 200 mg/100 ml. Die Epidemiologie zeigt, daß das Risiko der koronaren Herzkrankheit mit steigendem Serum-Cholesterin-Spiegel zunimmt (385, 631, 1011, 1014). Bei der Entstehung der Arteriosklerose gibt es Analogien zu der Bildung von Thromben. Letztere sind klinisch nicht nur für die Venenerkrankungen, sondern auch für arterielle Embolien wichtig. Bei dem gesamten Mechanismus spielen die Gerinnung und Fibrinolyse eine vorrangige Rolle (siehe 10.4.). Beim Blutgerinnungssystem (aktive und inaktive Form) wird ein Gerinnungsfaktor nach dem anderen aktiviert; infolgedessen wirkt die Gerinnung auch auf die lokale Fibrinbildung (siehe Abb. 9.1., 9.2. und 9.3.).

Für das Geschehen ist die Fibrinolyse beim Gesunden und beim Kranken für die enzymatische Auflösung von Fibrinogen und Fibringerinseln wichtig. Somit sind für die Thrombusentstehung Veränderungen der Gerinnung und Fibrinolyse die Voraussetzung. Die wichtigsten Pathomechanismen sind:

1. Veränderungen in der Blutplättchenfunktion (Aggregation und Adhäsion),
2. Veränderungen in der Fähigkeit des Kollagens, Blutplättchen zu aggregieren,
3. Veränderungen der Gerinnung (erhöhte Werte von Fibrinogen, Faktoren V, VII und VIII),
4. herabgesetzter Gehalt an Inhibitoren im Gerinnungssystem (Antithrombin III/ AT III, Inhibitor des Faktors Xa),
5. verminderte fibrinolytische Aktivität und erhöhter Gehalt an Fibrinolyse-Inhibitoren (573, 864).

24.1. Arterielle Durchblutungsstörungen

Diese beruhen entweder auf einer Arteriosklerose oder auf arteriellen Thromben. Es gibt auch neurovaskuläre Kompressionssyndrome: Scalenus-Syndrom, Kostoklavikular-Syndrom, Hyperabduktions-Syndrom. Als Risikofaktoren gelten Diabetes, Herzinfarkt und Nikotin; das Durchschnittsalter beträgt 59,3 Jahre, ca. zwei Drittel der Erkrankten sind Männer. Erkrankungen der Aorta: Aortenaneurysma (sklerotische Ursache, Lues). Das Aneurysma kann durch eine Ruptur zu einer akuten Blutung führen, mitunter sind nur einige Schichten der Aortenwand eingerissen (Aneurysma dissecans). Arteriovenöse Fisteln: Verbindung zwischen Arterien und Venen, angeboren oder erworben. Der arterielle Druck überträgt sich auf das venöse System, bei größeren Fisteln ist der arterielle Widerstand herabgesetzt, Pd niedrig, HMV erhöht, Kreislaufzeiten verkürzt. Die peripheren arteriellen Verschlußkrankheiten entstehen bei den akuten Formen durch eine Embolie; Ursprungsorte der Embolie (10—20%) sind das thrombosierte Aneurysma oder Wandthrombus, Ursprungsort der Embolie am Herzen (80—90%) sind das offene Foramen ovale, Vorhofthrombus, thrombulzeröse Endokarditis (Herzklappenfehler), Infarkt (8, 124, Abb. 24.1.; Tab. 24.2.).

In der Diagnostik der arteriellen Verschlußkrankheit stellt besonders die systolische Druckmessung (Ultraschall-Doppler-Methode) der Knöchelarterien in Ruhe und nach Belastung eine wichtige Ergänzung der übrigen, bereits bestens genutzten diagnostischen Hilfsmittel wie Pulstastung, Gefäßkultation, Oszillographie und Angiographie dar (59).

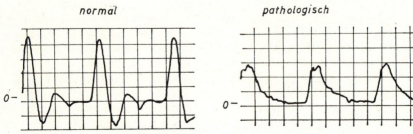

Abb. 24.1. Normale und pathologische Doppler-Analogaufzeichnungen der Strömungsgeschwindigkeit in der A. femoralis (nach BARNES)

Tabelle 24.2. Pathogenese und Lokalisation
der peripheren arteriellen Verschlußkrankheiten

Pathogenese	Lokalisation
degenerativ	Schultergürtel-Arm-Typ
	digitaler Typ
entzündlich	Beckentyp
	Oberschenkeltyp
	peripherer Typ
	Kombinationstyp
	(Mehretagenverschluß)

Nach FONTAINE unterscheidet man 4 funktionelle Schweregrade einer AVK:

Stadium I   Beschwerdefreiheit;
Stadium II   Belastungsschmerz, Claudicatio intermittens;
Stadium IIa Gehstrecke über 200 m;
Stadium IIb Gehstrecke unter 200 m;
Stadium III   Nächtliche Ruheschmerzen;
Stadium IV   Nekrobiosen bzw. Gangrän.

Nach dem Arterienverschluß erfolgt reflektorisch durch die Hypoxie und die proximaldistale Druckdifferenz eine Dilatation der Kollateralarterien (Tab. 24.3.). Die Durchblutung in Ruhe kann ausgeglichen werden. Handelt es sich um einen Verschluß einer Endarterie, so führt dies zu einer Gewebsnekrose. Chronische Verschlüsse sind günstiger in Bezug auf Kollateralentwicklung. In der stenosierten Arterie entstehen pulssynchrone Strömungsgeräusche.

Abbildung 24.2. zeigt schematisch die Entwicklung der Kollateralarterien bei einem akuten Verschluß. Der Blutdruck ist proximal und distal des Verschlusses in mm Hg angegeben, die Ruhedurchblutung als Stromzeitvolumen in % des Ausgangswertes (1091).

Zerebrale Durchblutungsstörungen sind Stenosen und Obliterationen der vom Arcus aortae ausgehenden Arterien: A. subclavia, A. carotis communis und Truncus brachio-

Tabelle 24.3. Schweregrade bei arterieller Verschlußkrankheit (klinische Stadien, Gefäßbefunde und Hämodynamik) nach STEIN

Stadium	Kompensation	Gefäßbefunde	Durchblutung
I	vollständig	partielle Einengung oder ausgedehnte Kollateralen	nur Einschränkung der „Luxusdurchblutung"
II	teilweise	hochgradige Stenose oder vollständiger Verschluß mit reichlich Kollateralen	in Ruhe ausreichend, bei Belastung ungenügend (verminderte Reserve)
III	schlecht	Verschluß mit wenig Kollateralen	Ruhedurchblutung ungenügend
IV	fehlend	Verschluß ohne Kollaterale, multiple periphere Verschlüsse	bereits in Ruhe Ischämie

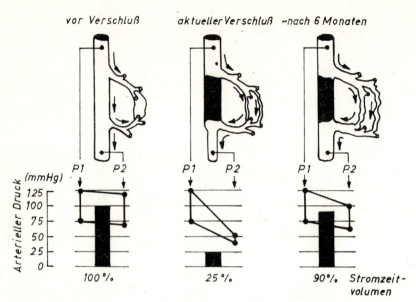

Abb. 24.2. Die Entwicklung des Kollateralkreislaufs nach akutem Arterienverschluß (nach STEIN und SCHOOP, Die Hämodynamik des akuten Arterienverschlusses, Verh. dtsch. Ges. Kreisl. Forsch. **29**, 332, 1965)

cephalicus. Eine Prädilektionsstelle der Arteriosklerose ist die Gabelung. 24% der Durchblutungsstörungen des Gehirns sind extrakranial bedingt. Die extrakranialen Stenosen sind chirurgisch gut zugänglich. Es gibt kardiozerebrale Durchblutungsstörungen wie bei Herzinsuffizienz, Lungeninfarkten, Hypertonie, Cor pulmonale und Rhythmusstörungen (627). Bei einem Verschluß der A. subclavia entwickelt sich ein Kollateralkreislauf über die linke A. carotis und den Truncus brachiocephalicus (subclavian-steal-syndrom). Die Erfassung der Carotissinusstenosen ist von besonderer Bedeutung, weil schwere zerebrale Durchblutungsstörungen mit Rückwirkungen auch auf das Herz die Folgen sind und dieses Syndrom operativ reparabel ist. Die Ultraschall-Doppler-Methode erlaubt einmal die Messung der Strömungsgeschwindigkeit und zum

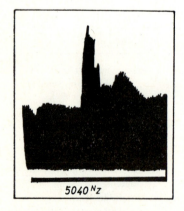
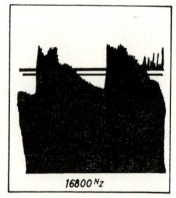

Abb. 24.3. Normale (links) und pathologische (rechts) gepulste Doppler-Ultraschallbilder der Carotisbifurkation (nach BARNES)

anderen die Darstellung der Carotisbifurkation. In Kombination mit einer Spektralanalyse der Doppler-Flußsignale ist dieses Verfahren die empfindlichste Erkennungsmöglichkeit für die extrakraniale Verschlußkrankheit der A. carotis (siehe Abb. 24.3.) (59). Bei den arteriellen Durchblutungsstörungen ist in den meisten Fällen eine Angiographie angezeigt.

24.2. Venöse Durchblutungsstörungen

Erkrankungen der Venen kommen mit einer Häufigkeit von 20—30% vor. Die venöse Thrombose und ihre Folgen, die oft tödliche Lungenembolie und das postthrombotische Syndrom, sind klinisch eine ernste Erkrankung.

Die venöse Thrombose kommt nach Operationen, Traumen, bei bettlägerigen Patienten und bei verschiedenen anderen Krankheiten vor.

Wenn oberflächliche Venen entzündet sind und sich Thrombosen bilden, spricht man von Thrombophlibitis. Sind tiefe Venen befallen, so sind die Thrombosen nicht leicht zu erkennen und stellen eine Emboliegefahr dar.

90% der Thrombosen sind in den Unterschenkelvenen lokalisiert. Die Thromben (siehe 9.4.) haben ihren Ursprung entweder in den Klappentaschen der Oberschenkel, Beckenvenen oder Unterschenkeln.

Die Thrombosebereitschaft wird durch Störungen der Hämostase im Sinne einer verstärkten Tendenz zur Fibrinbildung erhöht, z. B. durch einen hereditären Mangel an Antithrombin III, ein hereditär abnormes Plasminogen, einen hereditären Protein-C-Mangel (Protein C ist ein Vitamin-K-abhängiges Enzym, das die aktiven Faktoren V und VIII abbauen kann) und auch durch die physiologische progressive Zunahme mehrerer Gerinnungsfaktoren z. B. während der Schwangerschaft.

3 Faktoren werden für die Thrombose verantwortlich gemacht:

1. die Blutströmung,
2. die Gefäßwand,
3. die Blutgerinnung.

Es gibt Thrombosen, die ohne Intimaläsion entstehen: Lokale Stase und Wirbelbildung führen zu einem kleinen Thrombozytenaggregat und einem Mikrothrombus, der stufenweise wächst.

Zuerst kommt es zu einer Aktivierung des Faktors XII durch Kollagen, womit die intravasale Gerinnungskaskade in Gang gesetzt wird. Eine Verletzung des Endothels löst das extravasale Gerinnungssystem aus (263, 1072, 1260).

Östrogene können das Gerinnungssystem in seiner Gerinnbarkeit stimulieren. Auch Diabetes und hoher Blutdruck steigern die Bereitschaft einer intravaskulären Gerinnung. Die Thrombosegefährdung durch die oben angeführten Ursachen liegt in einer stark beschleunigten Thrombinbildung und Abnahme des Antithrombin III.

Bei der Phlebographie fließt in horizontaler Lage das Kontrastmittel vorwiegend durch die oberflächlichen, in senkrechter Stellung der Extremität durch die tiefen Venen ab. Die Durchströmung nimmt bei steigendem Venendruck ab, vorausgesetzt, der Arteriendruck bleibt konstant. Bei Muskelkontraktion der Wade sind die distalen Venen gut darstellbar, die übrigen tiefen und oberflächlichen Venen des Unterschenkels entleert. Bei Übertragung des Körpergewichtes auf das erkrankte Bein steigt der Venendruck, bei der Übertragung auf das gesunde sinkt er. Ex- und Inspiration, Temperatur und Horizontallage beeinflussen nicht nur den Venendruck, sondern auch die

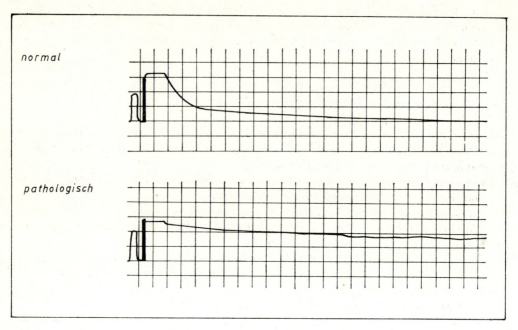

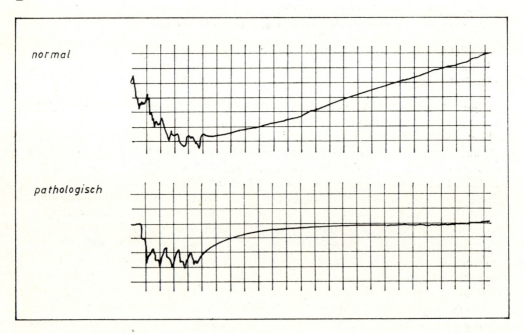

Abb. 24.4. A: Venöser Rückfluß, registriert mit einem Dehnungsmeßstreifenplethysmographen B: Pathologischer Blutgehalt der Haut als Reaktion auf eine Belastung der Wade (nach BERNES, aus: Noninvasive diagnostic techniques in periphal vascular disease, Amer. Heart J. **97**, 241, 1979)

Strömungsrichtung und -geschwindigkeit des venösen Blutflusses. Dabei muß man die herz- und peripherwärts gerichtete Strömung unterscheiden (481).

Bei Patienten mit postphlebitischem Syndrom und Varicosis kann man mit Hilfe der venösen Refluxplethysmographie mit Dehnungsmeßstreifen (Wasser- oder photoelektrischer Abnehmer) eine chronische Insuffizienz der Venen ermitteln.

Bei einer Insuffizienz der tiefen Oberschenkelvenen tritt bei dem VALSALVA-Preßversuch ein massiver Reflux des Blutes in der Peripherie auf (59) (Abb. 24.4.). Bei Phlebothrombosen ändert sich das Strömungsverhalten in charakteristischer Weise, was man vom normalen abgrenzen kann (406) (Abb. 24.5.). Ein Verfahren zur Feststellung einer aktiven Thrombose bzw. rezidivierender Venenerkrankung ist der ^{125}I-Fibrinogen-Test (59).

Die Phlebographie (Tab. 24.4.) mit Radionucleotiden, kombiniert mit gleichzeitiger Lungenperfusionsszintigraphie eignet sich zur schnellen Darstellung tiefer Venen. Auch Patienten mit einer postphlebitischen Stase können mit diesem Verfahren in ihrer abnormen Hämodynamik erfaßt werden. Die exakte quantitative und qualitative Eruierung eines Venenthrombus kann zur Diagnose einer pulmonalen Embolie beitragen (59).

Prinzip des Fibrinogen-Testes:

— Blockierung der Schilddrüse,
— intravenöse Verabreichung von 100 μ Ci^{125}I-Fibrinogen,
— die Radioaktivität über dem Herzen wird als 100% betrachtet,
— tägliche Messungen der Radioaktivität über den erkrankten Extremitäten werden als Prozentsatz des über der Herzregion ermittelten Wertes angegeben (573, 672).

Obliterierte Venen behindern den Blutabfluß. Venen- und Kapillardruck sind erhöht, wodurch es zu einem vermehrten Flüssigkeitsaustritt (Ödem) kommt. Eine Insuffizienz

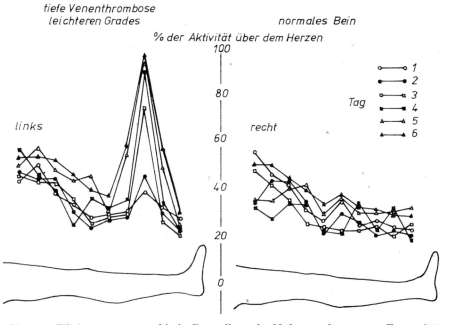

Abb. 24.5 Fibrinogentest; graphische Darstellung der Meßwerte der unteren Extremitäten (nach POLLOCK, Triangel, Bd. **16**, Nr. 1, 1977)

der Venenklappen begünstigt die venöse Stauung in den unteren Extremitäten. Funktionstüchtige Klappen verhindern den Blutrückfluß.

Varizen sind Erweiterungen von Venen und beruhen auf einer meist angeborenen Schwäche der Venenwand und funktioneller Insuffizienz der Venenklappen.

Tabelle 24.4. Mögliche Ergebnisse von phlebographischen Untersuchungen nach PREROVSKY

Beobachtete Kriterien — Ausmaß der Störungen

Tiefes Venensystem	Normaler Befund 0	Schwache Störung 0+	Deutliche Störung +	Ausgeprägte Störung ++
1. Kontrastfüllung	ausreichend kontinuierlich	unvollständig	teilweise fehlend	ausbleibend
2. Verlauf	normal	geschlängelt	unregelmäßig	—
3. Lumenweite	normal	a) mäßig vergrößert b) mäßig verkleinert	a) deutlich vergrößert b) deutlich verkleinert	a) stark vergrößert b) stark verkleinert
4. Umrisse	glatt und regelmäßig	uneben	unregelmäßig und ungleich	stark gestört
5. Entleerung	vollständig	leicht verzögert	unvollkommen	weitgehend gestört
6. Valsalvatest	negativ		positiv	

7. Anzahl der Klappen in den einzelnen tiefen Venen im Bereich der unteren und oberen Hälfte des Unterschenkels (Vena tibialis ant., V. tibialis post., V. fibularis, V. poplitea, V. femoralis).
8. Auf Grund des Verhältnisses der Lumenweite der oberflächlichen und tiefen Venen in der Höhe der Patella beurteilen wir den Blutrückstrom aus der Extremität.
9. Bei dem oberflächlichen Venensystem wird das normale oder pathologische Bild angegeben sowie die Füllung und Lumenweite dieses Systems im Bereich des Unter- und Oberschenkels und auch das Absinken des Kontrastmittels beim Valsalvatest registriert.
10. Bei den querverbindenden Venen werden Lumenweite sowie Art und Verlauf der Füllung aus den oberflächlichen oder tiefen Venen festgestellt.
11. Bei den Muskelvenen wird dem Verlauf ihrer Füllung in Beziehung zur Muskelzusammenziehung und -entspannung besondere Aufmerksamkeit gewidmet.

25. Literatur

(1) Addis, T.: Arch. intern. Med. **29** (1922), 539
(2) Adler, C. and W. Sandritter: Basic Res. Cardiol. **75** (1980), 126—138
(3) Ahlquist, R. P.: Med. Proc. **36** (1977), 2572
(4) Aida, K., T. Minamikawa, Y. Takai, I. Fujimasa, S. Takasugi, and T. Miwa: North-Holland Company, MEDEF **77** (1977), 841—846
(5) Albrecht, I., M. Vizek, and J. Krecek, in: K. Okomoto (Hrsg.): Spontaneous Hypertension, Springer-Verlag, Berlin—Heidelberg—New York, 1972, 121
(6) Aldor, E., H. Heeger und P. Kahn: Fortschr. Röntgenstr. **134** (1981), 192
(7) Alexander, F.: Psychosomat. Med., Ed. Norton, New York, 1943, 205—210
(8) Alexander, K.: Dtsch. Med. Wschr. **105** (1980), 1237—1238
(9) Alexander, R. S.: Journal of Neurophysiol. **9** (1946), 205
(10) Alexander, E. J. M. et al.: Dopamin-Beta-Hydroxylase bei Hypertonie, in: Recent Advances in Hypertonie, Bd. 1, Boehringer, Ingelheim, 1975
(11) Alexander, R. S.: Journal of Neurophysiol. **9** (1946), 210
(12) Alexander, R. W. and M. A. Gimbrune: Proc. nat. Acad. Aci. Wschr. **73** (1976), 1617
(13) Aliev, M. A. und R. I. Kulakowa: Klima und Herz-Kreislauf-Krankheiten, Verlag Ilim, Frunse, 1971
(14) Allbut, T. C.: Diseases of the arteries including angina pectoris, Mac Millan, London, 1915
(15) Allen, H. N., W. J. Mandel, K. Obayashi, and H. Hayakawa: Circulation **49/50 III** (1974), 213
(16) Altmann, R.: Der Venenpuls, Verlag Urban & Schwarzenberg, München—Berlin, 1973, 10—46
(17) Altura, B. M.: Microvasc. Res. **16** (1978), 91
(18) Alvarez, W.: The neuroses, New York, 1951
(19) Amery, A., S. Julius, L. S. Whitlock, and J. Conway: Circulation **36** (1967), 231
(20) Andreewa, S. W.: Modelirowanie Sabolebanii, Idatelstwo Medizina (russ.), Moskau, 1973, 27—78
(21) Anitschkow, N., in: Cowdry (Ed.): Arteriosclerosis, Mac Millan, New York, 1933, 271
(22) Anlauf, M. und F. Weber: Therapiewoche **29** (1978), 7704
(23) Anliker, M.: Triangel, Bd. **16**, Nr. 3/4 (1977), 129—140
(24) Anochin, P. K.: Das funktionelle System als Grundlage der physiologischen Architektur des Verhaltensaktes, Fischer-Verlag, Jena, 1967, 27—78
(25) Anochin, P. K.: Die nervale Regulation des Kreislaufes und der Atmung. Thesen und Berichte d. Akad. d. Med. Wissensch. d. UdSSR, 1951, 6—7
(26) Anochin, P. K.: J. f. höhere Nerventätigk. **12** (1962), Moskau (russ.), 8
(27) Anochin, P. K.: Klin. Med. **28** (1949), 9 u. 24
(28) Antoni, H.: Schweiz. med. Wschr. **99** (1969), 1526
(29) Antoni, H.: Arch. Pharmakol. **269** (1971), 177
(30) Aoki, K., N. Ikeda, and K. Hotta, in: Okamoto (Ed.): Spontaneous Hypertension, Springer-Verlag, Berlin—Heidelberg—New York, 1972, 173
(31) Appelgren, L.: Acta physiol. Scand. **378** (1972), 47—56
(32) Archie, J. P., D. E. Fixler, D. J. Ullyot, J. I. E. Hoffman, J. R. Utley, and E. L. Carlson: J. appl. Physiol. **35** (1973), 148

(33) ARMSTRONG, M. L. and M. B. MEGAN: Circ. Res. **30** (1972), 675

(34) ARMSTRONG, D.: Handbook exp. Pharmacol. **25** (1970), 434

(35) ARNDT, J. O., P. BRAMBRING, K. HINDORF, and M. RÖHNELT: Pflügers Arch. Ges. Physiol. **326** (1971), 300

(36) ARNOLD, O. H.: Verh. Dtsch. Ges. f. Kreisl.forsch. 9162, Verlag Steinkopff, Darmstadt, 1963, 197

(37) ARONSON, R. S. and E. C. KEUNG: Cardiovasc. Rev. & Reports **1** (1980), 403

(38) ARTUSON, C.: Triangel, Bd. **13**, Nr. 3 (1974), 15—54

(39) ARVIDSON, H.: Acta Radiol. Scand. **56** (1961), 321

(40) ASCHOFF, J.: Klin. Wschr. **33** (1955), 545—551

(41) ASCHOFF, J. und R. WEVER: Biologische Rhythmen und Regelung, in: DELIUS, L., H. P. KOEPCHEN und E. WITZLEB (Hrsg.): Probleme der zentralnervösen Regulation, Springer-Verlag, Berlin—Göttingen—Heidelberg, 1962

(42) ASRATJAN, E. A.: Pawlow-Zschr. **5** (1955), 480

(43) ASRATJAN, E. A.: Physiologie des zentralen Nervensystems, AMW (UdSSR), Verlag Medizina, Moskau, 1953

(44) ASSAYKEEN, T. A. and W. F. GANONG: Frontiers in Neuroendocrinology, Oxford Univ.-Press, London, 1971, 67—102

(45) ASTEROTH, H. and K. KREUZIGER: Zschr. f. Kreisl.forsch. **40** (1951), 7

(46) ASTRUP, P. und K. KJELDSEN: Med. Clin. N. Amer. **58**, No. 2 (1974), 323

(47) AUTENRITH, G., Ch. ANGERMANN, F. GROSS, and H.-D. BOLTE: Echocardiographic evaluation of myocardial performance during infusion of angiotensin and handgripexercise, in: RIEKKER, G., WEBER, GOODWIN (Ed.): Myocardial Failure, Springer-Verlag, Berlin—Heidelberg—New York, 1977

(48) Autoimmunkrankheiten. Triangel, Bd. **23**, Nr. 3/4 (1984), 77—83

(49) AYMAN, D. and A. D. GOLDSHINE: Am. J. Sci. **200** (1940), 465

(50) AYMAN, D. and A. D. GOLDSHINE: Am. J. Med. Sci. **201** (1941), 157

(51) BACH, D. M. F.: Am. J. Physiol. **171** (1952), 417

(52) BACHMANN, K., R. ZERZAWY, P.-J. RIESS und K. A. ZÖLSCH: Dtsch. Med. Wschr. **95** (1970), 741

(53) BACHMANN, K. und J. THEBIS: Elektromedizin **15** (1970), 6

(54) BACHMANN, K., G. HEMPELMANN und H. GROHMANN: Arch. f. Kreisl.forsch. **49** (1966), 214—243

(55) BACHMANN, K., H. REITMEIER und N. GRAF: Dtsch. Med. Wschr. **95** (1970), 7

(56) BADER, H.: Handbook of Physiology, Sect. 2, Circulation II (1963), 865

(57) BAGGE, U., B. R. JOHANSSON and J. OLOFSSON: Advanc. Microcirc. **7** (1977), 18

(58) BARBEY, K. und H. DE MAREES: Pathophysiologie und Diagnostik der orthostatischen Frühregulation, in: K. W. SCHNEIDER (Hrsg.): Die venöse Insuffizienz, Witzstrock, Baden-Baden, 1972

(59) BARNES, R. W.: Sandorma II (1982), Sandoz AG, Basel, 5—9

(60) BASCH, S. v.: Z. Klinik Med. **2** (1881), 1

(61) BASCH, S. v.: Über latente Arteriosklerose und deren Beziehung zur Fettleibigkeit, Herzerkrankungen und anderen Begleiterscheinungen, Urban & Schwarzenberg, Wien, 1893, 15—47

(62) BATCHELOR, J. R.: Genetic Role in Autoimmunity, in: Autoimmunkrankheiten. Triangel Bd. **23**, Nr. 3/4 (1984), 77—83

(63) BAUMANN, R., H. DUTZ und St. NITSCHKOFF: Arterielle Hypertonie, Diagnostik, Therapie und Prophylaxe, Bd. **I** u. **II**, Akademie-Verlag, Berlin, 1981

(64) BAUMANN, R.: Kohlenhydrat- und Fettstoffwechsel-Störungen in den Frühstadien der essentiellen Hypertonie als pathogenetische Risikofaktoren der Arteriosklerose, VIII. Intern. Kongr. Leipzig, 1972

(65) BAUMANN, R.: Arch. Physiol. Ther. **9** (1957), 25

(66) BAUMANN, R. und P. SINGER: Kohlenhydratstoffwechselstörungen und Insulinkinetik bei der arteriellen Hypertonie, in: R. BAUMANN, H. DUTZ, St. NITSCHKOFF (Hrsg.): Arterielle Hypertonie, Akademie-Verlag, Berlin, 1981, 140–164

(67) BAUMANN, R., V. MORITZ, W. GÖDICKE, G. W. POSTNOV und M. ZIEGLER: Acta biol. med. germ. **35** (1976), K. 33–K. 39

(68) BAUMANN, R. und H. BAUMANN: Modellexperiment und Klinik, in: R. BAUMANN, H. DUTZ, St. NITSCHKOFF (Hrsg.): Arterielle Hypertonie, Bd. I, Akademie-Verlag, Berlin, 1981, 46–139

(69) BAUMANN, R. und H. BAUMANN: VIII. Kongr. d. Gesellsch. f. Kardiologie u. Angiologie d. DDR, Berlin, 1976

(70) BAUMANN, R. und K. FICHTEL: Kortiko-viszerale Physiologie, Pathologie und Therapie, Akademie-Verlag, Berlin, 1966, 44–56

(71) BAUMANN, R.: Ber. Ges. Inn. Med. **9** (1974), 15–30

(72) BAUMANN, R., W. SCHNABEL und H. ZIPRIAN: Neurose und emotionsstreßinduzierte viszerale Regulationskrankheiten, insbesondere des Herz-Kreislaufsystems beim Menschen, in: R. BAUMANN, K. HECHT (Hrsg.): Streß, Neurose, Herz-Kreislauf, VEB Deutscher Verlag der Wissenschaften, Berlin, 1977, 43–51

(73) BAUMGARTNER, H. R. und A. STUDER: Path. et Microbiol. **29**, Basel, 1966, 393

(74) BAYER, O., F. LOOGEN und H. H. WOLTER: Die Herzkatheterisierung bei angeborenen und erworbenen Herzfehlern, Thieme-Verlag, Stuttgart, 1967, 18–48

(75) BAYLEY, R. H.: Amer. J. Med. Sci. **185** (1934), 236

(76) BAYLISS, W. M.: J. Physiol. (London) **28** (1902), 220–231

(77) BAZETT, H. C.: Heart **7** (1920), 353

(78) BEAUMONT, J. L.: Rev. Franc. Etud. clin. Biol. **9** (1964), 1931

(79) BEEVERS, D. G., in: W. H. BIRUENHAGER et al. (Hrsg.): Handbook of Hypertension, Vol. 1, Amsterdam–New York–Oxford, 1984, 378–397

(80) BERGMANN, G.: Berliner klin. Wschr. **51** (1913), 191

(81) BEHRENBECK, D. W.: Das chronische Cor pulmonale, in: G. RIECKER (991): Herzinsuffizienz, Springer-Verlag, Berlin, 1984, 361–395

(82) BEHRENBECK, D. W., M. TAUCHERT, M. D. FREYLAND, B. NIEHUES, F. J. RÖHRIG und H. H. HILGER: Verh. dtsch. Ges. inn. Med. **81** (1975), 283

(83) BEHRENDT, H. und W. KÜHNEL: Virchows Arch. Abt. B, Zell. Path. **20** (1976), 347–350

(84) BENCHIMOL, A. and M. MCNALLY: New Engl. J. Med. **274** (1966), 1217

(85) BENEKEN, J. E. W. und B. DE WIT: A physical approach to hemodynamic aspects of the human cardiovascular system, in: E. R. REEVE and A. C. GUYTON (Hrsg.): Physical bases of visculatory transport, Sounders, Philadelphia, 1967, 1–45

(86) BENNETT, H. S., J. H. LUFT, and J. C. HAMPTON: Amer. J. Physiol. **196** (1959), 381

(87) BERGENTZ, S. E.: Triangel Bd. **13**, Nr. 3 (1974), 37

(88) BERGMANN, G.: Neues Denken in der Medizin, Lehmann's Medizin-Verlag, München, 1974, 10–45

(89) BERNARD, C.: Einführung in das Studium der experimentellen Medizin (Paris 1865), Johann Ambrosius Barth Verlag, Leipzig, 1961, 32–54

(90) BERNOUILLE, S., W. SIEGENTHALER, V. VERAGUT and C. WERNING: Dtsch. Med. Wschr. **98** (1973), 16

(91) BERNSMEIER, A.: Differentialdiagnose der Zirkulationsstörungen des Gehirns, der Meningen und des Rückenmarks, in: G. BODECHTEL, (Hrsg.): Differentialdiagnose neurologischer Krankheitsbilder, G. Thieme Verlag, Stuttgart, 1958

(92) BERRY, C. A., D. O. COONS, A. D. CATTERSON, and G. F. KELLY: Man's response to long-during flight in the gemini spacecraft, in: Gemini Midprogram Conference, National Aeronautics and Space Administration, Washington, 1966, 235

(93) BERTEHLSEN, S. and W. A. PETTINGER: Life sci. **20** (1977), 595

(94) BIAMINO, G., Th. LINDERER und R. SCHRÖDER: Funktion des Perikards für die Pumpleistung des Herzens, in: G. RIECKER (991) (Hrsg.): Herzinsuffizienz, Springer-Verlag, Berlin, 1984, 398–476

(95) BIGLIERI, E., J. R. STOCKIGT, and M. SCHAMBELAN: Adrenal mineral corticoids causing hypertension, in: J. H. LARAGH (Ed.): Hypertension manual, Yorke med. books, New York, 1973, 461—483
(96) BILZ, R.: Studien über Angst und Schmerz, Verlag Suhrkamp, Frankfurt/M., 1974. 12—24
(97) BING, J. R.: Physiol. Rev. **45** (1965), 171—213
(98) BING, J. R.: Amer. J. Cardiol. **22** (1968), 297
(99) BLACKET, R. B., G. W. PICKERING, and G. M. WILSON: Clin. Sci. **9** (1950b), 247—257
(100) BLACKET, R. B., A. DEPOORTER, G. W. PICKERING, A. L. SELLERS, and G. M. WILSON: Clin. Sci. **9** (1950a), 223—245
(101) BLEIFELD, W.: Dtsch. med. Wschr. **101** (1976), 971
(102) BLEIFELD, W.: Triangel, Bd. **16**, Nr. 2 (1977), 69—76
(103) BLEIFELD, W. und P. HANRATH: Dtsch. med. Wschr. **100** (1975), 1345
(104) BLEIFELD, W., D. MATHEY, P. HANRATH, H. BUSS und S. EFFERT: Circ. **55** (1977), 2
(105) BLEIFELD, W., P. HANRATH und D. MATHEY: Dtsch. med. Wschr. **101** (1976), 1677
(106) BLEIFELD, W., P. HANRATH, D. MATHEY und S. EFFERT: Dtsch. med. Wschr. **98** (1973), 1355
(107) BLOBEL, R.: Münch. Med. Wschr. **112** (1970), 112
(108) BLÖMER, H.: Auskultation des Herzens und hämodynamische Grundlagen, Urban & Schwarzenberg, München, 1969, 10—58
(109) BLÖMER, H.: Klinik und Prognose der KHK, Vortrag am Nürnberger Fortbildungskongreß, Urban & Schwarzenberg 1976, 12—36
(110) BLOHMKE, M.: Ztschr. f. Geront. **3** II (1970), 201
(111) BLUMBERGER, K.: Klinik d. Gegenwart **6** (1957), 1
(112) BLUMBERGER, K.: Kinderheilk. **62** (1942), 424
(113) BOCK, K. D.: Hochdruck, G.-Thieme-Verlag, Stuttgart, 1975
(114) BOCK, K. D., H. GILLMANN, R. HEINTZ, P. HEINTZEN, O. LIPPROS, H. LOSSE, W. MEESMANN und E. WETTERER: Kreisl. Forsch. **60** (1971), 1—20 u. 518—519
(115) BOCK, K. D.: Arterielle Hypertonie, Urban & Schwarzenberg, München—Berlin, 1967, 269
(116) BOCK, K. D. und W. KREUZENBECK: Über die Tagesschwankungen des arteriellen Blutdruckes, in: L. HEILMEYER und H. J. HOLTMEIER (Hrsg.) Hochdruckforschung, G.-Thieme-Verlag, Stuttgart, 1965, 72
(117) BOCK, K. D.: Klin. Wschr. **19** (1968), 1107
(118) BOCKLISCH, S. F.: Grobmodellierung des arteriellen Systems, in: ZWIENER und TIEDT (Hrsg.): Modellierung von Herz-Kreislauffunktionen in Experiment und Klinik, VEB Gustav Fischer Verlag, Jena, 1978, 11—28
(119) BÖHM, C.: Internist **14** (1973), 511
(120) BÖTHIG, S. und K. H. GÜNTHER: Dtsch. Ges. Wes. **25** (1970), 24 u. 141
(121) BÖTHIG, S. und I. BÖTHIG: Epidemiologie und Bekämpfung der Hypertonie, in: R. BAUMANN et al. (Hrsg.): Arterielle Hypertonie, Akademie-Verlag, Berlin, 1981, 537—567
(122) BOHR, D. F.: Fed. Proc. **33** (1974), 127
(123) BOHUS, B., W. DE JONG, A. P. PROVOOST und D. DE WIED: Emotionales Verhalten und Reaktion des Kreislaufes und Endokrinums bei Ratten, in: A. W. v. EIFF (Hrsg.): Seelische und körperliche Störungen durch Streß, Gustav Fischer Verlag, Stuttgart—New York, 1976, 140—157
(124) BOLLINGER, A. G., P. BARRAS, H. H. BRUNNER, F. MAHLER, M. CASTY und M. ANLIKER: MED. Welt **29** N. F., Stuttgart, 1978, 1142
(125) BOLTE, H.-D.: Chronische Herzinsuffizienz im Gefolge von Herzmuskelerkrankungen, in: G. RIECKER (Hrsg.): Herzinsuffizienz, Springer-Verlag, Berlin—Heidelberg—New York—Tokyo, 1984, 215—301
(126) BOLTE, H.-D.: Internist **20** (1979), 479
(127) BOLTE, H.-D.: Internist **18** (1977), 303—314
(128) BOLTE, H.-D.: Internist **16** (1975), 180—184

(129) BOLTE, H.-D.: Internist **18** (1977), 571—578
(130) BOLTE, H.-D., S. FISCHER und B. LUDWIG: Ztschr. f. Kardiologie **2** (1982), 37
(131) BOREL, J. F. und H. STÄHELIN: Sandorma **1** (1983), 5—9
(132) BOUCHER, R., R. VEYRAT, I. D. DE CHAMPLAIN et al.: Canad. Med. Ass. J. **90** (1964), 194—201
(133) BEYLE, C. und J. D.: Neuroendocrinology **13** (1973/74), 246—277
(134) BOUNOUS, G. and H. B. SHUMAKER: Surgery **52** (1962), 458—462
(135) BOUVERT, C.: Rev. de med. **9** (1889), 753 u. 837
(136) BOZLER, E.: Experentia (Basel) **4** (1948), 213
(137) BRATTSTRÖM, A.: Dtsch. Ges. wes. **35** (1980), 44
(138) BRATTSTRÖM, A. und W. KALKOFF: Wiss. Zschr., Karl-Marx-Univ. Leipzig, Mathemat.-Naturw. R., 19. Jg. **2** (1970), 189—193
(139) BRATTSTRÖM, A. und W. KALKOFF: Acta biol. med. germ. **23** (1969), 253—263
(140) BRAUNWALD, E.: Sandorma **4** (1983), 2—12
(141) BRAUNWALD, E.: J. Lab. Clin. Med. **97** (1981), 299—312
(142) BRAUNWALD, E., E. H. SONNENBLICK, and J. ROSS: Contraction of the normal heart, in: E. BRAUNWALD (Ed.): Heart diseases, W. B. Saunders, Philadelphia, 1980, 413—452
(143) BRAUNWALD, E., E. J. ROSS, and E. H. SONNENBLICK: Mechanisms of contraction of the normal and failing heart, Little Brown and Comp., Boston, 1967
(144) BRAY, G. A.: Triangel Bd. **20**, Nr. 4 (1981), 145—149
(145) BRENNER, G.: Med. Welt **14** (1977), 8. April, Sonderdruck
(146) BRETSCHNEIDER, H. J.: Ärztl. Fortbild. **15** (1967), 1—7
(147) BRETSCHNEIDER, H. J., L. COTT, C. HILGERT, R. PROBST und G. RAU: Verh. dtsch. es. Kreisl. Forsch. **32** (1966), 267
(148) BRÄUTIGAM, W. und P. CHRISTIAN: Psychosomatische Medizin, Thieme-Verlag, Stuttgart, 1978, 16—84
(149) BREUEL, H. P., B. E. STRAUER, R. DE VIVIE und D. EMRICH: Klinische Untersuchungen zur kardiologischen Wertigkeit der Funktionsszintigraphie des Herzens, Schattauer Verlag, Stuttgart—New York, 1975, 78—83
(150) BRIGHT, R.: Gnys. Hosp. Rep. **1** (1893), 380
(151) BRISSE, B. und F. BENDERS: Med. Welt **27** (N. F.) (1976), 1126
(152) BRITTON, K.: Simulation of renal function in man, Medinfo, North-Holland Publishing Comp. 1977, 791—795
(153) BROCKENBROUGH, E. C., E. BRAUNWALD, and J. ROSS: Circ. **25** (1962), 15
(154) BROD, J.: Aktuelle Hypertonieprobleme, Sympos. Bad Salzuflen, Thieme-Verlag, Stuttgart, 1972, 45—57
(155) BROD, J.: Hämodynamik der Hypertonie, Thieme-Verlag, Stuttgart, 1973, 74—88
(156) BROD, J. und R. B. STERZEL: Münch. Med. Wschr. **118**. Jg. Nr. 13, (1976), 383—390
(157) BROD, J., V. FENCH, Z. HYL, and J. JIRKA: Clin. Sci. **18** (1959), 269—279
(158) BRODY, M. J.: Fed. Proc. **25** (1966), 1583
(159) BRODY, M. J. and P. J. KADOWITZ: Fed. Proc. **33** (1974), 48
(160) BROEMSER, P. und O. F. RANKE: Ztschr. Biol. **90** (1930), 467
(161) BRONK, D. W. and G. STELLA: Physiol. **1** (1932), 113
(162) BROWN, J. J., A. F. LEVER, and J. J. S. ROBERSON: Lancet **II** (1974), 320
(163) BROWN, E., A. D. M. GREENFIELD, J. S. GOEI, and G. PLASSARAS: J. appl. Physiol. **21** (1966), 573
(164) BROWN, H. R. Jr., M. HOFFMANN, and C. DE LALLA: Circ. **1** (1950), 1032
(165) BROWN, J. J., G. CHAPIUS, and J. I. S. ROBERTSON: Clin. Sci. **26** (1964), 165—175
(166) BROWSE, N. L.: Triangel Bd. **16**, Nr. 1 (1977), 29—34
(167) BRUNNER, H. R., F. R. BÜHLER, L. BAER, and J. H. LARAGH: Circ. **44** (Suppl. II) (1971), 11—121
(168) BRUYNEEL, K. J. I. and L. H. OPIE: Amer. heart J. **86** (1973), 773

(169) Buckley, J. P. and R. K. Bickerton: Fed. Proc. Am. soc. exp. Biol. **20** (1961), 2. Ann. N. Y. Acad. Sci. **104** (1963), 299
(170) Büchner, F.: Die Koronarinsuffizienz, Kreislaufbücherei **3**, Dresden u. Berlin, 1939, 1—27
(171) Büchner, Ch., H. Stein und W. Drägert: Herzrhythmusstörungen, Boehringer & Sohn, Ingelheim, 1972, 1—86
(172) Bühler, F. R. und P. Bolli: Triangel Bd. **19**, Nr. 1 (1980), 35—46
(173) Bühlmann, A.: Direkte Blutdruckmessung beim Menschen, Springer Verlag, Berlin, 1958, 8—43
(174) Bühlmann, A.: Der Herzkranke unter abnormen Umweltbedingungen, in: A. Bühlmann (Hrsg.): Klinik, Pharmakologie, spezielle Gesichtspunkte in der Betreuung Herzkranker, Thieme-Verlag, Stuttgart—New York, 1981, 73.1—73.7
(175) Bühler, F. R., U. L. Hulthen, W. Kiowski und P. Bolt: Europ. J. clin. Invest. **12** (1982)
(176) Büll, U., B. E. Strauer und B. Hast: Dtsch. med. Wschr. **101** (1976), 1088
(177) Bürger, M.: Pathologische Physiologie, Thieme-Verlag, Leipzig, 1953, 57—76
(178) Buja, L. M., R. W. Parkey, and J. M. Dees: Circ. **52** (1975), 596
(179) Bulkley, B. H. and W. C. Roberts: Amer. J. Mes. **55** (1973), 747
(180) Burkart, F. und B. Heierli: Hämodynamik, Koronardurchblutung und Sauerstoffbedarf des normalen und insuffizienten Herzens, in: G. Riecker (Hrsg.): Herzinsuffizienz, Springer Verlag, Berlin—Heidelberg—New York—Tokyo, 1984, 123—180
(181) Burkart, F.: Der Belastungsversuch zur besseren Beurteilung der Hämodynamik verschiedener Herzkrankheiten, Verlag H. Huber, Bern, Stuttgart, Wien, 1973, 18—57
(182) Burton, A. C.: Physiologie und Biophysik des Kreislaufs, Schattauer Verlag, Stuttgart, New York, 1969, 42—64
(183) Busse, R. (Hrsg.): Kreislaufphysiologie, Thieme-Verlag, Stuttgart, New York, 1982, 27—32
(184) Butenandt, A.: Münch. Med. Wschr. **108**, Nr. 34 (1966), 1625—1629
(185) Butler, H. und P. Bonham: Schwangerschaftsrisiken und perinatale Sterblichkeit, zitiert bei F. Schmid (Hrsg.) in: Handbuch der Kinderheilkunde, Bd. **III**, Springer Verlag, Berlin, 1966, 343
(186) Bykov, K. M. und I. T. Kurcin: Kortikoviszerale Pathologie, VEB Verlag Volk u. Gesundheit, Berlin, 1966, 64—112
(187) Bykov, K. M.: Studien über periodische Veränderungen physiologischer Funktionen des Organismus, Akademie-Verlag, Berlin, 1954, 17—32
(188) Bykov, K. M.: Großhirnrinde und innere Organe, Verlag Volk und Gesundheit, 1955, 12—48
(189) Bunag, R. D., I. H. Page, and J. W. McCubbin: Circ. Res. **19** (1966), 851
(190) Byrom, F. B. and C. Wilson: J. Physiol. **93** (1938), 301—304
(191) Byrom, F. B. and L. F. Dodson: J. Path. Bact. **60** (1948), 357—368
(192) Cabrera, E.: Le bases electrophysiologiques de electrocardiographie, Paris, 1948, 47—49
(193) Cannon, W. B.: Bodily changes in pain, hunger, fear and rage, New York—London, 1929, 12—22
(194) Castro de, F.: Lab. Invest. biol. Univ. Madrid **25** (1928), 331
(195) Cavallero, C. (Hrsg.): The arterial wall in atherogenesis, Piccin Medical Books, Padua, 1975, 37—48
(196) Chajutin, W. M., R. S. Sonina und E. W. Lukoschowa: Zentrale Organisation der vasomotorischen Kontrolle (russ.), Verlag Medizina, Moskau, 1977, 42—51
(197) Chal, L. and A. Iggo: Brit. J. Pharmacol. **59** (1977), 343
(198) Chanaschwili, M.: Experimentelle Informationsneurosen, in: R. Baumann und K. Hecht (Hrsg.): Streß, Neurose und HK, VEB Dtsch. Verlag d. Wissensch., Berlin, 1977, 25—26
(199) Chapman, W. P., H. H. Coulson, V. A. Clarc, and E. R. Borun: J. chron. Dis. **23** (1971), 631
(200) Chapman, W. P., K. E. Livingston und J. L. Poppen: J. Neurophysiol. **13** (1950), 65
(201) Chatterjee, K., H. J. Swan, and V. S. Kaushik: Circ. **53** (1976), 797
(202) Chopra, P. S., S. Sriniuasan, T. Lucas et al.: Nature **215** (1967), 1494
(203) Choun You, I.: Zit. nach D. Klaus: Med. Welt, **20** (1974), 22

(204) Chretien, M.: Triangel Bd. **13**, Nr. 2 (1974), 63—71
(205) Christian, P.: Risikopersönlichkeit, in: M. Blohmke und Mitarb. (Hrsg.): Handbuch der Sozialmedizin, Bd. **2**, Enke Verlag, Stuttgart, 1976, 24—32
(206) Christian, P.: Arch. f. Kreisl. Forsch. **21** (1954), 174—188
(207) Christian, P.: Münch. Med. Wschr. **112** (1970), 270
(208) Christian, P.: Münch. Med. Wschr. **7** (1970), 270—275
(209) Christian, P.: Handbuch der Neurosenlehre Bd. III, Urban & Schwarzenberg, München, 1959, 517ff.
(210) Clara, M.: Entwicklungsgeschichte des Menschen, Verlag von Quelle & Meyer in Leipzig, 1938, 195—243
(211) Clarke, W. B.: Static and Dynamic of Carotid Sinus Baroreceptors, Thesis Univ. of Rochester, New York, 1968, 14—22
(212) Classification of atherosclerotic lesions, Wld. Hlth. Org. tech. Rep. Ser. No. **143** (1958)
(213) Cocchi, U., P. Thurn und E. Bücheler: Einführung in die Röntgendiagnostik, Stuttgart, Thieme-Verlag, 1971, 47—84
(214) Cochrane, J.: Brit. soc. clin. Psychol. **10** (1971), 61
(215) Constantinides, P. und McDowell, K.: Fed. proc. **32** (1973), 855 (Abstr. No. 3596)
(216) Constantinides, P.: Triangel Bd. **15**, Nr. 2/3 (1976)
(217) Conway, J. and S. W. Hobler: Treatment of the ambulatory patient with diastolic hypertension, in: A. N. Brest and J. H. Moyer (Ed.): Hypertens.on, Recent Advances, the 2. Hahnemann-Symposium, Lea & Febiger, Philadelphia, 1961, **493**
(218) Comsa, J.: Physiologie et physiopathologie du thymus, Doin, Paris, 1959, 27—32
(219) Conley, C. und E. Gehlhorn: Acta neuroveget. **8** (1954), 287
(220) Corya, B., S. Rasmussen, S. B. Knoebel, and H. Feigenbaum: Amer. J. Cardiol. **36** (1975), 1
(221) Cottier, H.: Pathogenese, Bd. **1**, Springer-Verlag, Berlin—Heidelberg—New York, 1980, 1—3
(222) Cowley, A. W., J. F. Laird, and A. C. Guyton: Circ. Res. **32** (1973), 564
(223) Curry, H.: Bioklimatik, Amer. Biol. Res. Inst., Verlag Oldenburg, München, 1946, 108—127
(224) Curtis, H. J.: Das Altern, VEB Gustav Fischer Verlag, Jena, 1968, 8—12
(225) Cushing, H.: Amer. J. med. Sci. **124** (1952), 375—400
(226) Cyran, J. und H. D. Bolte: Verh. dtsch. Ges. Kreisl. Forsch. **43** (1977), 317
(227) Cyon, E. v. und C. Ludwig: Ber. Verh. Sächs. Akad. Wiss. **18** (1866), 307
(228) Dahl, L. K.: Amer. J. Clin. Nutr. **25** (1972), 231
(229) Dahl, L. K. and E. Schakow: Canad. med. Ass. J. **90** (1964), 155—160
(230) Dahl, L. K., M. Heine, and L. Tassinari: Circ. **30** II (1964), 11—22
(231) Dahl, L. K., M. Heine, and L. Tassinari: J. exp. Med. **115** (1962), 1173—1190
(232) Dahl, L. K. and L. Leilly: Proc. Soc. exp. Biol. (N. J.) **94** (1957), 23
(233) Dahl, L. K., M. Heine, and L. Tassinari: Nature **194** (1962), 480
(234) Dahme, E.: Bull. Soc. roy. Zool. Anvers. **34** (1964), 55
(235) Dalessio, D. J.: Triangel Bd. **20**, Nr. 1/2 (1981), 33—41
(236) Dawber, T. R.: Herz-Kreisl. Forsch. **8** (1976), 615—620
(237) Day, M. D., J. W. McCubbin, and I. H. Page: Amer. J. Physiol. **209** (1965), 264—268
(238) Degen, G., H. Baumann, D. Wallrabe, G. Martin, I. Hinays und F. Wolter: Acta biol. med. germ. **35** (1976), 915
(239) Delgado, J. M. R.: Science **141** (1963), 161
(240) Delgado, J. M. R.: Physiol. Rev. Suppl. **4** (1960), 146
(241) Delius, L.: Die psychovegetativen Syndrome, G. Thieme-Verlag, Stuttgart, 1966
(242) Delius, L.: Hypotone Zustände u. ihre Therapie, Therapiewoche **10** (1959/60)
(243) Dessi-Fulgheri, F., C. Lupo, and P. Valeri: Exp. Brain Res. **33**, Suppl. 1, (1975), 226
(244) Deten, L.: Regelungstheoretische Betrachtung der arteriellen Blutdruckregelung, in: Zwiener und Tiedt (Hrsg.): Modellierung von Herz-Kreislauffunktionen in Experiment u. Klinik, VEB G. Fischer Verlag, Jena, 1978, 29—42

(245) Deussen, P.: Elemente der Metaphysik, F. A. Brockhaus, Leipzig, 1902, 64—73
(246) Dickinson, C. J. and D. M. Blackwell: Scientific Publications Oxford, 1965
(247) Diederich, K. W., D. Gerster und K. Kochsick: Ztschr. f. Kreisl.forsch. **56** (1967), 63
(248) Diehl, H. S. and H. D. Lees: Arch. intern. Med. **44** (1929), 228
(249) Dillon, R. S.: Handbook of Endocrinology, Lea & Febiger, Philadelphia, 1973, 389—433
(250) Distler, A.: Med. Klin. **70** (1975), 691—697
(251) Dittmar, C.: Über die Lage des sogenannten Gefäßzentrums in der Medulla oblongata, Berichte u. Verh. Königl. Sächs. Gesellschaft d. Wissensch., Klasse 6/7, Leipzig, 1873
(252) Dittmar, A. und K. Mechelke: Dtsch. Arch. klin. Med. **201** (1959), 720
(253) Dock, W.: Ann. J. med. Sci. **228** (1959), 125
(254) Dodge, H. T. and W. Baxley: Am. J. cardiol. **23** (1969), 528—537
(255) Dodge, H. T., H. Sandler, W. Baxley, and R. R. Hawley: Am. J. cardiol. **18** (1966), 10
(256) Dörken, H., M. Brückel und D. Kohlbach: Über das Herzinfarktrisiko bestimmter Berufe, 14. Tag. Dtsch. Ges. Arbeitsmed. 1974, Gentner, Stuttgart, 1975, 365
(257) Doerr, W.: Pathologische Anatomie der angeborenen Herzfehler, in: H. Schwiegk (Hrsg.): Handbuch der inneren Medizin, Springer Verlag, Berlin, 1960
(258) Donald, K. W., A. R. Lind, D. Flue, G. W. McNicol, P. W. Humphreys, S. H. Taylor, and H. P. Stanton: Circ. Res. **20/21** (1967), Suppl. I, 15—31
(259) Drischel, H.: Einführung in die Biokybernetik, Akademie-Verlag, Berlin, 1972, 10—22
(260) Drischel, H.: Regensburger Jahrb. f. ärztl. Fortb. **9** (1961), 17—19
(261) Dubois, E. L.: Lupus Erythomatosus, McGraw-Hill & Co. New York, Toronto, London, 1966, 37—41
(262) Duchosal, P. W., C. Ferrero, J. P. Doret, P. Andereggen und P. Rillet: Cardiologica (Basel) **13** (1948), 113
(263) Duckert, F.: Sandorma **III** (1982), 15—20
(264) Duke, H. N.: J. Physiol. **125** (1954), 373
(265) Easley, R. M. and S. Goldstein: Amer. J. Med. **50** (1971), 166—177
(266) Echt, M., J. Düweling, O. Gauer, and I. Lange: Circ. Res. **34** (1974), 61
(267) Effert, S., W. Merx und L. Bleifeld: Dtsch. Ärztebl. **74** (1977), 2957—2962
(268) Eggen, D. A. et al.: Lab. Invest. **31** (1974), 294
(269) Eiff, v. A. W.: Seelische und körperliche Störungen durch Streß, Gustav Fischer Verlag, Stuttgart, New York, 1976, 27—38
(270) Eiff, v. A. W.: Therapiewoche **16** (1974), 1713
(271) Eiff, v. A. W.: Med. Welt **25** (N. F.) (1974), 2077—2082
(272) Eiff, v. A. W.: Essentielle Hypertonie. Klinik, Physiologie u. Psychopathologie, G. Thieme-Verlag, Stuttgart, 1967, 43—47
(273) Eiff, v. A. W. und A. Czernik: Klin. Wschr. **48** (1970), 60—62
(274) Eisenblätter, D.: Wissensch. u. Fortschr. **32** (1982), 286
(275) Elharrar, V. and D. P. Zipes: Amer. J. Physiol. **233** (1977), 329
(276) Endothelzelle und Herzkreislauferkrankungen, Beiträge zu einem Symposium am 10. 9. 1982 in Berlin-Buch (Hrsg.: H. Heine u. C. Norden), ZIHKR der AdW der DDR
(277) Engel, G. L.: Ann. Int. Med. **69** (1968), 292—300
(278) Engel, G. L.: Triangel Bd. 19, Nr. 2 (1970), 69—76
(279) Engel, P.: Die Med. Welt **21** (N. F.) (1970), 496
(280) Engels, F.: Dialektik der Natur, Dietz Verlag, Berlin, 1962, 36—84
(281) Enger, R., F. Linder, and H. Sarre: T. Exp. Med. **104** (1938), 1
(282) Emrich, D., H. Luig, H. P. Breuel, J. Neubauer und B. E. Strauer: Funktionsszintigraphie der Kontraktionen des linken Ventrikels, in: H. W. Pabst u. G. Hör (Hrsg.): Nuklearmedizin, Schattauer-Verlag, Stuttgart, New York, 1974, 215—219
(283) Epstein, F. H.: Therapiewoche **29** (1979), 7564—7572
(284) Eraut, E. and I. Shaw: Brit. Heart J. **33** (1971), 742—749
(285) Eschner, E. und Ch. Treiber-Klötzer: Öffentl. Ges. Wes. **37** (1975), 769—777
(286) Euler, v. U. S. and A. Samaan: Physiol. **72**, London, 1931, 74

(287) Evans, J. P. and A. Samaan: J. Physiol. (London) **87** (1986), 33—34
(288) Eysenck, H.-J. und S. Rachman: Neurosenursachen und Heilmethoden, VEB Deutscher Verlag der Wissenschaften, Berlin, 1967, 34—36
(289) Fabel, H. und D. W. Lübbers: Verh. dtsch. Ges. inn. Med. **70** (1964), 156
(290) Fahrenkamp, K. und L. Federn: Die psycho-physischen Wechselwirkungen, Hippokrates-Verlag G.m.b.H., Stuttgart, Berlin, 1926, 29
(291) Faivre, J., in: V. H. Recklinghausen: Arch. exp. path. Pharm. **46** (1901), 78 (Gaz. med., Paris 2, 1856, S. 726)
(292) Farrar, D. J., H. D. Green, W. D. Wagner, and G. Bond: Circ. Res. **47** (1980), 425
(293) Faulhaber, H.-D.: Therapie der arteriellen Hypertonie, VEB G. Fischer Verlag, Jena, 1983, 16
(294) Faulhaber, H.-D., I. Böthig, M. Menz, R. Gohlke, R. Förster, A. Vier-Gutz und St. Andler: Dtsch. Ges. wes. **31**, H. 33, (1976) 1537—1542
(295) Felice de, E. A. und A. Sunshine: Triangel Bd. **20**, H. 1/2 (1981), 7
(296) Feigenbaum, H.: Echokardiographie, 2. Aufl., Lea & Febiger, Philadelphia, 1976, 15—47
(297) Ferrer, M. J.: Circ. **47** (1973), 635—641
(298) Ferrer, M. J.: Amer. Med. Ass. **206** (1968), 645—646
(299) Fidone, S. J. and A. Sato: J. Physiol. **205** (1969), 527—548
(300) Fiehring, H. und I. Giegler: Elektrokardiographie in der Praxis, VEB G. Fischer Verlag, Jena, 1970, 32—39
(301) Findlay, S. R. und L. M. Lichtenstein: Asthma-Serie, **6** (1982), SANDOZ-AG, Basel, 3—9
(302) Fitzsimons, J. T.: Ann. Nutr. Alim. **22** (1968), 131—144
(303) Fleckenstein, A., H. J. Döring und H. Kammermeier: Ärztl. Forsch. **21** (1967), 1
(304) Fleckenstein, A.: Ann. Rev. Pharmacol. Toxicol. **17** (1977), 149—166
(305) Fleckenstein, A.: Triangel, Bd. **14**, Nr. 1 (1975), 27—37
(306) Flenker, I., J. Sennekamp und D. Ricken: Med. Welt **29** (1978), 350—352
(307) Förster, W.: Prostaglandine und Hypertonie, in: R. Baumann, H. Dutz und St. Nitschkoff (Hrsg.): Arterielle Hypertonie, Akademie-Verlag, Berlin, 1981, 226—261
(308) Folkow, B. und H. Rubinstein, zitiert bei J. P. Henry: Proc. int. union physiol. sci. **8** (1971), 50
(309) Folkow, B.: in: G. Berglund, L. Hansson, and L. Werkö (Hrsg.): Pathophysiology and Management of Arterial Hypertension, Konferenz Kopenhagen, 1975, 95
(310) Folkow, B.: Verh. Dtsch. Ges. Kreisl. Forsch. **25** (1959), 84—96
(311) Folkow, B.: Sci. **41** (1971), 1—12
(312) Folkow, B. et al.: Circ. Res. **32/33** (1973), 1
(313) Folkow, B. and E. Neil: Circulation, Oxford Univ. Press, London—Toronto, 1971, 31—45
(314) Forth, G. und E. Schewitzer: Bionik, VEB Bibliographisches Institut Leipzig, 1976, 22—31
(315) Fortuin, N. J., W. B. Hood, and E. Craige: Circ. **44** (1971), 575—584
(316) Franke, H.: Diagnose und Therapie des Karotissinussyndroms, in: H. v. Hornborstel, W. Kaufmann und W. Siegenthaler (Hrsg.): Aktuelle Diagnostik und Therapie, Thieme-Verlag, Stuttgart, 1967, 42
(317) Franke, O. F. P.: Physiologie des ZNS vom Standpunkt der Regelungslehre, Verlag Urban & Schwarzenberg, München, 1960, 28—32
(318) Frank, E.: Circ. **13** (1956), 737
(319) Frank, E.: Berliner klin. Wschr. **14** (1911), 76—84
(320) Frank, O.: Zschr. Biol. **32** (1895), 370
(321) Franz, J. W.: Amer. J. cardiol. **46** (1980), 301
(322) Freeman, W. and J. W. Watts: Psychosurgery, Springfield, 1942, (dtsch. Übersetzung von W. Braunmühl, Med. Verlag Lehmann, München, 1949)
(323) Freis, E. D., in: K. Okamoto (Hrsg.): Spontaneous Hypertension, Springer-Verlag, Heidelberg, 1972, 231

(324) French, Th.: Amer. J. Physiol. **12** (1933), 120
(325) Freud, S.: Vorlesungen zur Einführung in die Psychoanalyse, Internat. Psychoanalytischer Verlag, Leipzig, Wien, Zürich, 1922, 456—479
(326) Freud, S. und J. Breuer: Studien über Hysterie, Fischer-TB-Verlag, Frankfurt/M., 1975, 23
(327) Freud, S.: Über den psychischen Mechanismus hysterischer Phänomene, Neurolog. Centralblatt **1/2** (1893)
(328) Freud, S.: Drei Abhandlungen zur Sexualtheorie, Fischer-TB-Verlag, Frankfurt/M., 1983
(329) Freis, E. D.: Circ. **53** (1976), 589
(330) Frey, R., W. Erdmann und U. Kettner: Med. Welt **26**, 1975, 438—486
(331) Friedberg, C. F.: Erkrankungen des Herzens, Thieme-Verlag, Stuttgart, 1959, 47—55
(332) Friedberg, V. und A. W. Schmidt: Schwangerschaftshochdruck, in: Aktuelle Hypertonoiprobleme, Fr.-Volhard-Gedächtnistagung, Bad Salzuflen 1972, Thieme-Verlag, Stuttgart, 1972
(333) Friedberg, V. und A. W. Schmidt: Aktuelle Hypertonieprobleme, Symposium, Bad Salzuflen 1972, Thieme-Verlag, Stuttgart, 1972
(334) Fries, J. F.: New Engl. J. Med. **303** (1980), 130
(335) Frisk-Holmberg, M., in: K. Hayduk und K. D. Bock (Hrsg.): Zentrale Blutdruckregulation durch Alpha$_2$-Rezeptorenstimulation, Steinkopff-Verlag, Darmstadt, 1983, 115
(336) Frisk-Holmberg, M., und J. Östmann: J. Pharmacol. exp. Therapie **200** (1977), 598
(337) Fritz, K. W. und P. Böhm: Dtsch. med. Wschr. 88. Jg., Nr. **31**, (1963), 1123—1125
(338) Fry, J.: Lancet **431** (1974), 2
(339) Fuster, V. et al.: Circ. **63** (1981), 546
(340) Fuxe, K.: Triangel Bd. **17**, Nr. 1 (1978), 1—11
(341) Gaethgens, P.: Mikrozirkulation, in: R. Busse (Hrsg.): Kreislaufregulation, Thieme-Verlag, Stuttgart, New York, 1982, 70—103
(342) Gaidina, M.: Zitiert bei: S. S. Kemilewa: Aktuelle Probleme der medizinisch-biologischen Wissenschaften, Med. Verlag, Sofia (bulg.), 1967
(343) Gallavardin, L.: Arch. mal. coeur **15** (1922), 1
(344) Ganten, D. u. Mitarb.: Münch. med. Wschr. **123** (1981), 1780—1784
(345) Ganten, D., P. Granger, U. Ganten, R. Boucher und J. Genest, in: J. Genest und E. Koiw (Hrsg.): Hypertension, Springer-Verlag, Berlin, 1972, 423
(346) Ganten, D., P. Schelling, P. Vecsei, and U. Ganten: Amer. J. Med. **60** (1976), 760—772
(347) Garnier, B.: Act. geron. **2** (1972), 387—396
(348) Garnier, B.: Psychosomatische Herz-Kreislaufstörungen; wann u. wie behandeln? Verlag H. Huber, Bern, Stuttgart, Wien, 1982, 20—26
(349) Garnier, B.: Ärztl. Praxis **XXVI** 81 (1974), 3379
(350) Garnier, B., P. Imhof und P. Luder: Schweiz. med. Wschr. **98** (1968), 1261
(351) Gauer, O. H.: Kreislauf des Blutes, in: O. H. Gauer, H. Kramer und R. Jung (Hrsg.): Herz und Kreislauf, Verlag Urban & Schwarzenberg, München, Berlin, Wien, 1972, 81—326
(352) Gauer, O. H. und H. O. Sieker: Circ. Res. **4** (1956), 74
(353) Gauer, O. H., H. Kramer und R. Jung (Hrsg.): Physiologie des Menschen, Bd. **3**, Herz und Kreislauf, Verlag Urban & Schwarzenberg, München, Berlin, Wien, 1972
(354) Geissler, E.: Die Regulation des genetischen Informationstransfers, in: Mikrokosmos-Makrokosmos, Bd. **2**, 1967, 387—421 (Hrsg.: Ley u. Löther) Akademie-Verl. Bln., 1967
(355) Gellhorn, E.: Acta neuroveg. **26** (1964)
(356) Gellhorn, E. and G. N. Loffbourrow: Emotions and emotional disorders, Hoeber Medical Division, Harper & Row Publishers, New York, Evanstone, London, 1963, 57—63
(357) Genest, J.: Canad. med. Ass. J. **84** (1961), 403
(358) Genest, J., G. Lemiux, G. Davignon, A. Koiw, T. W. Nowaczynsu, L. Steyer, and P. Mark: Science **123** (1956), 503
(359) Gibson, G. A.: Die nervösen Erkrankungen des Herzens, Verlag von J. F. Bergmann, Wiesbaden, 1910, 28—31

(360) GIERLICHS, H. W., P. PÜLLEN und R. HEINTZ: Med. Welt Bd. **29** (1978), 357—359
(361) GILLIAM, L.: Clinical aspects of the autonomie nervous system, William & Co. Wilkins, 1954, 43—63
(362) GIRNDT, J. und F. SCHELER: Med. Klin. **72** (1977), Nr. 41, 1680—1684
(363) GLASS, R. I. and M. M. ZACK jr.: Lancet **485** (1979), 1
(364) GLEICHMANN, U.: Neues Verfahren zur Registrierung des Apexkardiogramms (ACG), Habil.schrift. Düsseldorf, 1968
(365) GNÜCHTEL, U., M. GRÜNER und G. ZESCHKE: Acta biol. med. germ. **22** (1969), 123
(366) GÖDECKE, D., V. HEIMSOTH und H. DEICHER: Arch. f. klin. Med. **213** (1967), 278—297
(367) GOLDBERG, L. I. und YEN YAU HSICH: Intern. **19** (1978), 427—430
(368) GOLDBERGER, E.: Amer. Heart J. **23** (1942), 483
(369) GOLDBLATT, H., J. LYNCH, R. HANZAL, and N. SUMMERVILLE: J. exp. Med. **59** (1934), 347
(370) GOLDBLATT, H.: J. exp. Med. **67** (1938), 809—825
(371) GOLENHOFEN, K. und G. HILDEBRANDT: Zschr. Biol. **112** (1961), 451
(372) GOLENHOFEN, K.: Probleme der zentralnervösen Regulation, Springer-Verlag, Berlin, Göttingen, Heidelberg, 1962, 16—21
(373) GOLENHOFEN, K.: Haut und Skelettmuskel, in: E. BAUEREISEN (Hrsg.): Physiologie des Kreislaufs, Bd. 1, Springer-Verlag, Berlin, Heidelberg, New York, 1971, 202—223
(374) GOLENHOFEN, K. und D. V. LOH: Pflüger's Arch. Ges. Physiol. **319** (1970), 82
(375) GORLIN, R.: Physiology of the coronary circulation, in: J. W. HURST (Ed.): The Heart, New York, Toronto, London, McGraw-Hill u. Co., 1974, 31—47
(376) GORLIN, R., E. M. LEWIS, F. W. HAYNES, and L. DEXTER: Am. Heart J. **43** (1952), 357—365
(377) GORLIN, R. and S. G. GORLIN: Amer. Heart J. **41** (1951), 1—29
(378) GOROSZENIKNK, T. and B. M. MORGAN: The Practioneer **228** (1984), 441
(379) GRABNER, W. und G. WEIDINGER: Med. Klin. **77** (1982), 694
(380) GRAF, O.: Jahrb. d. Max-Planck-Gesellsch. **97** (1954)
(381) GRANDJEAN, T.: Cardiologia **51** (1967), 184
(382) GREENE, D. G., R. CARLISLE, C. GRANT, and I. L. BUNELL: Circ. **35** (1967), 61—69
(383) GREENE, D. M.: Am. intern. Med. **39** (1953), 333—344
(384) GREGG, D. E.: The coronary circulation in the unaneshetized dog, Internat. Symp. Milano 1966, Verlag Karger, Basel, New York, 1967, 54
(385) GRESHAM, G. A.: Triangel Bd. **15**, Nr. 2/3 (1967), 132
(386) GRIEBENOW, R., J. CLAUS, V. LEITAND und F. SABOROWSKI: Therapiewoche **29** (1979), 7732
(387) GRIFFITH, F. R., G. W. PUCKER, K. A. BROWNELL, J. D. KLEIN, and E. M. CARMER: Amer. J. Physiol. **88** (1929), 295
(388) GRISHMAN, A. and L. SCHERLIS: Spatial Vector-Cardiography, Verl. Med. Clin. North America, Philadelphia—London, 1952, 543
(389) GROBECKER, H.: Nachweis und Lokalisation von Noradrenalin und Adenosinintriphosphat in sympathischen Nerven, Inaugural-Dissertation, Frankfurt/M., 1958
(390) GROHMANN, H. W.: Internist **4** (1975), 178—179
(391) GROLLMAN, A. E., L. MUIRHEAD, and J. VANATTA: Am. J. Physiol. **157** (1949), 21—30
(392) GROSS, F. and P. LICHTLEN: Naunyn Schmiedebergs Arch. exp. Path. Pharmak. **233** (1958), 323—337
(393) GROSS, F.: Klin. Wschr. 36. Jg., H. **15** (1958), 693—706
(394) GROSS, F. und J. I. S. ROBERTSON: Arterielle Hypertonie, Pitman, London, 1979, 63—71
(395) GROSS, F.: Ann. Intern. Med. **75** (1971), 777—787
(396) GROSS, R.: Therapiewoche **29** (1979), 7595—7616
(397) GROSS, F. and H. SCHMIDT: Naunyn Schmiedebergs Arch. exp. Path. Pharmak. **232** (1958), 408—418
(398) GROSS, F., P. LOUSTALOT, and F. SULZER: Nauyn Schmiedebergs Arch. exp. Path. Pharmak. **229** (1956), 381—388
(399) GROSS, F. and H. SCHMIDT: Acta endocrin. **28** (1958), 467—478
(400) GROSS, F., P. LOUSTALOT, and R. MEIER: Acta endocron. **26** (1957), 417—423

(401) GROSSE-BROCKHOFF, F., K. KAISER und F. LOOGEN: Erworbene Herzklappenfehler, in: H. SCHWIEGK (Hrsg.): Handbuch der inneren Medizin, Bd. IX/2, Springer-Verlag, Berlin, 1960, 116—129

(402) GROTH, T.: Biomedical Modelling, in: SHIRES/WOLF (Ed.): MEDINFO 77, IFIP? North-Holland Publishing Comp. (engl.), 1977, 775—785

(403) GRUBER, V. F. und W. W. RITTMANN: Triangel Bd. 13, Nr. 3 (1974), 91—104

(404) GRÜNBERG, W.: Tag. d. Dtsch. Gesellsch. f. Kreisl. Forsch. Bd. 32 (1966), 12

(405) GRÜNER, M. und St. NITSCHKOFF: Acta biol. med. germ. 24 (1970), 593

(406) GRÜNZIG, A.: Med. klin. 70 (Nr. 50) (1975), 2017—2030

(407) GÜNTHER, T. und H. ISING: Der Krankenhausarzt 51. Jg., H. 6, Verlag G. Braun, Karlsruhe, 1978

(408) GÜNTHER, E.: Die materielle Gesamtlage der Vererbung, in: H. LEY u. R. LÖTHER (Hrsg.): Mikrokosmos und Makrokosmos, Akademie-Verlag, Berlin, 1967, Bd. 2, 373—886

(409) GUDESKA, S. et al.: Biomedicine 25 (1976), 157—159

(410) GULL, W. W. und H. G. SUTTON: Med.-chirurg. Trans. 55 (1872), 273

(411) GUNN, C. G., G. SEVELIUS, M. J. PUIGGARRI, and F. K. MYERS: Amer. J. Physiol. 214 (1968), 258

(412) GUNNAR, R. M. and H. S. LOEB: Circ. 45 (1972), 1111

(413) GUTZWILLER, F. und F. R. BÜHLER: Münch. Med. Wschr. 120, Nr. 13, (1978), 427—430

(414) GUYTON, A. C., C. E. JONES und T. C. COLEMAN: Circulatory Physiology, Cardiac output and its regulation, Sounders, Philadelphia, London, Toronto, 1973, 74

(415) GUYTON, A. C., C. E. JONES, and T. C. COLEMAN: Circulatory Physiology, Sounders, Philadelphia, London, Toronto, 1975, 81—92

(416) GUYTON, A. C., K. SCHEEL, and M. DENNIS: Circ. Res. 19 (1966), 412

(417) GUYTON, A. C. et al.: in: G. BERGLUND, L. HANSSON und L. WERKÖ (Hrsg.): Pathophysiology and Mangement of Aterial Hypertension, Konferenz Kopenhagen, 1975, 78

(418) GUYTON, A. C. und T. G. COLEMEN: Circ. Res. 24/25 (1969), Suppl. 1, 1—20

(419) GUYTON, A. C., T. G. COLEMAN, R. A. NORMAN, T. G. COWLEY, R. D. MANNING, and J. F. LIARD: Hypertension, Mechanisms and Management, Grune & Stratton, New York (engl.), 1973, 25—36

(420) GUYTON, A. C., T. G. COLEMAN, A. W. COWLEY, K. W. SCHEEL, R. D. MANNIG, and R. A. NORMAN: Am. J. of Med., Vol. 52, Nr. 5 (1972) (engl.), 584—594

(421) GUYTON, A. C. and T. G. COLEMAN: Physical Bases of Circulatory Transport, in: E. REEVE and A. C. GUYTON (Ed.): Regulation and Exchange, W. B. Saunders, Philadelphia, 1967, 179—202

(422) GUYTON, A. C.: Am. J. Phys. 154 (1948), 45—54

(423) GUYTON, A. C. and T. G. COLEMAN: Circ. Res. XXIV, No. 5, Suppl. I, (1968)

(424) GUYTON, A. C., I. E. HALL, Th. E. LOHMEIER, Th. E. JACKSON, and P. R. KASTNER: A Computer and experimental Analysis of Arterial Pressure Regulation and Hypertension. Invites Lecture, XXVIIIth Int. Congr. Budapest 1980, Proc. of the int. Physiol. Sci. Vol. XIV, 1980, 21

(425) GUYTON, A. C., T. G. COLEMAN, and D. ALLENS, in: G. ONESTI (Ed.): 26.th Hahnemann-Symp., New York—London, 1973, 25—35

(426) HABERLAND, G. L.: Med. Welt Bd. 28, H. 8 (1977), 369—373

(427) HÄNZE, S., C. A. PIERACH und G. STARK: Dtsch. Med. Wschr., 90. Jg., Nr. 46 (1965)

(428) HAIDER, M.: Wiener Med. Wschr. 6 (1976), 65—70

(429) HAJEK, A., I. HAVEL, and M. CHYTIL: Computing 1 (1966), 5

(430) HAJUTIN, W. M.: Bull. exp. Biol. Med. XLVI (1958), 18—28 (russ.)

(431) HALHUBER, M. J.: Zschr. Allge. Med. 50 (1974), 213

(432) HALHUBER, M. J.: Rehabilitation der Koronarkranken, Verlagsgesellschaft m.b.H., Erlangen, 1982, 29

(433) HALES, S.: Statical essays, Immys & Manley, London, 1733

(434) HALL, C. E. and O. HALL: Lab. Invest. 14 (1965), 285—294

(435) HALL, C. E. and O. HALL: Proc. Soc. exp. Biol. (N. Y.) **114** (1963), 617—620
(436) HALPERN, B. N.: Der allergische Schock, in: EULER und BOCK (Ed.): Shock Pathogenesis and Therapy-Symposium, Springer-Verlag, Berlin, Heidelberg, New York, 1962, 276
(437) HALPERN, B. N.: Triangel Bd. **13**, Nr. 3 (1974), 133—137
(438) HAMET, P., O. KUCHEL, J. FRAYSEE, and J. GENEST: CMA. Journ. **17** (1974), 323—328
(439) HAMMARSTRÖM, S.: Acta med. scand. **192** (1947), 1
(440) HANSEN, K.: Allergie und Kreislauf, Verlag Urban & Schwarzenberg/Med. Klinik, Berlin, 1937, 7—19
(441) HANSEN, K.: Allergien, in: Lehrbuch der inneren Medizin, Thieme-Verlag, Stuttgart, 1957, 651—697
(442) HAMILTON, M.: Brit. J. med. Psychol. **32** (1959), 50
(443) HARRER, G. (Hrsg.): Grundlagen der Musiktherapie und Musikpsychologie, Verlag G. Fischer, Stuttgart, New York, 1982, 3, 39
(444) HARRER, G. und B. MITTERAUER: Sandorma II (1984), 9—13
(445) HARRIS, R.: Geriatrics **1** (1982), 109—138
(446) HARMAN, S. M. and P. D. TSITOURAS: J. clin. Endocr. Metab. **51** (1980), 35
(447) HARTMANN, H.: Am. Heart J. **59** (1960), 698
(448) HARTRODT, W.: Das Renin-Angiotensin-Aldosteron-System u. seine Beziehungen zur Hypertoniepathogenese, in: BAUMANN, DUTZ und NITSCHKOFF (Hrsg.): Arterielle Hypertonie, Akademie-Verlag, Berlin, 1981, 354—415
(449) HARTRODT, W., G. SCHÖNFELDER, U. GNÜCHTEL, CH. KREHER, ST. NITSCHKOFF, H. BROSOWSKI und H. WOOSMANN: Die Plasma-Renin-Aktivität bei Elektrostimulation in hypothalamischen Hirnstrukturen, Abh. d. AdW d. DDR/Sonderdruck, Akademie-Verlag, Berlin, 1975, 123—126
(450) HARTWICH, A.: Zschr. Ges. exp. Med. **69** (1930), 462—491
(451) HARTUNG, E., M. NADJMABADI, and M. ZINDLER: Excerpta Med. Int. Congr. Series, **347** (1975), 627—631
(452) HARVEY, W.: Movement of the heart block animals and anatomical essay, Oxford, 1628, 16—18
(453) HASSENSTEIN, B.: Biologische Kybernetik, VEB G. Fischer-Verlag, Jena, 1967
(454) HASSENSTEIN, B.: Biologische Kybernetik, VEB G. Fischer-Verlag, Jena, 1972, 27—31
(455) HAVLICEK, V. A.: Pawlow-Zschr. **2** (1952), 963
(456) HASCHKE, W.: Grundzüge der Neurophysiologie, VEB G. Fischer-Verlag, Jena, 1976, 21—25
(457) HAWKINS, J. R.: Klinische Erfahrungen mit Beta-Blockern bei kardiovaskulären Manifestationen der Angst, in: E. KUNZENDORF u. H. WERNING (Hrsg.): Psychosomatische Herz-Kreislaufstörungen Verlag H. Huber, Bern, Stuttgart, Wien, 1982, 185—193
(458) HAYNIE, T., C. HENDRICK, and M. SCHREIBER: J. nucl. Med. **6** (1965), 613
(459) HEAD, H.: Studies in neurology, London 1920, zitiert nach: GROSSE-BROCKHOFF: Pathologische Physiologie, Springer-Verlag, Berlin, Heidelberg, 1950
(460) HECHT, K.: Methodologische Aspekte bei der Gewinnung von Grundlagenerkenntnissen zur Sanogenese und Pathogenese der Neurosen, in: Streß, Neurose, Herz-Kreislauf, VEB Dtsch. Verlag d. Wissenschaften, Berlin, 1977, 17—24
(461) HECHT, K. und R. BAUMANN, in: R. BAUMANN, H. DUTZ und St. NITSCHKOFF (Hrsg.): Arterielle Hypertonie, Bd. 1, Akademie-Verlag, Berlin, 1981, 48
(462) HECHT, K., K. TREPTOW und T. HECHT: Der Einfluß von verschiedenen Geräuschpegeln auf den Effekt zentrangreifender Pharmaka, in: St. NITSCHKOFF und G. KRIWITZKAJA (Hrsg.): Akustischer Reiz und neurovegetative Störungen, VEB G. Thieme-Verlag, Leipzig, 1968, 85—103
(463) HECHT, K. und K. TREPTOW: Acta biol. med. germ. **23** (1969), 121—132
(464) HECHT, K., K. TREPTOW und T. HECHT: Acta biol. med. germ. **23** (1969), 133—143
(465) HECKERT, H.: Lunationsrhythmen des menschlichen Organismus, Akad. Verlagsgesellsch. Geest u. Portig, Leipzig, 1961, 17

(466) Heckmann, K. und R. Hanbrich, in: Handbuch der Medizinischen Radiologie, Bd. 10/1, Springer-Verlag, Berlin, Heidelberg, New York, 1969, 172
(467) Heckting, E. und A. Distler: Aktuelle Urologie, 7 (1967), 217—231
(468) Hegglin, R., W. Rutishauser, G. Kaufmann, E. Lüthy und H. Scheu: Kreislaufdiagnostik mit der Farbstoffverdünnungsmethode, Thieme-Verlag, Stuttgart, 1962, 58
(469) Heidel, W. und G. Teichmann: Herz u. Kreislauf, in: Koelsch (Hrsg.): Handbuch der Berufserkrankungen, VEB G. Fischer-Verlag, Jena, 1972, 693—714
(470) Heikkilä, J.: Sandorma III (1982), 5—8
(471) Heine, H.: Arterielle Gefäßerkrankungen, Akademie-Verlag, Berlin, 1972, 43—54
(472) Heine, H. und L. Heinemann: Angiologie in der ärztlichen Praxis, VEB G. Fischer-Verlag, Jena, 1981, 72
(473) Heinemann, L., G. Linss, A. Mertin, U. Gerlach, H. Heine und G. Heinemann: Dtsch. Ges. Wes. 31 (1976), 22
(474) Heinemann, L., H. Heine und D. Eisenblätter: Methodik, Epidemiologie und Prävention chronischer Krankheiten, AdW der DDR, Berlin, 1983, 12
(475) Helber, A. et al.: Klin. Wschr. 52 (1974), 90—96
(476) Heller, R. F., N. Robinson und W. S. Peart: Lancet I (1980), 1206
(477) Helmchen, V. und V. Kneissler: Role of Renin-Angiotensin-System in Renal Hypertension, Springer-Verlag, Berlin, Heidelberg, New York, 1976, 24—32
(478) Henderson, Y.: Amer. J. Physiol. 14 (1950), 277
(479) Heni, H. E.: DMW, 106. Jg., Nr. 38 (1981), 1226—1228
(480) Henry, J.: Neurosci. 3 (1980), 95
(481) Henry, J. P., O. Gauer, and J. R. Reeves: Circ. Res. 4 (1956), 85
(482) Henry, J. P. and J. C. Cassel: Amer. J. Epidem. 90 (1969), 171
(483) Henry, J. P., P. M. Stephens, and G. A. Santisteban: Circ. Res. 36 (1975), 156
(484) Henry, J. P., D. L. Ely und P. M. Stephens: Verh. dtsch. Ges. inn. Med. 80. Kongreß, J. F. Bergmann-Verlag, München, 1974, 72
(485) Henry, J. P., D. L. Ely und P. M. Stephens: Verh. dtsch. Ges. inn. Med. 80 (1974), 1724
(486) Hensel, H., in: H. Precht, J. Christopherson und H. Hensel (Hrsg.): Temperatur und Leben, Springer-Verlag, Berlin, Göttingen, Heidelberg, 1955, 48
(487) Hensel, H.: Temperaturregelung des Organismus, in: H. Mittelstaedt (Hrsg.): Regelungsvorgänge in der Biologie, Beihefte zur Zschr. Regelungstechnik, Oldenbourg-Verlag, München, 1956, 19—31
(488) Hensel, H., J. Ruff und K. Golenhofen: Pflügers Arch. Ges. Physiol. 259 (1954), 267
(489) Hering, H. E.: Die Carotissinusreflexe auf Herz und Gefäße, Th. Steinkopff-Verlag, Dresden u. Leipzig, 1927, 21 u. 187
(490) Herzig, J. W.: Sandorma II (1982), 15—20
(491) Hess, W. R.: Die funktionelle Organisation des vegetativen Nervensystems, Verlag B. Schwabe, Basel, 1948
(492) Hess, W. R.: Das Zwischenhirn und die Regulation von Kreislauf und Atmung, G. Thieme-Verlag, Leipzig, 1938, 67
(493) Hess, W. R.: Das Zwischenhirn, Verlag B. Schwabe, Basel, 1954, 78
(494) Heyden, S.: Zschr. f. Herz/Kreislauf 8 (1976), 229—238
(495) Heyden, S. und G. Wolff: Gesundheitserhaltung trotz Gesundheitsrisiken, Hippokrates Verlag, Stuttgart, 1977, 46—51
(496) Heyden, S. und D. G. Hames: Dtsch. med. J. 22 (1971), 401
(497) Heymans, C. und van den Heuvel-Heymans: Circ. IV (1951), 30
(498) Hildebrandt, G.: Verh. dtsch. inn. Med. 73 (1967), 921
(499) Hildebrandt, G.: Zschr. f. d. Ges. inn. Med. u. ihre Grenzgebiete 22 (1967), 13 u. 206—213
(500) Hildebrandt, G.: Verh. Dtsch. Ges. inn. Med. 73 (1967), 922—941
(501) Hill, J. R. and G. W. Pickering: Clin. Sci. 4 (1939), 207—216
(502) Hill, L.: Lancet II (1898), 282

(503) Höck, K.: Streß, Neurose und Herz-Kreislaufkrankheiten, VEB Dtsch. Verlag d. Wissensch., Berlin, 1977, 39—42

(504) Hörz, H., R. Löther und S. Wollgast: Naturphilosophie — von der Spekulation zur Wissenschaft, Akademie-Verlag, Berlin, 1969, 49

(505) Hof, R. P.: Triangel Bd. 21, Nr. 1 (1982), 29—36

(506) Hoff, F.: Klinische Psychologie und Pathologie, G. Thieme-Verlag, Stuttgart, 1953, 67

(507) Hoff, E. C., T. C. Kramer, D. Dubois, and B. M. Patten: Amer. Heart J. 17 (1939), 470 bis 488

(508) Hoffmann, E., W. Irmer, N. C. Pathak und W. Ringler: Zbl. Chir. 94 (1969), 1169

(509) Hoffmann, A.: Dtsch. Arch. klin. Med. 78 (1903), 39

(510) Hoffmann, S. O.: Zschr. f. Allgem. Med., 51. Jg., H. 35 (1975), 1618—1619

(511) Hoffmann, B. B. and R. J. Lefkowitz: Ann. Rev. Physiol. 44 (1982), 475—484

(512) Holldack, K. und D. Wolf: Atlas und kurzgefaßtes Lehrbuch der Phonokardiographie und verwandter Untersuchungsmethoden, Thieme-Verlag, Stuttgart, 1968, 17 u. 31

(513) Hollifield, J. W., L. C. Moore, S. P. Winn, and P. E. Slaton: Circ. 68 (Suppl. III) (1983), 92

(514) Hollinger, P. C.: Psychat. 137 (1980), 472

(515) Hollmann, A.: Cardiac Function, in: E. E. Philipp, J. Barnes, and M. Newton (Ed.) Scientific Foundations of obstetrics and gynaecology, Verlag Heinemann, London, 1977, 54

(516) Hollwich, F.: Münch. med. Wschr. 116 (1974), 42

(517) Holter, N. J.: N. Y. Acad. Sci. 65 (1957), 913

(518) Holtmeier, H. J.: Diät bei Übergewicht und gesunde Ernährung, Thieme-Verlag; Stuttgart, 1964, 24 u. 47

(519) Holst, E. v.: Ergebn. Physiol. 42 (1939), 228

(520) Holst, E. v.: Zschr. f. vergl. Physiol. 32 (1950), 60—120

(521) Holtmeier, H. J.: Kochsalzarme Kost, Thieme-Verlag, Stuttgart, 1960, 27

(522) Holzgreve, H.: Münch. Med. Wschr. 120 (1978), 448

(523) Holzmann, M.: Klinische Elektrokardiographie, Thieme-Verlag, Stuttgart, 1952, 104

(524) Hombach, V.: Kardiologie, Bd. 1: Die Koronare Herzkrankheit, Schattauer Verlag, Stuttgart—New York, 1984, 21 u. 37

(525) Honig, A. et al.: Acta biol. med. germ. 40 (1981), 1021—1030

(526) Horlick, L. und L. N. Katz: J. Lab. clin. Med. 34 (1949), 1427

(527) Hosie, K. F.: Circ. Res. 10 (1962), 491

(528) Hübner, K.: Die heutige Rolle der Genetik in der Krankheitsätiologie, G. Fischer-Verlag, Stuttgart—New York, 1983, 9 u. 25

(529) Hürliman, A. A. and P. Imhof: Gerotologia 2 (1958), 223

(530) Huchard, H.: Traite dinique des maladies du coeur et des vasseaux, Doin, Paris, 1893

(531) Hugenholtz, P. G., M. L. Simoons, J. H. C. Reiber und J. R. C. Roelandt: Triangel Bd. 22, Nr. 1 (1983), 39—48

(532) Huxley, A. F. and R. M. Simmons: Nature 233 (1971), 533

(533) Huxley, A. F. and A. L. Hodkin: J. Physiol. 117 (1952), 500

(534) Iriuchiylma, J.: Cardiovascular Physiology, Kap. 1, 2, 5, 7, 8, Verlag Igaku Shoin, Tokio, 1972

(535) Iriuchiylma, J.: Jap. Physiol. 13 (1963), 599—605

(536) Inama, K., H. Jungmann und M. v. Uexküll: Med. Klinik, 79 (1984), Nr. 12/13, 356—360

(537) Ingvar, D. H. and N. A. Lassen: Acta Physiol. Scand. 54 (1962), 325—338

(538) Iriuchiylma, J.: Jap. Heart J. 14 (1973), 350—356

(539) Isermann, H.: Med. Welt 27 (1876), 81—86

(540) Ising, H.: Zschr. f. Lärmbekämpfung 30 (1983), 11—15

(541) Ising, H., M. Günther, H. Handrock, R. Michalak, J. Schwarze, J. Vormann und G.-A. Wuster: Zschr. f. Lärmbekämpfung 28 (1983), 176—185

(542) Ising, H. und Ch. Havestadt: Bundesges.bl. 26, Nr. 3, Sonderdruck, Heymanns Verlag, Köln, Berlin, Bonn, München, 1983

(543) Ising, H. et al.: Bundesges.bl. **16** (1974), 234
(544) Ising, H. und G. v. Nieding: Streßreaktionen bei Lärmbelastung, in: Schäcke, u. Stolenz (Hrsg.): Epidemiologische Ansätze im Bereich der Arbeitsmedizin, Genter-Verlag, Stuttgart, 1981
(545) Jakob, F. und J. Monod: J. molec. Biol. **3** (1961), 318
(546) Jajowlewa, E. T.: Experimentelle Neurose, Medizin-Verlag, Moskau, 1967, 26
(547) James, T. N., L. Sherf, and G. Fine: Circ. **34** (1966), 139—163
(548) Janse, M. J. et al.: Circ. Rs. **47** (1980), 151
(549) Jansen, W. und H. Haas: Elektrokardiographie (Schule u. Atlas), Verlag Urban & Schwarzenberg, Berlin—München, 1948
(550) Jarmatz, H., H. de Marees und G. Kunitsch: Med. Welt **27** (N. F.), (1976), 1789—1793
(551) Jaspers, K.: Nervenarzt **21** (1950), 11
(552) Jenkins, C. D.: New England J. Med. **294** (1976), 987—994 and 1033—1038
(553) Jenkins, C. D., R. H. Rosenman, and S. Zyanski: New England J. Med. **290** (1974), 1271
(554) Jenkins, C. D., R. H. Rosenman, and M. Friedman: J. chron. Dis. **20** (1967), 371
(555) Jerne, N. K.: The Immune Systeme, W. H. Freeman and Company, San Francisco, 1976, 199—207
(556) Jewell, B. R.: Circ. Res. **40** (1977), 221
(557) Jörgensen, G.: Arterielle Hypertonie, Thieme-Verlag, Stuttgart, 1969, 29
(558) Jonas, V.: Klinische Kardiologie, Staatsverlag f. med. Lit., Prag, 1966, 117
(559) Johnson, P. C.: Peripheral Circulation, J. Wiley & Sons, New York, Brisbane, Toronto, 1978, 17, 32 u. 64
(560) Jores, A.: Münch. Wschr. Med. 102. Jg., Nr. 17 (1960), 847—851
(561) Jores, A.: Der Mensch und seine Krankheit, Klett-Verlag, Stuttgart, 1956, 27
(562) Josephson, M. E. et al.: Amer. Heart J., Vol. **88**, No. 6 (1974), 694—697
(563) Judkins, M. P.: Radiology **89** (1967), 815
(564) Jumatow, J., J. Skozeljas und L. Swanowaj: Analyse der Dynamik der Regulation des arteriellen Druckes, in: R. Baumann und K. Hecht (Hrsg.): Streß, Neurose, Herz-Kreislauf, Dtsch. Verlag d. Wissensch., Berlin, 1977, 171—178
(565) Junejewa, G. C.: Physiologische Probleme bei Menschen und Tieren, Verlag BGU „Lenin", Minsk, 1964, 43
(566) Jung, F., G. Klaus, H. Mette und S. M. Rapoport: Arzt und Philosoph, VEB Verlag Volk u. Gesundheit, Berlin, 1961, 78
(567) Jungermann, K. und H. Möhler: Biochemie, Springer-Verlag, Berlin—Heidelberg, New York, 1980, 136
(568) Just, H.: Verh. dtsch. Ges. Kreisl. Forsch. **42** (1976), 40—49
(569) Kaada, B. R., K. H. Primbram, and H. J. Epstein: J. Neurophysiol. **12** (1949), 347
(570) Kaindl, F. und H. Zilcher: Pectanginöse Schmerzen ohne Erkrankung der Koronararterien, in: Psychosomatische Herz-Kreislaufstörungen, Verlag H. Huber, Bern, Stuttgart, Wien 1982, 220—227
(571) Kainz, W., E. Aldor, H. Heeger und P. Kahn: Sandorma **II** (1983), 28—30
(572) Kainz, W., E. Aldor, G. Gaul, H. Heeger und P. Kahn: Herz **6**, (1981), 377
(573) Kakkar, V. V.: Triangel Bd. **16**, Nr. 1 (1977), 1—10
(574) Kalkoff, W.: Regensburger Jahrb. ärztl. Fortb. **9** (1961), 1—10
(575) Kalkoff, W.: Ergebn. d. exp. Med. **15** (1974), 32
(576) Kalkoff, W. und A. Brattström: Acta biol. med. germ. **29** (1972), 677—685
(577) Kaltenbach, M. und H. Klepzig: Zschr. Kreisl. Forsch. **52** (1963), 486
(578) Kalner, S.: Circ. Res. **24** (1969), 282—387
(579) Kaltenbach, M., K. L. Martin und K. Zilles: Verh. Dtsch. Ges. Kreisl. Forsch. **37** (1971), 423
(580) Kaltenbach, M., K. L. Martin und R. Hopf: Dtsch. med. Wschr. **101** (1976), 1907
(581) Kannel, W. B., P. A. Wolf, D. L. McGee, T. R. Dawber, P. McNamara, and W. P. Castelli: J. Amer. med. Ass. **245** (1981), 1229

(582) KANNEL, W. B.: Sandorma III (1982), 9
(583) KANNEL, W. B. and T. GORDON: Bull. N. Y. Acad. Med. 54 (1978), 573
(584) KANNEL, W. B., W. P. CASTELLI, T. GORDON, and P. MCNAMARA: Ann. Intern. Med. 74 (1971), 1
(585) KAPLAN, M.: JAMA, Jan. 13, Vol. 231, No. 2 (1975), 331
(586) KAPLAN, N.: Triangel Bd. 23, Nr. 1 (1984), 1—6
(587) KAPLAN, B. M., R. LANGENDORF, M. LEV und A. PCK: Am. J. Cardiol. 31 (1973), 497
(588) KAPPERT, A.: Triangel Bd. 21, Nr. 1 (1982), 7—9
(589) KAPPERT, A. und H. RÖSLER: Schweiz. Wschr. Med. 103 (1973), 1087
(590) KAPPERT, A.: Leitfaden und Atlas der Angiologie, Verlag H. Huber, Bern u. Stuttgart, 1966
(591) KARPLUS, J. P. und A. KREIDEL: Pflügers Arch. 129 (1909), 138
(592) KATHOLI, B. E.: Circ. Res. 40, Suppl. I (1977), 118—126
(593) KATZENSTEIN, A. und A. THOM: Ausgewählte theoretische Aspekte psychotherapeutischen Erkennens und Handelns, VEB G. Fischer-Verlag, Jena, 1981, 72
(594) KATHER, H.: Triangel Bd. 20, Nr. 4 (1981), 131—143
(595) KATZENSTEIN, A.: Stellung und Aufgaben der Psychotherapie im sozialistischen Gesundheitsschutz, Akademie-Verlag, Berlin, 1980, 153—160
(596) KAUMANN, A. J. and J. R. BLINKS: Naunyn-Schmiedeberg's Arch. Pharmacol. 311 (1980), 237
(597) KAUFMANN, W. und A. A. MÜLLER: Zschr. Kreisl. Forsch. 47 (1958), 719
(598) KAVERNAU, J. L.: Structurs and function biological membranes, Acad. Press, San Francisco, 1965, 47
(599) KECK, E. K.: Wschr. f. Klin. u. Praxis 61 (Nr. 9) (1966), 325—330
(600) KECK, W. E.: DMW 106. Jg., Nr. 28 (1981), 1203—1205
(601) KEELE, C. A. and D. ARMSTRONG: Substances producing pain and itch, Williams & Wilkins, Baltimore, 1964, 21
(602) KEIDEL, W. D.: Kurzgefaßtes Lehrbuch der Physiologie, G. Thieme-Verlag, Stuttgart, 1967
(603) KEIL, U.: Med. Klin. 70, Nr. 39 (1975), 1529—1534
(604) KEITH, M., H. D. WAGNER und N. W. BARKER: Amer. J. Med. Sci. 97 (1939), 332
(605) KELLEY, D.: Furcht u. Angst als integrierender Bestandteil des täglichen Lebens, in: Psychosomatische Herz-Kreislauf-Störungen, Verlag H. Huber, Bern—Stuttgart—Wien, 1982, 31—35
(606) KEMPF, F. J.: Ann. N. Y. med. Sci. 2 (1953), 31—47
(607) KEMILEWA, S. S.: Aktuelle Probleme der Medizin, Biol. Wissensch. Med. Verl. Sofia (bulg.), 1976, 47
(608) KENNEDY, R. D.: Geriatrics 1 (1982), 3—20
(609) KENNER, Th.: Durchblutungsgrößen und spezielle Regulationsmechanismen einzelner Stromgebiete, in: R. BUSSE (Hrsg.): Kreislaufphysiologie, G. Thieme-Verlag, Stuttgart, New York, 1982, 211—218
(610) KESTELOOT, H.: Phonokardiographie und Mechanokardiographie, in: Kardiologie und Praxis Bd. 1, Punkt 16, G. Thieme-Verlag, Stuttgart, New York, 1981
(611) KETY, S. S.: The cerebral circulation, Handbook of Physiology, Neurophysiology III, 1960, 1751—1760
(612) KETY, S. S.: J. clin. invest. 27 (1948), 476
(613) KEUL, J., E. DOLE, H. STEIM, U. FLEER und H. REINDELL: Pflüg. Arch. Ges. Physiol. 282 (1965), 43
(614) KEZDI, P.: Resetting of the carotid sinus in experimental renal hypertension, in: P. KEZDI (Ed.): Baroreceptors and Hypertension, Pergamon Press, Oxford, 1967, 301
(615) KIEFER, H., in: H. ROSKAMM und H. REENDEL (Hrsg.): Herzkrankheiten, Springer-Verlag, Heidelberg, New York, 1982, 344

(616) KIELHOLZ, P.: Berührungsflächen zwischen emotionell-psychologischem und kardiovaskulärem Bereich, in: Psychosomatische Herz-Kreislauf-Störungen, Verlag H. Huber, Bern, Stuttgart, Wien, 1982, 13—15
(617) KIENLE, F.: Praktische Elektrokardiographie, Thieme-Verlag, Stuttgart, 1950, 23—64
(618) KIOWSKI, A. et al.: Therapiewoche **29** (1979), 45
(619) KIRCHHEIM, H.: Kreislaufregulation, in: R. BUSSE (Hrsg.): Kreislaufphysiologie, Thieme-Verlag, Stuttgart, New York, 1982, 167—210
(620) KIRSCH, K. A. und A. v. AMELN: Physiologie des Niederdrucksystems, in: R. BUSSE (Hrsg.): Kreislaufphysiologie, Thieme-Verlag, Stuttgart, New York, 1982, 104—135
(621) KIRSHEMBAUM, H. D.: Sandorma **II** (1984), 5—8
(622) KIRSHEMBAUM, H. D., J. S. OCKENE, and J. S. ALPERT: J. Amer. med. Ass. **246** (1981), 354
(623) KIPROV, D. and T. DIMOTROV: Cor et vasa **19** (1977), 18—23
(624) KLAUS, D.: Dtsch. Med. Wschr. **92** (1967), 2128
(625) KLAUS, D.: Münch. Med. Wschr. **112** (1970), 1864
(626) KLEIN, R. T., A. THURESOK-KLEIN, H. MCBAGGET, and H. G. LANGFORD: Idiopathic orthostatic hypotension, Supp. by Grant, Oxford, 1949, 73
(627) KLEIN, K.: Med. Klin. Wschr. Gesundh. u. Praxis 64. Jg., Nr. 52, Sonderdruck (1969), 2293—2396
(628) KLEINBERGER, G.: Therapiewoche **31** (1974), 3293—3302
(629) kleine Weltgeschichte der Philosophie 2 Bde, Fischer-Tb-Verlag, München, 1983
(630) KLEITKE, B.: Zyklo-AMP-abhängige Proteinkinasen, in: Fortschritte in der Herz-Kreislauf-Forschung, Bd. **II**, AdW der DDR, ZIHR, Akademie-Verlag, Berlin, 1980, 845—850
(631) KLEPZIG, H.: Herz- und Gefäßerkrankungen, Thieme-Verlag, Stuttgart, 1974, 76
(632) KLIEEISEN, M. und A. C. QUEIROZ: Therapiewoche **27** (1977), 5525—5530
(633) KLIMOWA-TSCHERKASSOWA, W. I. und St. NITSCHKOFF: Acta biol. med. germ. **15** (1965), 763—773
(634) KNAPPE, J. und J. HEINRICH: Bekämpfungsstrategie und Prävention von chronischen Herz-Kreislauf-Krankheiten, in: E. KUNZENDORF u. H. WEHRLING (Hrsg.): Herz-Kreislauf-Erkrankungen — soziale Bedingungen und Persönlichkeit, VEB Verlag Volk u. Gesundheit, Berlin, 1983, 23—31
(635) KNORRE, W.: Pharmakokinetik, Vieweg & Sohn, Braunschweig—Wiesbaden, 1981, 76
(636) KNOWLTON, A. J., E. N. LOEB, H. C. STOERK, J. P. WHITE, and J. F. HEFERMANN: J. exp. Med. **96** (1952), 187—205
(637) KNOWLTON, A. J. et al.: Proc. Sol. exp. Biol. (N. Y.) (1949), 722—725
(638) KOCH, E.: Die reflektorische Selbststeuerung des Kreislaufes, T. Steinkopff, Dresden u. Leipzig, 1931, 42
(639) KOENIG, W.: Klinisch-physiologische Untersuchungsmethoden, Thieme-Verlag, Stuttgart, 1972, 63
(640) KÖNIG, H.: Klin. Wschr. **53** (1975), 1041—1048
(641) KOEPCHEN, H. P. und K. THURAU: Pflügers Arch. Ges. Physiol. **267** (1958), 10
(642) KOEPCHEN, H. P.: Homoiostase und Rhythmus in der Kreislaufregulation, in: L. DELIUS, H. P. KOEPCHEN und E. WITZLEB (Hrsg.): Probleme der zentralnervösen Regulation, Springer-Verlag, Berlin, Göttingen, Heidelberg, 1962
(643) KÖHNLEIN, H. E., R. NEUWIRTH, C. LEMPERLE, H. HÖRTERER, J. KNORR, R. RITTER und E. STRICKEL: Med. Welt **24** (N. F.), (1973), 661—666
(644) KOLBERT, D. E. und P. I. WOLF: Proc. SES. **XIII** (1976), 229—232
(645) KOLETZKY, S., J. M. RIVERA-VELEZ, and W. H. PRICHARD: Circ. **32** (1965), II—128
(646) KOLZOWA, A., A. ALEXANDROWDKAJA und G. REHBERG: Morphologische und funktionelle Veränderungen in der Mikrostruktur des Gehirns bei experimenteller Neurose als Folge einer kreislaufbedingten Hypoxie, in: E. A. JAKOWLEWA (Hrsg.): Experimentelle Neurose **3**, Humboldt-Universität, Berlin, 1980, 153
(647) KOOB, G. F. and F. E. BLOOM: Ann. Rev. Physiol. **44** (1982), 571—582

(648) KOVACH, A. G. B., H. B. STONER, and J. J. SPITZLER (Ed.): Adr. exp. Med. Biol. **33** (1973)
(649) KORNER, G.: Kardiovask. Physiol. Vol. 9 (1981), Pergamon Press, Budapest, 134
(650) KORNHUBER, H. H. und G. LISSON: Dtsch. med. Wschr. **106** (1981), 1733—1736
(651) KORNMÜLLER, A. E.: J. f. Psychol. u. Neurologie **41** (1930), 354—366
(652) KORSUKEWITZ, K.-H., H. DITTBERNER, J. WAGNER u. E. ZERBST: Verh. Dtsch. Ges. f. Kreisl. Forsch. **37** (1971), 308—314
(653) KORTEWEG, G. C. Y., J. T. F. BOELES und J. TEN CATE: J. Neurophysiol. **20** (1957), 100—107
(654) KOVALEV, G. V. und M. BONDFELRED: Physiol. J. SSSR **48** (1962), russ., 1017—1025
(655) KRAMER, K.: VDJ. Zschr. **85** (1941), 97—99
(656) KRAMER, P., E. KÖTHE und F. SCHELER: Klin. Wschr. **52** (1974), 787—791
(657) KRAPP, Ch.: Dtsch. med. Wschr. **103** (1978), 1121—1123
(658) KRAUSE, E. G. und A. WOLLENBERGER: Biochem. Zschr. **342** (1965), 171
(659) KREBS, E. G. R. J. DE LANGE, R. C. KEMP und W. D. RILEY: Pharmac. Rev. **18** (1966), 163—171
(660) KREHER, Ch., U. GNÜCHTEL, T. HECHT und St. NITSCHKOFF: Die hypertonen Dysregulationen auf der Grundlage experimenteller Neurose, in: R. BAUMANN, H. DUTZ und St. NITSCHKOFF (Hrsg.): Arterielle Hypertonie, Akademie-Verlag, Berlin, 1981, 303—326
(661) KRETSCHMER, E.: Körperbau und Charakter, 23./24. Aufl., Springer-Verlag, Berlin, Göttingen, Heidelberg, 1961
(662) KRIVOY, W. A., J. R. COUCH, J. L. HENRY und J. M. STEWART: Fed. Proc. **38** (1979), 2344
(663) KRÖNIG, B.: Blutdruckvariabilität bei Hochdruckkranken, Hüthig-Verlag GmbH., Heidelberg, 1976, 48—72
(664) KÜBLER, W.: Bibl. cardiol. **22** (1969), 38
(665) KÜHN, A.: Grundriß der allgemeinen Zoologie, Thieme-Verlag, Stuttgart, 1959, 106—110
(666) KÜPPERS, R., E. SCHNURR und B. GRABENSEE: Dtsch. Med. Wschr. 102. Jg., Nr. 18 (1977), 693—696
(667) KUNZ, J.: Die pathologische Anatomie der Arterien bei Hypertonie, in: R. BAUMANN, H. DUTZ und St. NITSCHKOFF (Hrsg.): Arterielle Hypertonie, Akademie-Verlag, Berlin, 1981, 495—516
(668) KUNZ, J., Ch. KREHER, R. BRASELMANN und St. NITSCHKOFF: Untersuchungen zur Genese der hypertoniebedingten Sklerose von Aorta u. Koronararterien mit 3H- und 14C-Prolin, Vortrag beim Symposium „Gefäßwand und Blutplasma" in Leipzig, 1977
(669) KUNZENDORF, E. und H. WERLING: Herz-Kreislauferkrankungen — soziale Bedingungen und Persönlichkeit, VEB Verlag Volk und Gesundheit, Berlin, 1983, 47—51
(670) KUNZENDORF, E., G. STUBE und M. GEYER: Das Modell der Sozio-Psychosomatik anhand ausgewählter chronischer HKK, in: E. KUNZENDORF und H. WERLING (Hrsg.): Herz-Kreislauferkrankungen, VEB Verlag Volk u. Welt, Berlin, 1983, 32—43
(671) KUSCHKE, H. J., H. KLUSMAN und B. SCHÖLKENS: Klin. Wschr. 44. Jg., H. 15, **22** (1966), 1297—1300
(672) LAHNBORG, G.: Triangel Bd. **16**, Nr. 1 (1977), 11—18
(673) LAKE, C. R., M. G. ZIEGLER, M. D. COLEMAN, and J. P. KOPINS: New Engl. J. Med. **296** (1977), 208
(674) LANDAU, R. L., and K. LUGIBIL: J. Clin. Endocr. Metabol. **18** (1958), 1237
(675) LANDIS, E. M., and J. R. PAPPENHEIM: Circ. II (1963), 961
(676) LANG, E.: Koronare Herzkrankheit, Springer-Verlag, Berlin, Heidelberg, New York, 1980, 35
(677) LANG, F.: Pathophysiologie — Pathobiochemie, F. Enke-Verlag, Stuttgart, 1983, 1—5
(678) LANGE, G.: Circ. Res. **54** (1965), 449—459
(679) LANGE-ANDERSEN, K., R. J. SHEPHARD, H. DENOLIN, E. VARNAUKAS, and R. MASIRONI: Fundamentals of exercise testing, World Health Organisation, Pergamon Press, Geneva, 1971
(680) LANGEN, D.: Psychotherapie, 3. Aufl., Thieme-Verlag, Stuttgart, 1973, 47—51
(681) LANGREN, S.: Acta Physiol. scand. **26** (1952), 1—34

(682) Lansing, A., M. Alex, and T. B. Rosenthal: J. Geront. **5** (1950), 112
(683) Laragh, J. H.: Circ. Vol. **XIIV**, Dez. (1971), 72—102
(684) Laragh, J. H., S. Ulick, W. Januszewski, G. B. Kelly, and W. G. Liebermann: J. cli. Invest. **39** (1960), 1091
(685) Laszt, L. und R. Schaad: Luftverunreinigung und Herz-Kreislaufsystem, Karger, Basel, 1980, 97
(686) Laughlin, K. D., L. Fisher, and D. J. Sherrard: Amer. Heart J. **98** (1980), 629
(687) Laurent, T. C., in: Alfred Benzon-Symposium II, Copenhagen (ed. by Crone & Lassen, Munksgard, 1970), **6** (1969), 22—26
(688) Lederer, A. und M. Lori: Zschr. Klin. Med. **40**, H. 10 (1985), 729—743
(689) Ledingham, J. M.: Internist **15** (1974), 114
(690) Ledingham, J. M.: Practitioneer **207** (1971), 5
(691) Ledingham, J. M., M. B. Bull, and J. H. Laragh: Circ. Res. **20** (Suppl. II) (1967), 177
(692) Ledingham, J. M. and D. R. Cotten: Cand. Med. Ass. J. **90** (1964), 293
(693) Ledingham, J. M. and T. McAllister (Eds.): Proceedings of the Conference on "Shock", Kingston, London, 1972
(694) Ledingham, J. M. and R. D. Cohen: Cand. Med. Ass. J. **90** (1964), 292
(695) Lee, L. B.: Prostaglandins, neutral lipids, renal interstitial cells and hypertension, in: J. Genest (Hrsg.): Hypertension, McGraw-Hill Book Company, New York, 1977, 373—393
(696) Lee, H. J. and J. B. Wilson: Biochim. Biophys. acta **243** (1971), 530
(697) Lehr, U.: Sandorma **IV** (1982), 15—19
(698) Lembeck, F.: Dtsch. Med. Wschr. **5**, Jg. 103, 3. Febr. (1978), 183—185
(699) Lepeschkin, E.: Das Elektrokardiogramm, Verlag Th. Steinkopff, Dresden u. Leipzig, 1957, 127
(700) Leucht, W., G. Gregor und H. Stier: Das Miniaturschwein, VEB G. Fischer-Verlag, Jena, 1982, 64—78
(701) Leuner, H.: Katherthymes Bilderleben, Unterstufe, kleine Psychotherapie mit der Traumtechnik, Thieme-Verlag, Stuttgart, 1970, 48—67
(702) Leuthold, E. H.: Das Verhalten von Puls u. Blutdruck während u. nach langfristigem Aufenthalt in großen Höhen, Dissert. B. Schwabe & Co, Basel, 1959
(703) Levenson, J. A., A. C. Simon, J. E. Bouthier, and M. E. Safar: J. Hypert. **2** (1984), 37
(704) Levi, L.: Streß: Nebenniere und Schilddrüse, in: A. W. v. Eiff (Hrsg.): Seelische und körperliche Störungen durch Streß, Fischer-Verlag, Stuttgart, New York, 1976, 47—64
(705) Levi, L. (Ed.): Society, Streß and Disease — working life, Oxford, Univ. Press, Vol. **4**, London, 1979, 68
(706) Levine, S.: Streß and Behavior, 1973, in: S. Levine (Ed.): Human Physiology and the Environment in Health and Disease, W. H. Freeman and Co., 1976, 136—141, London
(707) Levine, R. J., T. S. Sato und A. Sjoerisma: Biochem. Pharmacol. **14** (1965), 139
(708) Levy, M. N. and P. J. Martin: Neural control of the heart, in: Berne et al. (Eds.): 1. c. University Press, London, 1979, 581—620
(709) Lewis, T.: Diseases of Heart, Univ. Press, London, 1937, 81—107
(710) Ley, H., und R. Löther: Mikrokosmos—Makrokosmos Bd. **2**, Akademie-Verl. Berlin, 1967
(711) Lichtlen, P., P. C. Baumann und B. Preter: Arch. Kreisl. Forsch. **59** (1969), 287
(712) Liljefors, J.: Acta scand. Suppl. I, Nr. 511 (1970)
(713) Lim, R. K. S., S. C. Wang u. C. L. Yi: Chinese J. Physiol. **13** (1938), 61
(714) Lindgren, P.: Acta physiol. scand. **35** (1955), 121
(715) Lindgren, P. und P. Uvnas: Acta physiol. scand. **29** (1953), 137—144
(716) Lindgren, P. und P. Uvnas: Amer. J. Physiol. **176** (1954), 68—76
(717) Lindner, E.: Med. Welt **26** (1975), 1017—1024
(718) Linneweh, F.: Münch. med. Wschr. 100. Jg., Nr. 16 (1958), 616—618
(719) Linss, G.: Nichtinvasive kardiovaskuläre Funktionsdiagnostik bei arterieller Hypertonie, Akademie-Verlag, Berlin, 1985, 18—47

(720) Linss, G.: Die kalibrierte Apexkardiographie bei arterieller Hypertonie, in: R. Baumann, H. Dutz und St. Nitschkoff (Hrsg.): Arterielle Hypertonie Bd. 2, Akademie-Verlag, Berlin, 1981, 751—760
(721) Linss, G., P. K. H. Schmidt und G. Goder: Arterielle Hypertonie, Diagnostik u. Therapie, VEB Verlag Volk u. Gesundheit, Berlin, 1980, 62—71
(722) Linzbach, A. J.: Die pathologische Anatomie der Herzinsuffizienz, in: H. Schwiegk (Hrsg.): Handbuch der inneren Medizin, Springer-Verlag, Berlin, Vol. 9, 1. Teil, 1960, 706
(723) Linzbach, A. J.: Triangel Bd. 14, Nr. 1 (1975),
(724) Linzbach, A. J.: Structural adaption of heart in hypertension, in: B. E. Strauer (Ed.): The heart in hypertension, Springer-Verlag, Berlin, Heidelberg, New York, 1981, 243—249
(725) Lisander, B. und J. Martner: Acta Physiol. Scand. 83 (1971), 505
(726) Lissak, K. und E. Endroczi: Die neuroendokrine Steuerung der Adaptionstätigkeit, Verlag der Ungar. Akademie d. Wissenschaften, Budapest, 1960, 39
(727) Littler, W. A., J. Honour, D. J. Pugsley, and S. Sleight: Circ. 52 (1975), 1101
(728) Loeb, H. S., S. A. Johnson und R. M. Gunnar: Triangel Bd. 13, Nr. 3 (1974)
(729) Löhr, G. W.: Genetik, in: W. Siegenthaler (Hrsg.): Pathophysiologie Bd. I, Thieme-Verlag, Stuttgart, 1972, 24—33
(730) Loeschke, H. H.: Kli. Wo. 38 (1960), 366
(731) Lohs, K. und S. Döring: Im Mittelpunkt der Mensch, Akademie-Verlag, Berlin, 1975, 86
(732) Loogen, F.: Cardiologia 4 (1966), 302
(733) Lori, M.: Dtsch. Ges. Wes. 39, H. 26 (1984), 1022
(734) Lori, M. und U. Priebe: Dtsch. Ges. Wes. 30 (1975), 1009
(735) Lori, M., A. Lederer und R. Gohlke: Der Handgrip-Test als einfacher Belastungstest bei der arteriellen Hypertonie, VIII. Kongreß d. Gesellsch. f. Kardiol. u. Angiologie d. DDR, Berlin, 8. 11. 76
(736) Lori, M.: Die Bedeutung der Windkesselfunktion bei der arteriellen Hypertonie, in: R. Baumann, H. Dutz und St. Nitschkoff (Hrsg.): Arterielle Hypertonie Bd. 2, Akademie-Verlag, Berlin, 1981, 781—792
(737) Lomann, J. and W. Damashek: Arch. Neurol. Psychiat. (Chikago) 35 (1936), 1216
(738) Losse, H.: Klinische Einteilung der arteriellen Hypertonie, in: R. Heintz und H. Losse (Hrsg.): Arterielle Hypertonie, Thieme-Verlag, Stuttgart, 1969, 18—37
(739) Losse, H., H. Zumkley und H. Wehmeyer: Zschr. Kreisl. Forsch. 55 (1966), 113
(740) Losse, H., H. Zumkley und H. Wehmeyer: Zschr. Kreisl. Forsch. 51 (1962), 43
(741) Losse, H. und F. Wessels, in: H. Losse und F. Heintz (Hrsg.): Aktuelle Hypertonieprobleme, Thieme-Verlag, Stuttgart, 1973, 62
(742) Louis, W. J., A. E. Doyle und S. Anavekar: New Engl. Med. 288 (1973), 599
(743) Luckey, T. D. (Eds.): Thymic hormones, Urban & Schwarzenberg, München, 1973, 18
(744) Lüderitz, B.: Störungen der Reizbildung und Erregungsleitung, in: B. Heublein (Hrsg.): Handbuch der inneren Erkrankungen Bd. 1, Teil 1, VEB Fischer-Verlag, Jena, 1985
(745) Lueken, B.: Verh. d. Ges. f. exp. Med. d. DDR 8 (1966), 155—207
(746) Luetscher, R. J. A., D. G. Boyers, J. G. Guthbertson, and D. F. McMahon: Circ. Res. 32/33 (1973), 84
(747) Luig, H. D., H. P. Emrich, H. P. Breuel, B. E. Straub, J. Neubauer, and V. J. Kisselbach: Dynamic studies with radioisotopes in medicine, IAEA-SM 185/56, Knoxville, 1974, Vol. II, 207—217
(748) Luisada, A. A.: The Heart Beat, Univ. Press, London, 1953, 32
(749) Lukina, V. A., zit. bei: G. O. Magakjan: Medizinische Primatologie, Tblissi (russ.) Verl. Medizina, 1967, 24 u. 43
(750) Lund-Johannsen. P.: Acta Med. Scand. 183, Suppl. 482, (1967), 1
(751) Lund-Johannsen, P.: Triangel Bd. 23, Nr. 1 (1983), 13—24
(752) Lund-Johannsen, P.: Hypertension 5 (Suppl. III) (1983), 49
(753) Lüthy, E.: Bibl. cardiol. 11 (1962)

(754) Maas, H. und A. Weber: Cardiologia **21** (1952), 773

(755) Mäurer, W., Y. Yoshida und W. Kübler: Zschr. Kardiol. **65** (1976), 1124—1138

(756) Magakjan, G. O.: Medizinische Primatologie, Verl. Medizina, Tblissi (russ.), 1967, 47

(757) Magakjan, G. O.: Fragen der Physiologie u. experimentellen Pathologie, Akademie der med. Wissenschaften d. UdSSR, Suchumi, 1968, 370—376

(758) Magoun, H. W.: Arch. Neur. Psychiat. **67** (1952), 145

(759) Magoun, H. W.: Descending connections from the hypothalamus, Chapt. VII, Baltimore, 1940, 270

(760) Magoun, H. W., F. Harrison, J. K. Brobeck, and S. W. Ranson: J. Neurophysiol. **1** (1938), 101

(761) Mahoines, F. A.: Med. Chir. Trans. **57** (1974), 179

(762) Maisch, B., P. Schuff-Werner und P. A. Berg: Verh. Dtsch. Ges. Inn. Med. **8** (1977), 831

(763) Majewski, H., L. H. Tungand, and M. J. Rand: J. cardiovasc. Pharmacol. **3** (1981), 179

(764) Makabe, R.: Klin. Monatsblätter f. Augenheilk. **147** (1965), 519

(765) Mandel, W. J.: Chest. **66** (1974), 223—224

(766) Mandelbaum, H. and R. A. Mandelbaum: Circ. **9** (1954), 910

(767) Maneke, M.: Das öffentl. Ges. wes. **2** (1968), 45

(768) Mann In't Veld, A. J. and M. D. A. Schalekamp: Sandorma **I** (1982), 32—37

(769) Mann In't Veld, A. J. and M. D. A. Schalekamp: Brit. J. Clin. Pharmacol. **13** (1982), 245

(770) Mannoni, O.: Siegmund Freud in Selbstzeugnissen u. Bilddokumenten, Rowohlt-Verlag, Hamburg, 1980, 16 u. 31

(771) Marey, E. J.: La circulation du sang, Masoong & Cie, Paris, 1881

(772) Mark, G.: Schweizer Med. Wschr. 99. Jg., Nr. 52 (Sonderdruck) (1969), 1877—1886

(773) Markert, B. und H. Ising: Zschr. Lärmbekämpfung **28** (1981), 20—24

(774) Markow, H. M.: Pathophysiologie der arteriellen Hypertonie, Medizina u. Fiskultura, Sofia, 1970, 87—143

(775) Maroko, P. R. and D. M. Davidson: Triangel Bd. **19**, Nr. 1 (1980), 19—26

(776) Martin, U. and P. Radielovic: Sandorma **4** (1981), 21

(777) Martin, G., T. G. Urmanceeva, H. Baumann, G. Degen, N. A. Chasabova und F. Wolter, in: Abhandl. d. AdW d. DDR, Akademie-Verlag, Berlin, 1975, 167

(778) Marx, A. J., H. W. Deane, T. F. Mowles, and H. Sheppard: Life Sci. **2** (1963), 16—21

(779) Marx, A. J., H. W. Deane, T. F. Mowles, and H. Sheppard: Endocrinology **73** (1963), 329—337

(780) Maseri, A.: Triangel Bd. **22**, Nr. 1 (1983), 23—30

(781) Massingham, R. and S. Sherde: Brit. J. Pharmacol. **43** (1971), 868—870

(782) Masson, G. M. C., L. A. Lewis, A. C. Corcoran, and I. H. Page: J. clin. Endocrin. **13** (1953), 300—315

(783) Masson, G. M. C., K. Aoki, and I. H. Page: Am. J. Physiol. **211** (1966), 99—104

(784) Masson, G. M. C., K. Aoki, and S. D. Deodhar: Experentia (Basel) **22** (1966), 531—532

(785) Masson, G. M. C., C. Kashii, M. Matsunaga, and I. H. Page: Circ. Res. **18** (1966), 219—227

(786) Mathes, P. M., D. Dreyer, A. Romig, A. Servatus, W. Heinkelmann und W. Erhardt: Med. Welt **28** (N. F.) (1977), 1077—1080

(788) Matsuura, S.: J. Physiol. **235** (1973), 31—56

(789) Matthias, D., E. Engler, H. Baumann und I. Wolf: Acta biol. med. germ. **30** (1973), 505—514

(790) Matthias, D., W. Wachtel, I. Wolf, C. H. Becker und H. J. Herrmann: Acta biol. med. germ. **35** (1976), 491—499

(791) Maxwell, J. and M. Jones: The Therapeutic Community, Basic Books, New York, 1953

(792) McCubbin, J. W.: Circ. **1** (1958), 791

(793) McCubbin, J. W. and I. H. Page: Circ. Res. **12**, Ass. J. **90** (1964), 328

(794) McCubbin, J. W., J. H. Green, and I. H. Page: Circ. Res. **4** (1956), 156

(795) McCubbin, J. W. and I. H. Page: Circ. Res. **12** (1963), 553
(796) McCubbin, J. W. R. S. Demoura, I. H. Page, and F. Olmstedt: Science **149** (1965), 1394—1395
(797) McKenzie, J. K. M. and E. L. Phelan: Proc. Univ. Otago Med. J. **47** (1969), 23—24
(798) McLean, P. D.: Electroenceph. clin. Neurophysiol. **4** (1952), 407
(799) McLean, A. (Ed.): Occupational Stress, Verl. Thomas, Springfield, 1974, 53
(800) Mechedowa, A. und K. Hecht: Die Bedeutung der Unbestimmtheit im Lernprozeß für die emotionale Erregung u. experimentelle Neurose, in: R. Baumann und K. Hecht (Hrsg.): Streß, Neurose u. HKK, VEB Dtsch. Verl. d. Wissensch., Berlin, 1977, 86—93
(801) Mechelke, K.: Physiologie u. Pathophysiologie des vegetativen Nervensystems, Hippokrates-Verlag, Stuttgart, 1963, 51
(802) Mechelke, K. und P. Christian: Vegetative Herz-Kreislaufstörungen, in: H. Schwiegk (Hrsg.): Handbuch der inneren Medizin Bd. **9**, Teil 4, Springer-Verlag, Berlin, Göttingen, Heidelberg, 1960, 704
(803) Mechelke, K. und P. Christian: Zschr. Kreisl. Forsch. **47** (1958), 246—260
(804) Meerson, F. Z.: The failing Heart, Raven Press, New York, 1983, 54
(805) Meerson, F. Z.: Das Myokard bei Hypertrophie und Hypoxämie, Medizin-Verlag, Moskau, 1965, 47 u. 63
(806) Meerwein, F.: Die Grundlagen des ärztlichen Gespräches, H. Huber Verlag, Bern, Stuttgart, 1969, 17 u. 34
(807) Meesen, H.: Mikrozirkulation, in: Handbuch d. allgem. Pathologie III, Springer-Verlag, Berlin, 1977, 7
(808) Mellanders, S.: Acta physiol. scand. Suppl. **176** (1960)
(809) Menzel, W.: Med. Welt **12** (1961), 560
(810) Mertz, D. P., in: H. Sasse (Hrsg.): Hypertonie, Pathogenese, Klinik u. Therapie, Schattauer-Verlag, Stuttgart, New York, 1968, 29
(811) Merx, W., S. Effert, D. W. Bleifeld und W. Vlachakis: Dtsch. med. Wschr. **96** (1971), 1903
(812) Messerli, F. H., in: F. H. Messerli, Martinus and Niyhoff (Eds.): Cardiovascular Disease in the Elderly, Published i. Boston, 1984, 65—81
(813) Messerli, F. H.: Amer. J. Med. **9** (1983), 53
(814) Messerli, F. H.: Circ. Res. **8**, Suppl. 1 (1982), 30
(815) Messerli, F. H.: Triangel Bd. **24**, Nr. 1/2 (1985), 35—47
(816) Messerli, F. H., H. Ventura, D. J. Elizardt, F. Fröhlich, and E. D. Dunn: Amer. J. Med. **77** (1984), 18
(817) Messmer, K.: Triangel Bd. **13**, Nr. 3 (1974)
(818) Messmer, K. and H. Schmid-Schönbein (Eds.): Hemodilution, theoretical basis and clinical application, Verlag Karger, Basel, 1972, 38 u. 46
(819) Messmer, K. und U. L. Sunder-Plassmann: Schock, in: Lindenschmidt (Ed.): Pathophysiologie chirurgischer Erkrankungen, Thieme-Verlag, Stuttgart, 1974, 17 u. 92
(820) Metcalfe, J. and K. Ueland: Proc. Cardiovasc. Dis. **16** (1974), 363
(821) Meyer-Erkelenz, J. D., J. Lipinski und P. Schaefert: Med. Welt **27** (N. F.) (1976), 1121—1123
(822) Micheev, V. V., in: Der emotionale Streß und die arterielle Hypertonie, hrsg. v. Ministerium f. Gesundheitswes. d. UdSSR, Verlag Medizina, Moskau, 1973, 47
(823) Michelson, E. L. und L. S. Dreifus: Sandorma I (1982), 5—9
(824) Miehlke, G.: Soziale Aspekte der HKK, in: Herz-Kreislauferkrankungen, soziale Bedingungen u. Persönlichkeit, VEB Verl. Volk u. Gesundheit, Berlin, 1983, 67—74
(825) Milhorn, H. T.: The application of control theory to physiological systems, Saunders, Philadelphia—London, 1966, 74
(826) Miljukina, L. A.: 24. Allunionskonferenz über Probleme d. höheren Nerventätigkeit Bd. **1**, Verl. Medizina, Moskau, 1974, 161
(827) Miller, D. S.: Triangel Bd. **13**, Nr. 2 (1974), 51—56

(828) MILNOR, W. R., zit. bei E. WITZLEB (1277), Springer-Verlag, Berlin, 1976, 113
(829) MITTELSTAEDT, H.: Regelungsvorgänge in der Biologie, Beihefte zur Zschr. Regelungstechnik, Oldenbourg-Verlag, München, 1956, 29
(830) MITTELSTAEDT, H.: Zschr. Regel.techn. **5** (1954), 226—232
(831) MITSCHERLICH, A.: Psyche **7** (1954), 10
(832) MITSCHERLICH, A.: Krankheit als Konflikt, Studien zur psycho-somatischen Medizin, II, 4. Aufl., Frankfurt/M., 1969, 72
(833) MJASNIKOW, A. L.: Hypertoniekrankheit, VEB Verl. Volk u. Gesundh. Berlin, 1961,
(834) MJASNIKOW, L. A.: Neuro-endokrine Faktoren bei der Arteriosklerose, Verlag Medizina, Moskau, 1969,
(835) MODELLIEROWANIE na Obezjanach (russ.), Verlag Medizina, Suchumi, 1977
(836) MODELLIEROWANIE Zabolewaniei (russ.), Isdatel. Medizina, Moskau, 1973, 163—173
(837) MOHNIKE, W., J. SCHMIDT, R. MÜNZE, H. BACH und H. HEINE: Fortschritte in der Herzfunktionsdiagnostik, Symposium des ZIHKR, Berlin-Buch, Akademie-Verlag, Berlin, 1984, 22—37
(838) MOLL, W. und H. BARTELS: Fetal- und Placentarkreislauf, in: E. SCHÜTZ (Hrsg.): Physiologie des Kreislaufs Bd. **1**, Springer-Verlag, Berlin, Heidelberg, New York, 1971, 425
(839) MONOD, J.: Zufall und Notwendigkeit, philosophische Fragen der modernen Biologie. Vorrede zur dtsch. Ausgabe von M. EIGEN, Lehman-Verlag, München, 1971
(840) MONOD, J., J. P. CHANGEAUX et F. JAKOB: J. molec. Biol. **6** (1963), 306
(841) MONNIER, M.: Helv. physiol. pharmacol. Acta **2** (1944), 533—539
(842) MORITZ, V., H. BAUMANN, M. POPPEI und St. NITSCHKOFF: Acta biol. med. germ. **27** (1971), 961—970
(843) MORITZ, F. und D. v. TABORA: Dtsch. Arch. klin. Med. **98** (1910), 475
(844) MORLEY, J., J. M. HANSON, and L. J. F. YOULTEN: Allergy, in: M. H. LESSOF (Ed.): Allergy, Wiley & Sons Ltd. London, 1984, 45—72
(845) MORRUZZIG, G. and H. W. MAGOUN: Clin. Neurophysiol. **1** (1949), 455
(846) MOSER, K. M.: Amer. J. Rev. Dis. **115** (1977), 819
(847) MOSER, K. M. and A. CUOMO: Ann. intern. Med. **75** (1971), 597
(848) MOSS, A. J. and R. J. DAVIS: Progr. cardiovasc. Dis. **16** (1974), 439—454
(849) MUELLER, H. S.: Triangel Bd. **19**, Nr. 1 (1980), 27—33
(850) MUIRHEAD, E. S., L. B. TURNER, and A. GROLLMANN: Arch. Path. **55** (1951), 266—279
(851) MUIRHEAD, E. S., L. B. TURNER, and A. GROLLMANN: Arch. Path. **51** (1951), 575—592
(852) MUSCHOLL, E. in: Prol. 5th Intern. Congr. Pharmacology Vol. **4**, Karger, Basel, 1973, 440
(853) MUSHOFF, K. U. und H. REINDEL, in: H. ROSSKAMM und H. REINDEL (Hrsg.): Herzkrankheiten, Springer-Verlag, Heidelberg, New York, 1982
(854) MYANT, N. B. und J. SLACK: Chin. Endocr. Med. **2** (1973), 81
(855) NATHAN, M. A. and D. J. REIS: Circ. Res. **37** (1975), 226
(856) NEHB, W.: Klin. Wschr. **17** (1938), 1807
(857) NEIL, E.: Arch. int. Pharmacodyn. **105** (1956), 468—476
(858) NEIL, A. and L. TERENIUS: Europ. J. Pharmac. **69** (1981), 33
(859) NEIMANN, N.: Physiologie u. Pathophysiologie der inneren Sekretion, Verlag Medizina, Moskau, 1965, 38
(860) NESTEROW, W. S., A. M. KOTSCHEROW und E. A. DIKAREWA: Das Herzanaeurisma, Verlag Medizina, Moskau, 1936, 57, 74
(861) NETZER, C.: Abschnitt A, Anatomie; Abschnitt B, Physiologie, in: C. O. NETZER (Hrsg.): Venöse Abflußstörungen, Pathophysiologie, Diagnostik, Therapie, Enke-Verlag, Stuttgart, 1979, 1
(862) NEUS, H.: Zur Quantifizierung des Einflusses zentralnervös kontrollierter Kreislaufgrößen auf den Blutdruck, Dissertation, Universität Bonn, 1984
(863) NIARCHOSA, A. and J. H. LARAGH: Modern Concepts of Cardiovasc. Disease **49** (1980), 43
(864) NILSSON, I. M.: Triangel Bd. **16**, Nr. 1 (1977), 19—28

(865) NITSCHKOFF, St.: Blutdruckvariabilität der Hyper- und Hypotonie, Akademie-Verlag, Berlin, 1981
(866) NITSCHKOFF, St.: Acta biol. med. germ. **32** (1974), 43—53
(867) NITSCHKOFF, St.: Hypertoniemodelle u. ihre pathophysiologischen Mechanismen, in: R. BAUMANN, H. DUTZ und St. NITSCHKOFF (Hrsg.): Arterielle Hypertonie Bd. **I**, Akademie-Verlag, Berlin, 1981, 15—74
(868) NITSCHKOFF, St.: Physiologische Grundlagen der Kreislaufregulation, in: R. BAUMANN, H. DUTZ und St. NITSCHKOFF (Hrsg.): Arterielle Hypertonie Bd. **I**, Akademie-Verlag, Berlin, 1981, 1—45
(869) NITSCHKOFF, St.: Dtsch. Ges. Wes. **33/34** (1960), 1709—1718
(870) NITSCHKOFF, St.: Dtsch. Ges. Wes. **24** (1972), 1537
(871) NITSCHKOFF, St.: Dtsch. Ges. Wes. **21** (1966), 244
(872) NITSCHKOFF, St.: Dtsch. Ges. Wes. **27** (1972), 1537
(873) NITSCHKOFF, St.: Dtsch. Ges. Wes. **45** (1964), 2081—2088
(874) NITSCHKOFF, St.: Dtsch. Ges. Wes. **24** (1969), 678
(875) NITSCHKOFF, St., R. BAUMANN und Ch. GRAFF: Dtsch. Ges. Wes. **19** (1964), 20
(876) NITSCHKOFF, St., M. GRÜNER, R. BAUMANN, U. GNÜCHTEL und Ch. KREHER: Dtsch. Ges. Wes. **40** (1970), 1876—1885
(877) NITSCHKOFF, St., K. HECHT, D. KIPROV, M. POPPEI und J. P. LJOWSCHINA: Das Renin-Angiotensin-System und seine zerebralen Mechanismen im Experiment, in: R. BAUMANN, H. DUTZ und St. NITSCHKOFF (Hrsg.): Arterielle Hypertonie Bd. **I**, Akademie-Verlag, Berlin, 1981, 416—439
(878) NITSCHKOFF, St., M. GRÜNER, R. BAUMANN, U. GNÜCHTEL und Ch. KREHER: Dtsch. Ges. Wes. **25** (1970), 1876
(879) NITSCHKOFF, St., W. WARBANOW und R. GÜRKE: Dtsch. Ges. Wes. **31** (1976), 6
(880) NITSCHKOFF, St., M. L. MICHAILOV und J. POHL: Dtsch. Ges. Wes. **26** (1971), 1535—1540
(881) NITSCHKOFF, St. und G. KRIWITZKAJA: Lärmbelastung, akustischer Reiz und neurovegetative Störungen, VEB G. Thieme-Verlag, Leipzig, 1968
(882) NITSCHKOFF, St. und M. GRABOW: EDV-Einsatz in der medizinischen Forschung u. Praxis, VEB Verlag Volk u. Gesundheit, Berlin, 1974
(883) NITSCHKOFF, St., U. GNÜCHTEL, D. WALLRABE, Ch. KREHER und G. SCHÖNFELDER: Der Einfluß belastender Umweltfaktoren auf kardiozirkulatorische und viszerale Funktionen, in: R. BAUMANN und K. HECHT (Hrsg.): Streß, Neurose u. Herz-Kreislauf, VEB Dtsch. Verl. der Wissensch., Berlin, 1977
(884) NITSCHKOFF, St. und G. SCHÖNFELDER: Dtsch. Ges. Wes. **16** (1961), 2285—2291
(885) NITSCHKOFF, St. und R. BAUMANN: Dtsch. Ges. Wes. **23** (1968), 49
(886) NITSCHKOFF, St., H. BACHMANN und G. JAHNKE: Dtsch. Ges. Wes. **22** (1967), 458
(887) NITSCHKOFF, St. und G. BIELECKE: Dtsch. Ges. Wes. **21** (1966), 865
(888) NORMAN-TAYLOR, W. and W. H. REES: Brit. J. prev. soc. Med. **17** (1963), 141
(889) NOSAKA, S. and S. C. WANG: Amer. J. Physiol. **222** (1972), 1079
(890) NOWACK, S. J. G. and I. J. WALKER: New Engl. J. Med. **220** (1939), 269—274
(891) NYBERG, G.: Clin. Sci. Mol. Med. **51** (1976), 681
(892) NOWY, H., H. D. FRINGS, and K. REY: Experienta Vol. **XV/2** (1959), Birkhäuser Verl., Basel, 70
(893) OBERHOLZER, J. R. H.: Kreislaufzentren, in: Verh. dtsch. Ges. f. Kreisl. Forsch. 25. Tagung, April 1959, Steinkopff-Verlag, Darmstadt, 1959
(894) OCHOA, S.: Naturw. Rundschau **29** (1976), 181—185
(895) ÖBERG, B. und P. THOREN: Acta physiol. scand. **87** (1973), 121
(896) OKAMOTO, K. et al.: Spontaneus Hypertension, Springer-Verlag, Berlin, Heidelberg, New York, 1972
(897) OKAMOTO, K. et al.: Jap. Circ. J. **30** (8) (1966), 987
(898) OKAMOTO, K. et al.: Jap. Circ. J. **30** (6) (1966), 703
(899) OLGART, L., T. HOKFELT, G. NILSSON, and B. PERNOW: Pain **4** (1977), 153

(900) Oliva, P. B., de Potts, and R. G. Piuss: New Engl. J. Med. **288** (1973), 745
(901) Olsen, P., M. Hilden, and H. Ibsen: Acta path. microbiol. scand. Section B (1973), 775 to 778
(902) Omvik, P., R. C. Tarazi, and E. L. Bravo: Hypertension **2** (1980), 515
(903) Onesti, G. and Ch. R. Klimt: Hypertension — Determinants, Complications and Intervention, Grune & Stratton, New York, 1979, 114
(904) Opie, L. H.: Triangel Bd. **19**, Nr. 1 (1980), 11—18
(905) Opie, L. H. and M. Thomas: Postgrad. med. J. **52** (1976), 124
(906) Opitz, H.: Stellgliedfunktion des Herzens im Kreislauf-Kontrollsystem, in: Zwiener und Tiedt (Hrsg.): Modellierungen von Herz-Kreislauffunktionen in Experiment u. Klinik, VEB G. Fischer-Verlag, Jena, 1978, 80—90
(907) Opitz, H. und Ch. Pfeiffer: Das kardiovaskuläre System, VEB G. Thieme-Verlag, Leipzig, 1984
(908) Oppelt, W.: Kleines Handbuch technischer Regelvorgänge, VEB Verlag Technik, Berlin, 1967, 27 u. 32
(909) Oppelt, W. und G. Vossius: Der Mensch als Regler, VEB Verlag Technik, Berlin, 1970, 32
(910) Osten, H.: Med.-Markt/Acta Mediotechnica, 26. Jg., Nr. 8 (1978), 253—256
(911) Pase-Asciak, C. R.: Nature **263** (1976), 510—512
(912) Paegelow, I., G. Schönfelder, St. Nitschkoff und B. Flegel: Acta biol. med. germ. **35** (1976), 1301—1310
(913) Paessler, H. und D. Heinecke: Verh. dtsch. path. Ges. **9** (1905), 99
(914) Pagast, E. F.: Zoologie, Verlag Ernst Reinhard, München, 1940, 97—103
(915) Page, I. H.: Drug treatment of hypertension, in: F. G. Gross (Hrsg.): Antihypertensive Therapie, Internat. Sympos., Springer-Verlag, Berlin, Göttingen, Heidelberg, New York, 1966
(916) Page, I. H.: Amer. Heart J. **38** (1949), 161
(917) Page, I. H.: Science **89** (1939), 272—275
(918) Page, I. H.: in: K. D. Bock et al. (Hrsg.): Essentielle Hypertonie, Internat. Sympos. Bern 1960, Springer-Verlag, Berlin, Göttingen, Heidelberg, 1960, 1
(919) Page, I. H. and J. W. McCubbin: in: Handbook of Physiology, Amer. Physiol. Society, Vol. **3**, Sect. 2, Washington, 1965, 2163
(920) Page, I. H., J. B. Caulfield, and J. A. Kastor: New Engl. J. Med. **285** (1971), 133
(921) Page, I. H.: Die Mosaik-Theorie der Hypertonie: in: K. D. Bock et al. (Hrsg.): Essentielle Hypertonie, Springer-Verlag, Berlin, Heidelberg, New York, 1960
(922) Paintal, A. S.: J. Physiol. **203** (1969), 511
(923) Palaic, D. and P. A. Khairallah: J. Neurochem. **15** (1968), 1195
(924) Papez, J. W. A.: Arch. Neuro. Psychiat. **38** (1937), 725
(925) Pappenheimer, J. R.: Environmental Factors Affecting Capillary Exchange, in: Schafer (Ed.): Man's Dependence on the earthly Atmosphere, Macmillian, New York, 1962, 73 u. 92
(926) Pardee, H. E. B.: Amer. Heart. J. **37** (1949), 659
(927) Parin, W. W.: Fragen der pathologischen Physiologie des Herz-Kreislaufsystems, 3. Allunionskonferenz f. Pathophysiologie, Verl. Med. Lit. Moskau, 1963, 60—80
(928) Parker, P. E., F. A. Bashour, H. F. Downey, J. Sarkis, A. G. Kechejian, and B. S. Williams: Amer. Heart J. Vol. **90**, No. 5 (1975), 593—599
(929) Parsi, R. A.: Klinische Bedeutung und Methoden der Koronardurchflußmessungen, in: Fortschritte in der Herzfunktionsdiagnostik (Symposium), Akademie-Verlag, 1984, 23—26
(930) Passarge, E.: Dtsch. Med. Wschr. **49** (1974), 2537—2538
(931) Patel, C. H.: Lancet **10** (1973), 1053—1055
(932) Patterson, J. A. et al.: Amer. J. Cardiol. **30** (1972), 757
(933) Patten, B. M., T. C. Kramer, and A. Barry: Anat. Rec. **102** (1948), 299—311
(934) Paul, O. et al.: Circ. **28** (1963), 20
(935) Pawlow, I. P., in: K. M. Bykow (Hrsg.): Kortiko-viszerale Pathologie, VEB Verlag Volk u. Gesundheit, Berlin, 1966, 43, 62 u. 98

(936) Pawlow, I. P.: Werke Bd. III, Akademie-Verlag, 1953, 431
(937) Pawlow, I. P.: Sämtliche Werke Bd. IV, Akademie-Verlag, Berlin, 1953—1955
(938) Pell, S. and C. A. Dalonzo: Amer. J. Publ. Health **60** (1970), 116
(939) Pereda, G. A.: J. chron. Dis. **1** (1955), 121
(940) Pereda, S. and J. W. Eckstein: Am. J. Physiol. **202** (1962), 249
(941) Petersen, C. C., A. Ravindran, and S. Sadagopan: Simulation (West Lafaytte Indiana) **7** (1980), 13—20
(942) Petersilka, E. und M. Pfeiler: Röntgen-Ber. **6** (1977), 233
(943) Pflanz, B.: Epidemiologie des normalen Blutdrucks, in: R. Heintz und H. Losse (Hrsg.): Arterielle Hypertonie, Thieme-Verlag, Stuttgart, 1969, 38
(944) Pflanz, M.: Med. Klinik **70** (1975), 1195
(945) Pflanz, M.: Medical Tribune **15** (1975)
(946) Phelan, E. L. and L. C. K. Wong: Clin. Sci. **35** (1968), 487
(947) Pickering, G. W.: High Blood Pressure, Grune & Stratton, New York, 1968, 41
(948) Pickering, G. W.: Die Erblichkeit der Hypertonie, in: K. D. Bock, F. Renbi und P. Cotier (Hrsg.): Essentielle Hypertonie, Springer-Verlag, Heidelberg, 1960, 34
(949) Pierach, A.: Münch. Med. Wschr. **101** (1959), 737
(950) Pierach, A.: Die Differentialdiagnose der Angina pectoris, in: O. Hammer (Hrsg.): Die koronare Herzkrankheit, Steinkopff-Verlag Darmstadt, 1971, 72
(951) Piertkin, R.: Computereinsatz in der Medizin, Thieme-Verlag, Stuttgart, 1971
(952) Pietschmann, H.: Med. Welt **19** (N. F.) (1968), 1276—1323
(953) Pilowski, I., D. Spalding, B. A. I. Show, and P. I. Korner: Psycho-somat. Med. **35** (1973), 50
(954) Pisa, Z.: in: A. T. Hansen et al. (Eds.): Year Book, Medical Publishers, Chicago, 1977, 22
(955) Platt, D.: Verh. Dtsch. Ges. Path. **59** (1975), 150—159
(956) Platt, R.: in: K. D. Bock (Hrsg.): Sozialmed. Probl. d. Hypertonie in der BRD, Essener Hypertonie-Kolloquium 24./25. Juni 1977, Thieme-Verlag, Stuttgart, 1978
(957) Poiseulle, J. L. M.: Arch. Guc. Med. **8** (1828), 550
(958) Poliner, L. R. et al.: J. Nucl. Med. **18** (1977), 517
(959) Polzien, P. und H. Bracharz: Med. Klinik **75** (1980), 878
(960) Poppei, M., K. Hecht, V. Moritz und R. Barnow: Zentralnervale Informationsverarbeitung und Blutdruckverhalten im Verlauf eines Hypokinesestresses bei Ratten, in: R. Baumann und K. Hecht (Hrsg.): Streß, Neurose, Herz-Kreislauf, VEB Dtsch. Verlg. d. Wissensch., Berlin, 1977
(961) Porchen, E.: J. Amer. Med. Ass. **204** (1968), 907
(962) Powschtikow, M. M.: Reflektorische Regulation der Hämodynamik (russ.), Verlag Naukowa Dumka, Kiew, 1975, 28 u. 37
(963) Puech, P.: Triangel Bd. **22**, Nr. 1 (1983), 11—22
(964) Pugh, R. R. B., G. W. Pickering, and R. B. Blackest: Clin. Sci. **129** (1955), 167
(965) Quillia, M. T. A. and M. Sato: J. Physiol. **129** (1955), 167
(966) Raab, W.: Hormonal and neurogenic Cardiovascular disorders, William & Wilkins, Baltimore, 1953, 28
(967) Raab, W.: Zschr. Ges. exp. Med. **105** (1939), 657—678
(968) Radig, K.: Ärztl. Praxis **XIX** (1967), 1627
(969) Rahlf, G.: Pathologische Anatomie der chronischen Herzinsuffizienz, in: G. Rieckre (Hrsg): Herzinsuffizienz, Springer-Verlag, Berlin, Heidelberg, New York, Tokyo, 1984
(970) Ranke, O.: Physiologie des Zentralnervensystems vom Standpunkt der Regelungslehre, Urban & Schwarzenberg, München u. Berlin, 1960, 18 u. 23
(971) Ranft, U.: Zur Mechanik und Regelung des Herz-Kreislaufsystems, Springer-Verlag, Berlin, Heidelberg, New York, 1978, 25 u. 62
(972) Ranson, S. W. and B. R. Billingsley: Amer. J. Physiol. **41** (1916), 85
(973) Rasenack, U. und P. H. Wünsch: Med. Klin. **69**, Nr. 45 (1974), 1839—1844

(974) Rasmussen, H.: Brit. Heart J. 10 (1948), 141
(975) Rasmussen, H. and A. Tenenhouse: Proc. nat. Acad. Sci. 59 (1968), 1364
(976) Rau, G.: Sandorma 4 (1978), 7
(977) Recklinghausen, H. v.: Arch. exp. Path. Pharm. 46 (1901), 78
(978) Regoli, D., H. Brunner, G. Peters und F. Gross: Proc. Soc. exp. Biol. (N. Y.) 109 (1962), 142—145
(979) Reichlmeier, K., M. Ermini und H. P. Schlecht: Acta gerontol. 8 (1978), 441—448
(980) Reid, J. L.: Triangel Bd. 23, Nr. 1 (1984), 7—12
(981) Reindell, H., E. Schildge, H. Klepzig und W. Kirchhoff: Kreislaufregulation, eine physiologische, pathologische u. klinische Studie, Thieme-Verlag, Stuttgart, 1955, 23 u. 71
(982) Reiterer, K.: Therapiewoche 29 (1979), Nr. 45, 7737
(983) Remintgon, R. D., B. Lambarth, M. Moser und S. W. Hobler: Amer. Heart J. 59 (1960), 58
(984) Richter, K., G. Böck, H. Cobet, S. Lieberenz und S. Unger: Medizintechn. 13, I., H. 6 (1973), 172—175
(985) Richter-Heinrich, E.: Dtsch. Ges. Wes. 19 (1964), 1990
(986) Richter-Heinrich, E.: Dtsch. Ges. Wes. 30, H. 16 (1975), 762—767
(987) Richter-Heinrich, E., U. Knust, M. Lori und H. Sprung: Untersuchungen zur Senkung des Blutdruckes arterieller essentieller Hypertoniker durch instrumentelle Konditionierung, in: R. Baumann und K. Hecht (Hrsg.): Streß, Neurose und HKK, VEB Dtsch. Verl. d. Wissenschaften, Berlin, 1977, 52—55
(988) Richter-Heinrich, E., U. Knust, H. Sprung und K.-H. Schmidt: Therapiewoche 26/1 (1976), 84
(989) Richter-Heinrich, E., W. Gödicke, Ch. Graf, W. Hartrodt, J. Läuter, H. Mitschke, St. Nitschkoff, H. Thiel und H. Ziprian: in: Zentralnervale Regulationsdynamik im Adaptationsprozeß der Organismus-Umwelt-Beziehungen, DAdW zu Berlin, Inst. f. kortiko-viszerale Pathologie u. Therapie, Akademie-Verlag, Berlin, 1964, 57
(990) Richter-Heinrich, E., V. Homuth, E. Heinrich, K.-H. Schmidt und R. Wiedemann: III. Deutsch-Sowj. Symposium, Berlin, Akademie-Verl., Berlin, 1981
(991) Riecker, G.: Herzinsuffizienz, Springer-Verlag, Berlin, Heidelberg, New York, Tokyo, 1984
(992) Riecker, G.: Klinische Kardiologie, Springer-Verlag, Berlin, Heidelberg, New York, 1982, 25, 27, 144—164 u. 330—332
(993) Riecker, G., E. Habermann, S. Efferts, G. Lasch, V. P. Veragut und V. F. Gruber: Verh. Dtsch. Ges. inn. Med. 77 (1971), 1249
(994) Rieckert, H.: Sandorma II (1983), 31
(995) Rieckert, H.: Hypotonie, Klinik-TB, Springer-Verlag, Berlin, Heidelberg, New York, 1979
(996) Ries, W.: Fettsucht, Barth, Leipzig, 1970, 393
(997) Riley, J. F. and G. B. West: J. Physiol. 120 (1953), 528
(998) Ritter, O. und V. Fattorusso: Atlas der Kardiographie, Karger-Verlag, Basel, 1951
(999) Riva-Rocci, S.: Gazz. Med. Torino 47 (1896), 981
(1000) Roba, J. L.: Lab. Anim. Sci. 26 (1976), 305—319
(1001) Roberts, W. C.: Cardiovasc. Med. 2 (1977), 29
(1002) Roberts, W. C.: Triangel Bd. 16, Nr. 1 (1977), 35—40
(1003) Roberts, W. C.: Triangel Bd. 16, Nr. 2 (1977), 77—92
(1004) Rode, V. und M. Schütz: Herz-Kreisl. 9 (1977), 422
(1005) Roeland, J.: Echokardiographie, Kardiologie in Klinik u. Praxis, Bd. I, Kap. 9, Thieme-Verlag, Stuttgart, New York, 1981
(1006) Roeland, J. und N. Bom: Triangel 13 (1975), 139
(1007) Rohde, P. P.: Sören Kierkegaard in Selbstzeugnissen, Rowohlt-TB-Verlag GmbH, Hamburg, 1977, 27
(1008) Roitt, I. M.: Triangel Bd. 23, Nr. 3/4 (1984), 67—76
(1009) Rosenfeld, J. B.: Sind Angst und Streß Risikofaktoren für kardiale Morbidität und Mortalität? In: Psychosomatische Herz-Kreislaufstörungen, Verlag H. Huber, Bern, Stuttgart, Wien, 1982, 101—107

(1010) Roseman, R. H. and M. A. Chestney: Psychologische Profile und koronare Herzkrankheit, in: Psychosomatische Herz-Kreislauf-Störungen, Verlag H. Huber, Bern, Stuttgart, Wien, 1982, 36—51
(1011) Roskamm, H. (Hrsg.): Koronarerkrankungen, Springer-Verlag, Berlin, Heidelberg, New York, Tokyo, 1984
(1012) Ross, E. M. and A. G. Gilman: Proc. Nat. Acad. Sci. (USA) **74** (1977), 3715
(1013) Ross, J. Jr.: Ann. Surg. **149** (1959), 359
(1014) Ross, R.: Triangel Bd. **15**, Nr. 2/3 (1976), 45—51
(1015) Rostock, K.-J.: Das Sinusknoten-Syndrom, Diss. ZIHKR der AdW der DDR, Berlin-Buch, 1980
(1016) Rostock, K.-J., G. H. v. Knorre und H. Schulz: Dtsch. Ges. Wes. **31**, H. 46 (1976), 2161—2165
(1017) Rotter, W.: Pathologie der koronaren Erkrankungen, in: H. Rosskamm u. R. Reindell (Hrsg.): Die koronare Herzkrankheit, Nauheimer Fortbildungslehrgang, Bd. **36**, Steinkopff-Verlag, Darmstadt, 1971
(1018) Rovinsky, J. und H. Jaffin: Am. J. Obstet. Gynec. **95** (1966), 787
(1019) Rubio, J.: Biophys. **29** (1967), 719
(1020) Rudolph, A. M. and M. A. Heymann: Circ. Res. **21** (1967), 163
(1021) Ruprecht, K. W.: Sandorma **IV** (1984), 5—11
(1022) Rushmer, R. F.: Structure and Function of the Cardiovascular System, W. B. Saunders Comp., Philadelphia, London, Toronto, 1972, 149
(1023) Rusinov, V. S.: Dominante (russ.), Verlag Medizina, Moskau, 1969, 39
(1024) Sachs, E.: J. experiment. Med. **14** (1911), 408
(1025) Sagawa, K.: Engl. Ann. Biomed. **3** (1975), 386
(1026) Samizadeh, A. und F. Wessels: Med. Welt **28** (N. F.) (1977), 886—887
(1027) Sanden, K. v., E. Ferront und W. Gaedke: S. R. W. Nachrichten **5/6** (1958), 31
(1028) Sarnoff, St. und E. Berglund: Circ. Res. **9** (1954), 706
(1029) Sauer, I. H. and F. R. Brand: Mem. Geol. Soc. Am. **123** (1970), 131
(1030) Segers, M.: Acta cardiol. suppl. **IV** (1948)
(1031) Seligman, A. W., M. H. Alderman, A. L. Engelland, and T. K. Daves: Clin. Res. **25** (1979), 254 A
(1032) Seye, H.: Streß-Bewältigung und Lebensgewinn, Verlag Piper, München, Zürich, 1974
(1033) Sevitt, S.: L. clin. Path. **27** (1974), 517
(1034) Shepro, D. and G. P. Fulton (Eds.): Microcirculation as related to shock, Academic Press, New York, London, 1968, 21 u. 47
(1035) Shimamoto, T.: A new concept in atherogenesis and thrombogenesis and the treatment of atherosclerosis with an endotheliac cell, Uni Press, Baltimore, 1974, 64 u. 92
(1036) Shimamoto, T., M. Kobayashi, and F. Numano: Acta Path. Jap. **25** (1) (1975), 51—67
(1037) Shimamoto, T.: Jap. Heart J., Vol. **16**, No. 1 (1975), 76—97
(1038) Short, D. S.: Brit. Heart J. **16** (1954), 208—214
(1039) Shy, G. M. und G. A. Draeger: Arch. Neur. **2** (1960), 511
(1040) Sicuteri, F., B. Anselm, and P. L. del Bianco: Psychopharmacol. **29** (1973), 1973
(1041) Siegenthaler, W.: Klinische Pathophysiologie, Thieme-Verlag, Stuttgart, 1979
(1042) Siegenthaler, W., C. Werning, P. Weidmann, D. Stiel und W. Vetter: Med. Klinik **65** (1970), 1149
(1043) Siegenthaler, W., V. Veragut und C. Werning: Dtsch. Med. Wschr. **98** (1983), 13
(1044) Siegenthaler, W. und P. Weidmann: Schweiz. Med. Wschr. **97** (1967), 355
(1045) Siegenthaler, W., B. Truniger und P. Hösli: Schweiz. Med. Wschr. **27** (1959), 1308 bis 1321
(1946) Silverman, L. F., H. T. Mankin, and D. C. McGoon: Surg. **55** (1968), 264
(1047) Simon, A. Ch., J. A. Levenson und M. E. Safar: Triangel Bd. **24**, Nr. 1/2 (1985), 49—58
(1048) Simon, E. und W. W. Meyer: Klin. Wschr. **36** (1958), 424
(1049) Simonow, P. W.: Was ist Emotion? Verlag Nauka, Moskau, 1966

(1050) SINGER, P.: Der Katecholaminmetabolismus bei der arteriellen Hypertonie, in: R. BAUMANN, H. DUTZ, St. NITSCHKOFF (Hrsg.): Arterielle Hypertonie Bd. I, Akademie-Verlag, Berlin, 1981, 190—225
(1051) SIVERTSSON, R.: Acta physiol. Scand. **343** (1970)
(1052) SKEGGS, L. T., J. R. DORER, F. E. KAHN, K. E. LENTZ, and M. LEVINE: Amer. J. Med. **60** (1976), 737—748
(1053) SKELTON, F. R.: Physiol. Rev. **39** (1959), 162—182
(1054) SKELTON, F. R.: Proc. Soc. exp. Biol. (N.Y.) **90** (1955), 342—346
(1055) SKINNER, B. F.: Verbal Behaviour, Appleton Century Crofts, New York, 1957, 195
(1056) SKOU, J. C.: Biochem. biophys. Acta **23** (1957), 394
(1057) SLAVSON, S. R.: Die historische Entwicklung der analytischen Gruppentheorie, Urban & Schwarzenberg, München, 1966, 52
(1058) SLONIM, A. D. und O. P. STERBAKOWA: Beobachtungen über den Nachtschlaf bei Affen, in: K. M. BYKOW (Hrsg.): Studien über periodische Veränderungen physiologischer Funktionen des Organismus, Akademie-Verlag, Berlin, 1954, 41
(1059) SMITH, T. W., H. WAGNER, M. YOUNG, and J. KYTE: J. clin. Invest. **52** (1973), 78a
(1060) SMITH, A.: WHO Chronicle **27** (1973), 72
(1061) SMITH, G. S., M. S. MAMEESH, and B. J. JOHNSON: Fed. Proc. **19** (1960), 100
(1062) SMITHWICK, S. and I. H. PAGE: in: K. D. BOCK et al. (Hrsg.): Essentielle Hypertonie, Intern. Sympos., Bern 1960, Springer-Verlag, Berlin, Göttingen, Heidelberg, 1960
(1063) SOBEL, B. E.: Triangel Bd. **13**, Nr. 1 (1974), 1—6
(1064) SOLTI, F., Z. SZABO, G. Y. KERKOWITS, G. BUDAI, E. BODOR, and I. KALMAR: Zschr. Kardiol. **64** (1975), 368—374
(1065) SONES, F. M. and E. K. SHIRLEY: Mod. Conc. Cardiovasc. Dis. **31** (1962), 735
(1066) SONNENBLICK, E. H. and C. L. SKELTON: Circ. Res. **35** (1974), 517
(1067) SONNENBLICK, E. H.: Am. J. Physiol. **207** (1964), 1330
(1068) SPERANSKI, A. D.: Grundlagen einer medizinischen Theorie, Verlag Dr. Werner Saenger, Berlin, 1950
(1069) SPIEGEL, E. A. and W. C. HUNSICKER: J. nerv. ment. Dis. **83** (1936), 252
(1070) SPRENG, M.: Therapiewoche **34** (1984), 3765—3772
(1071) STALMAN, R.: Psychosomatik, Fischer-TB-Verlag GmbH, Frankfurt/M., 1984
(1072) STAMATAKIS, J. D., V. V. KAKKAE, D. LAWRENCE, and P. Q. BENTLEY: Brit. J. Surg. **65** (1978), 449
(1073) STANSKY, E.: Röntgendiagnostik des Herzens und der großen Gefäße, Springer-Verlag, Wien, 1949, 46
(1074) STARLING, E. H.: Linacre lecture on the low of the heart, Longmans, Green & Co., London 1918
(1075) STAMLER, J. and F. H. EPSTEIN: Prev. Med. **1** (1972), 23
(1076) STAMLER, J., R. STAMLER, and T. N. PULLMAN (Eds.): The Epidemiology of Hypertension, Grune & Stratton, New York, 1967
(1077) STARK, G.: Arch. Gynälk. **192** (1960), 519—530
(1078) STARKE, K.: Klin. Wschr. **50** (1960), 519—530
(1079) STARKE, K., H. MONTEL, T. ENDO, and H. D. TAUBE: Pharmacol. consequences of the presynaptic control of noradrenalin release, in: P. MILLIEZ and M. SAFAR (Eds.): Recent Advances in Hypertension, Boehringer, Ingelheim, 1975, 75—97
(1080) STARKE, K. and H. MONTEL: Eur. J. Pharmacol. **27** (1974), 273
(1081) STARZEW, W. G.: Primate Modes of Human Neurogenic, Disorders, Lawrance Erlabaum Associates, Publishers Hillsday, New York, 1976, 37
(1082) STARZEW, W. G.: Modellierung neurogener Erkrankungen des Menschen im Experiment an Affen, Verlag Medizina, Moskau, 1971, 32
(1083) STARZEW, W. G., U. GNUCHTEL, St. NITSCHKOFF und J. M. REPIN: Dtsch. Ges. Wes. **28** (1973), 2349

(1084) Starzew, W. G., St. Nitschkoff, J. M. Repin und S. R. Sestopalova: Dtsch. Ges. Wes. **25** (1970), 2117
(1085) Stauch, M.: Wertigkeit der Arzneimitteltherapie bei der koronaren Herzkrankheit, in: E. Lang (Hrsg.): Koronare Herzkrankheit, Springer-Verlag, Berlin, Heidelberg, New York, 1980, 73
(1086) Stechmesser, G., W. G. Starzew, P. Oehme und A. Brattström: Biomed. Biochim. Acta **43** (1984), 11 u. 1261—1267
(1087) Steele, J. M. Jr. and J. Lowenstein: Circ. Fes. **35** (1974), 593—600
(1088) Steffen, C.: Allgemeine und experimentelle Immunologie und Immunpathologie, Thieme-Verlag, Stuttgart, 1968, 12 u. 27
(1089) Stegemann, J.: Verh. Dtsch. Ges. f. Kreisl.Forsch. **23** (1957), 392
(1090) Stein, E.: Erworbene Herzklappenfehler, in: H. v. Bock (Hrsg.): Pathophysiologie Bd. **II**, Thieme-Verlag, Stuttgart, 1972, 64—104
(1091) Stein, E.: Kreislaufinsuffizienz, in: H. v. Bock (Hrsg.): Pathophysiologie Bd. **II**, Thieme-Verlag, Stuttgart, 1972, 135—140
(1092) Stein, Y. und O. Stein: Triangel Bd. **15**, Nr. 2/3 (1976), 63—70
(1093) Stein, G. und H. Jungmann: Zschr. Kardiol. **65** (1976), 417—423
(1094) Steiner, J. A., P. A. Low, and C. Y. Huang: Med. J. Aust. Zschr. **2** (1974), 133
(1095) Steinmann, B., I. Illig u. H. Henzi: Schweiz. Med. Wschr. **37** (1955), 63
(1096) Stern, S. and E. Rappaport: Circ. Res. **20** (1967), 214
(1097) Sternbach, R. A.: Triangel Bd. **20**, Nr. 1/2 (1981), 27—31
(1098) Steven, G. et al.: Amer. J. of Cardiol. Vol. **37** (1976), 1069
(1099) Stigler, R.: Normaler und hoher Blutdruck und kardiovaskuläre Mortalität bei verschiedenen Völkern, Verlag Steinkopff, Darmstadt, 1964, 71
(1100) Stieglitz, E. J.: Amer. J. med. Sci. **179** (1930), 776
(1101) Stokvis, B.: Psyche H. **6** (1949), 3
(1102) Stoltz, P.: Klin. Wschr. **27** (1949), 338
(1103) Stone, P., M. v. Sherrid, and K. E. Cohn: Chest. **79** (1981), 391
(1104) Strandell, T.: Geriatries **1** (1982), 27—42
(1105) Strauer, B. E.: Internist. **18** (1977), 294—302
(1106) Strauer, B. E.: Münch. med. Wschr. **123** (1981), 84
(1107) Strauer, B. E.: Triangel Bd. **20**, Nr. 4 (1981)
(1108) Strauer, B. E.: Verh. dtsch. Ges. Kreisl. Forsch. **43** (1977), 41
(1109) Strauer, B. E.: Dtsch. med. Wschr. **106** (1981), 1487—1490
(1110) Strauer, B. E.: Internist **16** (1975), 160—166
(1111) Stricker, S.: in: R. J. H. Oberholzer (Hrsg.): Verh. dtsch. Ges. Kreisl. Forsch., 25. Tagung in Bad Nauheim, Steinkopff-Verlag, Darmstadt, 1959, 29—39
(1112) Stscherbakowa, O. P.: 24-Stunden-Periodik physiologischer Funktionen bei einigen Säugetierordnungen, in: K. M. Bykow (Hrsg.): Studien über periodische Veränderungen physiologischer Funktionen des Organismus, Akademie-Verlag, Berlin, 1954, 27
(1113) Stumpe, K. O.: Die Pathogenese des kardialen Ödems, in: G. Riecker (Hrsg.): Herzinsuffizienz, Springer-Verlag, Berlin, Heidelberg, New York, Tokyo, 1984, 477—552
(1114) Stumpfe, K. D.: Der psychogene Tod, Schriftenreihe zur Theorie u. Praxis der med. Psychologie, Hippokrates-Verlag, Stuttgart, 1973, 22
(1115) Suga, S.: zitiert bei H. Neus: Zur Quantifizierung des Einflusses zentralnervös kontrollierter Kreislaufgrößen auf den Blutdruck, Dissertation, Bonn, 1984, 17 u. 23
(1116) Sudakow, V. W.: Systemmechanismen des emotionalen Stresses, Verlag Medizina, Moskau, 1981
(1117) Sutherland, E. W. and G. A. Robinson: Pharmacol. Rev. **18** (1966), 145
(1118) Sutschkow, W., U. Gnuchtel, D. Wallrabe, W. Brjuchovetzkij, J. Ganic, R. Bodewei und St. Nitschkoff: Dtsch. Ges. Wes. **36**, H. 35 (1981), 1465—1469
(1119) Sutschkow, W.: in: R. Baumann und J. K. Schwazabaja (Hrsg.): Symposium über Probleme der kardiovaskulären Regulationen, Akademie-Verlag, Berlin, 1975, 93

(1120) Suworow, N.: Die funktionelle Überlastung der Nervenprozesse in kortiko-subkortikalen Strukturen bei experimentellen Neurosen, in: R. Baumann und K. Hecht (Hrsg.): Streß, Neurose und HKK, VEB Dtsch. Verl. d. Wissenschaften, Berlin, 1977, 79—85
(1121) Szceklik, A.: Triangel Bd. **19**, Nr. 2 (1980), 61—67
(1122) Szentivanyi, A.: Triangel Bd. **18**, Nr. 4 (1979), 109—116
(1123) Schad, N.: Schweiz. Med. Wschr. **109** (1979), 884
(1124) Schaefer, H.: Das Elektrokardiogramm, Springer-Verlag, Berlin, 1951
(1125) Schaefer, H.: Folgen der Zivilisation Bd. **1**, Umschau-Verlag, Frankfurt/M., 1975, 78
(1126) Schaefer, H. und M. Blohmke: Herzkrank durch psycho-sozialen Streß, Hüthig-Verlag, Heidelberg, 1977
(1127) Schaefer, E. L.: Dtsch. med. Wschr. **47** (1961), 2257—2264
(1128) Schäfer, R. O., V. I. Bruchovetzkij und W. W. Sutschkow: Biomed. Biochem. Acta **42**, H. 10 (1983), 1287—1297
(1129) Schaper, W.: Pathophysiologische Grundlagen der koronaren Herzkrankheit, in: V. E. Lang (Hrsg.): Koronare Herzkrankheit, Springer-Verlag, Berlin, Heidelberg, New York, 1984, 14
(1130) Schaper, W.: Pathophysiologie der Koronardurchblutung, in: H. Rosskamm (Hrsg.): Koronarerkrankungen, Springer-Verlag, Berlin, Heidelberg, New York, 1980, 23
(1131) Schaper, W.: Triangel Bd. **19**, Nr. 1 (1980), 3—10
(1132) Schaper, W. und S. Pasyk: Circ. **56** (Suppl. 1) (1976), 57
(1133) Schaper, W.: The Collateral Circulation of the Heart, North Holland Publ. & Co., Amsterdam, London, New York, 1971, 17, 43 u. 61
(1134) Scherf, D.: Klin. Wschr. **4** (1925), 2207
(1135) Scheppokat, K. D.: Die essentielle arterielle Hypertonie. Vortrag Therapiewoche, Karlsruhe 1978, Verh. Dtsch. Ges. Kreisl. Forsch. **38** (1978), 1928
(1136) Scheppokat, K. D.: Med. Welt **25** (1974), 2083
(1137) Scherf, D. and A. Schott: Extrasystolen and Allied Arrhythmias, Grune & Stratton, New York, 1953, 531
(1138) Scherhag, R., R. Düsing, K. Glänzer und H. J. Kramer: Therapiewoche **31**, H. 47 (1981), 7797
(1139) Schettler, G.: in: E. Gill (Ed.): Angina pectpris, Fischer-Verlag, Stuttgart, 1978, 227—247
(1140) Schettler, G.: Arteriosklerose, Thieme-Verlag, Stuttgart, 1961
(1141) Scheurlen, P. P.: Immunsystem, in: H. E. Bock (Hrsg.): Pathophysiologie, Thieme-Verlag, Stuttgart, 1972, 372—388
(1142) Schiff, M.: Untersuchungen zur Physiologie des Nervensystems, VI. Einfluß der nervösen Zentralorgane, I. Kap., Literarische Anstalt, Frankfurt/M., 1855
(1143) Schiller, N. B., R. A. Aqatella, T. A. Ports, N. H. Silverman, E. Carlsson and W. W. Parmley: Circ. **60** (1979), 547—555
(1144) Schimmler, W.: Münch. Med. Wschr. **112** (1970), 700
(1145) Schimert, G. Ch.: Triangel Bd. **13**, Nr. 2 (1974), 31—40
(1146) Schlegel, B. (Hrsg.): Verh. Dtsch. Ges. Inn. Med. **84** (1978), 210—381
(1147) Schlomka, G.: Zschr. inn. Med. **680** (1947), 370
(1148) Schlüter, J.: Blutdruckreaktionen von Patienten unter Verkehrslärmbelastung. Diss., Freie Universität, Berlin, 1982
(1149) Schmid, G., M. Palkowits, U. Bahner, A. Heidland und K. Hempel: Therapiewoche **29** (1979), 45
(1150) Schmid-Schönbein, H., G. Gallasch, J. v. Gosen, E. Volger, and H. J. Klose: Klin. Wschr. **54** (1976), 149—157 u. 159—167
(1151) Schmidt, F. und J. Erlanger: Amer. J. Physiol. **87** (1976), 1928—1929
(1152) Schmidt, F.: Fortschr. Med. 94. Jg., Nr. 4 (1976), 17
(1153) Schmidt-Voigt, J.: Kreislaufstörungen in der ärztlichen Praxis, Editio Cantor, Aulendorf/Wrtbg., 1950, 17 u. 28

(1154) SCHNABEL, W.: Hereditäre Aspekte für die Ätiologie und Pathogenese der essentiellen arteriellen Hypertonie, in: R. BAUMANN, H. DUTZ und St. NITSCHKOFF (Hrsg.): Arterielle Hypertonie Bd. II, Akademie-Verlag, Berlin, 1981, 980—990
(1155) SCHNEIDER, K. W.: Diagnose der koronaren Herzkrankheit, in: O. HAMMER (Hrsg.): Die koronare Herzkrankheit, Steinkopff-Verlag, Darmstadt, 1971, 22—32
(1156) SCHÖLMERICH, P.: Erkrankungen des Endokards, in: v. H. SCHWIEGK (Hrsg.): Handbuch der inneren Medizin, Bd. IX/2, Springer-Verlag, Berlin, 1960, 114
(1157) SCHÖLMERICH, P.: Angeborene Herzfehler, in: v. H. E. BOCK (Hrsg.): Pathophysiologie Bd. II, Thieme-Verlag, Stuttgart, 1972, 47—63
(1158) SCHÖLMERICH, P.: Verh. Dtsch. Ges. Kreisl. Forsch. **34** (1968), 64—87
(1159) SCHÖLMERICH, P.: Angeborene Herzfehler, in: R. u. M. GROSS (Hrsg.): Lehrbuch der inneren Medizin, Schattauer-Verlag, Stuttgart, 1970, 49
(1160) SCHOLER, H.: Das Blutvolumen und die Füllungsdrücke des Kreislaufs, Verlag H. Huber, Bern, Stuttgart, Wien, 1982, 37, 58, 79
(1161) SCHOEMAKER, W. C. and W. F. WALKER: Fluid-electrolyte therapy in acute illness, Year Book Med. Publ., Chicago, 1970, 84
(1162) SCHRAMM, L. P. and K. E. BIGNALL: Amer. J. Physiol. **221** (1972), 768
(1163) SCHRAMM, L. P., C. R. HONIG, and K. E. BIGNALL: Amer. J. Physiol. **221** (1971), 754
(1164) SCHREIBER, H.: Die Med. Welt **24** (N. F.) (1973), 645
(1165) SCHREINER, W. E.: Placenta, in: SIEGENTHALER (Hrsg.), Klinische Pathophysiologie (siehe 1041), 445—459
(1166) SCHREY, A.: Die koronare Herzkrankheit, Verlag Urban & Schwarzenberg, München, Wien, Baltimore, 1978
(1167) SCHROEDER, H.: Hypertensive Diseases, Lea & Febinger, Philadelphia, 1953, 27
(1168) SCHUBERT, R.: Dtsch. Med. Wschr. Nr. **12**, 23. März, 1962
(1169) SCHÜFFEL, W.: Psychotherapie med. Psychol. **25** (1975), 1—15
(1170) SCHULZ, F. W., W. K. RAFF, U. MEYER und W. LOCHNER: Pflügers Arch. Europ. J. Physiol. **341** (1973), 243
(1171) SCHULTZ, J. H.: Das autogene Training, Thieme-Verlag, Stuttgart, 12. Aufl., 1966, 63
(1172) SCHULTZ, E., u. R. FELIX: Triangel Bd. **18**, Nr. 1 (1979)
(1173) SCHUNK, J.: Zschr. Klin. Med. **152** (1954), 251
(1174) SCHWABE, Ch.: Musiktherapie bei Neurosen und funktionellen Störungen, VEB G. Fischer-Verlag, Jena, 1974, 27 u. 54
(1175) SCHWABEDAHL, P. E.: Therapiewoche **29** (1979), 45
(1176) SCHWEITZER, A.: J. Physiol. **87** (1936), 46
(1177) SCHWEITZER, A.: Verh. Dtsch. Ges. Kreisl. Forsch. **8** (1935), 148
(1178) TABATZNIK, B., M. MOWER, and E. B. SAMPSON: Circ. **40** (1969), 200
(1179) TAKATSU, I. and C. KASHII: in: K. TOKOMOTO (ed.): Spontanous Hypertension, Springer-Verlag, Berlin, Heidelberg, New York, Tokio, 1972, 166
(1180) TARAZI, R. C.: Amer. J. Med. **75** (3A) (1983), 80
(1181) TARAZI, R. C., E. L. BRAVO, F. M. FOUND, P. OMVIK und R. J. CODY: Hypertension **2** (1980), 576
(1182) TAUSSIG, H. B.: Congenital Malformations of the heart, Verlag Karger, Basel, New York, 1947, 16 u. 73
(1183) TAYLOR, R. D. and I. H. PAGE: Circ. **3** (1951), 551—557
(1184) TERENIUS, L.: Triangel Bd. **20**, Nr. 1/2 (1981), 19—26
(1185) THOMAL, M.: Einführung in die Vektorkardiographie, Schattauer-Verlag, Stuttgart, 1974
(1186) THOMAS, C. B.: Amer. J. Med. Sci. **224** (1952), 376
(1187) THOMPSON, J. E. and C. M. TALKINGTON: Ann. of Surg. Vol. **184**, No. 1 (1976)
(1188) THOMPSON, W. C. and L. M. N. BACH: J. Neurophysiol. **13** (1960), 455
(1189) THORMANN, J., H. J. ROTHBART und F. SCHWARZ: Med. Welt **27** (N. F.) (1976), 2049—2057
(1190) THRON, H. L., W. BRECHMANN, J. WAGNER und K. KELLER: Pflügers Arch. **293**, 1967, 69—99

(1191) Thulesius, O.: Med. Welt **26** (N.F.) (1975), 588—591
(1192) Thulesius, O. und U. Ferner: Zschr. Kreisl.Forsch. **61** (1972), 742
(1193) Thurau, K.: Verh. dtsch. Ges. Kreisl. Forsch. **33** (1967), 1—16
(1194) Tiedt, M., B. Wohlgemuth und P. Wohlgemuth: Regeltheoretische Analyse und Modellierung des dynamischen Verhaltens der Herzfrequenz des Menschen bei sinusförmiger Belastungsänderung, in: Zwiener und Tiedt (Hrsg.): Modellierung von Herz-Kreislauffunktionen in Experiment und Klinik, VEB G. Fischer-Verlag, Jena, 1978, 52—70
(1195) Tigerstedt, R. und P. G. Bergmann: Scand. Arch. Physiol. **8** (1898), 223—271
(1196) Tinel, I.: Le systems nerveux veget., Paris, 1937
(1197) Tischler, W.: Ökologie, VEB G. Fischer-Verlag, Jena, 1975
(1198) Tobian, L. Jr.: Arch. Internat. Med. **133** (1974)
(1199) Tobian, L.: Amer. J. Med. **52** (1972), 595
(1200) Traube, L.: Über den Zusammenhang von Herz- und Nierenkrankheiten, Verlag Hirschfeld, Berlin, 1856, 59
(1201) Trautwein, W.: Erregungsphysiologie des Herzens, in: O. R. Gauer und Mitarb. (Hrsg): Physiologie des Menschen, München, Berlin, Wien, 1972
(1202) Trautwein, W. und D. G. Kassebaum: J. Genet. Physiol. **45** (1961), 317—330
(1203) Tremolieres, J.: Triangel Bd. **13**, Nr. 2 (1974), 73—78
(1204) Triangel: Autoimmunkrankheiten Bd. **23**, Nr. 3/4 (ges. Heft) SANDOZ, Basel, 1984
(1205) Trichpoulus, D. et al.: Lancet **1** (1983), 441
(1206) Triner, L., M. C. Heully, and G. G. Nahas: Amer. J. of Physiol. Vol. **213**, No. 6, Dec. (1967)
(1207) Tuck, M. L., J. M. Sullivan, and R. G. Dluhy: Amer. J. Cardiol. **32** (1973)
(1208) Tung, L. C., B. J. Tung und G. Herold: Med. Welt **27** (N.F.) (1976), 1002—1005
(1209) Tupikowa, T. M.: Kardiologija **3** (1963), 14—21
(1210) Uchtomskij, A. A.: Dominate, Verlag Nauka, Moskau, Leningrad, 1966, 32—64
(1211) Ueba, Y., K. Mori, and T. Tomomatsu: in: K. Okamoto: Spontanous Hypertension, Springer-Verlag, Berlin, Heidelberg, New York, Tokyo, 1972, 64
(1212) Uexküll, Th.: Lehrbuch für psychosomatische Medizin, Urban & Schwarzenberg, 1983, 17 u. 73
(1213) Uexküll, Th.: Grundfragen der psychosomatischen Medizin, Rowohlt-Verlag, Hamburg, 1963, 23, 47 u. 72
(1214) Uexküll, Th.: Münch. Med. Wschr. **101** (1959), 380
(1215) Uexküll, Th. und E. Wick: Arch. Kreisl.Forsch. **39** (1962), 236
(1216) Uhlich, E.: Klin. Wschr. **55** (1977), 307—315
(1217) Unger, Th., R. W. Rockhold, K. Schaz und D. Ganten: Therapiewoche **29** (1979), 45
(1218) Urbaszek, W. und D. Modersohn: Funktionsdiagnostik des Herzens, VEB G. Fischer-Verlag, Jena, 1983
(1219) Urmantschejewa, T., H. Baumann, W. Chasabawa und F. Wolter: Psychoemotionaler Streß und Neurose bei Affen, in: R. Baumann und K. Hecht (Hrsg): Streß, Neurose und HKK, VEB Dtsch. Verl. d. Wissenschaften, Berlin, 1977, 130—133
(1220) Uvnäs, B.: Fed. Proc. **25** (1966), 1618
(1221) Vague, J., Ph. Rubin, J. Jubelin und Ph. Vague: Triangel Vol. **13**, No. 2 (1974), 41—50
(1222) Vamori, Y.: Clin. Sci. **51** (1976), 431—434
(1223) Vandongen, R., W. S. Peart, and G. W. Boyd: Circ. Res. **32** (1973), 290
(1224) Veil, W. H. und A. Sturm: Die Pathologie des Stammhirns und ihre vegetativen Bilder, VEB G. Fischer-Verlag, Jena, 1942
(1225) Vetter, H., K. Glänzer und W. Vetter: Therapiewoche **29** (1979), 7707
(1226) Vielhauer, E. und I. Köpf: Dtsch. Ärztebl. **46** (1974), 3322
(1227) Vierordt: Zitiert bei Recklinghausen (977)
(1228) Vincent, M., J. Dupont, and J. Sassard: Clin. Sci. **50** (1976), 103—107
(1229) Vollrath, L.: Dtsch. med. Wschr. **99** (1974), 1568—1573
(1230) Volhard, F.: Nierenerkrankungen und Hochdruck, Verlag J. A. Barth, Leipzig, 1962, 27

(1231) WAGNER, R.: Naturwissensch. **37** (1950), 38 u. 41
(1232) WAGNER, R.: Probleme und Beispiele biologischer Regelung, Thieme-Verlag, Stuttgart, 1954
(1233) WAGNER, J., J. KORSUKEWITZ, K.-H. DITTBERGER, E. ZERBST und A. SCHADE: Dtsch. med. Wschr. **98** (1973), 37—43
(1234) WALDMANN, A. V.: Symposium „Emotionen und viszerale Funktionen", Sammelband (russ.), Verlag Medizina, Baku, 1974, 7
(1235) WALLRABE, D. und U. GNÜCHTEL: Acta biol. med. germ. **35** (1976), 745—756
(1236) WALLRABE, D., St. NITSCHKOFF und U. GNÜCHTEL: Dtsch. Ges. Wes. **24** (1969), 2209—2214
(1237) WAMPACH, G., A. HELBER, W. HUMMERICH, A. KONRADS und G. BÖNNER: Therapiewoche **29** (1978), 7733
(1238) WARBANOW, W.: Acta biol. med. germ. **25** (1970), 281
(1239) WATSON, J. D. u. F. H. C. CRICK: Nature **171** (1953), 737
(1240) WEBER, P. C. und K. MANN: Internist **18** (1977), 529—537
(1241) WEBER, K. T., J. S. JANICKI, M. J. LIKOFF, S. G. SHROFF, and V. ANDREWS: Triangel Bd. **22**, Nr. 1 (1983), 99
(1242) WEBER, P. C., R. SCHERER, W. SIESS, E. HELD, and J. SCHEUERMANN: Klin. Wschr. **57** (1979), 1021
(1243) WEICHARDT, H.: Med. Welt **29** (1978), 203—208
(1244) WEINER, H.: Psychosomatic research in essential hypertension, in: M. KOSTER, H. MUSAPH, and P. ESSER (Eds.): Psychosomatics in essential hypertension, Karger-Verlag, Basel, 1970, 58
(1245) WEIS, M.: Modellierung der diastolischen Eigenschaften des linken Ventrikels, in: U. ZWIENER und N. TIEDT (Hrsg.): Modellierung von Herz-Kreislauf-Funktionen in Experiment und Klinik, VEB G. Fischer-Verlag, Jena, 1978, 91—100
(1246) WEISS, J. M.: Psychological Factors in Stress and Disease, in: W. H. FREEMAN et al. (Ed.): Human Physiology and the Environment in Health and Disease, Springfield, 1976, 157—165
(1247) WEISSENHOFER, W., K. MEISSNER, H. P. PAULOWITZ, K. H. RENDL und K. PRENNER: Wiener med. Wschr. 128. Jg., Nr. 6 (1978), 179—181
(1248) WEISSMANN, G.: Triangel, Bd. **18**, Nr. 2/3, 1979, 45—52
(1249) WEIZSÄCKER, F. v.: Verh. dtsch. Gesellsch. f. innere Med. **3** (1949)
(1250) WEIZSÄCKER, V. v.: Der Gestaltkreis, Thieme-Verlag, Stuttgart, 1950
(1251) WELCH, C. C., W. L. PROUFIT, and W. C. SHELDON: Amer. J. Cardiol. **35** (1975), 211—215
(1252) WELZEL, D., G. WEIDINGER und K. KOPPENHAGEN: Dtsch. med. Wschr. **109** (1984), 1064
(1253) WENDT, H.: Mehrdimensionale Psychotherapie, in: A. KATZENSTEIN (Hrsg.): Stellung und Aufgaben der Psychotherapie im sozialistischen Gesundheitsschutz, Akademie-Verlag, Berlin, 1908, 25—31
(1254) WENGER, R.: Med. Klinik **67** (1972), 827
(1255) WERNING, C. und W. SIEGENTHALER- Dtsch. med. Wschr. **40** (1969), 94
(1256) WERNING, C. und D. STIEL: Dtsch. med. Wschr. **101** (1982), 1690—1692
(1257) WESSELING, K. H., B. DE WITT und J. A. P. WEBER: Med. Techn. **94** (1974), 64—68
(1258) WESSELS, F.: Essentielle Hypertonie, Urban & Schwarzenberg, München, Berlin, Wien, 1975
(1259) WESSELS, F. und H. WAGNER: Aktuelle Hypertonieprobleme, in: H. LOSSE und F. HEINTZ (Hrsg.): Aktuelle Hypertonieprobleme, Thieme-Verlag, Stuttgart, 1973, 26
(1260) WESSLER, S.: J. clin. Intest. **34** (1955), 647
(1261) WETTERER, E. und Th. KENNER: Grundlagen der Dynamik des Arterienpulses, Springer-Verlag, Berlin, 1968
(1262) WETZLER, K. und A. BÖGER: Ergebn. Physiol. **41** (1939), 292
(1263) WHITE, J. R., D. G. FITZGERALD, and R. C. CROSTON: Cardiovascular Engineering, Verlag Karger, Basel, München, Paris, London, 1983, 162—184
(1264) WIEDEMANN, M. P.: Circ. Res. **12** (1963), 375

(1265) Wiederhilm, C. A., J. W. Woddbury, S. Kirk, and R. F. Rushmer: Amer. J. Physiol. **207** (1964), 173—176
(1266) Widimsky, J., H. M. Fejfarova, Z. Fejfar, R. Dejdar, M. Exnerova und F. Pirk: Arch. Kreisl.Forsch. **28** (1958), 100
(1267) Widmer, L. K. und W. B. Kannel: Schweiz. Med. Wschr. **93** (1965), 18—24
(1268) Wiener, N.: Kybernetik, Eccon-Verlag, Düsseldorf, 1963
(1269) Wilensky, L. I., W. A. Anschelewitsch und I. E. Dilidarow: Klimatopathologie, Verlag Medis, Moskau, 1961, 37, 62 u. 81
(1270) Will, H.: Membraneiweißphosphorylierung und ihre Bedeutung, in: Fortschritte in der Herz-Kreislaufforschung Bd. **II**, Akademie-Verlag, Berlin, 1980, 851—873
(1271) Wilson, E. O.: Biologie als Schicksal, Ullstein-Verlag GmbH, Frankfurt/M., Berlin, Wien, 1980, 22
(1272) Wilson, F. N. et al.: Amer. Heart J. **7** (1932), 305 und **27** (1944), 19
(1273) Winkelstein, W. Jr.: Bull. N. Y. Acad. Med. **51** (1975), 27
(1274) Wit, A. L. and P. F. Cranefield: Circ. Res. **38** (1976), 85
(1275) Witkowski, R. u. O. Prokop: Genetik erblicher Syndrome und Mißbildungen, Fischer-Verlag, Stuttgart, 1983, 24, 38 u. 61
(1276) Witte, J.: Internist (Berlin) **18** (1977), 564
(1277) Witzleb, E.: Funktionen des Gefäßsystems, in: R. F. Schmidt und G. Thews (Hrsg.): Physiologie des Menschen Kap. 19, Springer-Verlag, Berlin, Heidelberg, New York, 1976
(1278) Wolberg, L. R.: The Technique of Psychotherapy 2. Ed. in 2 Vol., Grune & Stratton, New York, 1967, 64
(1279) Wolff, O. H., I. Mayer und I. Borton: Triangel Nr. **6** (1966), 234—239
(1280) Wolff, L., J. Parkinson, and P. D. White: Amer. Heart J. **5** (1930), 685—704
(1281) Wolff, H. P. und S. Abdelhamid: Klin. Wschr. **49** (1971), 293—306
(1282) Wollenberger, A.: Die Rolle des cAMP bei der nervalen und hormonellen Regulation des Herzens, in: C. Pfeiffer und A. Lässig-Kiessling (Hrsg.): Ergebnisse der experimentellen Medizin, VEB Verlag Volk u. Gesundheit, Berlin, 1976, 59—82
(1283) Wollensak, J.: Arteriitis temporalis, Enke-Verlag, Stuttgart, 1981
(1284) Wollheim, E.: Münch. Med. Wschr. **14** (1970), 605—616
(1285) Wollheim, E. und J. Moeller: Hypertonie, in: G. v. Bergmann, W. Frey u. H. Schwiegk (Hrsg.): Handbuch der inneren Medizin, **IX**/5, Springer-Verlag, Berlin, 1960, 47, 73 u. 9
(1286) Woohsmann, H. und St. Nitschkoff, in: R. Baumann und K. Fichtel (Hrsg.): Abhandlungen der Dtsch. Akad. d. Wissensch., Berlin, No. 2, 1966
(1287) WHO: Hypertension and coronary heart disease. Classification and criteria of the epidemiological studies. Technical Report Series, 1959, 168
(1288) WHO: Myocardial infarction community registers, Copenhagen, 1976
(1289) WHO: Exercise tests in Relation to Cardiovascular Function, Techn. Rep. Serie 388, 1968
(1290) Zabel, D.: Münch. Med. Wschr. **57** (1910), 2278
(1291) Zähringer, J.: Die Regulation der Proteinsynthese am normalen Herzen und unter pathologischen Bedingungen, in: G. Riecker (Hrsg.): Herzinsuffizienz, Springer-Verlag, Berlin, Heidelberg, New York, Tokyo, 1984, 39—86
(1292) Zanchetti, A. and A. Stella: Renin release by central and reflex regulation, in: G. Onest, M. Fernandes, and K. E. Kim (Eds.): Regulation of Blood Pressure by the CNS, Grune & Stratton, New York, 1976
(1293) Zanchetti, A., G. Bacelli, A. Maucia, and G. D. Ellison: Emotion and the cardiovascular system in the rat, in: Physiology, Emotion & Illness, Ciba Found action Symposium **8** (new series), Assoc. Sci. Publ., Amsterdam, 1972, 201
(1294) Zanchetti, A. and A. Malliant: Acta Cardiol. **20** (1974), 69

26. Anhang

Abkürzung gebräuchlicher hämodynamischer Größen

aMI	=	akuter Myokardinfarkt
AI	=	Aortenklappeninsuffizienz
AKG	=	Apexkardiogramm
AÖ	=	Aortenklappenöffnung
AoIST	=	Aortenisthmusstenose
AP	=	anterior posteriore Position
AS	=	Aortenklappenschluß
ASD	=	Vorhofseptumdefekt
AST	=	Aortenklappenstenose
AV-Knoten	=	Atrioventrikularknoten
CPK	=	Karotispulskurve
CE	=	Kontraktiles Element
CMP	=	Kardiomyopathie
σ	=	mech. Spannung (Kraft/Fläche)
DED	=	diastolischer enddiastolischer Diameter
DES	=	DE-Slope beim M-Mode-Scan
E	=	Dehnung $= \frac{\Delta l}{l_0}$
EDD	=	enddiastolischer Diameter
EF	=	Ejektionsfraktion
EH	=	Essentielle Hypertonie
ES	=	Extrasystole
ESD	=	endsystolischer Diameter
ET	=	Ejektionszeit
F	=	Kraft
HMV	=	Herzminutenvolumen oder Herzzeitvolumen (HZV)
ICT	=	isovolumetrische Kontraktionszeit
IHK	=	Ischämische Herzkrankheit
IHSS	=	Idiopathische hypertrophe Subaortenstenose
IRT	=	isovolumetrische Relaxationszeit
KKG	=	Kinetokardiogramm
l_0	=	Ruhelänge eines Muskels
li	=	Ausgangslänge eines Muskels $= l_0 + \Delta l$
LAD	=	linksanteriore oder schräg-linke Position
LAP	=	linksatrialer Druck
LAZ	=	laterale Projektion
LPEP	=	linksventrikuläre Präejektionsperiode
LVET	=	linksventrikuläre Ejektionszeit
LVM	=	linksventrikuläre Myokardmasse
LVP	=	linksventrikulärer Druck
MÖ	=	Mitralklappenöffnung

MS	=	Mitralklappenschluß
MI	=	Mitralklappeninsuffizienz
MST	=	Mitralklappenstenose
MTT	=	mittlere Transitzeit
PAo	=	aortaler Druck
PAP	=	pulmonalarterieller Druck
PÖ	=	Pulmonalklappenöffnung
PS	=	Pulmonalklappenschluß
PE	=	parallel elastisches Element
PST	=	Pulmonalklappenstenose
PVT	=	paroxysmale ventrikuläre Tachykardie
Q_{Ao}	=	Flußgeschwindigkeit in der Aorta
Q_{PA}	=	Flußgeschwindigkeit in der Pulmonalarterie
RAO	=	Rechtsanteriore oder schräg-rechte Position
RAP	=	rechtsatrialer Druck
RF	=	schnelle Füllungsphase (rapid filling)
RPEP	=	rechtsventrikuläre Präejektionsperiode (Anspannungszeit)
RVET	=	rechtsventrikuläre Ejektionszeit
RVP	=	rechtsventrikulärer Druck
SE	=	serienelastisches Element
SF	=	langsame Füllungsphase (slow filling)
STI	=	systolische Zeitintervalle
TI	=	Trikuspidalklappeninsuffizienz
TÖ	=	Trikuspidalklappenöffnung
TS	=	Trikuspidalklappenschluß
V_{CE}	=	Verkürzungsgeschwindigkeit der kontraktilen Elemente (in Verbindung mit CE, CF, max, großes oder kleines V möglich)
V_{CF}	=	zirkumferenzielle Faserverkürzungsgeschwindigkeit
V_{max}	=	maximale Verkürzungsgeschwindigkeit der kontraktilen Elemente bei der Last Null
VSD	=	Ventrikelseptumdefekt
VPC	=	ventrikuläre prämature Kontraktionen
ZBV	=	zentrales Blutvolumen

Symbol- und Abkürzungsverzeichnis

(aus „Das cardiovasculäre System", Opitz, H., u. Pfeiffer, Ch., 1984, nach SI- und alte Einheiten)

Symbol	Bedeutung	SI-Einheit	= x alte Einheiten
A	Fläche	m^2	10^4 cm^2
A	als Index: arteriell		
ADH	Antidiuretisches Hormon		
ATP/AMP	Adenosin-Tri/Mono-Phosphat		
AI	Gesamt-Porenquerschnitt	m^2	10^{12} μm^2
A_p	Gesamte kapillare Austauschfläche	m^2	m^2
B	Magnetische Induktion	Wb · m^{-2}	10000 Gauß
BV	Blutvolumen	l	1000 cm^3
C	Compliance	ml · Pa^{-1}	≈ 133 ml/mm Hg
c	Pulswellen-Geschwindigkeit	m · s^{-1}	100 cm/s
C_{IF}, C_{Pl}	Eiweißkonzentration im interstitiellen Raum bzw. Plasma	g · l^{-1}	0,1 g%
D	Diffusionskonstante	m^2 · s^{-1}	10^4 cm^2/s
d_i	Innendurchmesser	mm	mm
E	Elastizitätsmodul	N · m^{-2}	10^{-5} kp/cm^2
E'	Volumen-Elastizitäts-Koeffizient	kPa · l^{-1}	10 dyn/cm^5 ≈ 7,5 mm Hg/l
F_{ax}, F_{rad}	axialer/radialer Fluß (pulsatile Stromstärke)	l · s^{-1}	6 · 10^4 cm^3/min
f	Frequenz	Hz	Hz
Φ	Filtrations-Koeffizient pro Fläche	kg · s^{-1} · m^{-2} · Pa^{-1}	≈ 13,3 g/cm^2 · s · mm Hg
Φ'	Filtrations-Koeffizient pro Gewebemasse	ml · s^{-1} · Pa^{-1} · kg^{-1}	≈ 13,3 ml/s · mm Hg · 100 g
h	Wanddicke	mm	mm
HMV	Herz-Minuten-Volumen	l · min^{-1}	l/min
Ht	Hämatokritwert	—	10^{-2}0%
I	stationäre Stromstärke	l · s^{-1}	6 · 10^4 cm^3/min
IFV	interstitielles Flüssigkeitsvolumen (Index: IF)	l	l
j	imaginäre Einheit $\sqrt{-1}$	—	—
K	als Index: kapillär		
K	Kraft	N	0,1 kp
k	Reflexionsgrad		
K_s, K_e	Massen-Konzentration in Serum bzw. Erythrozyt	kg · l^{-1}	1 g/cm^3

Symbol	Bedeutung	SI-Einheit	= x alte Einheiten
KOD	kolloidosmotischer Druck	kPa	$\approx$ 7,5 mm Hg
			$\approx$ 10 cm WS
KSN	Karotissinus-Nerv		
l	Länge	m	100 cm
L	Inertanz	$kg \cdot m^{-4}$	10^{-5} g/cm^4
M	Masse	kg	10^3 g
M'	schädliche Masse	$kg \cdot m^{-4}$	10^{-5} g/cm^4
$\dot{M} = \frac{dM}{dt}$	Stofftransport-Rate	$kg \cdot s^{-1}$	10^3 g/s
ω	Kreisfrequenz	s^{-1}	s^{-1}
P	(transmuraler) Blutdruck	kPa	$\approx$ 7,5 mm Hg
			$\approx$ 10 cm WS
P_0	mittlerer Füllungsdruck des Gefäßsystems	kPa	
ΔP	Druckgefälle (Längs)	kPa	$\approx$ 7,5 mm Hg
			$\approx$ 10 cm WS
δP	Pulsdruck (Druckamplitude)	kPa	$\approx$ 7,5 mm Hg
			$\approx$ 10 cm WS
P_i, P_e	intravasaler, extravasaler BD	kPa	$\approx$ 7,5 mm Hg
			$\approx$ 10 cm WS
P_A, P_V, P_K	Blutdruck in Arterien, Venen, Kapillaren	kPa	$\approx$ 7,5 mm Hg
			$\approx$ 10 cm WS
P_s, P_d, P_m	systolischer, diastolischer, mittlerer Blutdruck	kPa	$\approx$ 7,5 mm Hg
			$\approx$ 10 cm WS
P_{ra}, P_{la}	rechts/linksatrialer Druck	kPa	$\approx$ 7,5 mm Hg
			$\approx$ 10 cm WS
P_v	kritischer Verschlußdruck	kPa	$\approx$ 7,5 mm Hg
			$\approx$ 10 cm WS
P_{eff}	effektiver Filtrationsdruck	kPa	$\approx$ 7,5 mm Hg
			$\approx$ 10 cm WS
P_{IF}	Druck im IFV	kPa	$\approx$ 7,5 mm Hg
			$\approx$ 10 cm WS
pO_2	Partialdruck des Sauerstoffs	kPa	$\approx$ 7,5 Torr
π_{Pl}, π_{IF}	kolloidosmotischer Druck im Plasma bzw. interstitieller Flüssigkeit	kPa	$\approx$ 7,5 mm Hg
Q	Querschnitt	m^2	10^4 cm^2
R	Strömungswiderstand	$kPa \cdot s \cdot l^{-1}$	10 dyn $\cdot$ s/cm^5
r_i	Innenradius	mm	0,1 cm
r_k	Kennradius		
ρ	Dichte	$kg \cdot m^{-3}$	10^{-3} g/cm^3
S	Wandspannung pro Länge	$N \cdot m^{-1}$	$\approx$ 1 p/cm
S'	Wandspannung pro Querschnitt	$N \cdot m^{-2}$	$\approx 10^{-2}$ p/cm^2
			$\approx$ 10 dyn/cm^2
SV	Schlagvolumen	ml	ml
t	Zeit	s	s
t_K	Kreislaufzeit		
t_d, t_s	Diastolen-, Systolendauer	s	s
T	Periodendauer	s	s
T_p	Pulsperiode	s	s
TPR	totaler peripherer Widerstand	$kPa \cdot s \cdot l^{-1}$	10 dyn $\cdot$ s/cm^5

Symbol	Bedeutung	SI-Einheit	= x alte Einheiten
ϑ	Temperatur	K	$273 + {}°C$
τ	Scherkraft, Schubspannung	$N \cdot m^{-2}$	10 dyn/cm^2
U	elektrische Spannung	V	V
V	Volumen	l	l
$\dot{V} = \dfrac{dV}{dt}$	Volumen-Geschwindigkeit	$l \cdot s^{-1}$	$6 \cdot 10^4 \text{ cm}^3/\text{min}$
V	als Index: venös		
VR	venöser Rückstrom	$l \cdot min^{-1}$	l/min
v	Strömungsgeschwindigkeit	$m \cdot s^{-1}$	100 cm/s
$\bar{v}$	mittlere Strömungsgeschwindigkeit		
$\hat{v}$	Spitzen-Geschwindigkeit (pulsatil)	$m \cdot s^{-1}$	100 cm/s
x	Strecke	m	100 cm
η	Viskosität	$mPa \cdot s$	1 cP
Z	Impedanz, Wellenwiderstand	$kPa \cdot s \cdot l^{-1}$	$10 \text{ dyn} \cdot s/cm^5$

Abkürzungen in der Ultraschallkardiographie

AMV	=	AML: Vorderes Mitralsegel
Ao	=	Aorta, AoAW = vordere Aortenwand, AoPW = hintere A.
AoD	=	Aortenweite (Lumen in der ET)
APM	=	vorderer Papillarmuskel
ASD	=	Vorhofseptumdefekt
ATL	=	Vorderes Trikuspidalsegel
AW (AWT)	=	Vorderwand (Vorderwanddicke)
CT	=	Chordea tendineae
CW	=	Thoraxwand (Chestwall)
EDD	=	enddiastolischer Durchmesser
EDV	=	enddiastolisches Volumen
EF	=	Ejektionsfraktion
ESD	=	endsystolischer Durchmesser
ESV	=	endsystolisches Volumen
IAS	=	Interatrialseptum
IVS	=	Intraventrikularseptum
IW	=	inferiore Wand (linker Ventrikel oder Pulmonalarterie)
LA	=	linker Vorhof
LAPW	=	linksatriale Hinterwand
LV, LVOT	=	linker Ventrikel, linksventrikulärer Ausflußtrakt
LVDI	=	linksventrikulärer Durchmesserindex
MÖ	=	Mitralöffnung
MÖH	=	Mitralöffnungshöhe
PA	=	Pulmonalarterie
PAD	=	Pulmonalarterienweite/PD = Pulmonalklappenlumen/PRD = Pulmonalwurzelweite
PMV	=	PML: hinteres Mitralsegel
PPM	=	hinterer Papillarmuskel
PW	=	PLVW: Hinterwand (linker Ventrikel)
PWE	=	Hinterwandexkursion
RA	=	rechter Vorhof
RV	=	rechter Ventrikel
RVOT	=	rechtsventrikulärer Ausflußtrakt
RVDI	=	rechtsventrikulärer Durchmesserindex
SAM	=	systolische anteriore Bewegung der Mitralklappe
SWLA	=	superiore Wand des linken Vorhofs

Echokardiographische Parameter und ihre Normalwerte

(aus: Funktionsdiagnostik des Herzens, URBASZEK, W. und MODERSOHN, D., VEB G. Fischer-Verlag, Jena 1983)

Mitralklappe:
    AML CE-Amplitude   20–33 mm
            DE-Amplitude (MöH)   22–30 mm
            EF-Slope   90–190 mm · s^{-1}

Aorta:
    Aortenwurzeldurchmesser
    (endsystolisch AoB)   20–40 mm
    Aortenvolumen (AoD)   16–32 mm

Pulmonalklappe
    Pulmonalwurzeldurchmesser (PRD)   20–40 mm
    Pulmonallumen (PD)   16–30 mm
    Maximale a-Welle   2–7 mm
    EF-slope   6–115 (37) mm · s^{-1}
    BC-slope   100–300 (211) mm · s^{-1}

Interventrikularseptum (IVS) IVS Dicke (IVSD)
    enddiastolisch unter Mitralklappe   6–12 mm
    enddiastolisch bei PML   4–8 mm
    IVS-Amplitude (IVSE)   5–13 mm

LV-Dimensionen
    LVEDD   40–50 mm
    LVESD   32–38 mm
    Hinterwanddicke PWT$_m$ 6–12 mm
    CD-Amplitude (PWE)   8–14 mm

RV-Dimensionen
    RVD$_m$ (aufrecht)   7–23 mm
    RVD$_m$ (seitliche Linkslage)   10–26 mm
    RVDI (Index pro Körperoberfläche)
        (aufrecht)   5–12 mm · m^{-2}
        (Linkslage)   4–13 mm · m^{-2}
    Vorderwanddicke (AWT)   3–5 mm
    Linker Vorhof Durchmesser   20–40 mm
                  Relation LA/AoB   1,0–1,4 mm

Veränderungen in Abhängigkeit von Alter, Körperoberfläche und Körpergewicht.

Sachregister

ACTH 36, 53, 90, 333, 355, 375
Adaptationssyndrom 50, 53
Adenosin 155
Adenosinphosphat (ADP) 81, 177, 207, 263
Adipositas 36
Adrenalin 36, 57, 197, 199, 321, 375, 403
Adrenorezeptoren 36
Afferenzsynthese 52
Aktionspotential 171, 172, 176, 177
Aktomyosin 172
Aldosteron 328, 333, 367, 372, 373, 375
Allergie 44, 45, 46, 47
Alltagsblutdruck 113
Alter 24, 25
AMP 263
Anaphylaxie 44
Angina pectoris 29, 106, 261, 262
Angiotensin 90, 98, 194, 358, 360, 373
Angst 52, 53, 57
Antidiuretisches Hormon (ADH) 193, 200
Antithrombin 404
Aortenbogen-Syndrom 73
Aortendruck 167
Aortenisthmusstenose 73
Aortenstenose 73, 130, 133
Arachidonsäure 82
Arrhythmie 114, 223, 241
Arterieller Druck 105
Arterieller Mitteldruck (Pm) 167
Arterieller Widerstand 104
Arterien 160, 161, 162, 164, 165, 166, 167
Arteriosklerose 24, 25, 33, 80, 81, 82, 114, 365, 372, 403, 405
ATP 177, 263, 272
ATPase 45, 170
Auskultatorische Lücke 114
Auskultationspunkte 114
Austreibungsphase 175
Autoaggression 81
Autoregulation 156, 157
AV-Block 228, 244

AV-Knoten 221, 231, 232
Axialstrom 157
Axonreflexe 189, 208

backward failure 321, 323, 337
Bainbridge-Reflex 209
Baropacing 105, 106
Barorezeptoren 92, 93, 105, 106, 210, 211, 362, 363
BARTTER-Syndrom 73, 376
Bayliss-Effekt 208
Bekämpfungsprogramm 37
Belastungsprüfungen 122, 123, 124
BEZOLD-JARISCH-Reflex 209
Bioelektrische Potentiale 93
Bio-feed-back 62, 63
Bioklimatik 19
Biologische Rhythmen 38, 39
Blutdruckamplitude 167, 168
Blutdruckmeßmethoden 108, 109, 110, 111, 112
Blutdruckregulation 101, 102, 153, 184, 372, 373
Blutdruckrhythmen 39, 40, 41, 42
Blutfluß 152, 153
Blutgerinnung 35
Blutvolumen 100, 102, 153, 184, 372, 373
BOTALLI (Ductus arteriosus) 73, 378
Bradykinin 28, 395
Brustwandableitungen (EKG) 117

c-AMP 58, 91, 178, 194, 366
Carotispuls 128, 129, 130
Carotissinus 92, 105, 106, 107, 210, 211, 226, 227, 349, 350, 362, 363
Cholesterin 33, 403
Compliance 37, 113
— arterielle 365
CPK 279, 280

Dehnbarkeitsindices 144
Diabetes 35, 96, 267
Diastolischer Blutdruck (Pd) 124, 168, 352, 398, 399, 400, 402
Differentialregler 16

Diffusion 186, 187
Dilatation 319
Distreß 54, 56
Dopamin 157, 358, 367, 395
Doppler-Verfahren 133
Durchblutungsstörungen 35

EBSTEIN-Syndrom 73
Eigenrhythmen 39
Ejektionsfraktion 128
EKG 36, 97, 106, 115
Elastizitätsmodul 161
Elektrolyten 185
Elektromechanische Kopplung 172
Embolie 404
Emotion 51, 61, 62, 63
Endangiitis 45
Endocarditis 45
Endo-EKG 121
Endorphin 28, 29
Endothel 159, 185, 186
Enkephalin 27, 28
Epidemiologie 31, 32
Ergometrie 124, 125
Ernährung 18
Erregungsleitung 221, 222, 223
Erythrozytenaggregation 266, 267
Eustreß 53, 54
Extrazelluläres Volumen 193

FABRY-Syndrom 73
FAHR-Syndrom 74
FALLOTsche Tetralogie 74
Fettsäuren 93, 177, 179, 278, 279
Fibrin 83
Fibrinolyse 83
Filteruntersuchungen 37
Filtration 186, 187
Formatio reticularis 55, 56, 57, 93, 215, 216, 217
forward-failure 321, 323, 337
FRANK-EKG 120
Fremdmessung 20, 21
Früherfassung 37
Füllungsphase 175
Füllungsdruck 103, 150, 151, 173, 184, 193, 324, 325, 338
Funktionelles System 51, 52

GABA 27, 200
Gefäßgeometrie 160, 161
Gefäßreagibilität 93, 94, 159, 207, 366, 380
Gefäßtonus 161, 207
Gefäßwiderstand 148, 149, 158, 159, 163, 168
Gefügedilatation 319

Genetik 72, 73, 74, 75, 90
Gerinnung 83, 84, 403, 404, 407, 408
Gesundheit 22, 23, 24
Glukagon 199
Glukokortikoide 89, 375
Glukose 177, 179, 187, 279
Glykogen 177, 279
Gravidität 91, 92, 114

Hämatokrit 266, 267
Hämodynamik 65, 100, 130, 131, 270, 281, 282, 354, 370, 395, 396, 397
Hämorrhagischer Schade 336
HAGEMANN-Faktor 205
Handgrip-Test 124
HDL 82
HEADsche Zonen 29
HENRY-GAUER-Reflex 208
Heparin 20
Herzdurchmesser 136
Herzfehler 74
Herzfrequenz 35, 63, 102, 103
Herzgeräusche 126
Herzinsuffizienz 35, 47, 260, 282
Herzminutenvolumen 35, 36, 63, 102, 103, 104, 123, 145, 146, 151, 163, 287, 324, 325, 332, 251, 354, 355, 369, 397
Herzmuskel 170, 171, 320
Herzrhythmusstörungen 25
Herztätigkeit 180
Herztöne 126
Herzvolumen 136, 170, 173, 354
Hirndurchblutung 145, 322
His-Bündel-EKG 122, 172
Histamin 44, 195
Hochdruckherz 354
Hochdruckmodelle 85, 86, 87, 88
Hyperlipidämie 35, 74
Hypertonie (Bluthochdruck) 73, 96, 97
Hypertoniker 20, 41, 42, 43, 59, 60, 63
Hypertrophie (EKG) (Herz) 119, 120, 277, 284, 319, 322, 364, 365
Hypokaliämie 376
Hypothalamus 51, 52, 92, 216, 217
Hypotoniker 21, 41, 59, 60, 61, 62, 63, 103, 104
Hypoxämie 92

Immobilisation 96, 97
Immunsystem 44, 45, 46, 47
Indikatorverfahren 145, 146
Infarkt-EKG 174, 175, 176, 177
Infarktgröße 280
Informationsverarbeitung 16
Integralregler 16

Interstitielles Volumen 152
Insulin 36
Inzidenz 24

Jahreszeiten 19, 20, 21

Kalium 252, 271, 272, 277, 360
Kallikrein (KKS) 28, 359, 360
Kalzium 170, 171, 172, 177, 207, 252, 277
Kammerextrasystolen 236, 237
Kammerflimmern 238
Kapazitätsgefäße 150
Kapillaren 149, 150, 159, 162, 166, 183, 187, 338, 339
Kardiogener Schock 333
Kardiopulmonale Belastung 125
Kardiomyopathie 75, 130, 133
Katecholamine 36, 89, 93, 178, 278, 299, 376
Kationenpumpe 45
Kinin 359
Klima 19
Kochsalz 34, 35, 88, 89, 357, 363
Kohlenhydratstoffwechsel 35
Kollagenosen 45, 46
Konflikt 95, 96
Kontraktilität 103, 104, 143
Kontraktionsmechanismen 159, 172, 173, 175
Kopfschmerz (Migräne) 30
Koronardurchblutung 138, 143, 181, 183
Koronardurchfluß 181
Koronarinsuffizienz 181, 319
Koronarkrankheiten 78, 79
Koronarkreislauf 254, 255, 256, 266, 371
Koronarreserve 35, 143, 256, 257
Koronarstenosen 142, 256, 257, 371
Koronarthrombose 258, 259
Kortikosteroide 93
Krankheit 22, 23, 24
Kreatininphosphat (KP) 177, 178
Kreislaufregulation 38, 39, 40, 41, 96, 99, 100, 101, 102, 105, 106, 188, 189, 400, 401
Kreislaufzeiten 138, 146, 147
KS-Syndrom 227
Kybernetik 16, 188

Lärm 21, 34, 35, 58, 59
Lactat 125, 177, 179, 272, 273, 279
LDH 279, 280
LDL 82
Lebenserwartung 24
Limbisches System 51
Lipogenese 36
Lipolyse 36
Lungenembolie 139, 140, 390, 391

Lungeninfarkt 390, 391
Lupus erythematodes 46
Lungenstrombahn 153, 390, 391

Magnesium 35
Maladaptation 38, 52
Mapping-EKG 120, 283
MARFAN-Syndrom 75
Mathematische Modelle 98, 99
Mechanokardiogramm 129, 130, 134
Medulla oblongata 92, 349
Menstruation 41
Mikrozirkulation 115, 266, 267, 333
Mineralokortikoide 89, 355, 374, 375
Mitralöffnungston (MÖT) 300, 301
Mitralstenose 133
Modellierung 76, 77, 78, 79
Musik 57, 58
Myokardinfarkt 68, 69, 79, 95, 97, 139, 260, 261, 267, 281, 337
Myokarditis 79, 80
Myokardstoffwechsel 179, 181

Natrium 356, 357, 360
Natrium-Kalium-Pumpe 176
Natriuretisches Hormon 329
Nebenniere 374
NEHB-EKG 120
Neurose 48, 49, 52, 65, 66, 95, 96
Neurotransmitter 197, 198
Nierendurchblutung 328, 372, 373, 374
Nikotin 19
Noradrenalin 36, 57, 197, 199, 321
Nozizeption 27

O$_2$-Äquivalent 178
Oesophagus-EKG 121
Ödem 152, 326
Ökologie 18
OHMsches Gesetz 157
Organdurchblutung 151, 153, 163
OSLER-Syndrom 75
Osmose 186
Oszillogramm 98
Oxydationsvorgänge 21, 177
Oxymetrie 147, 148

PAF 44, 84
Parasympathikus 218, 268,
Pathokonstellation 57, 96
Perfusionsdruck 157, 183
Peptide 36

Periarteriitis 45, 46
Peripherer Widerstand (TPR) 147, 167, 352, 353, 354, 369, 397
Permeabilität 177, 185
Phobien 52
Plasmavolumen 153
Plasmin 84
Prävention 23, 37
Pressorezeptoren 362, 363, 386
PRINZMETAL-Angina 262, 264, 268, 272
Proportionalregler 16
Prostaglandine 27, 36, 82, 359, 394, 395, 403
Prostazyklin 82
Proteine 187
Psyche 53, 54
Psychoanalyse 48, 49
Psychose 48
Psychotherapie 71
Pulmonalstenose 75
PURKINJEsche Fasern 172, 176
Pulsdruck 162, 165
Pulsfrequenz 399, 400, 401
Pulswellengeschwindigkeit 35, 160, 161

QUINCKE-Syndrom 75

RAAS 202, 203, 324, 335, 356, 357, 376, 384
RAYNAUD-Syndrom 75
Refraktärperiode 222, 223, 224
Refraktärzeit 177
Regelung 16, 38
Regelungslehre 16, 17
Regler 188, 189
Reizbildung 221
Renale Hypertonie 86, 87
Renin 90, 194, 359, 367
Respiratorischer Quotient 124
Restblut 318, 319
Rezeptoren 183, 196
Rheumatismus 44, 45
Rhythmusstörungen 273, 274, 282
Risikofaktoren 25, 32, 33, 35
Risikoindikator 25

Sanogenese 23
Sarkoplasma 170, 172
Sauerstoffpuls 124
Sauerstoffverbrauch 150, 153
Schenkelblock 247, 248, 249, 250
Schlagvolumen 35, 162, 326
Schmerz 27, 28, 95
Schock 115, 282, 321
Schockindex 282, 283

Screening 37
Selbstmessung 20, 21, 37, 61, 62, 113
Serotonin 27
SH-Hochdruck 90, 91
Shunt 284, 294, 295
Sinusaurikulärer Block 243
Sinusextrasystolen 234
Sinusknoten 171, 222, 223, 232, 233, 234
Smog 19
Soziale Faktoren 67, 68, 69
Sphinktergefäße 149, 150
Spontanrhythmen 18
STARLING-Modell 78, 323, 337
Sterberate 32
STH 90
Streß 22, 51, 53, 54, 58, 65, 66, 67, 95, 96
Strömungsgeschwindigkeit 152, 157
Substanz P 28, 200, 220
Sympathikus 50, 218, 225, 268, 269
Synapsen 195
Systolischer Blutdruck (Ps) 124, 168, 353, 398, 399, 400, 401

Tachykardie 238, 239
Tawara-Knoten 172
Terminale Strombahn 185
Thalamus 51, 52
Thrombose 45, 82, 83, 84, 407, 408
Thrombus 81, 84
Thromboxan 82, 403
Thrombozyten 81
Thymus 90
Tod 22
Transmuraler Druck 153, 155, 164
TSH 36

Übergewicht (Obesitas) 33, 35, 36
Umweltfaktoren 17, 18

Vagus 39, 50, 225
Valsalva-Versuch 209, 398
Varicosis 409, 410
Vasomotorenzentrum 185, 211, 214, 215, 349
Vegetatives Nervensystem 180, 181
Vektor-Kardiogramm 121
Venen 162, 163, 164, 183, 184
Venöser Rückstrom 184, 185
Ventrikel 129, 144, 326
Ventrikeldruck 175
Verbrennungsschock 336
Viskosität 157, 158, 266, 267
Volumenelastizität 161, 162

Volumenparameter 143
Volumenpuls 158
Vorhof 129
Vorhofextrasystolen 234, 235
Vorhofdruck 184, 326, 327, 333
Vorhofflattern 237, 238
Vorhofflimmern 237, 238
Vorhof-Septum-Defekt 75

Wenckebachsche Periodik 245
Widerstandsgefäße 150
Windkessel 149, 164, 165, 379
WPW-Syndrom 75

Zellmembran 176
Zerebro-Viszerale Mechanismen 95
ZNS 191, 192